これでわかる！

人体解剖パーフェクト事典

東京医科大学教授 **伊藤正裕**
国際医療福祉大学教授 **中村陽市**
監修

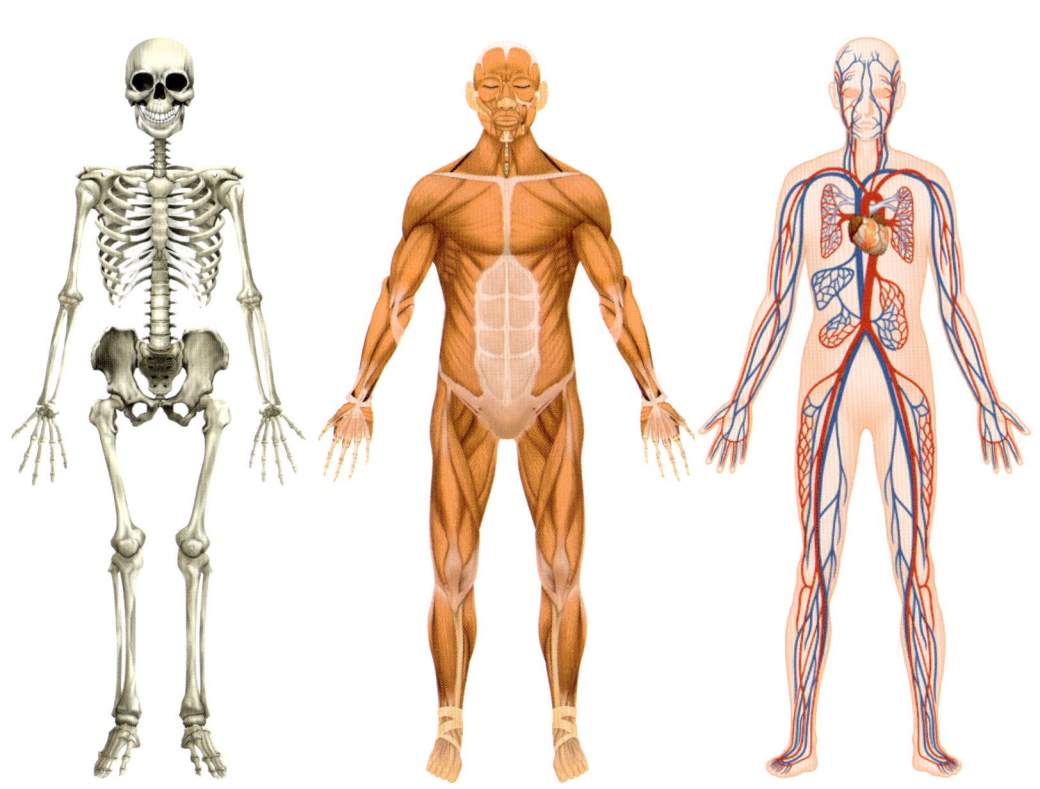

ナツメ社

解剖学ってなに？①　　（詳しくは第2・3章参照）

人体を支え動かす骨と筋

骨格と筋は、全身を支えたり、内臓を保護したり、体熱を産生したりする働きをしています。

からだは200個の骨からできている

骨格は、全部で約200個の骨からできています。頭蓋や脊柱、肋骨などからなる体幹と、体幹から出ている上肢および下肢の2対の体肢に分けることができます。また、それぞれの骨は、形によって不規則骨、長骨、短骨、種子骨、扁平骨などに分類できます。

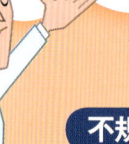

不規則骨

長骨

種子骨

鎖骨
胸骨
肋骨
上腕骨
脊柱
橈骨
尺骨
寛骨
手根骨
大腿骨
膝蓋骨
腓骨
脛骨
足根骨
趾骨

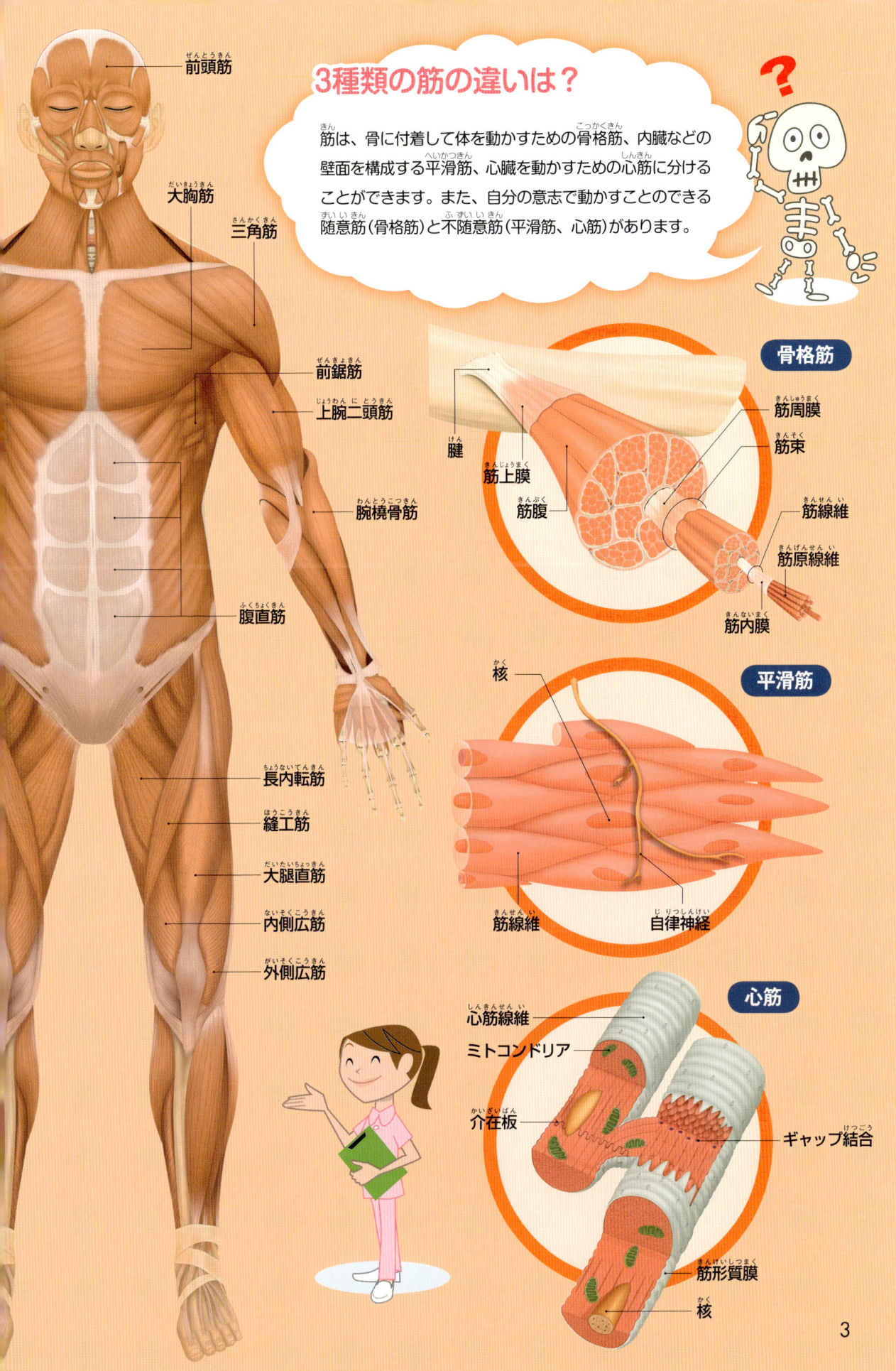

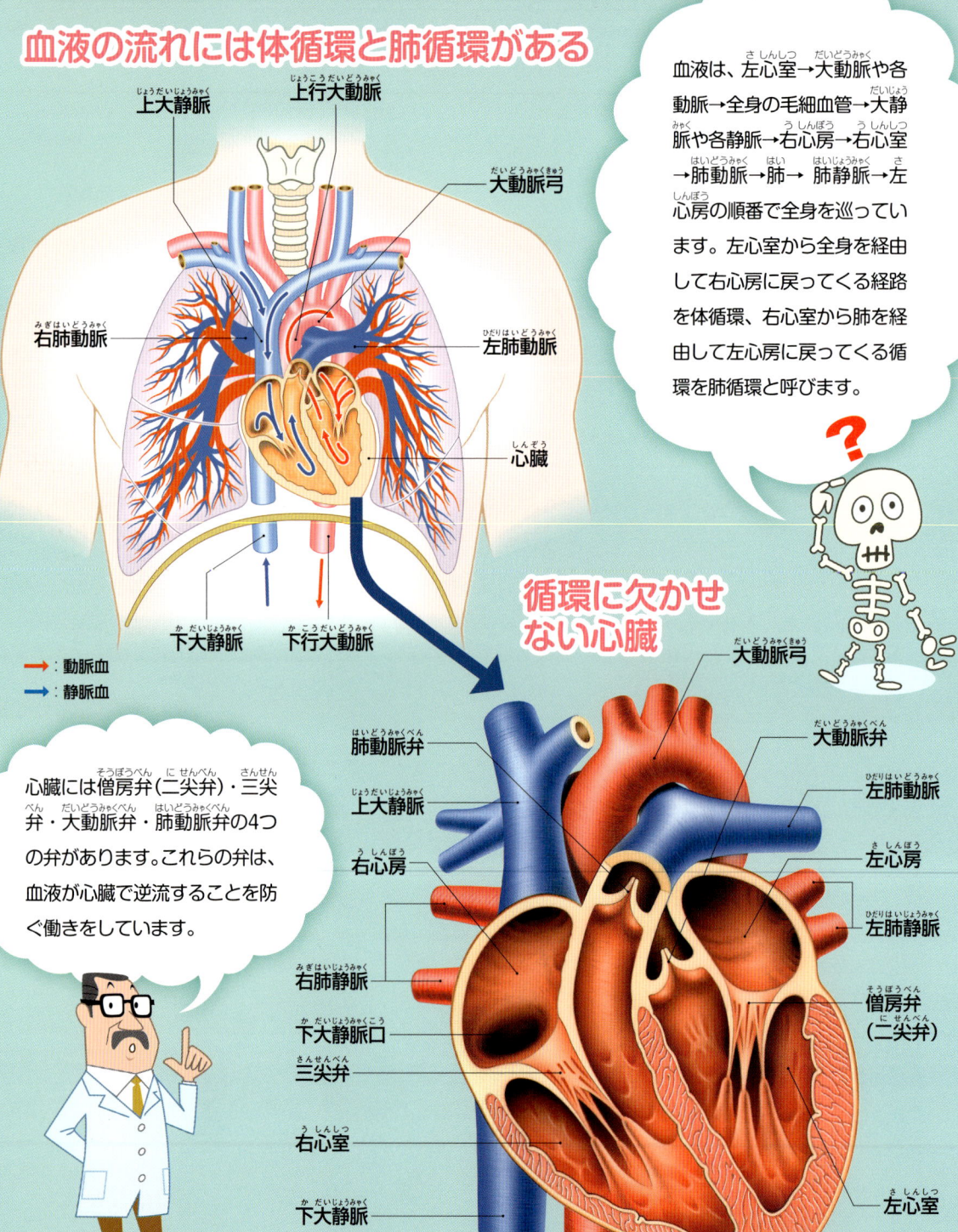

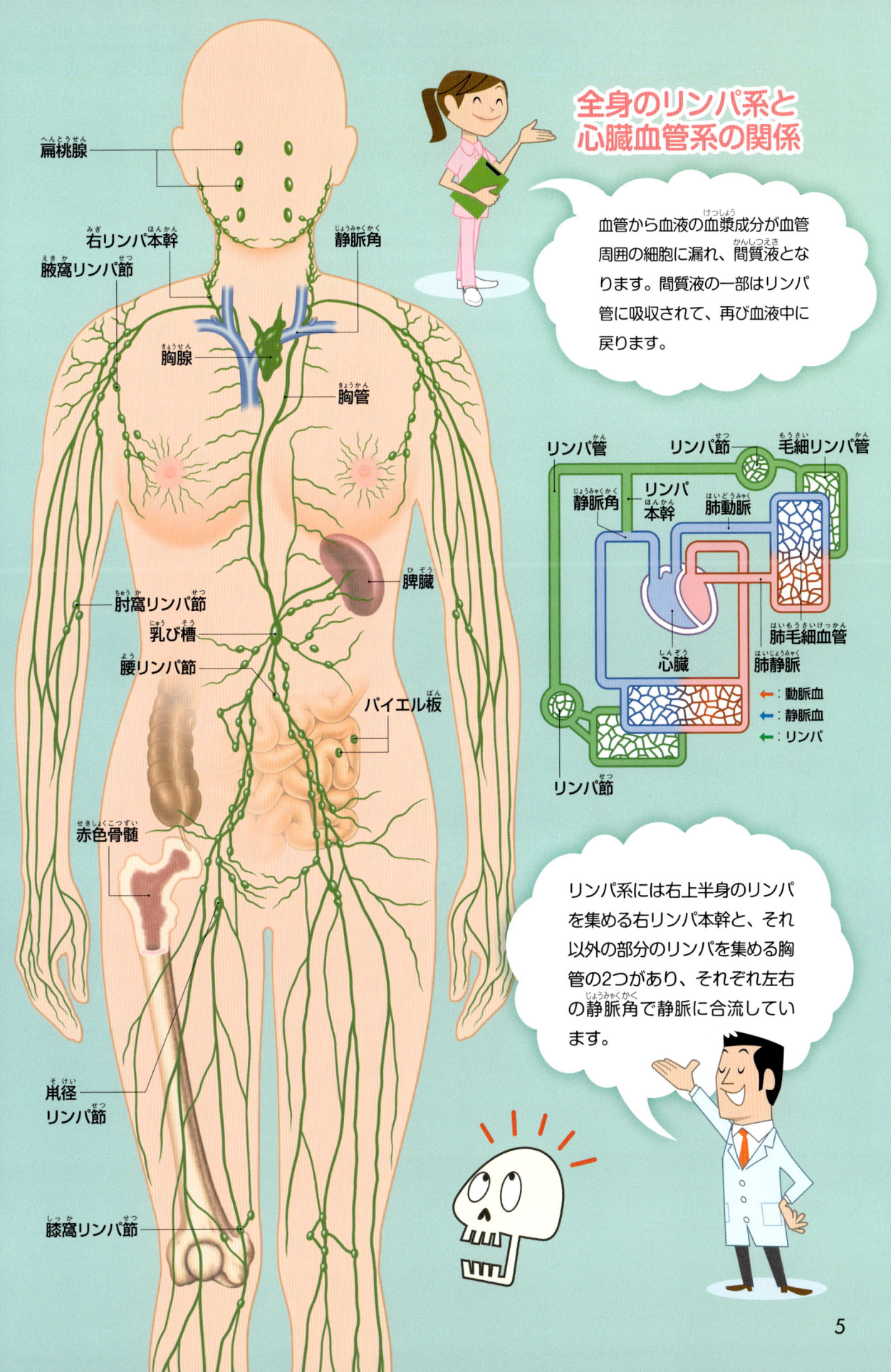

解剖学ってなに？③

消化器官のしくみ

（詳しくは第7章参照）

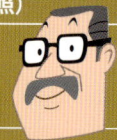

消化器系は、生命を維持するために必要な栄養素を得るために、食物の摂取や摂取した食物の消化・吸収を行う働きをもつ器管です。

消化器系の臓器

消化器は食物の消化・吸収を行っており、胃や腸などの消化管と、肝臓や膵臓などの付属器官からなっています。消化管は口腔・食道・胃・小腸・大腸からなり、消化液の分泌や蠕動運動などによって栄養分の消化・吸収を行います。付属器官はさまざまな消化酵素を分泌したり、貯蔵する役割を担っています。

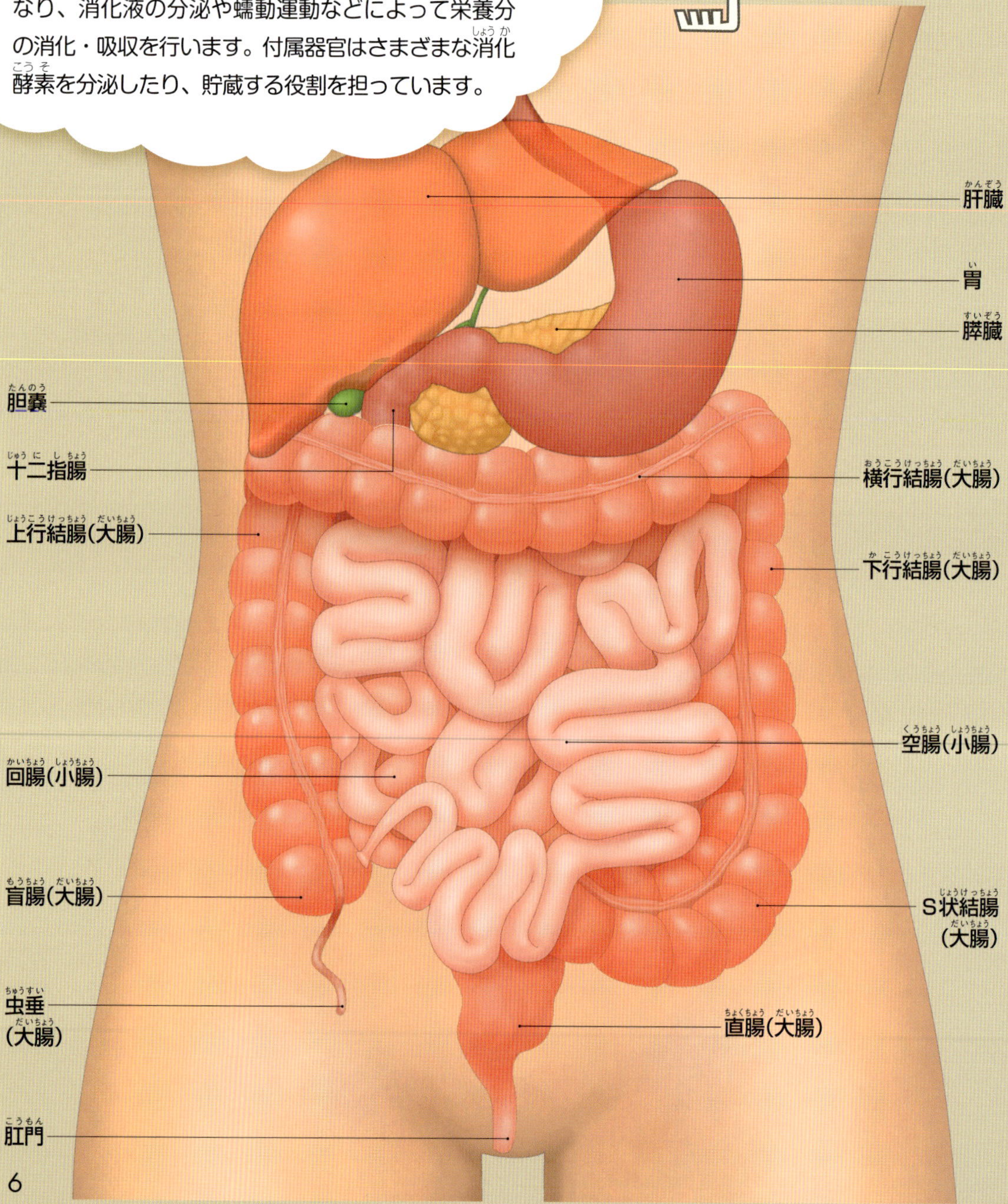

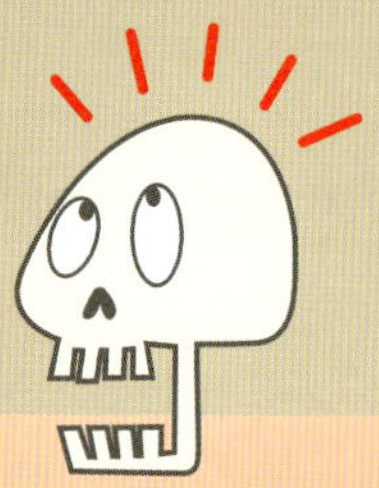

- 肝臓（かんぞう）
- 胃（い）
- 膵臓（すいぞう）
- 胆嚢（たんのう）
- 十二指腸（じゅうにしちょう）
- 上行結腸（大腸）（じょうこうけっちょう　だいちょう）
- 横行結腸（大腸）（おうこうけっちょう　だいちょう）
- 下行結腸（大腸）（かこうけっちょう　だいちょう）
- 回腸（小腸）（かいちょう　しょうちょう）
- 空腸（小腸）（くうちょう　しょうちょう）
- 盲腸（大腸）（もうちょう　だいちょう）
- S状結腸（大腸）（じょうけっちょう　だいちょう）
- 虫垂（大腸）（ちゅうすい　だいちょう）
- 直腸（大腸）（ちょくちょう　だいちょう）
- 肛門（こうもん）

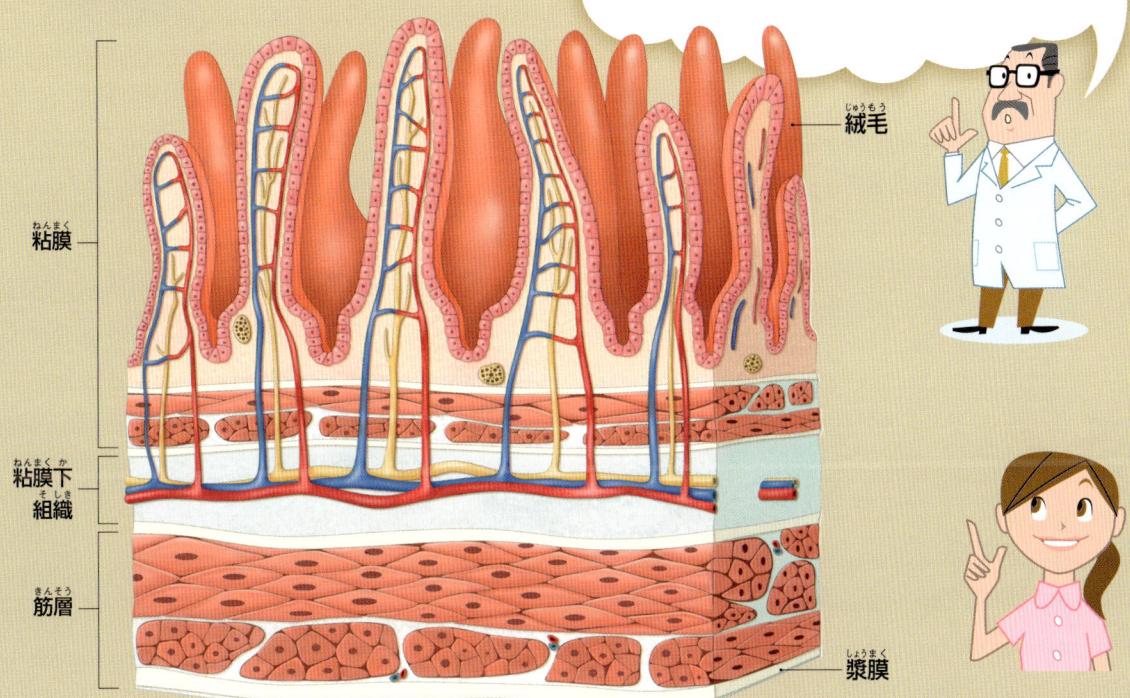

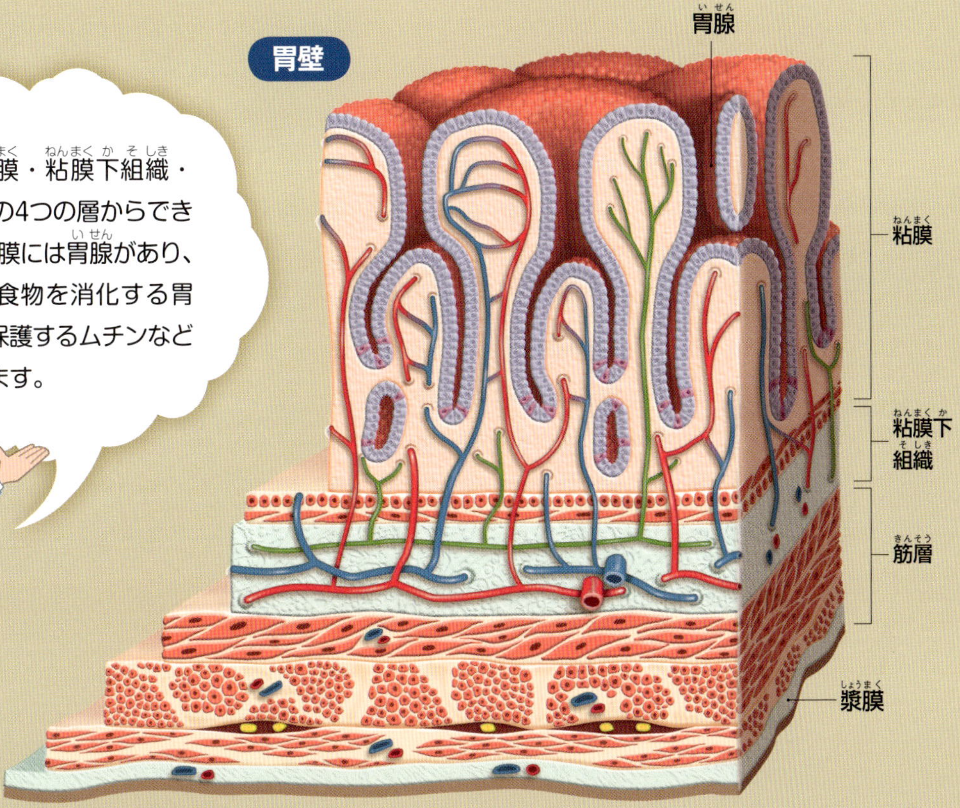

解剖学ってなに？④
（詳しくは第8章参照）

肺と気管、肺胞のしくみ

呼吸器系は、空気の通り道となる上気道・下気道と、ガス交換や代謝の場である肺からなっています。上気道は鼻腔・咽頭・喉頭で構成され、気管および気管支の下気道とつながっています。

酸素と二酸化炭素を交換する肺

呼吸器系は、体外から酸素を取り込み体内から二酸化炭素を排出する働きをもっています。体外と体内をつなぐ空気の通り道である気管は、上から気管・主気管支・葉気管支・区域気管支・細気管支・終末細気管支・呼吸細気管支・肺胞管の順にだんだんと細く枝分かれし、最後は肺胞や肺胞嚢となり、ここでガス交換が行われています。

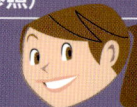

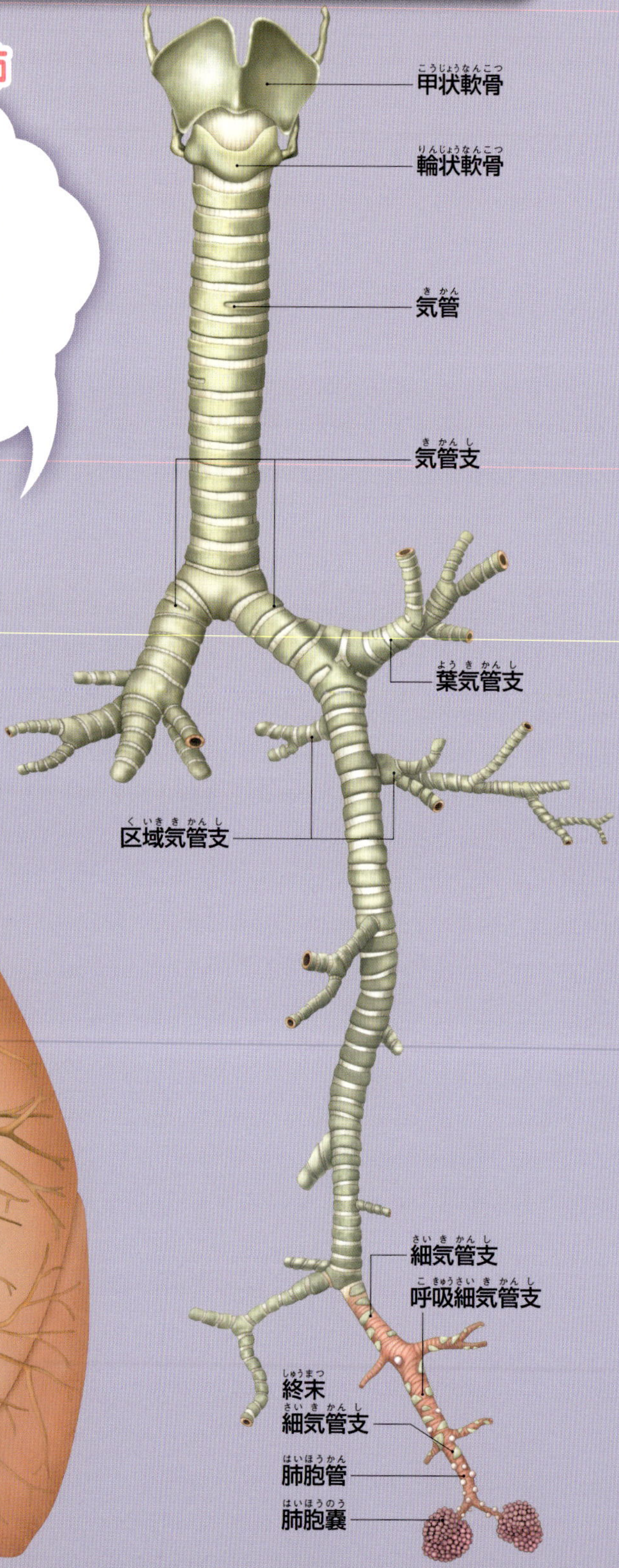

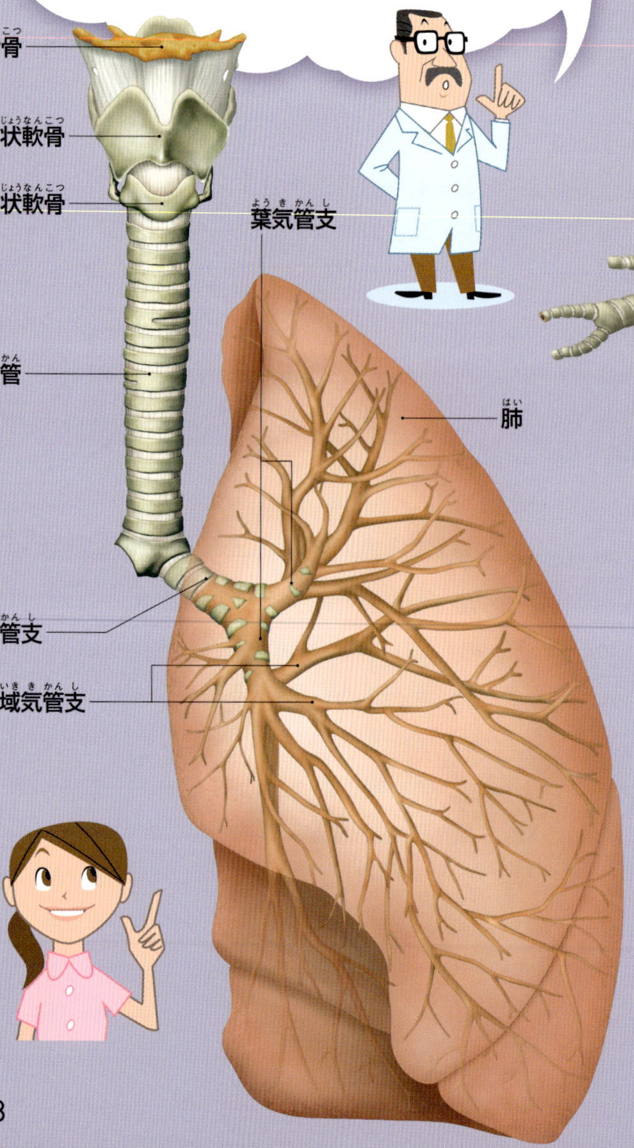

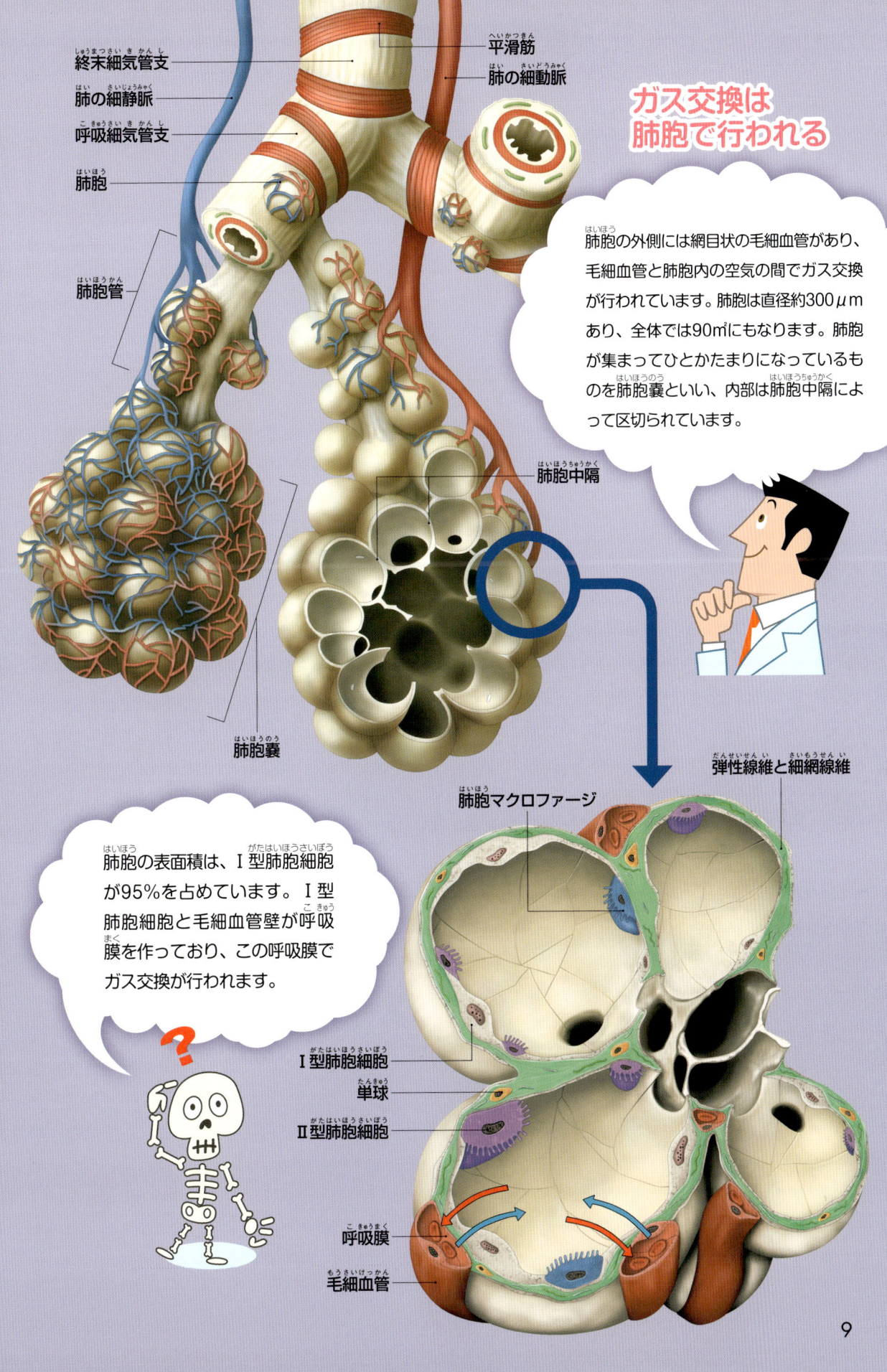

解剖学ってなに？⑤
〈詳しくは第11章参照〉
人体を動かす信号を送る神経系

神経系は、体を動かすための信号の伝達を行う働きをもっています。脳や脊髄からなる中枢神経系と、それ以外の神経からなる末梢神経系に分けられます。

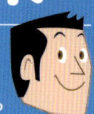

脳の構造と脊髄から出る末梢神経

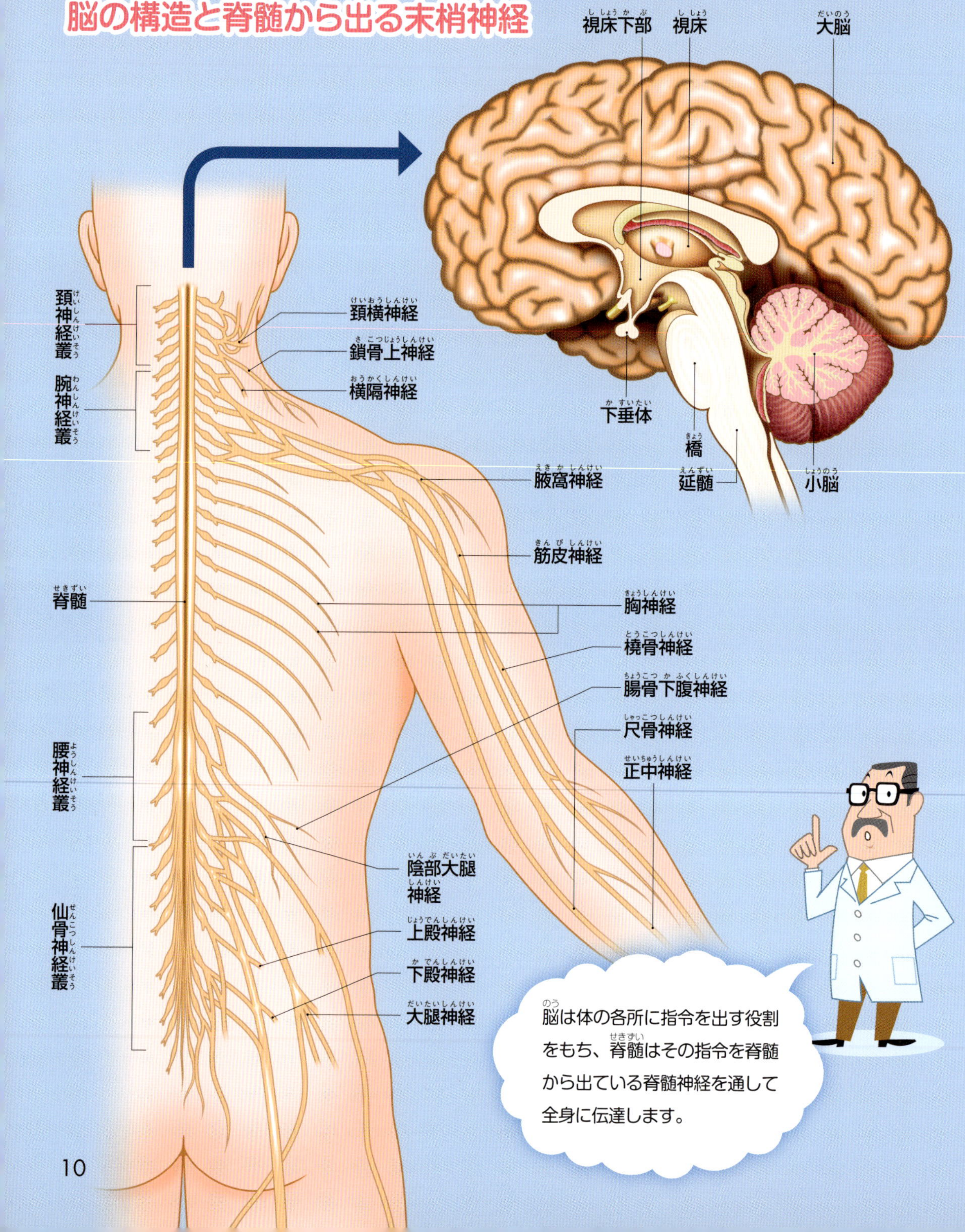

脳側：視床下部、視床、大脳、下垂体、橋、延髄、小脳

末梢神経：
- 頚神経叢
- 腕神経叢
- 頚横神経
- 鎖骨上神経
- 横隔神経
- 腋窩神経
- 筋皮神経
- 胸神経
- 橈骨神経
- 腸骨下腹神経
- 尺骨神経
- 正中神経
- 脊髄
- 腰神経叢
- 仙骨神経叢
- 陰部大腿神経
- 上殿神経
- 下殿神経
- 大腿神経

脳は体の各所に指令を出す役割をもち、脊髄はその指令を脊髄から出ている脊髄神経を通して全身に伝達します。

はじめに

「人体」を知ることの意味

　先進的なガン治療の登場や、遺伝子疾患の治癒の可能性の向上など、近年の医学の進歩には目を見張るものがあります。臨床医学の現場において、次々とこうした新しい医療技術が誕生していくのは大変喜ばしいことです。

　ですが、こうした新しい治療法が確立されていく背景には、確固とした基礎医学の存在があります。この基礎医学の中でも、「解剖学」は人体の構造や、その機能を理解する学問といえます。そもそも人体の成り立ちを理解していなければ、どうして病気が起こるのか、その病気を治すポイントはどこか、ある薬が薬効を発揮するのはなぜか、といったことを導き出すことはできません。まず、人体を知ることが重要であるといえるでしょう。

　本書はこうしたことを念頭に置いて、これから医学・医療に携わろうとしている人たちに、カラーイラストを中心にわかりやすく人体を説明しています。

　第1章では、解剖学の歴史や学問としての解剖学の位置づけなどを説明するとともに、組織・器官・細胞とはなにか？　など、解剖学を学ぶ上で基礎的なことを解説しています。

　第2章以降は各論で、章ごとに「骨格系」「消化器系」「心臓血管系」というように、「系」に分けて解説しており、各章を見ていくことでそれぞれの「系」の働きや機能がわかるようになっています。「神経系」の脳・神経の作用によって「内分泌系」のホルモンが分泌されるなど、各「系」が密接に連携を取って機能し、あなたの体を動かしていることも理解できるでしょう。

　本書に触れることによって幅広い読者の方々が、身体の構造や機能を知ることで「生きている」ということを実感していただければ幸いです。

伊藤正裕・中村陽市

本書の特徴と使い方

章立てテーマ
各章のテーマを色分けしています。

各項目のテーマ
見開きのテーマです。

ここがポイント!
見開きの中の覚えるべきポイントが簡単につかめます。

重要語句
本文にある語句や文章の中で、とりわけ重要なものを赤色で示し、目立つようにしてあります。解剖用語や難しい漢字には、ルビがふってあります。

イラストのテーマ
イラストのテーマをわかりやすく示しています。

カラー図解
カラーイラストを多用し、ひと目で理解できるように工夫しています。

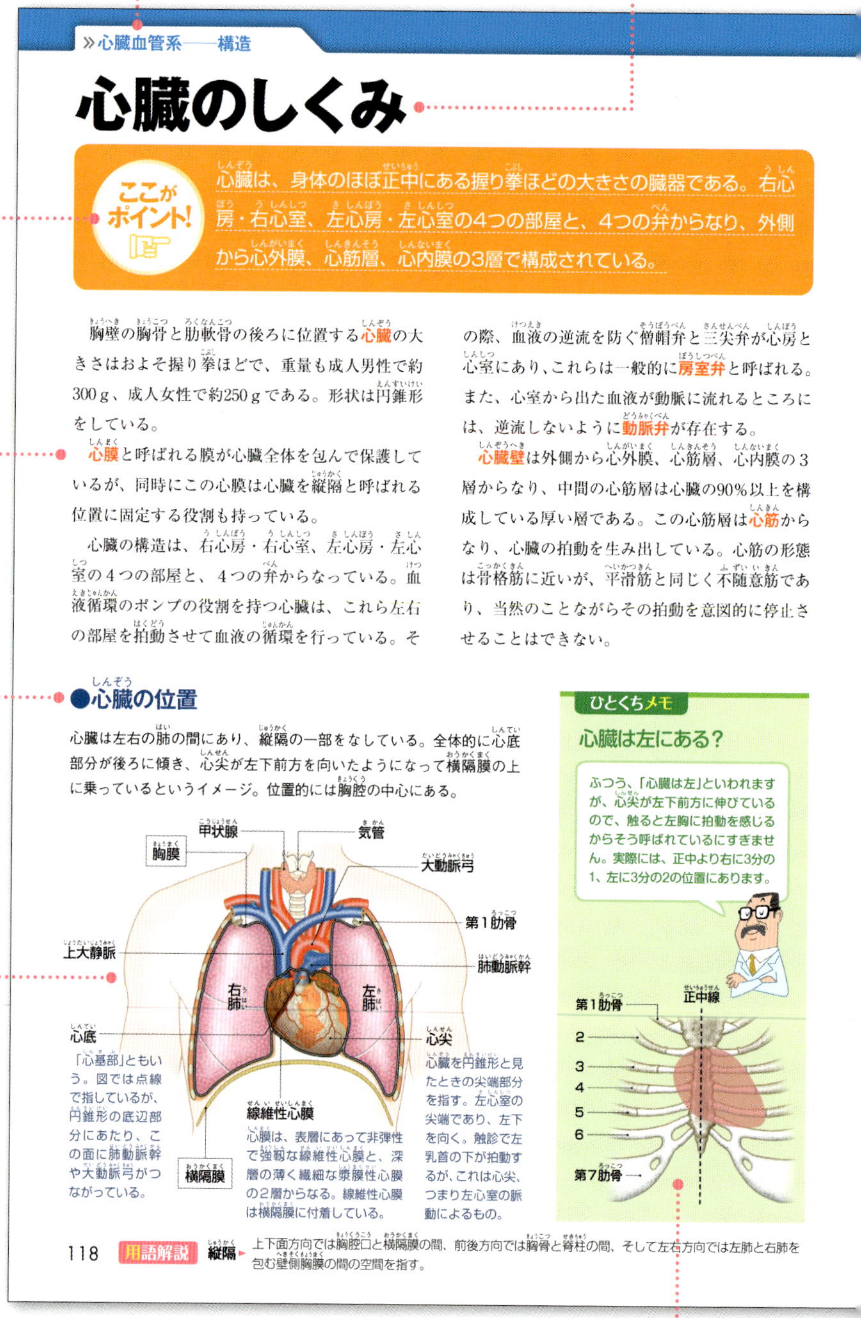

≫心臓血管系──構造

心臓のしくみ

ここがポイント!
心臓は、身体のほぼ正中にある握り拳ほどの大きさの臓器である。右心房・右心室・左心房・左心室の4つの部屋と、4つの弁からなり、外側から心外膜、心筋層、心内膜の3層で構成されている。

胸壁の胸骨と肋軟骨の後ろに位置する心臓の大きさはおよそ握り拳ほどで、重量も成人男性で約300g、成人女性で約250gである。形状は円錐形をしている。

心膜と呼ばれる膜が心臓全体を包んで保護しているが、同時にこの心膜は心臓を縦隔と呼ばれる位置に固定する役割も持っている。

心臓の構造は、右心房・右心室、左心房・左心室の4つの部屋と、4つの弁からなっている。血液循環のポンプの役割を持つ心臓は、これら左右の部屋を拍動させて血液の循環を行っている。そ

の際、血液の逆流を防ぐ僧帽弁と三尖弁が心房と心室にあり、これらは一般的に房室弁と呼ばれる。また、心室から出た血液が動脈に流れるところには、逆流しないように動脈弁が存在する。

心臓壁は外側から心外膜、心筋層、心内膜の3層からなり、中間の心筋層は心臓の90%以上を構成している厚い層である。この心筋層は心筋からなり、心臓の拍動を生み出している。心筋の形態は骨格筋に近いが、平滑筋と同じく不随意筋であり、当然のことながらその拍動を意図的に停止させることはできない。

●心臓の位置

心臓は左右の肺の間にあり、縦隔の一部をなしている。全体的に心底部分が後ろに傾き、心尖が左下前方を向いたようになって横隔膜の上に乗っているというイメージ。位置的には胸腔の中心にある。

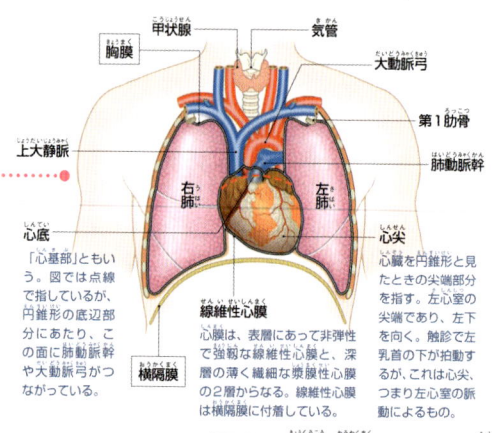

ひとくちメモ

心臓は左にある?
ふつう、「心臓は左」といわれますが、心尖が左下前方に伸びているので、触ると左胸に拍動を感じるからそう呼ばれているにすぎません。実際には、正中より右に3分の1、左に3分の2の位置にあります。

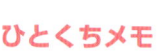

用語解説 縦隔──上下面方向では胸腔口と横隔膜の間、前後方向では胸骨と脊柱の間、そして左右方向では左肺と右肺を包む壁側胸膜の間の空間を指す。

ひとくちメモ
見開きの中にある臓器に関連する重要事項がまとめてあり、より深い理解を助けます。

● 章末問題
各章末には、「もう一度、チェックしてみよう！」という確認問題が載っています。各章の基本的な用語を覚えられたかどうかをチェックすることができます。

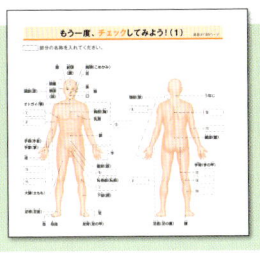

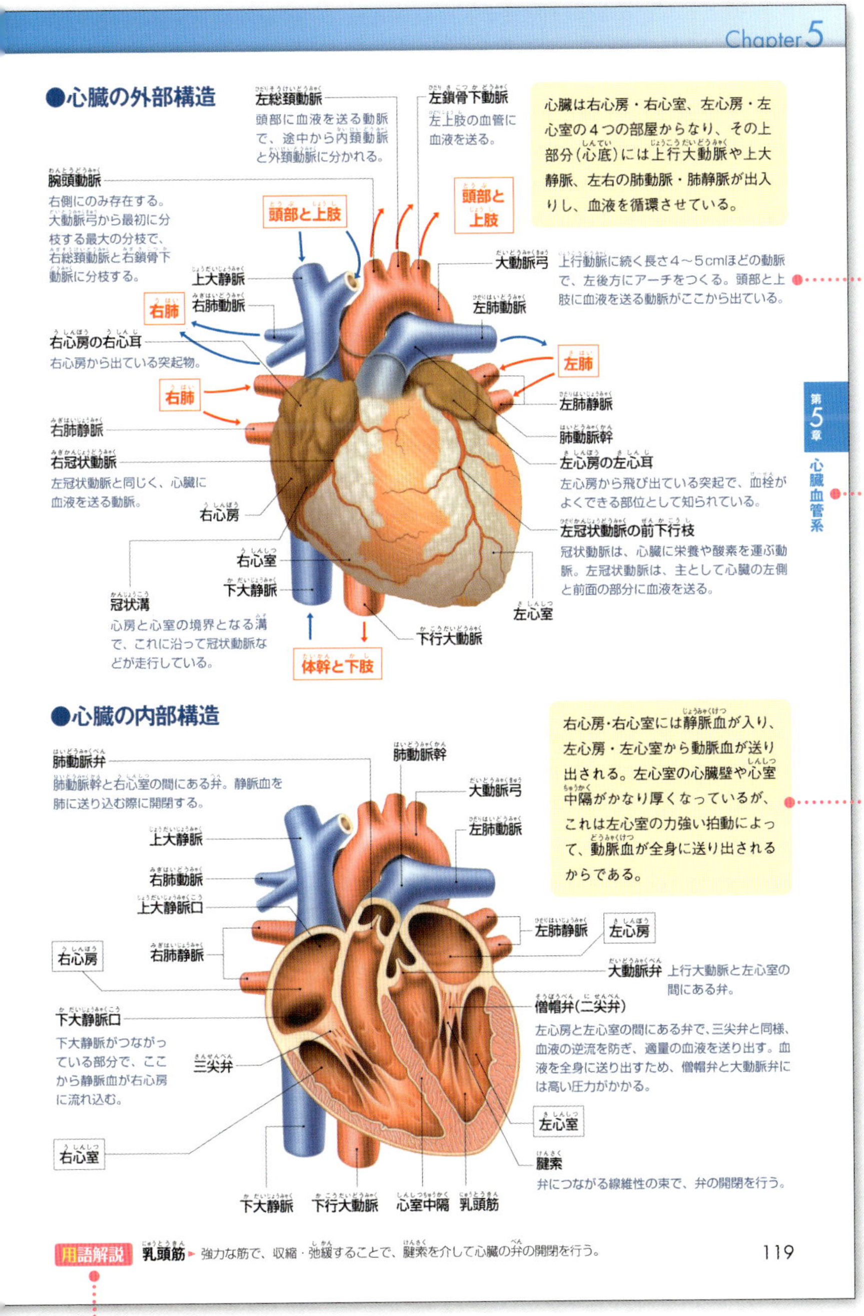

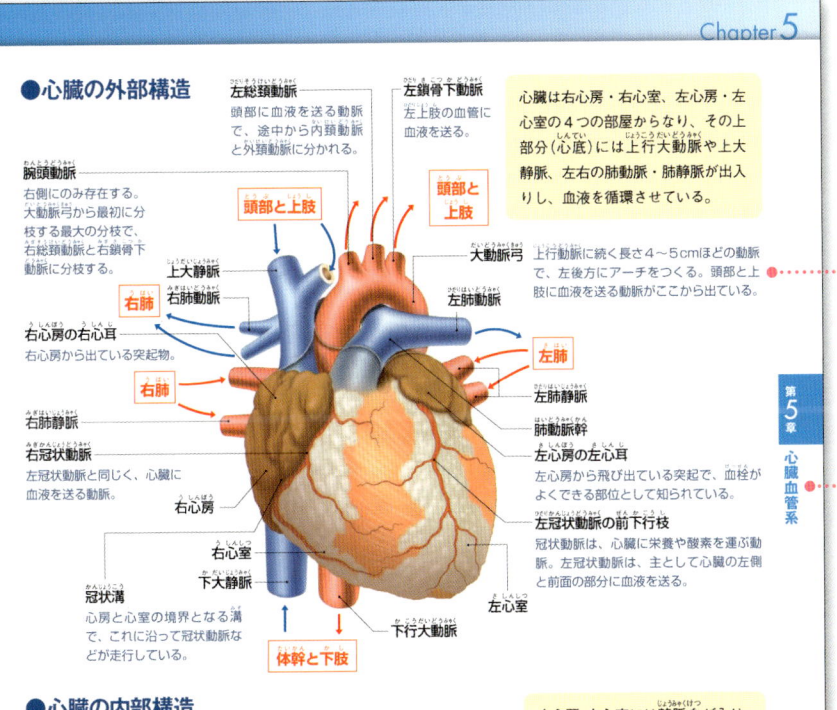

各部名称
イラストにある臓器の各部の名称とその説明をしています。

インデックス
各臓器をそれぞれの機能に応じた器官系に分類し、色分けしています。

イラスト説明
イラストにある臓器の構造や働きなどの詳しい解説をしています。

用語解説
本文の中などに出てくる用語の中で、とくに大切なものを取り上げています。

● 巻末ふろく
[解剖用語集] 解剖用語の中でも特に基本的なものを、欧文とともにまとめてあります。
[さくいん] 各ページの重要語句を抜き出して、一覧にしてあります。

これでわかる！人体解剖パーフェクト事典
もくじ Contents

- ●解剖学ってなに？ ……………………………………………………………………… 2
- はじめに ……………………………………………………………………………… 11
- 本書の特徴と使い方 ………………………………………………………………… 12

第1章 総論

- 解剖学の歴史 ………………………………………………………………………… 20
- 人体の器官と器官系 ………………………………………………………………… 24
- 人体各部の名称と臓器の区分 ……………………………………………………… 28
- 人体の方向と面を表す用語 ………………………………………………………… 30
- 人体の運動における呼称 …………………………………………………………… 32
- 人体の形成と細胞の構造 …………………………………………………………… 34
- 細胞のさまざまな構造とその機能 ………………………………………………… 36
- DNAの構造と複製 …………………………………………………………………… 38
- 細胞分裂のしくみ …………………………………………………………………… 40
- 人体を構成する組織の分類 ………………………………………………………… 42
- 上皮組織の構造 ……………………………………………………………………… 44
- 細胞同士の結合のしくみ …………………………………………………………… 46
- 腺上皮と膜の構造 …………………………………………………………………… 48
- 多様な機能をもつ結合組織 ………………………………………………………… 50
- もう一度、チェックしてみよう！(1) ……………………………………………… 52

第2章 骨格系

- 人体を支える全身の骨格 …………………………………………………………… 54
- 骨の形状と基本的な構造 …………………………………………………………… 56
- 骨の関節① 線維性連結と軟骨性連結 …………………………………………… 58
- 骨の関節② 滑膜性連結 …………………………………………………………… 60
- 骨組織のしくみ ……………………………………………………………………… 62
- 骨のさまざまな物理的機能 ………………………………………………………… 64
- 造血とカルシウム貯蔵の機能 ……………………………………………………… 66
- 頭蓋は脳を守る強固なボックス …………………………………………………… 68
- 脊柱は身体を支え、脊髄を保護する ……………………………………………… 70
- 胸郭は内臓を保護する強固な骨格 ………………………………………………… 72

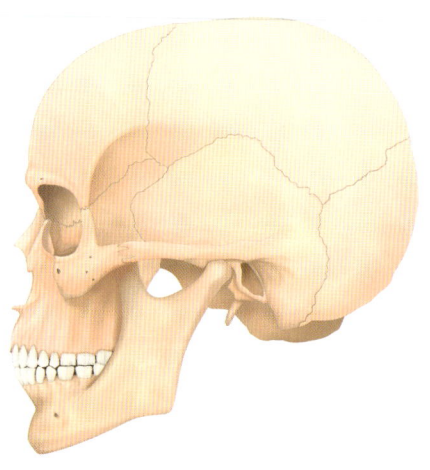

上肢は多彩な運動機能を発揮する ··· 74
下肢は体重を支え、歩行を可能にする ··· 76
もう一度、チェックしてみよう！(2) ·· 78

第3章 筋系

全身の骨格筋 ··· 80
筋組織のしくみ〈骨格筋〉 ··· 82
骨格筋はなぜ動く？ ··· 84
平滑筋と心筋 ··· 86
運動だけではない筋の役割 ··· 88
表情を作る頭部の筋群 ·· 90
首の可動──頚部の筋群 ·· 92
腹部・胸部と背部の筋群 ·· 94
上腕骨と肩を動かす上肢の筋群 ·· 96
多数の筋と腱で手指は動く ·· 98
体全体を支える下肢の筋群 ··· 100
もう一度、チェックしてみよう！(3) ·· 102

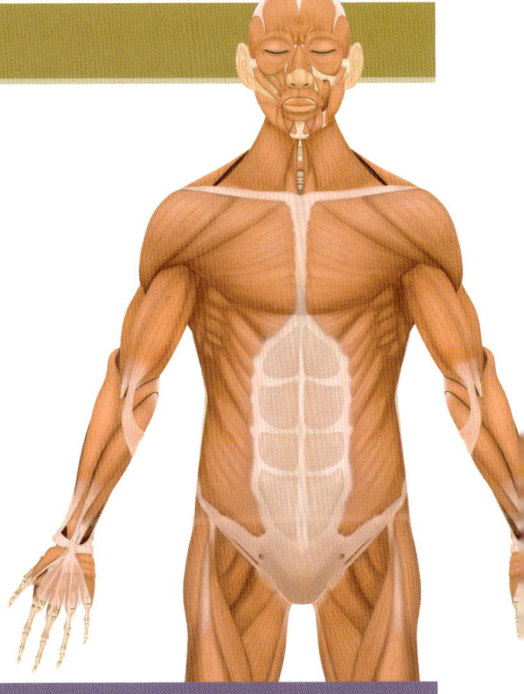

第4章 外皮系

三層からなる外皮のしくみ ·· 104
爪・毛・皮膚腺は皮膚の付属器 ·· 106
保護・防護機能を中心とした多様な働き ·· 108
もう一度、チェックしてみよう！(4) ·· 110

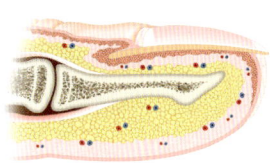

第5章 心臓血管系

血液の役割と成分 ·· 112
輸送と恒常性に関与する血液 ·· 114
循環路と血管の構造 ··· 116
心臓のしくみ ·· 118
心臓の役割と機能 ·· 120
心臓のポンプ機能のしくみ ··· 122
全身の動脈系と静脈系 ··· 124
頚部および頭蓋外部の動脈 ··· 126
頭蓋内の動脈 ·· 128
頚部および頭部の静脈 ··· 130

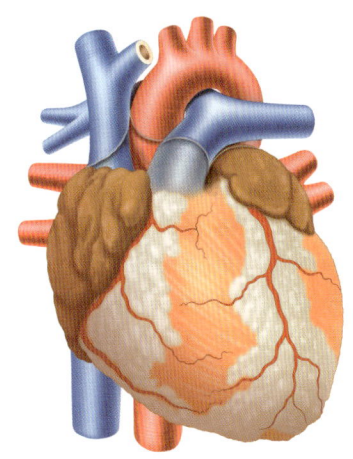

体幹の動脈と静脈 ……………………………………………………………… 132
上肢・下肢の動脈と静脈 ………………………………………………………… 134
もう一度、チェックしてみよう！(5) …………………………………………… 136

第6章 リンパ・免疫系

体液循環と生体防御を司るリンパ系 ………………………………… 138
毛細リンパ管・リンパ管・リンパ本幹 ……………………………… 140
リンパ組織のしくみ …………………………………………………… 142
頭部・頚部と上肢のリンパ節 ………………………………………… 144
胸部と腹部、下肢のリンパ節 ………………………………………… 146
間質液の再吸収と脂肪の輸送 ………………………………………… 148
免疫を担当する細胞 …………………………………………………… 150
自然免疫のしくみ ……………………………………………………… 152
獲得免疫のしくみ ……………………………………………………… 154
もう一度、チェックしてみよう！(6) ………………………………… 156

第7章 消化器系

栄養を摂取する消化器系 ……………………………………… 158
咀嚼と移送──口腔・咽頭・食道 …………………………… 160
胃の周辺臓器と外部・内部 …………………………………… 162
食物の消化と蛋白質の分解 …………………………………… 164
消化管の中で最も長い小腸 …………………………………… 166
消化管の最終器官──大腸 …………………………………… 168
小腸と大腸の働き ……………………………………………… 170
消化・吸収に関連する肝臓・胆嚢・膵臓 …………………… 172
肉眼で見る肝臓と胆嚢 ………………………………………… 174
多岐にわたる肝臓の機能 ……………………………………… 176
さまざまな消化酵素を分泌する膵臓 ………………………… 178
もう一度、チェックしてみよう！(7) ………………………… 180

第8章 呼吸器系

呼吸器系の概観 …………………………………………………………………… 182
鼻腔のしくみ ……………………………………………………………………… 184
軟骨と靭帯からなる喉頭 ………………………………………………………… 186
「発声」と「分別」を行う喉頭 …………………………………………………… 188

気管・気管支と肺胞	190
異物の排除とガス交換	192
肺の構造①──肺の位置	194
肺の構造②──肺の内側面	196
肺の構造③──気管支と肺区域	198
呼吸と呼吸運動	200
もう一度、チェックしてみよう！(8)	202

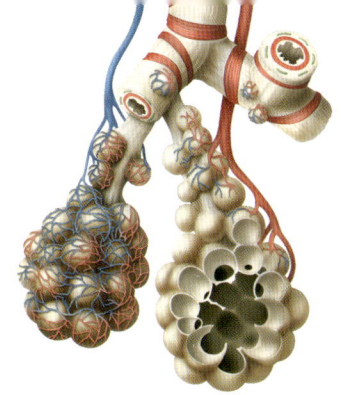

第9章 泌尿器・生殖器系

泌尿器系の全体像と腎臓	204
ネフロンのしくみ	206
糸球体とネフロン──物質の濾過と再吸収・分泌	208
排尿路の構造──膀胱・尿管・尿道	210
男性生殖器の構造	212
子孫を残す──精子の産生	214
外陰部および会陰と乳腺	216
骨盤内部におさまる女性生殖器	218
卵子の形成と卵胞の発達	220
受精と着床	222
もう一度、チェックしてみよう！(9)	224

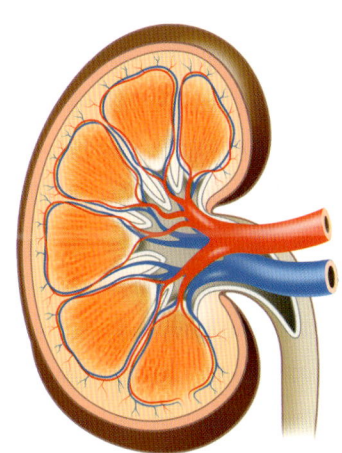

第10章 内分泌系

全身の機能の調節を行う内分泌系	226
視床下部・下垂体のホルモン	228
甲状腺と分泌されるホルモン	230
皮質と髄質からなる副腎	232
身体の恒常性維持に不可欠な副腎ホルモン	234
膵臓と性腺──その他のホルモン	236
もう一度、チェックしてみよう！(10)	238

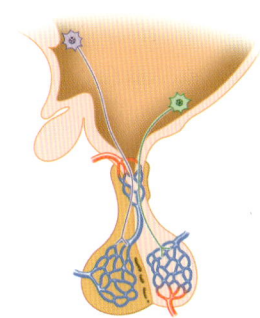

第11章 神経系

情報の伝達と処理を行う神経系	240
神経系の細胞──ニューロン	242
ニューロン同士のつながり	244
情報伝達のしくみ	246

脊髄と脊髄神経のしくみ	248
脊髄神経の機能	250
頚神経叢と腕神経叢	252
下肢を支配する腰神経叢と仙骨神経叢	254
脳の構造――表層部と断面	256
脳の構造――深層部	258
脳の運動・感覚機能と高次機能	260
脳の運動機能調節と機能分布	262
自律神経系のしくみ	264
もう一度、チェックしてみよう！(11)	266

第12章 特殊感覚器系

視覚器の中心となる眼球	268
眼球――眼房部と網膜	270
さまざまな眼球の付属器	272
像の調節と視覚情報の伝達	274
聴覚器官の構造	276
耳の機能(1) 音を聞く――聴覚	278
耳の機能(2) バランスを保つ――平衡感覚	280
嗅覚と味覚	282
もう一度、チェックしてみよう！(12)	284

章末問題解答	285
解剖用語集	286
さくいん	292

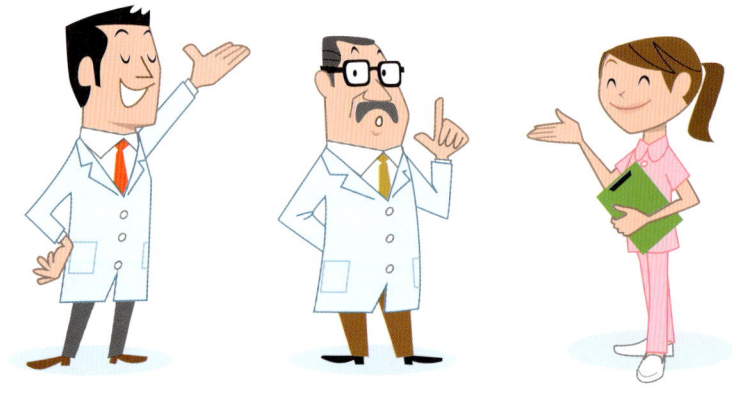

Chapter 1

第1章 総論

人体は、骨格や筋、各部臓器などからなっており、これらの器官は様々な細胞で構成されている。細胞はいくつか集まって組織となり、上皮組織、結合組織、筋組織、神経組織の4つに分かれている。

- ●解剖学の歴史 …………………………………… 20
- ●人体の器官と器官系 …………………………… 24
- ●人体各部の名称と臓器の区分 ………………… 28
- ●人体の方向と面を表す用語 …………………… 30
- ●人体の運動における呼称 ……………………… 32
- ●人体の形成と細胞の構造 ……………………… 34
- ●細胞のさまざまな構造とその機能 …………… 36
- ●DNAの構造と複製 …………………………… 38
- ●細胞分裂のしくみ ……………………………… 40
- ●人体を構成する組織の分類 …………………… 42
- ●上皮組織の構造 ………………………………… 44
- ●細胞同士の結合のしくみ ……………………… 46
- ●腺上皮と膜の構造 ……………………………… 48
- ●多様な機能をもつ結合組織 …………………… 50

≫ 総論――歴史

解剖学の歴史

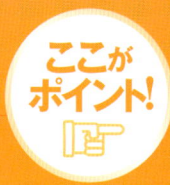

ここがポイント！ 人体解剖の歴史は、古代アレクサンドリアまでさかのぼる。その後、古代ローマの医者ガレノスは、後世まで多大な影響を与えた。16世紀のヴェサリウスは、近代解剖学の発展に貢献をした。

古代ギリシャ・ローマにおける解剖

　数千年前の古代文明の時代では、パピルスに骨折の治療を行ったなどの治療に関しての記述はあるが、人体の解剖にかかわる明確な記録は残されていない。

　古代ギリシャ時代になると、医学の始祖**ヒポクラテス**（前460ごろ～前370ごろ）が『ヒポクラテス全集』の中で骨格や骨の形状、おおざっぱな血管の走行に関して記述している。同書はヒポクラテスそのほかの人々の記述をまとめたものだが、まだ動物の解剖が中心であった。

　実際に人体を解剖したのは古代アレクサンドリアの人々で、特に**ヘロフィルス**（前335年ごろ～前280年ごろ）と**エラシストラトス**（前304年ごろ～？）が有名である。人体解剖をもとに、ヘロフィルスは脳が神経の中枢であると提唱し、運動神経と感覚神経を区別した。また脳における硬膜静脈洞の静脈洞交会についても記載している。一方、エラシストラトスは心臓や血管に関して多くの記述を行っている。

　古代の解剖学に大きな影響を与えた人物は、古代ローマ時代の医師**ガレノス**（129年～216年）である。彼は『身体諸部分の有用性』『自然の機能について』『解剖手技』という3冊の大著を残したが、ローマ帝国が人体の解剖を禁じていたために、動物の解剖を中心に行った。

　そのため人体の解剖という点では内容に間違いもあったが、非常に詳細かつ論理的にまとめられているほか、構造や機能を推測して記述している。こうしたことが評価され、ガレノスの解剖学は以後の医学・解剖学に大きな影響を与え続けた。

●解剖学略史

古代（エジプト、メソポタミアなど）
- 病気や怪我の治療＝パピルスに記述あり。ただし治療過程のもの。
- ミイラの製作による「腑分け」＝医学的要素ではなく、ミイラ作りのための「製法」。

古代ギリシャ（前8世紀頃より）

ギリシャ
- ヒポクラテスの『ヒポクラテス全集』＝医学の始祖。簡単な構造的記述。
- 動物の解剖が中心

アリストテレス（家庭教師）
ギリシャの教養 →

マケドニア
- アレクサンドロス大王
- 東方遠征 ↓

アレクサンドリアの建設
- ヘロフィルスとエラシストラトス
- 人体解剖の実施

用語解説　パピルス：古代エジプトで使用されていたもので、現代の紙に相当する。カヤツリグサと呼ばれる植物の繊維から作られ、当時はこのパピルスに文字を書き残した。

Chapter 1 第1章 総論

ローマ帝国（前27～5世紀頃）
・ガレノスの『身体諸部分の有用性』『自然の機能について』『解剖手技』
＝構造や機能を推測して記述。論理的なまとめ。
人間の解剖の禁止。動物の解剖が中心

古代ギリシャやヘレニズム時代、ガレノスの見解などが伝わる。

中世ヨーロッパ（5～15世紀頃）
・宗教的、迷信的価値観が支配。＝「暗黒時代」
・科学的な意味での解剖学の衰退。

西アジア
・ギリシャやガレノスの科学的業績が伝承。アラビア語による翻訳が行われる。
＝アヴィケンナ『医学典範』
・古代ギリシャ文化をアラビア文化が継承。

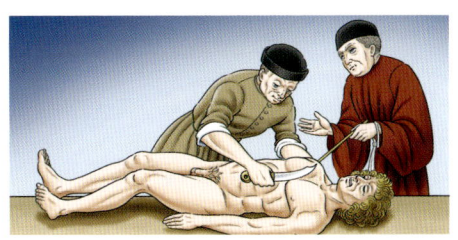

西アジアのイスラム文化から導入

「ファブリカ」表紙

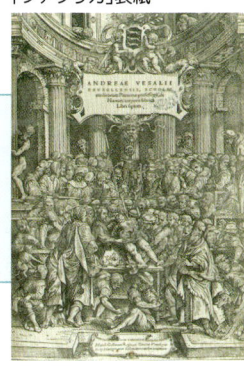

15世紀より木版画による解剖図

ルネサンス期（14～16世紀頃）
・古代の文化や古典、思想などの復興。
・イスラム文化圏に伝わった解剖学や医学の知識をラテン語に翻訳。
・ヴェサリウスの『ファブリカ』
人間の解剖が行われるようになる

17世紀より銅版画による解剖図

「人体骨格筋肉図」

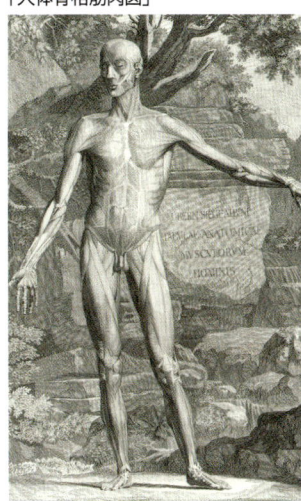

16～18世紀
・肉眼による解剖で、人体の構造を体系的に探究。
・ハーヴィーの血液循環の原理＝古い体液論の否定。
・アルビヌス『人体骨格筋肉図』
＝長い理論を省き、簡潔な結論と多数の解剖図を掲載。

顕微鏡などの機器の使用

19世紀より
・細胞の概念
・組織学の誕生
＝臓器を肉眼のみで観察するのではなく、それを構成している組織・細胞レベルでの観察。人体の体系的な構造や機能により重点が置かれる。

古代ギリシャにおいて生物や人間の構造的な観察が始まり、アレクサンドリアで人体解剖が実施された。中世ヨーロッパでは宗教的価値観が中心となり解剖学の発達は衰退するが、その思想も含めた古代ギリシャなどの文化はイスラム文化圏の西アジアに伝わり命脈を保ち、やがてルネサンス期にヨーロッパに伝わることとなった。ヴェサリウスは解剖学における転換点であり、以後解剖学は、体系的でかつ各臓器などの機能をより追求するようになっていった。

用語解説　アレクサンドリア　マケドニアのアレクサンドロス大王による世界制覇の過程で、前332年にエジプトに建設された都市。当時、さまざまな文献を収蔵していた「アレクサンドリア図書館」が有名。

総論――歴史

中世ヨーロッパ――
解剖学の暗黒期と西アジアでの隆盛

　中世ヨーロッパはキリスト教の影響力が強く、人体の解剖が禁止されただけでなく科学的思考そのものが否定される時代であった。そのため解剖学は衰退し、ガレノスの内容が宗教的な考え方や迷信にゆがめられながら続いていくだけだった。

　一方で、古代ギリシャやガレノスなどの科学的業績は東方に伝えられ、西アジアで花開いた。**アヴィケンナ**（イブン・シーナとも呼ばれる。980年～1037年）は、ガレノスの解剖学や生理学をアラビア語に翻訳して『医学典範』を記している。

ルネサンス期――
ヴェサリウスと近代解剖学

　中世によって古代の科学と文化は衰退したが、やがて古典や古代の文化・科学を復興しようとするルネサンス時代（14～16世紀）が始まる。

　この時代、解剖学で大きな影響を与えたのは**アンドレアス・ヴェサリウス**（1514年～1564年）である。彼は実際に人体を解剖し、『ファブリカ』と呼ばれる解剖学書を記した。これはガレノスの所見を取り入れてはいたが、初めての系統的解剖学書といえるものであり、解剖学と医学の新たな出発点となった。

16世紀後半～18世紀――
人体構造の探究がより進化

　16世紀後半からは、解剖を行って肉眼的にその構造を理解しようとする動きが中心となっていく。やがて17世紀になると、イギリスの**ウィリアム・ハーヴィー**（1578年～1657年）が、解剖学的観察をもとに血液循環の原理を提唱。これによって体液論中心だったガレノスの説は否定され、人体構造の探究がより進むようになった。

19世紀――
細胞という概念と組織学の誕生

　19世紀になると、解剖学で**顕微鏡**を使うようになり、やがて細胞を中心とする考え方が生まれた。同時に、細胞が集まって組織を構成し臓器を形成するという視点から「組織学」も誕生した。

　今日、解剖学は古代から続く「肉眼的解剖学」のほか、顕微鏡を用いた「顕微解剖学」、複数の生物種を比較することで検討する「比較解剖学」など、いろいろな視点の違いから、いくつもの分類がされている。

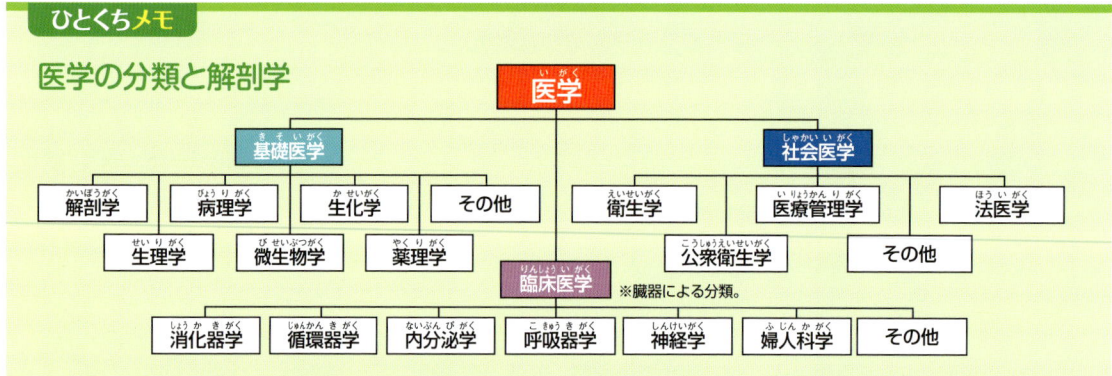

ひとくちメモ　医学の分類と解剖学

　医学は大きく分けると「基礎医学」、「臨床医学」、「社会医学」の3つに分けられる。

　「基礎医学」は人体の基本的な構造や機能、そして疾患の原因を研究する学問であり、解剖学はこの基礎医学に分類される。

　また、「臨床医学」は治療を行うための応用的な研究分野である。図では臓器により分類しているが、精神医学や腫瘍学などの疾患別による分類方法などもある。一方、「社会医学」は社会環境と健康の関係について研究する学問といえる。

　基礎医学で得られた知見がなければ、疾患の治療や、人々の健康を維持することはできない。この点から見ても、生物の正常な形態・構造・機能を研究する解剖学は重要な学問といえる。

用語解説　西アジア ▶ 中央アジアや南アジアよりも西、地中海よりも東の地域。アフガニスタンやイランからサウジアラビア、トルコ、エジプトの一部などが入る。一般的に中東を指す。

●解剖学の分類

記述の違いによる分類

解剖学
├ **系統解剖学**
│　「骨格系」や「循環器系」、「消化器系」など、人体を構成する系統に分けて解説。
└ **局所解剖学**
　　「頭部」「頸部」「胸部」など、人体をいくつかの部分に分けて記述。

研究方法の違いによる分類

解剖学
├ **肉眼解剖学**
│　身体の各部分・臓器などを肉眼によって観察するもの。
└ **顕微解剖学**
　　顕微鏡を用いることで、身体の各部分・臓器の微細な構造を観察する。

研究対象の違いによる分類

解剖学
├ **比較解剖学**：人間も含めたさまざまな生物を解剖し、それらを比較検討する。
├ **組織学**：身体の各部分のさまざまな組織に焦点を当てて研究する。
├ **形質人類学**：人類の比較解剖学というものであり、さまざまな人種について形態学的な比較を行う。
├ **機能解剖学**：身体のさまざまな構造が特定の機能をもっていることに注目し、多くの形態がどのような意味・役割をもっているかを解剖学的に研究する。
└ **その他**

解剖学の分類は「記述の違い」で見ると、系統で見ていく系統解剖学と、部分々々で見ていく局所解剖学に分けられる。本書は各系でまとめているので系統解剖学に含まれる。
一方比較解剖学は、生物の進化を解き明かす学問といえる。また、組織に焦点を当てる組織学、図には入れていないが、組織を形成する細胞に焦点を当てる細胞学などもある。形質人類学は人種の発生をたどり、その発展を研究する解剖学で、広義では人類学といえる。

ひとくちメモ

日本における解剖学

　わが国における公的な医学解剖の始まりは、宝暦4年（1752）に医師の山脇東洋が記録したものである。これは京都の刑場で行われた解剖で、のちに東洋が『蔵志』を著している。その後、伊良子光顕（1737～1798年）や栗山孝庵（1728～1781年）などが、刑死体の解剖を行った。
　人体の構造を採り上げるという点では、杉田玄白（1733～1817年）や前野良沢（1723～1803年）らがドイツの解剖学者クルムスの『解剖学表』のオランダ語版を翻訳し、『解体新書』として発表している。
　幕末になると、オランダ人軍医のヨハネス・ポンペ（1829～1908年）が、基礎医学から臨床医学を日本人に教えた。この方針に基づく授業は、当時の日本にとっては初めての経験であった。1859年には、ポンペが死刑囚の人体解剖を幕府の厳重な監視下、刑場で行っている。このときは日本人学生に見学させており、これが日本初の医学教育のための人体解剖となった。
　明治時代になると、政府が医学教育のための人体解剖を正式に認めるようになったが、解剖体の確保が困難であった。このため、第2次世界大戦前までは身寄りのない遺体などが使われていたが、戦後の1949年に「死体解剖保存法」が制定され、人体の解剖に対する法整備がされた。

> 東洋・西洋ともに、過去においては解剖に供されることが刑罰的な意味合いがあり、刑死体が用いられていた理由でもありました。
> 今日ではこのような思想で解剖体を扱ってはいません。

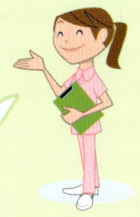

用語解説　ルネサンス ▶ Renaissance（再生）。イタリアで起こった古典・古代文化を見直し、再生しようとする文化運動。のちに西ヨーロッパ全域に広まった。

≫ 総論──器官系

人体の器官と器官系

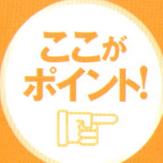

ここがポイント！ 特定の機能にまとめられたいくつかの器官群を、器官系（きかんけい）と呼ぶ。一部の器官は、複数の器官系に含まれることがある。器官系ごとに記述・解説する解剖学を、系統解剖学（けいとうかいぼうがく）という。

人体はいろいろな構造が組み合わさって構成されている。そのなかで、肉眼によって確認できる、形を持つものは**器官**という。器官は一定の形態および機能を備えている。

例えば歯・骨・筋・心臓（しんぞう）・肺（はい）・胃・小腸（しょうちょう）・脳（のう）などの器官は、おのおの独自の形態を持っている。そして心臓は血液を循環させるためのポンプとしての機能、肺は酸素を取り込んで二酸化炭素を排出するというガス交換の機能を有しており、その他の器官も独自の機能を持っている。

ただし細かく見ていくと器官の範囲は必ずしも一定ではない。例えば舌は1つの器官であるが、舌には味蕾（みらい）などが含まれており、この場合味蕾は味を感じる機能を持つ器官と捉えることもできる。

心臓や肺、胃などは**臓器**と呼ばれることがあるが、必ずしも「臓器＝器官」というわけではない。臓器は主に内臓を指し、意味的に皮膚（ひふ）や骨、歯などを表す言葉としてはそぐわない。

このように、人体を構成しているさまざまな器官は共通の機能による**器官群**にまとめることができ、それぞれの器官群を**器官系**、あるいは単に**系**と呼んでいる。

● **骨格系**（こっかくけい）

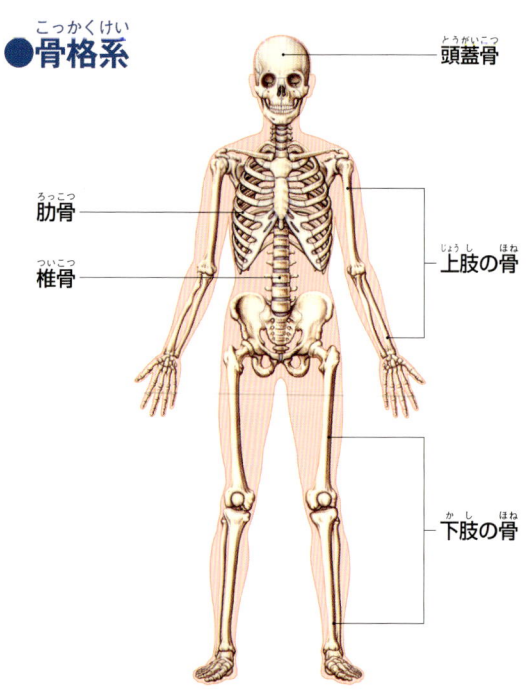

頭蓋骨（とうがいこつ）／肋骨（ろっこつ）／椎骨（ついこつ）／上肢の骨（じょうしのほね）／下肢の骨（かしのほね）

主な構成器官：骨、関節、軟骨（なんこつ）　主な機能：身体の支持および保護／各部臓器の保護／造血機能／ミネラルや脂肪の貯蔵／運動機能

● **筋系**（きんけい）

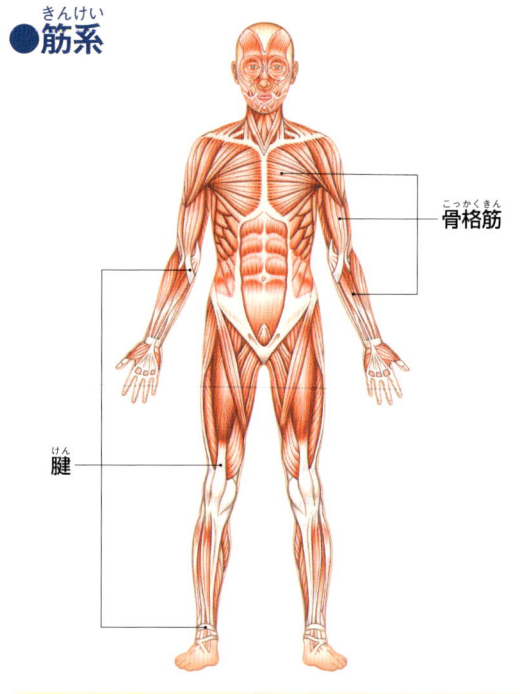

骨格筋（こっかくきん）／腱（けん）

主な構成器官：骨格筋、腱、筋膜（きんまく）　主な機能：身体の運動／身体の安定（あんせい）／熱の産生

用語解説　筋系（きんけい）▶腱（けん）と筋膜（きんまく）、そして骨につく骨格筋（こっかくきん）のみを扱い、心臓の筋肉である心筋（しんきん）や、血管などの平滑筋（へいかつきん）は含めないこともあるが、本書では、心筋や平滑筋も筋系に含めて解説する。

●感覚器系（外皮含む）

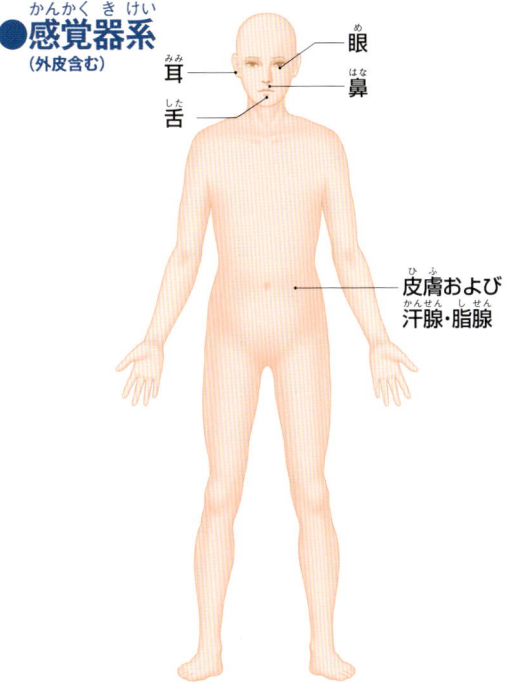

主な構成器官：眼球、耳、鼻、舌、皮膚（表皮・真皮）、皮下組織、汗腺・脂腺　主な機能：さまざまな感覚の知覚／皮膚の場合は身体の保護、体温調節、皮下組織の場合は脂肪の貯蔵

●心臓血管系

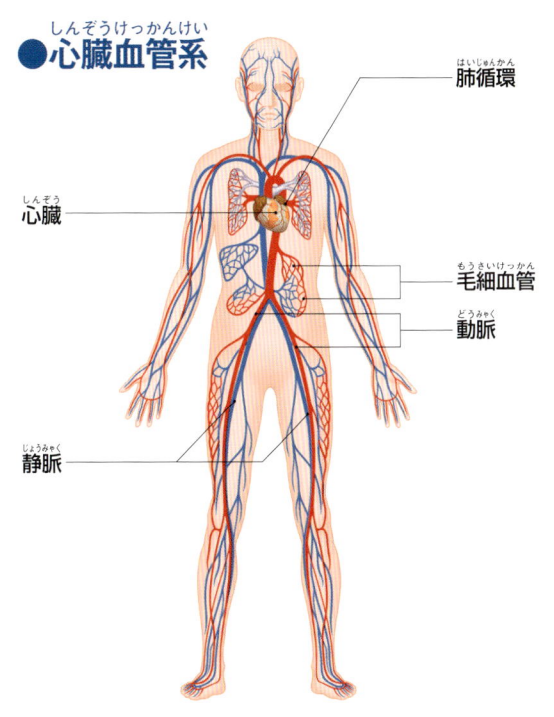

主な構成器官：心臓、血管、血液　主な機能：血液の循環（心臓）／血液の輸送（血管）／酸素と栄養の運搬と老廃物の回収（血液）／体温や水分量の調節（血液）

●リンパ系

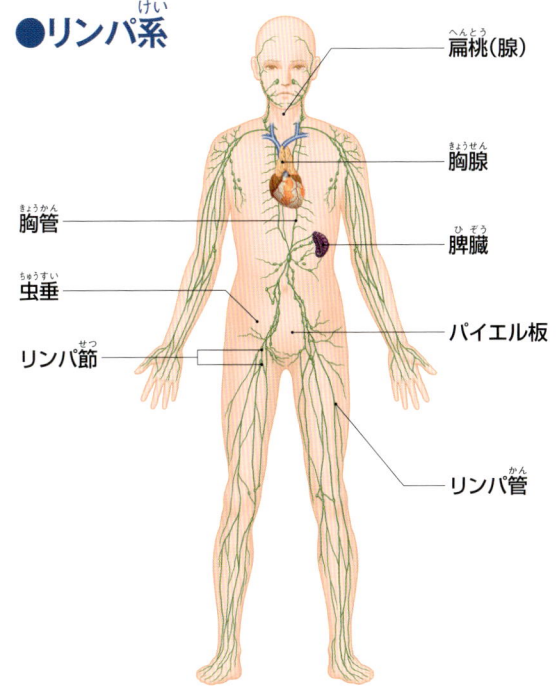

主な構成器官：リンパ（液）、リンパ管、リンパ節、扁桃（腺）、脾臓、胸腺　主な機能：免疫機能／リンパ球の成熟（胸腺）／体液などを血液に戻す／吸収された脂肪を血液に運ぶ

●消化器系

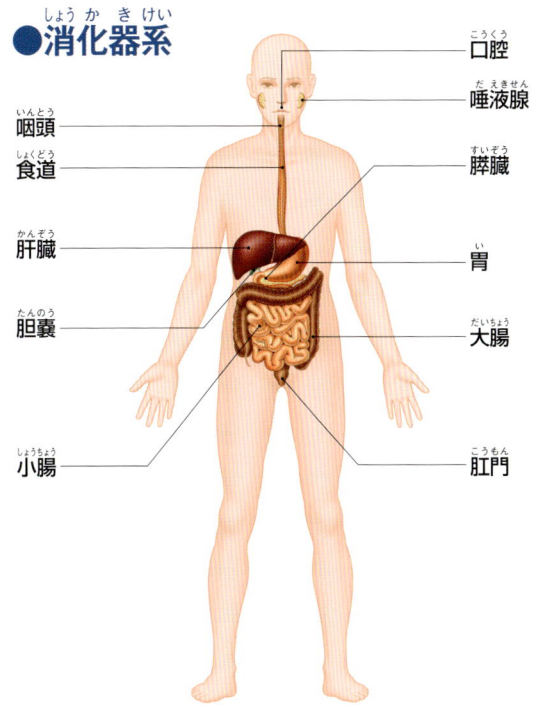

主な構成器官：口腔、唾液腺、咽頭、食道、胃、小腸、大腸、肝臓、膵臓、胆嚢、肛門　主な機能：食物や水分の摂取／食物の分解・吸収／さまざまな分解酵素の分泌／糞便の形成

用語解説　扁桃（腺）▶ 口腔と咽頭の間の上皮下にあるリンパ小節の集まり。リンパ小節とは、免疫細胞であるB細胞が集まった濾胞で、リンパ節とは異なった存在である（第6章「リンパ・免疫系」参照）。

総論——器官系

器官系の例として「消化器系」を見てみると、摂取された食物は口腔・咽頭・食道・胃・小腸・大腸と送られて分解・吸収され、不要となった物が便となって肛門から排泄される。また、膵臓・肝臓・胆嚢は、食物を分解・吸収しやすくする酵素などを分泌したり、吸収された脂肪や糖などをほかのものに合成・代謝したりする機能を有している。これらの器官は、食物を摂取して分解し吸収する機能を持つ「消化器系」にまとめられる。

また、一方、「神経系」では脳や脊髄などの中枢神経系や、末梢神経系などによって構成され、**神経インパルス（活動電位）**により人体の活動を制御する機能を持っている。

ただし、これら器官系は完全に独立したものというわけではない。例えば「消化器系」に分類される**膵臓**は、ホルモンであるインスリンなどを分泌するため、「内分泌系」にも属する器官といえる。また、「生殖器系」に属する女性の**卵巣**、男性の**精巣**も、それぞれ女性ホルモンと男性ホルモンを分泌する「内分泌系」にも属している。

器官系はおよそ10個に区別されるが、必ずしもそのように決められているわけではない。例えば「内分泌系」を独立させずに、各内分泌器官を発生の系統に基づいてその他の器官系に含んで述べる場合もある。本書では1つにまとめられている「泌尿器・生殖器系」も、「泌尿器系」と「生殖器系」に分ける場合もあるし、眼や耳などを神経系にまとめる場合もあれば、「特殊感覚器系」として独立して述べることもある。25ページでは眼や耳、皮膚などを「感覚器系」としているが、章立てとしては眼や耳、鼻、舌などを「特殊感覚器系」、皮膚を「外皮系」として解説している。

解剖学は「頭部」「胸部」「腹部」のように、人体を各部分ごとに分けて記述する**局所解剖学**と、機能ごとに異なる器官系に分けて記述する**系統解剖学**に大別できることはすでに述べたが、本書はこの「系統解剖学」に基づき、各器官系の機能や特徴について述べている。

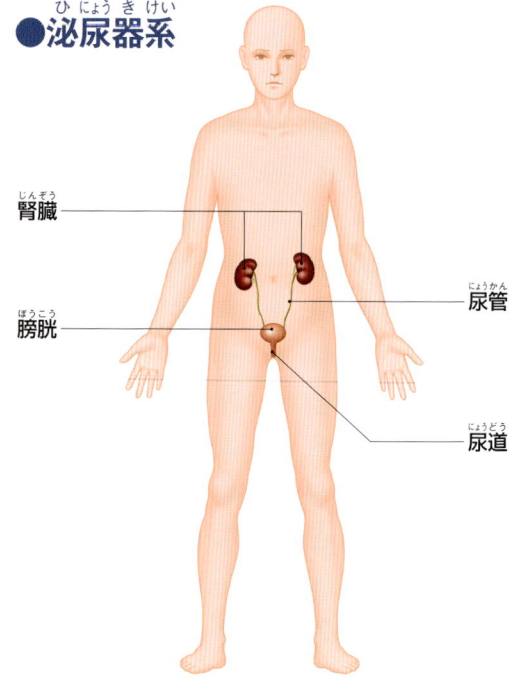

● **呼吸器系**
主な構成器官：鼻腔、咽頭、喉頭、気管、気管支、肺　主な機能：酸素の吸収と二酸化炭素の排出／ガス交換／発声

● **泌尿器系**
主な構成器官：腎臓、尿管、膀胱、尿道　主な機能：尿の産生／尿の貯留と排泄／血液の量と化学的組成の調節／体液の化学的組成の調節

用語解説　体液の化学的組成の調節▶ここでは、「酸−塩基平衡の維持」や「電解質平衡の維持」などを意味する。

●生殖器系

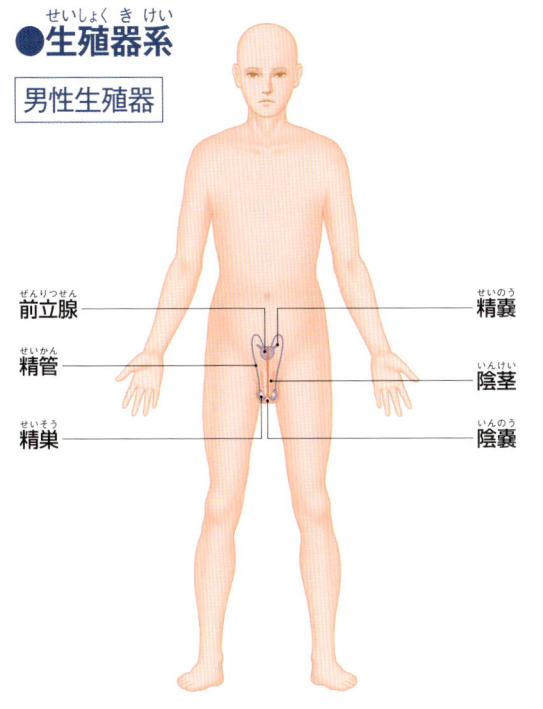

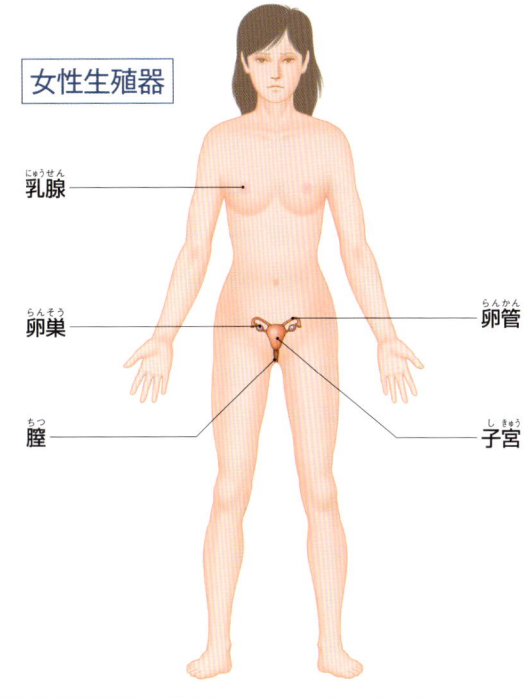

主な構成器官：性腺とその付属器官／付属腺　主な機能：性腺における生殖細胞（卵子、精子）の産生／ヒト（＝個体）の形成／さまざまなホルモンの分泌

●内分泌系

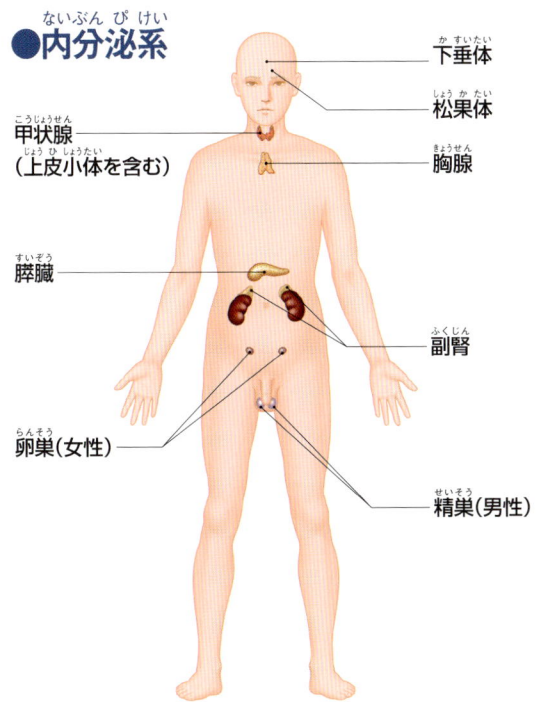

●神経系

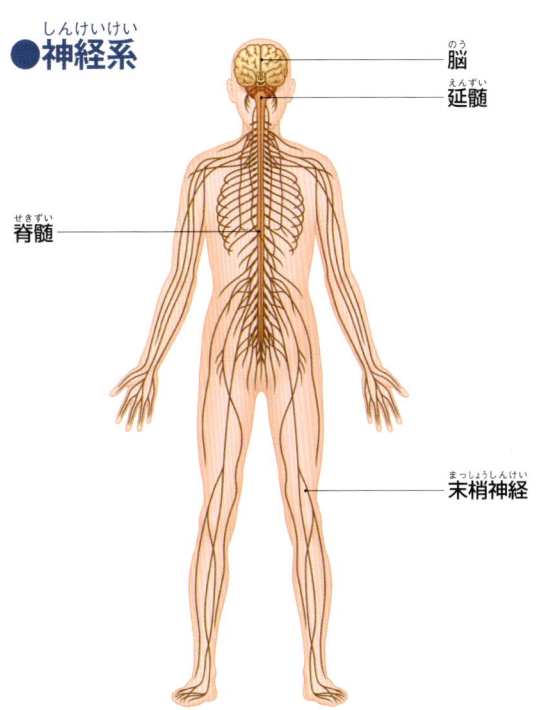

主な構成器官：視床下部、下垂体、松果体、胸腺、甲状腺、副腎、膵臓、性腺　主な機能：ホルモンの産生／ホルモンによる身体の恒常性（ホメオスタシス）の維持

主な構成器官：中枢神経系（脳、脊髄）、末梢神経系、自律神経系　主な機能：情報の処理、統合機能／身体の活動の制御／環境の変化への対応

用語解説　性腺とその付属器官 ▶ 性腺は、女性は卵巣、男性は精巣を指す。付属器官は、女性は卵管や子宮、膣で、男性は精巣上体や精管、陰茎。付属腺は、女性は乳腺と前庭腺、男性は前立腺と精嚢など。

総論──名称・用語

人体各部の名称と臓器の区分

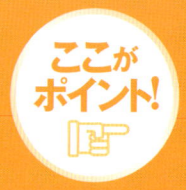

> **ここがポイント!**
> 解剖学的に観察対象の人体を見る場合には、解剖学的正位が基本であり、このほか腹臥位と仰臥位がある。腹部と骨盤における臓器の位置関係を理解するために、4区分法と9区分法がある。

　新入社員が会社の職場に配属されたとき、まずその職場で働いている人たちの名前を知り、さらにその職場で使用される用語、例えば営業部ならば営業の基本的な用語になれることが必要となる。同様に、解剖学を理解するためには、まず人体における各部位の名称になじんでおかなければ

●人体各部の名称

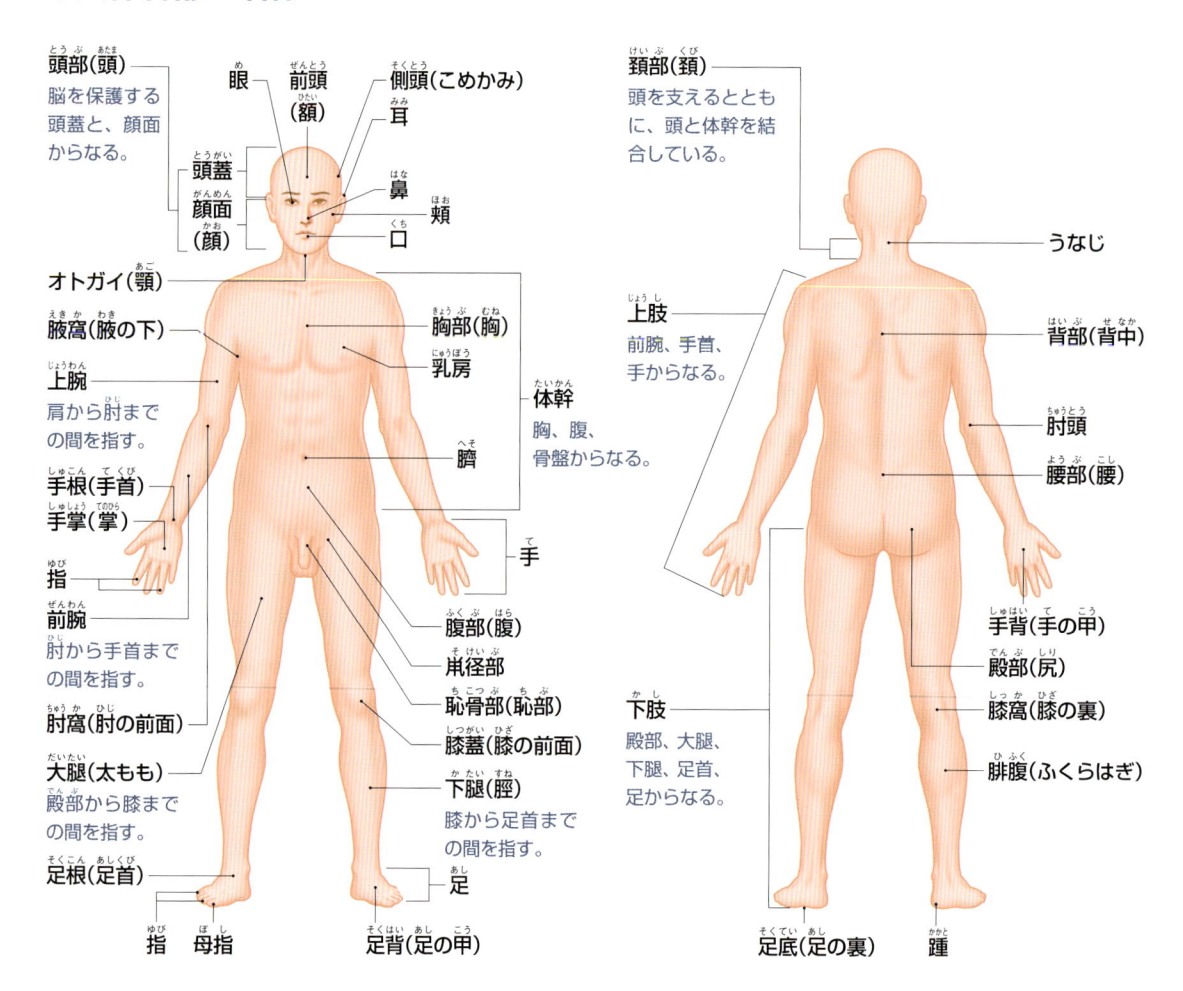

[前面]
- 頭部(頭): 脳を保護する頭蓋と、顔面からなる。
- 眼
- 前頭(額)
- 側頭(こめかみ)
- 耳
- 頭蓋
- 顔面(顔)
- 鼻
- 頬
- 口
- オトガイ(顎)
- 腋窩(腋の下)
- 胸部(胸)
- 乳房
- 上腕: 肩から肘までの間を指す。
- 体幹: 胸、腹、骨盤からなる。
- 臍
- 手根(手首)
- 手掌(掌)
- 指
- 前腕: 肘から手首までの間を指す。
- 肘窩(肘の前面)
- 手
- 腹部(腹)
- 鼠径部
- 恥骨部(恥部)
- 膝蓋(膝の前面)
- 大腿(太もも): 殿部から膝までの間を指す。
- 下腿(脛): 膝から足首までの間を指す。
- 足根(足首)
- 足
- 指　母指
- 足背(足の甲)

[後面]
- 頚部(頚): 頭を支えるとともに、頭と体幹を結合している。
- うなじ
- 上肢: 前腕、手首、手からなる。
- 背部(背中)
- 肘頭
- 腰部(腰)
- 手背(手の甲)
- 殿部(尻)
- 下肢: 殿部、大腿、下腿、足首、足からなる。
- 膝窩(膝の裏)
- 腓腹(ふくらはぎ)
- 足底(足の裏)
- 踵

> 図では、解剖学的な呼び方を書いているが、一般的な名称はカッコで表記している。基本的に、人体は体幹を中心に頭部・1対の上肢、1対の下肢がつながった形状となっている。

用語解説　臨床 ▶ 医療の分野において、治療や診断などの現場、あるいは「現場を重視する立場」を意味する。

ならない。

まず、人体を見る際には**解剖学的正位**が基準となる。解剖学的正位では、観察対象となる人体と観察者が直立して向き合い、頭部および目もまっすぐ向き合う。観察対象は床に足の裏を平らに付け、腕は両脇に置き、そして掌は前方に向ける。

解剖学的正位のほかに、観察対象を横たわらせる位置がある。その場合、顔を下に向けたものを**腹臥位**、仰向けのものを**仰臥位**という。

次に人体各部は**頭**（頭部）、**頚**（頚部）、**体幹**、**四肢**（上肢・下肢）に大別される。この大きな分類に基づいて、例えば四肢の上肢なら上腕や前腕、手などのように、さらに各部の名称が決められている。このほか、腹部・骨盤においては**4区分法**と**9区分法**による名称があり、これは臨床の現場などでも使用されている。

●4区分法と9区分法

4区分法
- 右上腹部
- 左上腹部
- 右下腹部
- 左下腹部

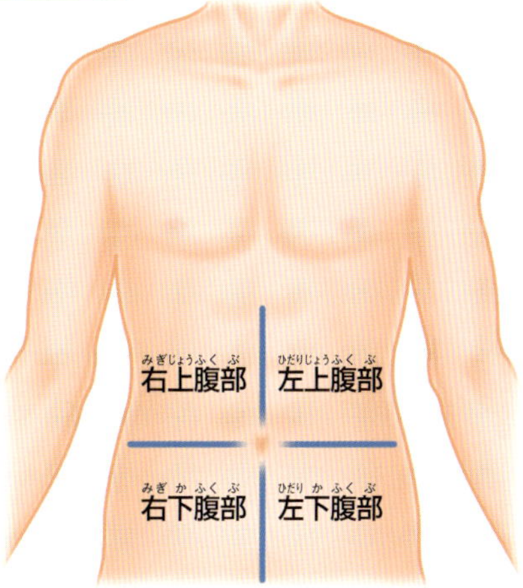

9区分法
- 右下肋部
- 上腹部
- 左下肋部
- 右側腹部
- 臍部
- 左側腹部
- 右鼠径部
- 下腹部
- 左鼠径部

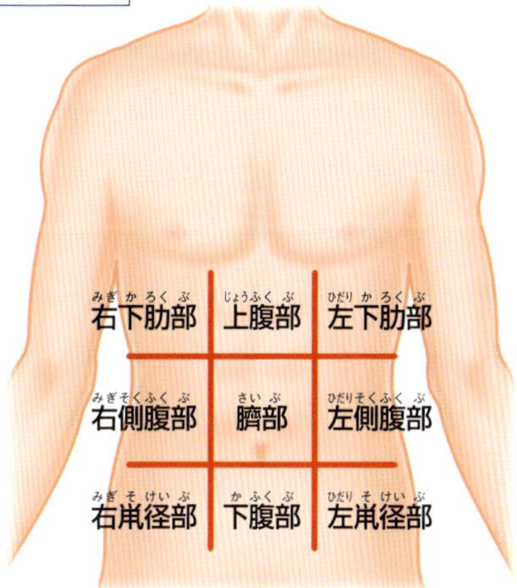

2つの区分法と臓器の位置関係

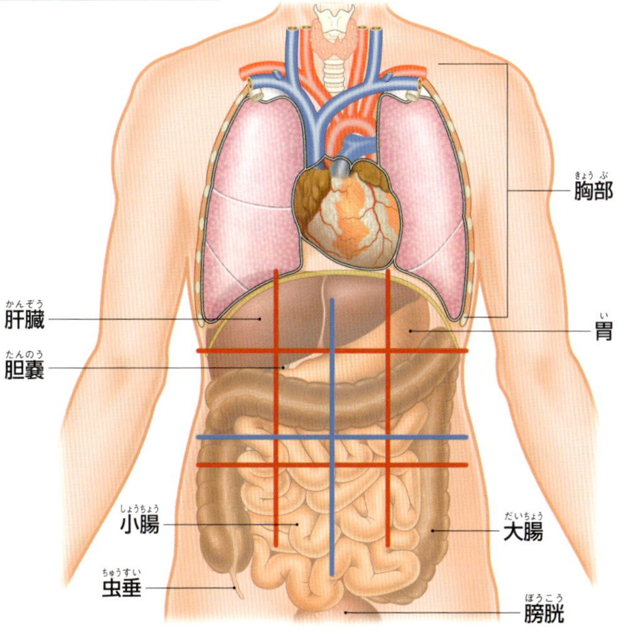

- 胸部
- 肝臓
- 胃
- 胆嚢
- 小腸
- 大腸
- 虫垂
- 膀胱

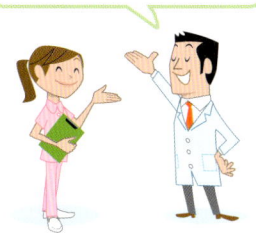

4区分法と9区分法は、腹部と骨盤の領域における臓器の位置関係を表します。4区分法での領域区分は臨床現場で良く用いられています。例えば、右下腹部領域の痛みは虫垂炎と診断できます。より詳細に臓器を区分する場合は9区分法を用います。

用語解説　虫垂炎　虫垂は盲腸から飛び出た紐状の器官で、多数のリンパ小節が存在する。この虫垂内腔が閉塞することで細菌が増殖し、炎症を起こすものを虫垂炎という。

総論──名称・用語

人体の方向と面を表す用語

ここがポイント！
遠位とは、四肢と体幹の接続から遠い位置、近位とは近い位置のことをいう。方向を示す場合は、各部との相対的関係を表している。人体の断面を見る際には矢状面、前頭面、水平面の3つの面がある。

　解剖学は、人体の体表各部および体腔の臓器や組織を扱う。その際、ある部分とそのほかの部分との関係を明確にするために、解剖学では方向と位置などを定めている。

　まず、観察者がどのような位置にあろうとも、また観察対象とどう向き合っていようとも、その観察対象の人体の右側は右、左側は左となる。また、人体の「前」と腹側、「後」と背側は同義語として用いられるが、「前・背側」といういい方はしない。対で述べる場合は「前・後」あるいは「腹側・背側」というように統一する。

　近位と**遠位**は各部の遠近関係を表し、四肢と体幹の接続部分に近い場合は近位、遠い場合は遠位という。また**深**と**浅**は主に内部構造の位置関係で用いられることが多く、体表から近い場合には「浅い」、体表から遠い場合には「深い」と表記する。ただし、これらの方向を表す用語は相対的なものである点に注意する。

　また、人体をいろいろな方向でスライスし、その内部構造を把握することも行われる。人体を縦

●人体の方向

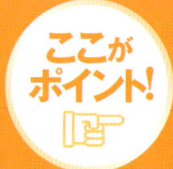

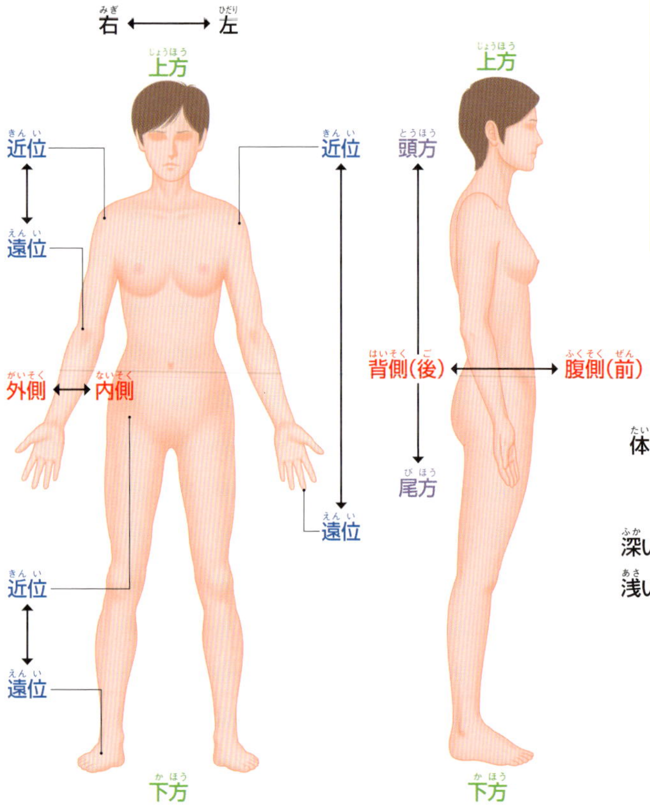

上肢の場合で見ると肩が近位で指は遠位となるが、肩と肘窩（肘の前面）では「肘窩は肩よりも遠位にある」となる。このように、方向はあくまで相対的なものであることに注意が必要である。下図は胸郭部分を水平面に切ったもの。「浅・深」に関して、「肺は心臓よりも浅い」という表現になる。

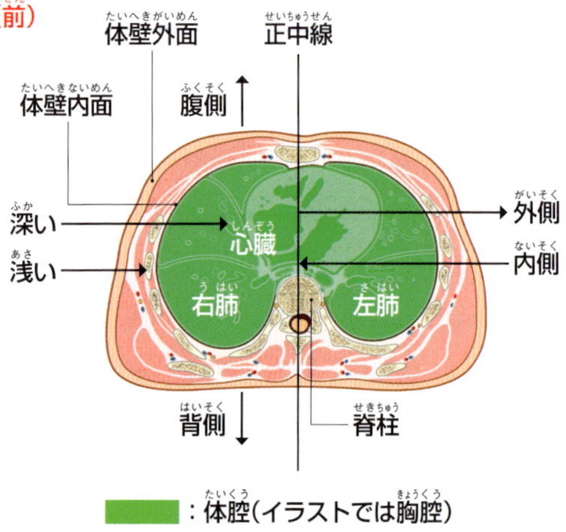

用語解説　体腔：身体の内部にある空間のこと。器官を包含して、それらを保護・支持しており、骨や筋、靱帯などによっておのおのの体腔は隔てられる。頭蓋腔や胸腔、腹腔などがある。

用語解説　腸骨

に切って器官を左右に分ける垂直面を**矢状面**といい、さらにその中で身体の中心線（**正中線**という）で切断し、左右を等しく分ける面は正中矢状面という。また、人体あるいは器官を前・後（＝腹側・背側）に分ける面を**前頭面**（冠状面ともいう）、水平方向に切断するものを**水平面**という。

第1章　総論

●人体を通る3つの面

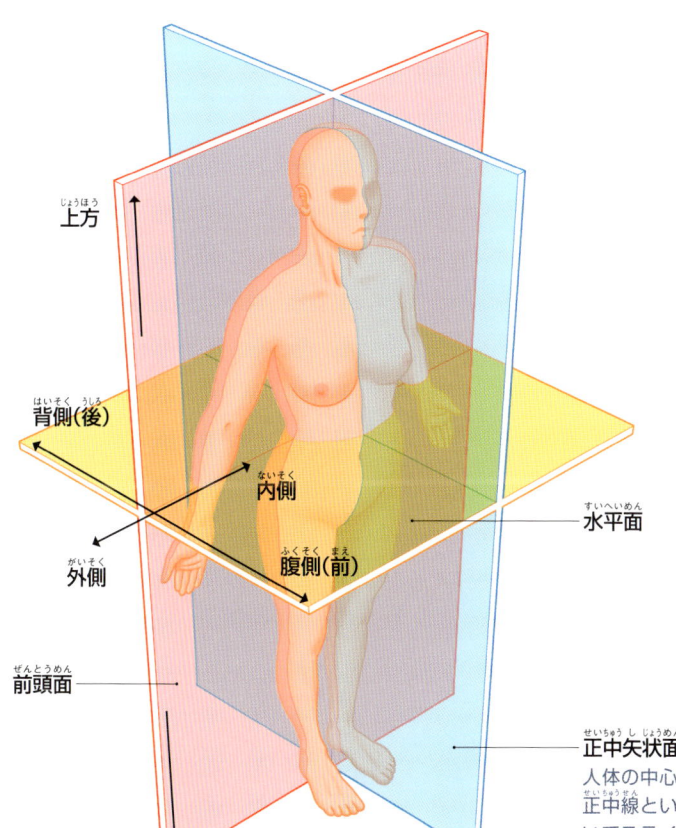

上方
背側（後）
内側
外側
腹側（前）
水平面
前頭面
下方
正中矢状面
人体の中心を通る垂直線を正中線といい、それに基づいてスライスする面を正中矢状面という。

人体を通る3つの面は、おのおの直交する。人体を垂直に左右に切る「矢状面」、腹側と背側に切る「前頭面」、横方向に切る「水平面」からなるが、特に矢状面は正中線を通るものを「正中矢状面」と呼ぶ。

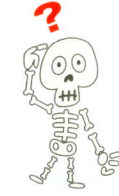

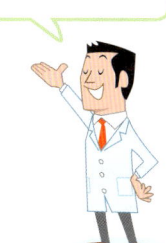

このほか、斜めに切る「斜面」というものもあります。斜面は水平面と異なり、ある角度で斜めに切った場合の面になります。

ひとくちメモ

その他の線

左右不均等に垂直に切った面は傍矢状面というが、この傍矢状面に当たる線は、その場所によって名称がある。図のように、乳頭あるいは鎖骨の中間を通る乳頭線（または鎖骨中線）、胸骨の側縁を通る胸骨線、椎骨の横突起先端を通る椎骨傍線、肩甲骨の下の鋭角部を通る肩甲線などがある。

また、水平面においては、第1腰椎の高さである幽門平面、肋骨弓の最下部を通る肋骨下平面、左右の腸骨稜最上部を通る稜上平面、左右の上前腸骨棘を通る棘間平面などがある。

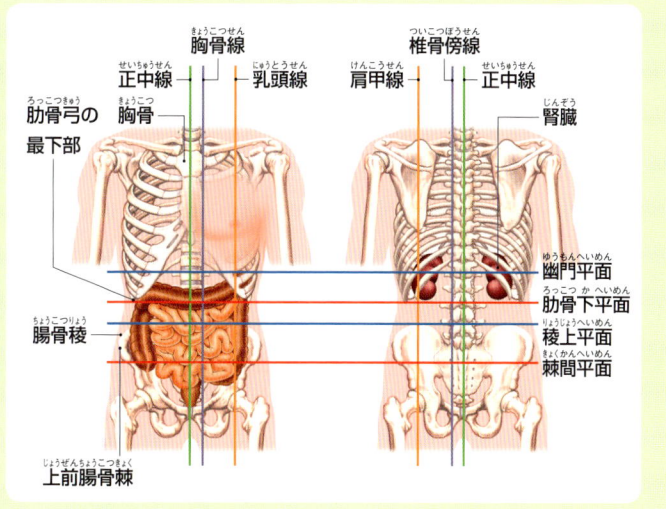

下肢帯を構成する骨の1つで、この腸骨と坐骨、恥骨によって寛骨が形成され、さらに左右の寛骨によって骨盤が作られる。腸骨は寛骨で最も大きな骨。

総論——名称・用語

人体の運動における呼称

ここがポイント！ 運動は、滑動、角運動、回旋、特殊運動に分けられる。角運動の屈曲・伸展は矢状面に、外転・内転は前頭面に沿って行われる。対象となる部位を正中線に近づける回旋を内旋、離れる回旋を外旋という。

人体には多数の関節があり、これにより複雑な運動を行うことができる（関節の可動については、骨格系の章を参照）。解剖学では、これら滑膜性関節による運動形態に名称がつけられている。これらは運動の方向や動きの形式、運動中における各部分の相互の関係を表しており、人体への理解や解剖学的な記述に大きく貢献している。

関節によって生じる運動には（1）**滑動**、（2）**角運動**、（3）**回旋**、（4）**特殊運動**の4つがある。滑動は向き合った骨が互いにずれる運動で、手根骨などに見られる。ただしその動きはわずかであり、目立って大きくない。

角運動は関節の角度が増減する運動のことで、**外転、内転、屈曲、伸展、分回し**の5つの動きを

●角運動の種類

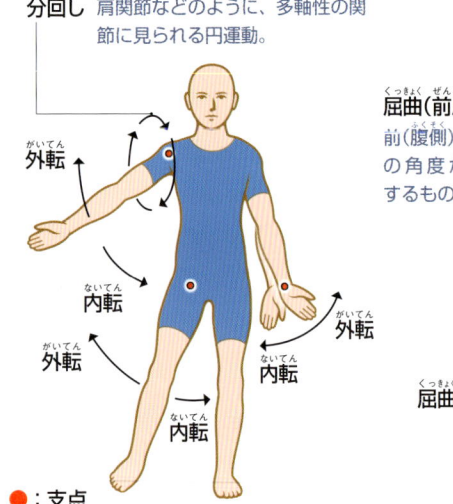

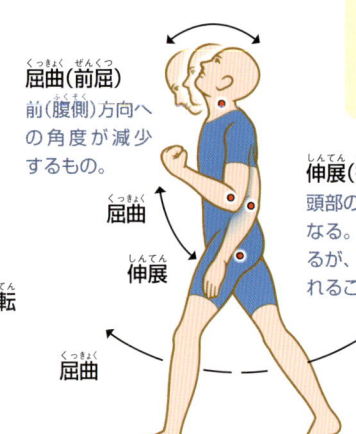

屈曲・伸展は人体の矢状面で行われる運動、一方外転・内転は前頭面で行われる横運動をいう。これに対して分回しは、軸が異なる角運動が組み合わされて生まれる円運動と定義される。

伸展（後屈）
頭部の場合、伸展あるいは後屈となる。過伸展と呼ばれることもあるが、正常範囲ならば伸展と呼ばれることが多い。

伸展
過伸展と呼ばれることもあるが、正常な範囲の場合は伸展とすることが多い。

| 手首の運動 | 前頭面に沿った体幹の運動 | 矢状面に沿った体幹の運動 |

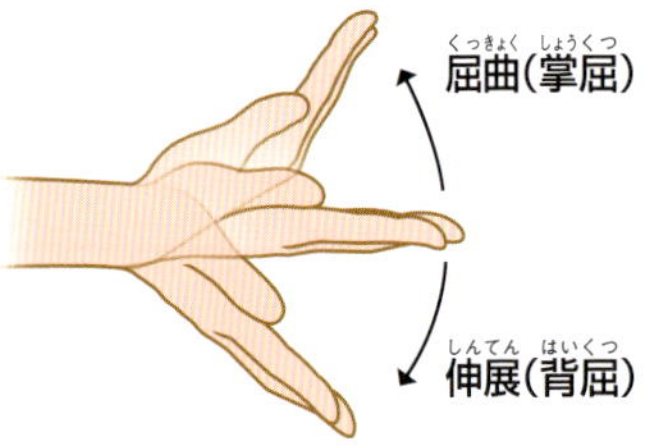

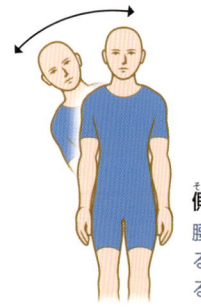

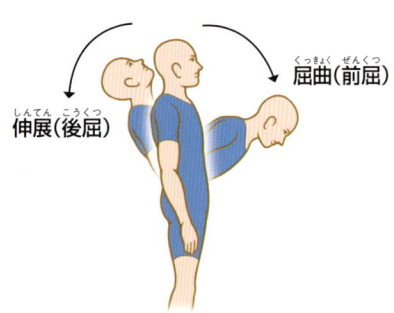

側屈
腰で体幹を右あるいは左に曲げる運動。

用語解説 滑膜性関節 関節とは2つあるいはそれ以上の骨が連結しているものをいう。可動しないものもあるが、多くは可動性であり、その場合の連結する骨は結合組織性の膜で囲まれている。

いう。外転・内転は人体を通る3つの面のうちの前頭面で行われる運動で、外転は正中線から離れる運動、内転は正中線に近づく運動である。これに対して屈曲は、関節の角度が減少する運動、伸展は角度が増加する運動であり、通常は矢状面に沿って行われる。一方、分回しは多軸性の関節に多い運動で、円を描くようなものをいう。

回旋は、骨が軸を中心に回転するものをいい、否定の際に首を振る運動などがこれにあたる。そのほか、滑動、角運動、回旋に当てはまらない運動は特殊運動に分けられる。図では、角運動と回旋を中心に解説する。

ひとくちメモ

特殊運動

滑動や角運動、回旋に含まれない特殊運動としては、表のようなものがある。外反・内反と背屈・底屈は足首の関節による運動である。突出・後退および挙上・下制の例は顎の運動で、顎を突き出したり引っ込めたりする場合は突出・後退、口の開閉では顎の挙上・下制となる。対立はいわゆる「掴む」動作であり、霊長類などの高等生物に見られる動作である。

顎のほか、例えば挙上は肩を上げると肩甲骨が挙上されるなどがあります。ほかにもどの部位があるか、試してみましょう。

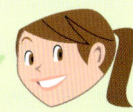

名称	機能
外反・内反	外反:足底を外側に向ける。
	内反:足底を内側に向ける。
背屈・底屈	背屈:足背を引き上げる。
	底屈:足底を引き下げる。
突出・後退	突出:体の一部を水平に前方へ出す。
	後退:体の一部を水平に後方へ下げる。
挙上・下制	挙上:体の一部を上方へ向かわせる。
	下制:体の一部を下方へ向かわせる。
対立	母指が手掌を横切って他の指の先に触れる運動。掴む運動。

●回旋の種類

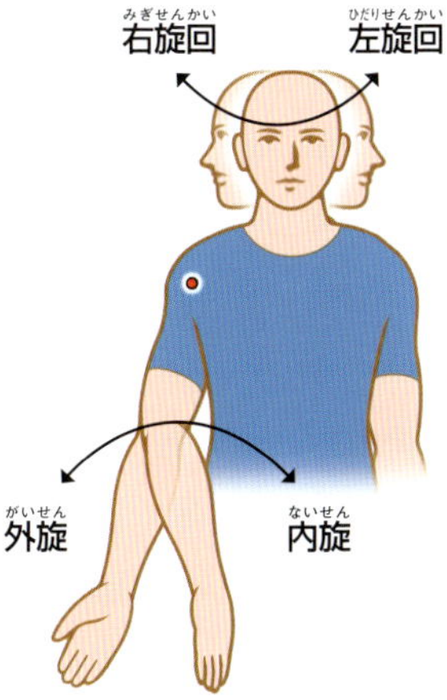

右旋回　左旋回
頚椎の骨を軸として左右に頭部を回す運動で、環軸運動ともいう。この場合の環軸運動は環椎と軸椎の間という意味である。

外旋　内旋

●:支点

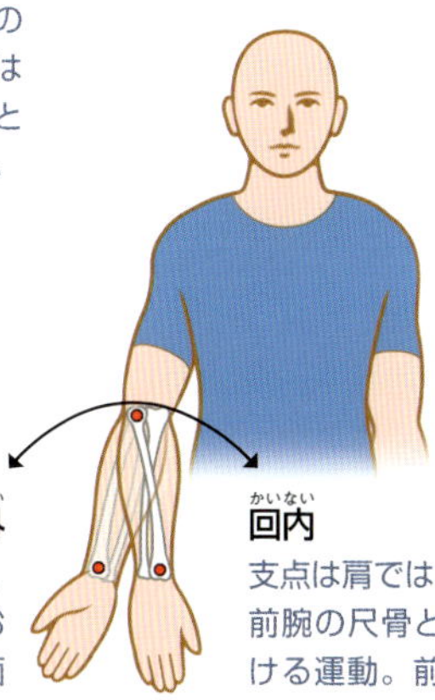

回外
支点は肩ではなく肘で、前腕の尺骨と橈骨における運動。前腕の前面を正中から離す運動。

回内
支点は肩ではなく肘で、前腕の尺骨と橈骨における運動。前腕の前面を正中に近づける運動。

骨が長軸を中心に回転する運動を回旋という。この回旋のうち、四肢の前面を体幹の方に向けて内側に(=正中線方向に)回旋させる運動を内旋、逆に体幹から離れるよう外側に(=正中線から離れる)回旋させる運動を外旋という。

肘を屈曲させて掌を胸に当てるものを内旋、正中から離して掌を前に向けるものを外旋。ともに肩関節による内旋・外旋である。

内旋
外旋

内旋
股関節の運動。仰向けになり、運動させる下肢の膝を曲げて、股関節を中心に外側(正中から離れる)に大腿と下腿を動かす。

外旋
股関節の運動。仰向けになり、運動させる下肢の膝を曲げ、股関節を中心に内側(正中に近づく)に大腿と下腿を動かす。

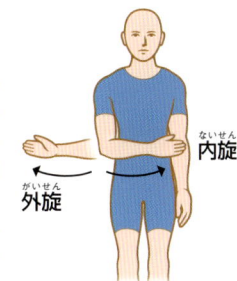
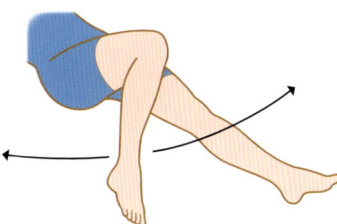

用語解説　手根骨　掌の骨で、大小の菱形骨、有頭骨、有鉤骨など、箱のような形の短い骨(短骨)が8つ集まり、これらをまとめて手根骨と呼ぶ。

> 総論──細胞

人体の形成と細胞の構造

ここがポイント！ 人体構造の階層は、大きいほうから個体→器官系→器官→組織→細胞→分子→原子となる。細胞は人体において生命の最小単位であり、細胞膜、細胞質、核の3つの主要部分からなる。

　人間、つまり個体を階層的に見てみると、まず個体はある機能をもった器官群が集まって器官系（または系）を形成する。この器官系を形成するおのおのの器官は組織によって成り立っており、その組織も詳細に見てみると特有の細胞が集まって形成されている。

　個々の細胞はDNAや細胞膜といったパーツからできているが、これらパーツはおのおの特定の分子構造によって成り立っている。例えば後述の細胞膜はリン脂質や、多様な蛋白質という巨大分子が組み合わされてできており、さらに分子は、原子が集合して形成されている。

　この世に存在するすべてのものは原子からなっており、意思や感情をもつわれわれ人間も、元をたどれば原子に行き着くのである。

　そのなかで、解剖学を理解するためには、まず人体において生命の最小単位である細胞を理解する必要がある。器官や組織ごとに多くの種類の細胞が存在し、成人で種類にして約200種類、総数は数十兆個とも100兆個ともいわれる。細胞は機

●人体の階層レベル

われわれの身体は最終的に分子が結合して成り立っており、そして分子は物質の最小単位である原子によって形成される。解剖学では、およそ器官までの階層を肉眼解剖学が、それ以降の階層は顕微鏡解剖学や組織学、細胞学、分子生物学などが扱う。

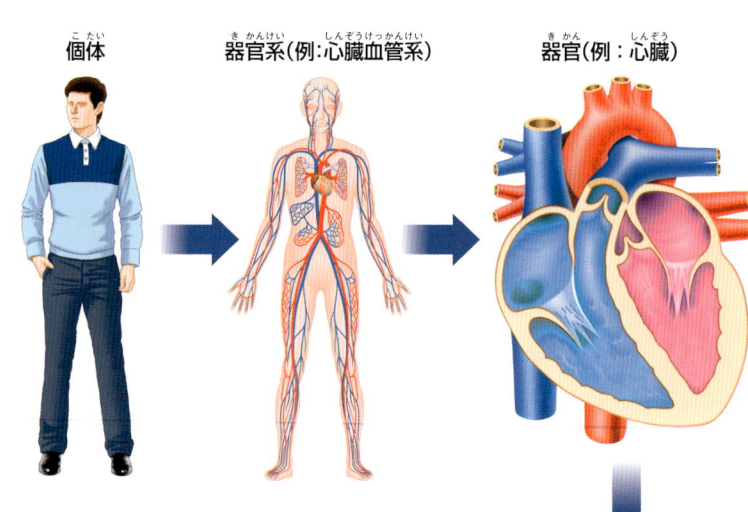

肉眼解剖学

顕微解剖学（組織学・細胞学・分子生物学など）

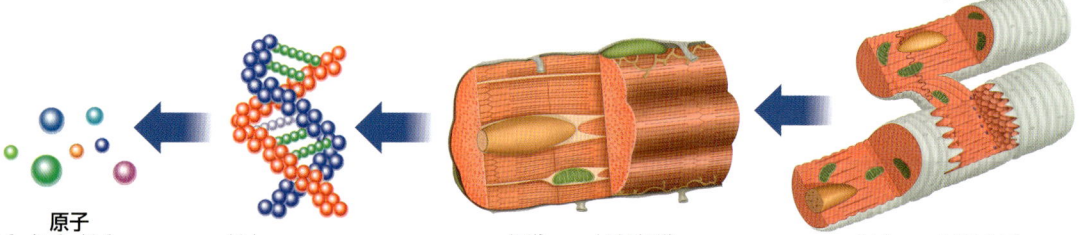

原子（炭素、窒素、酸素など）　分子（例：DNA）　細胞（例：心筋細胞）　組織（例：心筋組織）

用語解説　細胞質▶「原形質」ということもあるが、これは細胞内の微細な構造がまだわからなかった時代に用いられた用語であり、原形質は細胞質と核を含んだもの、ということができる。

能ごとに多様性があるが、共通の構造として、**細胞膜**、**細胞質**、**核**の3つの主要部分にまとめることができる。細胞膜は細胞の外側の膜であり、細胞の内部環境と、外部環境を隔てている。一方細胞質は、細胞膜内部にある核を除いた内容物すべてを指し、さまざまな**細胞小器官**と、液体部分の**細胞質基質**（サイトゾル）からなる。そして核には多くの遺伝物質が含まれている。

●人体から原子へ——物質の大きさ

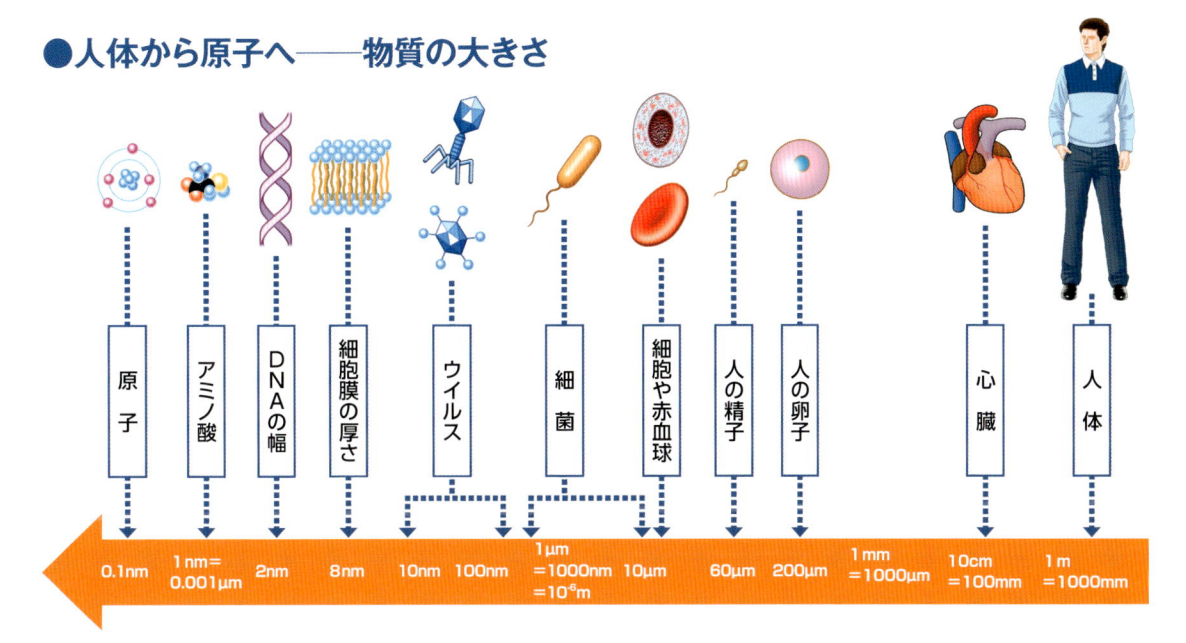

原子	アミノ酸	DNAの幅	細胞膜の厚さ	ウイルス	細菌	細胞や赤血球	人の精子	人の卵子	心臓	人体
0.1nm	1nm=0.001μm	2nm	8nm	10nm〜100nm	1μm=1000nm=10^{-6}m	10μm	60μm	200μm	1mm=1000μm / 10cm=100mm	1m=1000mm

μmは、かつて「ミクロン」と呼ばれていたが、現在では主に「マイクロメートル」と呼ばれている。卵子以外の組織を形成するその他の細胞は、一般的に1〜100μmである。光学顕微鏡なら赤血球やミトコンドリアなどの細胞小器官の範囲である1μmレベルまで、精密な電子顕微鏡では1nmまで観察することができる。

●細胞の構造

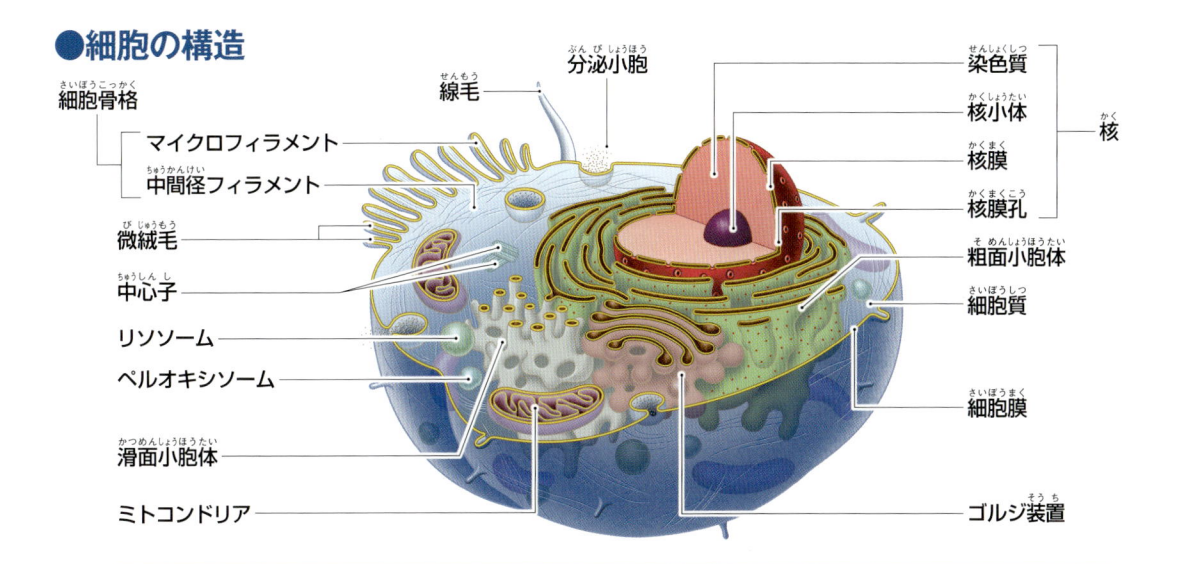

細胞骨格
- マイクロフィラメント
- 中間径フィラメント

微絨毛
中心子
リソーム
ペルオキシソーム
滑面小胞体
ミトコンドリア

線毛
分泌小胞

染色質
核小体
核膜
核膜孔
（核）
粗面小胞体
細胞質
細胞膜
ゴルジ装置

細胞の基本的な構造は、細胞膜、細胞質、そして核を有することである。細胞内部または細胞外において、酵素などの物質の輸送を行うコンテナの役割をもつ小胞や、エネルギーの産生を行うミトコンドリアなど、細胞小器官は固有の機能をもっている。

用語解説　原子と元素 ▶ 原子は分子を構成する単位粒子であり、物質の性質をもつ粒子は分子といえる。また元素は、特定の原子番号をもつ個々の原子の名称といえる。

≫ 総論──細胞

細胞のさまざまな構造とその機能

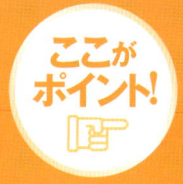

ここがポイント！ 細胞はさまざまな器官をもつ。ミトコンドリアはエネルギーの産生、リボソームはさまざまな蛋白質の合成、ゴルジ装置は蛋白質の化学的修飾など、細胞内の器官がそれぞれ役割を分担している。

ここでは図では触れられない点について述べる。まず**細胞膜**のリン脂質は、親水性の頭部が細胞内部と外部に向いており、疎水性の尾部を挟むような構造で細胞膜の二重層を形成している。細胞膜には多くの蛋白質が膜蛋白質として存在しているが、これらは**内在性膜蛋白質**と**表在性膜蛋白質**に分けられる。

細胞質は、その細胞の全容積のうち55％を占める**細胞質基質**（サイトゾル）と、**細胞小器官**からなる。細胞の種類によって異なるが、細胞質基質のおおむね70～90％は水であり、その中に蛋白質やグルコース、イオン、脂肪などが溶け込んでいる。細胞小器官はこの細胞質基質に浮かんでいる状態で存在する。

●細胞を構成する構造物のしくみと機能

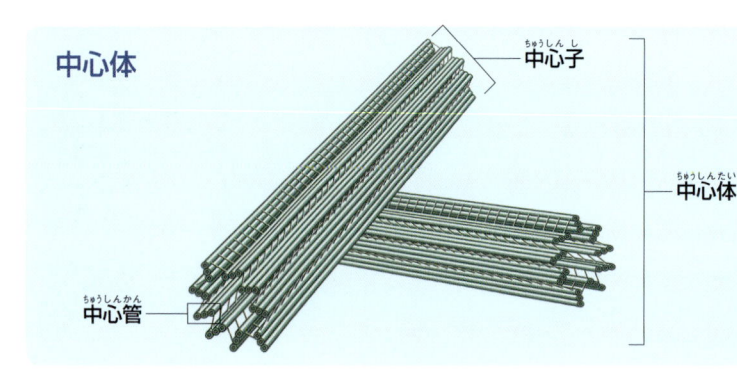

中心体
中心子／中心体／中心管

微小管が3つで一束になり、これが9つ組み合わさって中心子を構成。2個の中心子が直角に並んで中心体となる。細胞分裂期において染色体を移動させる紡錘体の形成や、細胞の形状を整える。

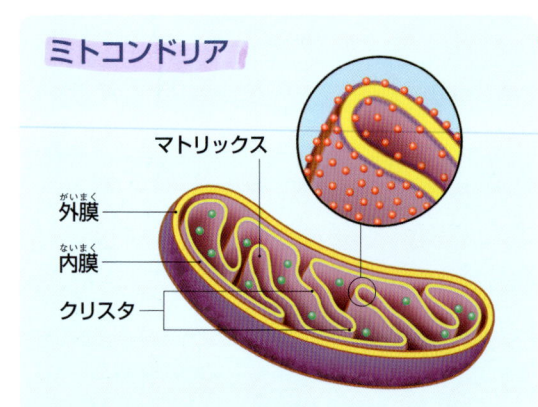

ミトコンドリア
マトリックス／外膜／内膜／クリスタ

全体を覆う外膜と、多数のクリスタ（ヒダ）を形成する内膜からなる。液体が貯留している内膜腔には多種多様な代謝酵素がある。代謝酵素を使って細胞が機能するためのエネルギーを産生する。
（アデノシン三リン酸＝ATP）

小胞体
リボソーム／粗面小胞体／滑面小胞体

粗面小胞体：リボソームが多数付着しており、ザラついて見える。
滑面小胞体：リボソームが付着しておらず、滑らかに見える。

リボソームは蛋白質を合成する。蛋白質は粗面小胞体内腔に入り、糖蛋白質やリン脂質などになる。滑面小胞体はステロイドの合成や、発がん物質などの有害物質の不活性化・解毒を行う。

用語解説　親水性・疎水性　親水性は水素結合し、水と混ざりやすい性質をいう。これに対して疎水性とは、親水性とは逆に水に対する親和性が低く、水と混ざりにくい性質をいう。

細胞骨格は蛋白質のアクチンやケラチンなどからできており、太さの違いによってマイクロフィラメント、マイクロフィラメントよりも太く強靭な中間径フィラメント、細胞骨格の中で最も太く、細胞の形を維持し線毛などの突起の運動に関与する微小管などがある。特に中間径フィラメントは細胞に負荷がかかる部分に多く存在し、細胞同士の接着も助けている。

このほか、有機物の酸化や、有害な過酸化水素から細胞を守るペルオキシソーム、外部からの物質を分解したり、不要な細胞小器官を分解することでリサイクルを行うリソソーム、不要あるいは欠損した蛋白質を処理するプロテアソームなどがある。

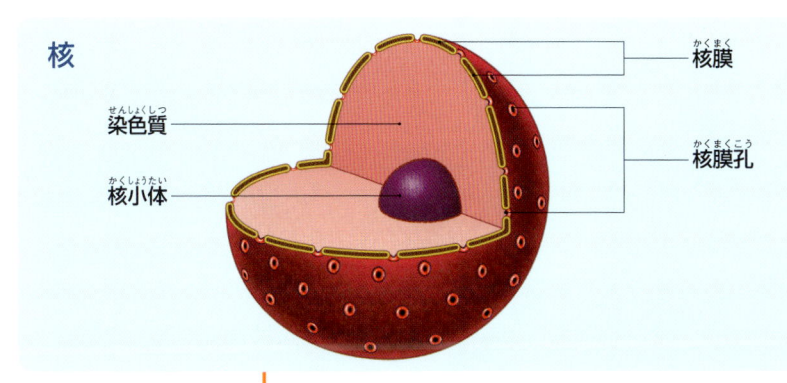

核

- 核膜
- 染色質
- 核膜孔
- 核小体

脂質の二重層である核膜に包まれており、核膜には物質が出入りする核膜孔が空いている。内部にはDNAや蛋白質などからなる染色質や、リボソームを作る核小体があり、核を形成する。

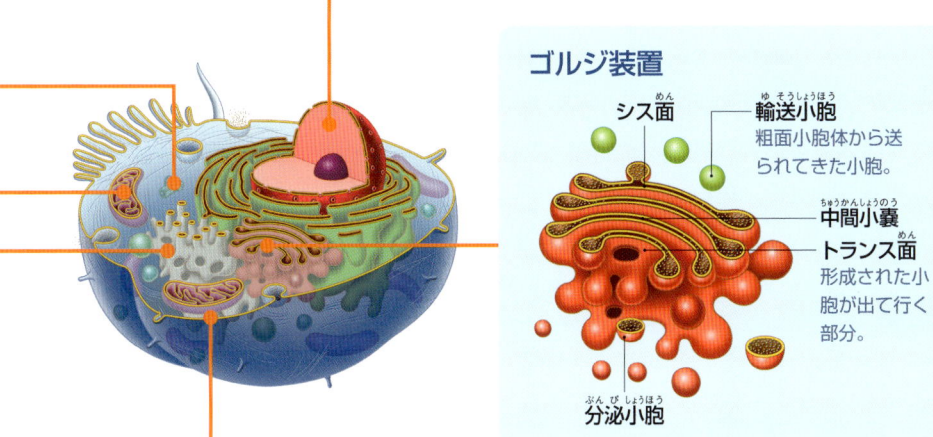

ゴルジ装置

- シス面
- 輸送小胞　粗面小胞体から送られてきた小胞。
- 中間小嚢
- トランス面　形成された小胞が出て行く部分。
- 分泌小胞

構造は5～6つの扁平な小嚢が重なっている。輸送小胞で運ばれてきた蛋白質や糖脂質はシス面に運ばれて内部に入り、化学的修飾を受け、トランス面から出たあと、細胞外に出る。

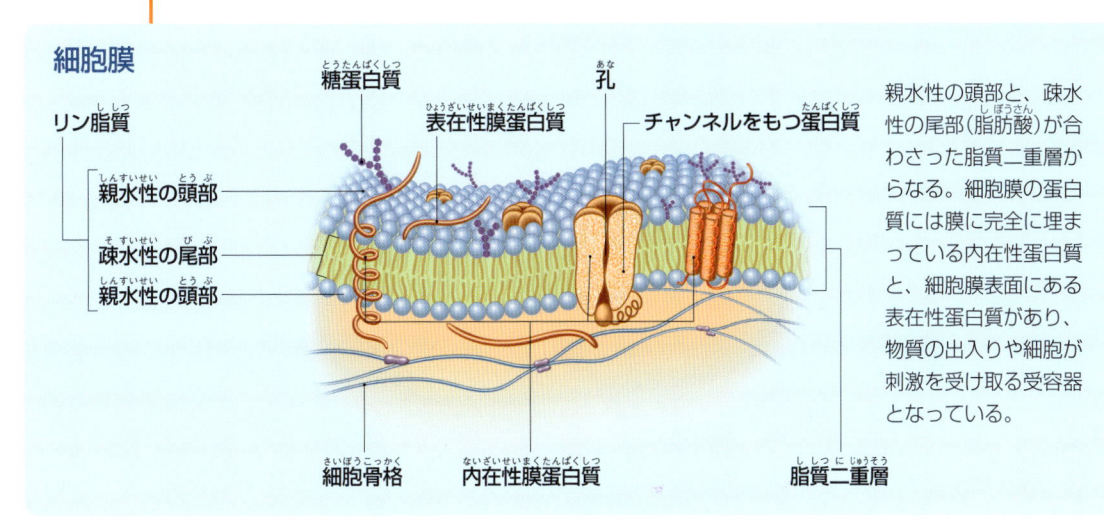

細胞膜

- リン脂質
  - 親水性の頭部
  - 疎水性の尾部
  - 親水性の頭部
- 糖蛋白質
- 表在性膜蛋白質
- 孔
- チャンネルをもつ蛋白質
- 細胞骨格
- 内在性膜蛋白質
- 脂質二重層

親水性の頭部と、疎水性の尾部（脂肪酸）が合わさった脂質二重層からなる。細胞膜の蛋白質には膜に完全に埋まっている内在性蛋白質と、細胞膜表面にある表在性蛋白質があり、物質の出入りや細胞が刺激を受け取る受容器となっている。

用語解説　基質性　生化学における基質（substrate）とは、酵素による作用を受ける物質や、化学反応の原料となるものを指す。一方、組織学における基質（matrix）とは、結合組織などを指す。

» 総論——細胞

DNAの構造と複製

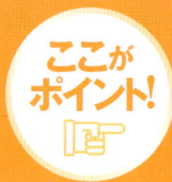

ここがポイント!
染色体はDNAが集まったもので、ヒトでは23対46個ある。ヒストンと呼ばれる蛋白質を中心に、DNAはアデニン(A)、グアニン(G)、シトシン(C)、チミン(T)の4種類の塩基から構成されている。

細胞内の核には**遺伝子**が存在する。遺伝子は**DNA**(デオキシリボ核酸)という二重らせんの形を取り、これがまとめられて染色体を構成している。染色体はヒトでは23対46個あり、核の**染色質**に存在する。DNAは糖成分であるデオキシリボース(五炭糖)、リン酸、そしてアデニン、グアニン、シトシン、チミンの4種類の塩基からなり、デオキシリボースとリン酸の二本の鎖の間に、それぞれ対応する塩基がハシゴの桁のように水素結合でつながることで二重らせん構造を形成している。そして4つの塩基の対応が、遺伝情報となる。

遺伝情報は、一部の細胞を除きおのおのの核内に存在する。このように、1個の細胞や1体の個体などが有している遺伝情報全体を**ゲノム**という。細胞分裂が始まると、塩基同士の水素結合が外れて二重らせんの2本の鎖が離れる。一方の鎖には相補的なヌクレオチド(DNAやRNAの基本単位をいう)が正しい位置に付くことで、新しいDNAが作られる。こうして相同性のあるDNA分子が2つできることになる。

細胞に必要な蛋白質など物質の合成に関しては、DNA鎖のその蛋白質の情報、つまりDNAにおける特定の塩基配列を**mRNA**(メッセンジャーRNA)が写し取る。その後、mRNAは核膜孔から出て、粗面小胞体などのリボソームに情報を伝え、リボソームがそれを読み取って蛋白質を合成するのである。

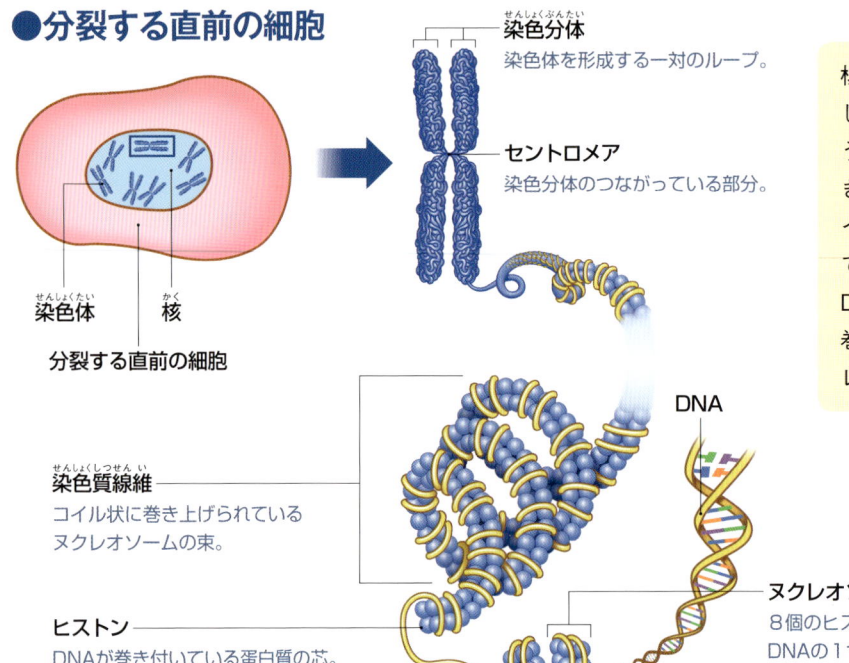

●分裂する直前の細胞

染色分体
染色体を形成する一対のループ。

セントロメア
染色分体のつながっている部分。

染色体　核
分裂する直前の細胞

染色質線維
コイル状に巻き上げられているヌクレオソームの束。

ヒストン
DNAが巻き付いている蛋白質の芯。

DNA

ヌクレオソーム
8個のヒストンに巻き付いているDNAの1つの単位。

核内にある染色体はX型をしているが、ヒストンという蛋白質を芯にDNAが巻き付いた染色質線維が、コイル状になって集まることで形成されている。そしてDNAが8個のヒストンに巻き付いている単位をヌクレオソームという。

用語解説　遺伝子▶ 遺伝とは、生物のもつ形質が次世代に受け継がれていくことを表す。遺伝子はその遺伝情報の基本単位を指すものであり、化学的な本体はDNAのことを意味する。

●DNAの複製

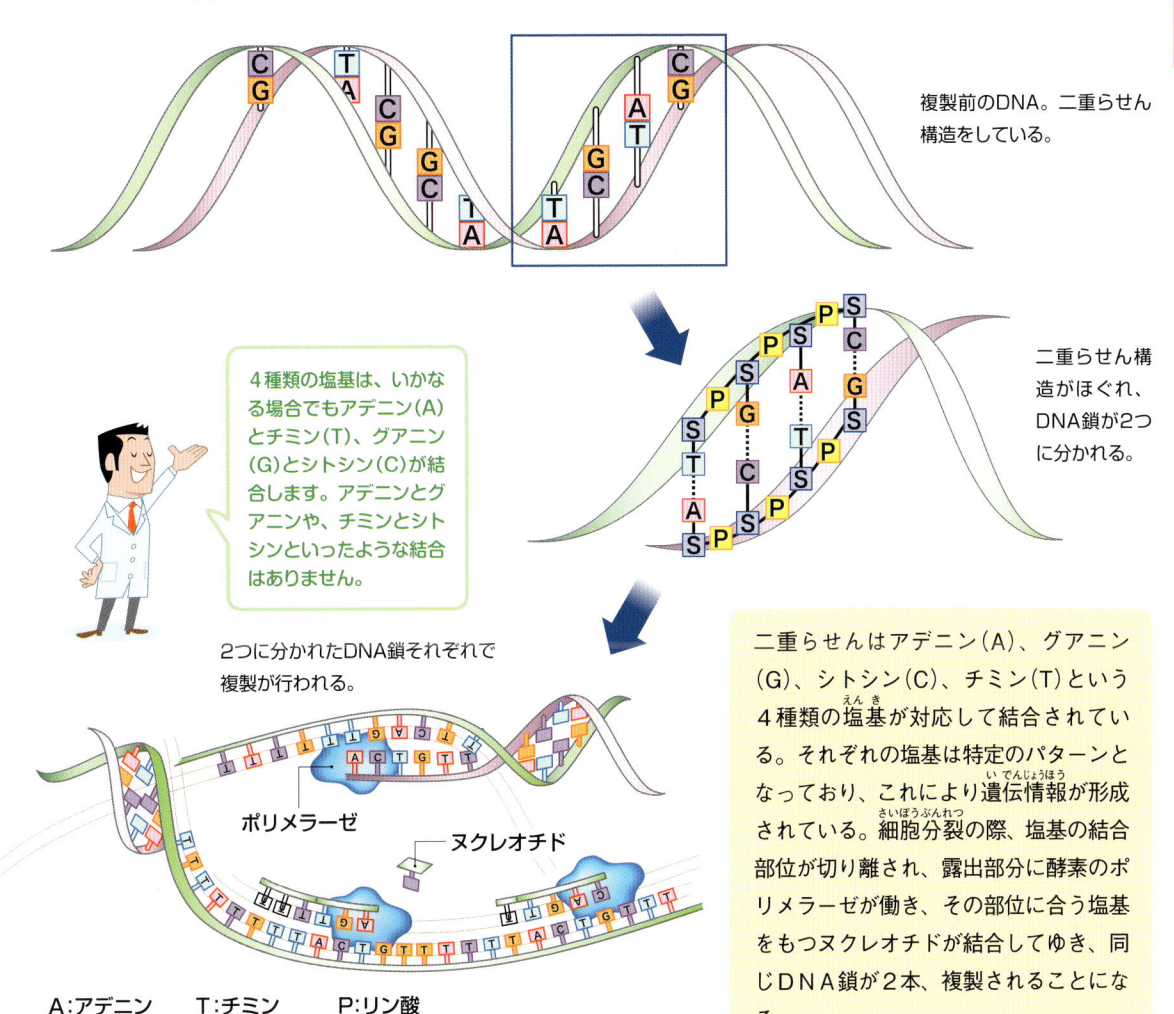

複製前のDNA。二重らせん構造をしている。

4種類の塩基は、いかなる場合でもアデニン(A)とチミン(T)、グアニン(G)とシトシン(C)が結合します。アデニンとグアニンや、チミンとシトシンといったような結合はありません。

二重らせん構造がほぐれ、DNA鎖が2つに分かれる。

2つに分かれたDNA鎖それぞれで複製が行われる。

ポリメラーゼ
ヌクレオチド

A：アデニン　　T：チミン　　P：リン酸
G：グアニン　　C：シトシン　S：デオキシリボース(五炭糖)

二重らせんはアデニン(A)、グアニン(G)、シトシン(C)、チミン(T)という4種類の塩基が対応して結合されている。それぞれの塩基は特定のパターンとなっており、これにより遺伝情報が形成されている。細胞分裂の際、塩基の結合部位が切り離され、露出部分に酵素のポリメラーゼが働き、その部位に合う塩基をもつヌクレオチドが結合してゆき、同じDNA鎖が2本、複製されることになる。

ひとくちメモ

細菌の構造

　人体の細胞は、一部を除いて結合し組織を形成するが、細菌は自由に活動する。

　細菌も基本的な構造は細胞と似ているが、まず細胞膜の外側に堅牢な細胞壁がある。一部の細菌では、莢膜と呼ばれる粘液層があり、薬剤や免疫細胞から細菌を防護している。このほか細菌には線毛、あるいは鞭毛があり、活発に運動を行う。

　細胞質を見ると、細胞にあるミトコンドリアやゴルジ装置、小胞体などの細胞小器官がほとんどなく、核も核膜をもたず、1本の複鎖環状DNAからなる（核様体という）。

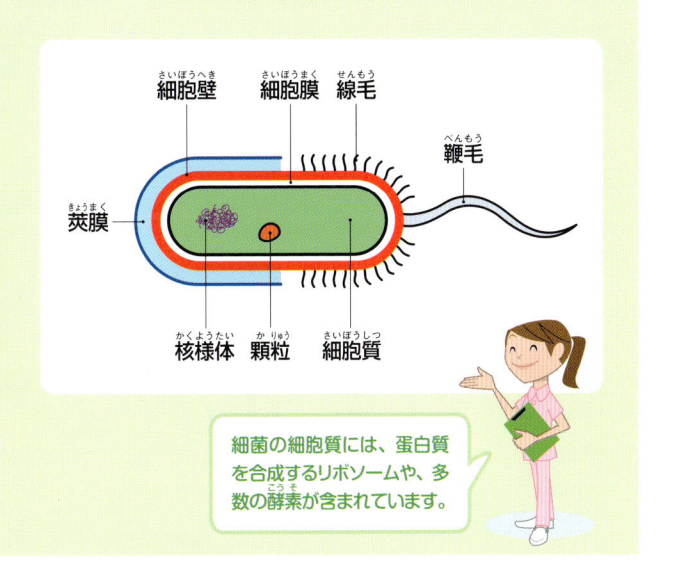

細胞壁　細胞膜　線毛
莢膜　　　　　　　鞭毛
核様体　顆粒　細胞質

細菌の細胞質には、蛋白質を合成するリボソームや、多数の酵素が含まれています。

用語解説　RNA▶ リボ核酸の略。DNAの糖成分がデオキシリボースであるのに対し、RNAのそれはリボースである。蛋白質合成の情報を運ぶmRNAのほかに、アミノ酸の運搬を行うtRNA（トランスファーRNA）などがある。

≫総論──細胞

細胞分裂のしくみ

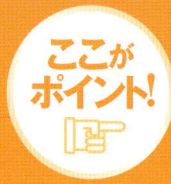

ここがポイント！
細胞は分裂することで増殖する。細胞分裂には、通常の体細胞が行う有糸分裂と、生殖細胞が行う減数分裂がある。減数分裂では、染色体の数が半減した生殖細胞が生まれる。

細胞は分裂することで増殖する。もとをたどれば、1個の**受精卵**が分裂することで全ての細胞が生まれるわけだが、神経細胞や心筋細胞など、一部の細胞は成長終了後はほとんど再生（分裂）を行わない。その他の細胞は一連の順序に従って分裂を行い、そのサイクルを**細胞周期**と呼ぶ。DNA合成の準備期間である**G_1期**、DNA合成期である**S期**、分裂の準備期間である**G_2期**を経て、分裂を行う**M期**というサイクルをたどる。

M期はさらに、前期、中期、後期、終期に分けられる。前期ではDNAを巻き付けているヒストンが凝集して染色体を形成する。中期では核膜および核小体が消失し、染色体が赤道面に並ぶ。

後期になると、中心体周辺の蛋白質チュブリンによって紡錘体が作られ、これが染色体を細胞の両極に引き寄せる。このとき、セントロメアが裂けて異なった染色分体のペアができる。そして終期では細胞が2つに分裂し、両極の染色体は分裂したおのおのの細胞に含まれる。つまり、2セットの染色体を分裂した細胞におのおの分配したことになる。こうした細胞分裂を**有糸分裂**という。

これに対し、卵子や精子といった生殖細胞の分裂は有糸分裂ではなく、**減数分裂**と呼ばれる。有糸分裂では、同数の染色体が分かれることで2つの細胞ができるが、もし生殖細胞が普通の細胞のように同数の染色体をもっていたら、精子と卵子という2つの生殖細胞の結合によるため、受精時の染色体数は2倍の92本となってしまう。このため減数分裂では、46本の染色体が半減して23本になる。つまり精子は「常染色体22本＋Y染色体あるいはX染色体＝23本」、卵子は「常染色体22本＋X染色体＝23本」となっている。

減数分裂は染色体数を半分にするために、DNA合成のあと、**第一減数分裂**と**第二減数分裂**の二段階の分裂が行われる。第一減数分裂では、対となる染色体（**相同染色体**という）の染色分体の一部が交換される。これは交叉と呼ばれるが、いわば遺伝子組み換えが行われたことになる。ここで半数の染色体をもつ生殖細胞2個が生まれる。次の第二減数分裂では通常の有糸分裂が行われ、半数の染色体をもつ生殖細胞が4個、生まれる。

●細胞周期

細胞分裂の一定のサイクルを細胞周期という。G_1期になると細胞小器官の複製が行われ、中心体の複製が始まる。S期ではDNAの複製が、G_2期では酵素やその他の蛋白質が合成され、中心体の複製が完了する。

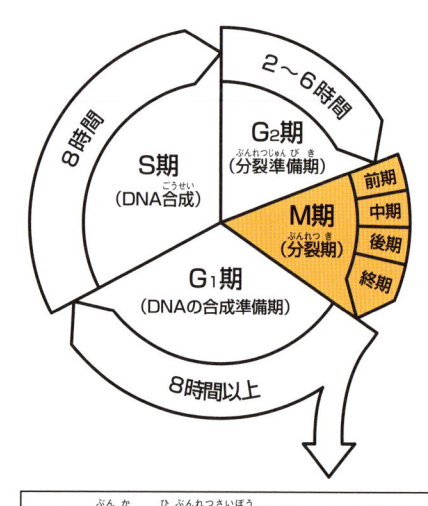

[図：細胞周期]
- S期（DNA合成）：8時間
- G_2期（分裂準備期）：2〜6時間
- M期（分裂期）：前期・中期・後期・終期
- G_1期（DNAの合成準備期）：8時間以上
- G_0期：分化＝非分裂細胞（通常の細胞機能）

用語解説　Y染色体とX染色体▶ 通常のヒトの体細胞の染色体は23対（46個）あるが、22対（44個）は常染色体で、残り1対（2個）が性を決める性染色体である。女性の場合はXX、男性の場合はXYとなる。

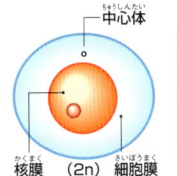

●有糸分裂と減数分裂

2n：染色体の数(46本)、n：染色体の数(23本)

有糸分裂

G₁～G₂期	G₁期、S期、G₂期で、DNAの複製が行われ、M期(分裂期)の準備が始まる。
前期	染色体への凝集が始まる。核膜と核小体は消失。中心体のチュブリンから紡錘体が形成。
中期	染色体が細胞の赤道面に並ぶ。紡錘体は染色体に付着。対となる相同染色体が両極に分かれ始める。
後期	紡錘体に引かれて染色体が細胞の両極に移動。各染色分体の対が2つの染色分体に分離。
終期	細胞質や細胞膜の分裂開始。核膜や核小体が形成。
G₀期	2つの細胞が誕生する。染色体の数は、おのおの46本(2倍体という)。(2n)(2n)

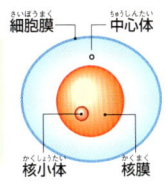

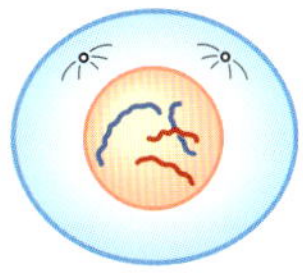

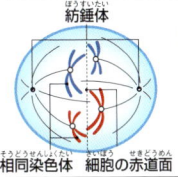

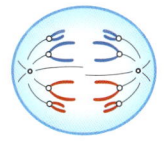

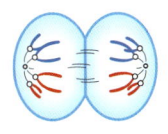

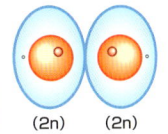

減数分裂

期	説明
G₁～G₂期	G₁期、S期、G₂期で、DNAの複製が行われ、M期(分裂期)の準備が始まる。
前期Ⅰ	核膜と核小体が消失。相同染色体同士が並列し、遺伝子の組み換えが開始。
中期Ⅰ	相同染色体同士は横に並ぶ。
後期Ⅰ	相同染色体が分離。この段階では遺伝子組み換えが成されている。
終期Ⅰ	細胞質や細胞膜の分裂開始。1個の細胞には23本の染色体(一倍体という)しかない。(nが2組)(nが2組)
前期Ⅱ	中心体周辺のチュブリンから紡錘体が形成され始める。
中期Ⅱ	染色体が並ぶ。紡錘体は染色体に付着。相同染色体が両極に分かれ始める。
後期Ⅱ	紡錘体に引かれて染色体が細胞の両極に移動。各染色分体の対が2つの染色分体に分離。
終期Ⅱ	おのおの染色体数が半分である一倍体の細胞が4個生まれる。(nが1組)(nが1組)(nが1組)(nが1組)

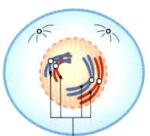

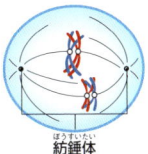

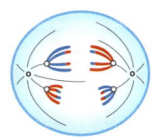

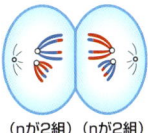

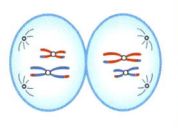

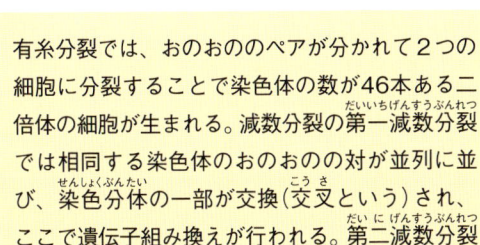

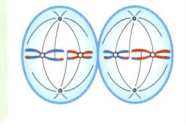

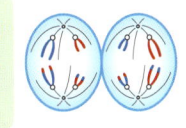

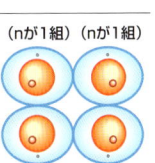

有糸分裂では、おのおののペアが分かれて2つの細胞に分裂することで染色体の数が46本ある二倍体の細胞が生まれる。減数分裂の第一減数分裂では相同する染色体のおのおのの対が並列に並び、染色分体の一部が交換(交叉という)され、ここで遺伝子組み換えが行われる。第二減数分裂では有糸分裂と同じ過程となるが、第一減数分裂で生まれた染色体数23本の細胞2個がさらに分裂して、4個の23本(一倍体)の細胞が誕生する。

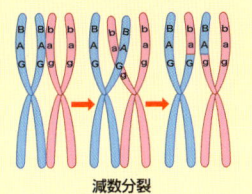

用語解説 **チュブリン** ▶ 細胞内にある蛋白質。微小管および中心体を形成しており、細胞骨格を形成する線維の一種。

41

» 総論──組織

人体を構成する組織の分類

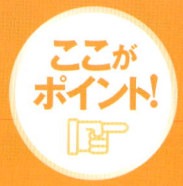

ここがポイント！ 組織は「上皮組織」、「結合組織」、「筋組織」、「神経組織」の4大組織からなる。上皮組織は、体表や体腔、器官の内側を覆っている。結合組織は身体で最も豊富な組織形態であり、器官などの支持・保護を行う。

細胞は人体を構成する最小単位であり、細胞小器官などのさまざまな構成要素によって成り立っている。また、細胞の役目は多様な化学反応を行うことで生命を維持する、いわば生物個体の「化学工場」と位置づけることができる。

ただし個々の細胞は非常に小さく、その働きはわずかである。そのため、細胞は組織を形成し集団で協調することで、大きな力を生み出している。このように細胞は組織を作ることで器官を形成して、その器官が特定の機能によってまとめられて器官系を形成し、個体の生命活動を維持している。本書では各章ごとに個々の器官を解説し、また総論ではすでに細胞について解説をしているため、ここでは人体を理解するうえで必要なもう1つの階層、組織について解説する。

身体を構成する組織は大きく4つに分けられる。1つ目は上皮組織であり、体表や、小腸や大腸などの中腔器官、体腔などの内面を覆ったり、

●組織の分類

組織

上皮組織
体表などの露出表面や、体腔ならびに中腔器官の内面を覆う。腺を形成し、分泌を行う。

- 単層上皮／重層上皮
  - 移行上皮
  - 扁平上皮
  - 立方上皮
  - 円柱上皮
  - 多列上皮
  - 腺上皮

結合組織
身体や器官の隙間を埋め、それらを保護・支持する。脂肪組織などによるエネルギーの貯蔵。

疎性結合組織（広義）
線維や細胞間に隙間がある。隙間には間質液（細胞液）などが大量に含まれる。緩衝材として働き、上皮の支持などを行う。

- **疎性結合組織（狭義）**: 器官の保護や支持を行う。真皮の一部や、消化管および気道などの上皮組織の下、筋の間などに見られる。
- **脂肪組織**: 機能は、衝撃を吸収する緩衝材やエネルギーの貯蔵、熱損失の防護。腹部や臀部などの皮下や、腎臓の周辺などに存在する。
- **細網組織**: 細網線維、線維芽細胞、マクロファージ（貪食細胞）などからなる。該当器官を支持する枠組みとしての機能。腎臓や肝臓、脾臓、リンパ節、骨髄などに見られる。

緻密結合組織
大部分が線維成分によって成り立っており、これら線維が密に詰まっている。器官やほかの組織などの安定化や固定、外力への抵抗、結合力の強化などの役割をもつ。

- **規則緻密結合組織**: 膠原線維が密に集まっている。腱や靱帯、骨格筋の周囲などに見られる。骨格筋と骨の強固な結合、筋同士の摩擦の減少、骨の位置を安定させる機能がある。
- **不規則緻密結合組織**: 線維の走行に規則性がなく、不規則に交わる。内臓の皮膜や皮膚の真皮、軟骨膜などに存在。あらゆる方向からの外力への抵抗などの機能をもつ。
- **弾性組織**: 脊柱における椎骨間や、血管壁などに見られる。椎骨の安定、衝撃の吸収、器官の拡張および収縮。

硝子軟骨
滑膜性関節の骨表面や、肋軟骨、喉頭、気管などに見られる。柔軟で弾力があるが、やや硬く、器官を支持する機能をもつ。骨同士の摩擦も防ぐ。

用語解説 脂肪▶ 栄養素の1つで、通常は中性脂肪のことを指す。グリセロールに脂肪酸がエステル結合したもの。生体ではエネルギーの貯蔵の機能をもち、血中を輸送されるときはリポ蛋白の形をとる。

分泌物を出す腺を形成したりする。上皮組織は細胞が途切れることなく並んだ1枚のシート状のもので、空間を仕切る働きをする。細胞の並びは1層の場合もあるが、多層の場合もあり、それぞれが**細胞結合**により強く結びついている。

上皮組織は細胞の形状によって**扁平上皮**、**立方上皮**、**円柱上皮**、**移行上皮**、**多列上皮**に分けられ、1層の場合は単層上皮、多層の場合は**重層上皮**と分類される。また、分泌物を出す**腺上皮**がある。

組織の大きな分類として、次に挙げられるのは**結合組織**である。結合組織は身体の中で最も多い組織形態であり、その機能は身体や器官を保護・支持するほか、結合組織に含まれる脂肪はエネルギーを蓄える役割を有している。

結合組織は**細胞外基質**と、それを分泌する細胞からなる。細胞外基質は線維状の蛋白質で、細胞の隙間を埋める役割をもち、**膠原線維**や**弾性線維**、**細網線維**などがある。一方、結合組織を構成する細胞には線維芽細胞や脂肪細胞などがある。

結合組織をさらに分類すると、**疎性結合組織**、**緻密結合組織**、**軟骨組織**、**骨組織**、**液性結合組織**に分けられる。

疎性結合組織は、線維や細胞の間に間質液が大量に含まれており、隙間が目立つ構造となっている。一方、緻密結合組織は疎性結合組織よりも線維が密になっている。

軟骨組織は弾力性をもち、肋軟骨のように骨の一部と結合したり、関節面における緩衝材などの機能をもっている。一方、骨組織は骨のことであり、稠密な構造をしている。また、液性結合組織は血液とリンパ液からなり、その細胞外基質の多くは血漿と呼ばれる液体である。

筋組織と神経組織に関しては、「筋系」および「神経系」の章を参照。

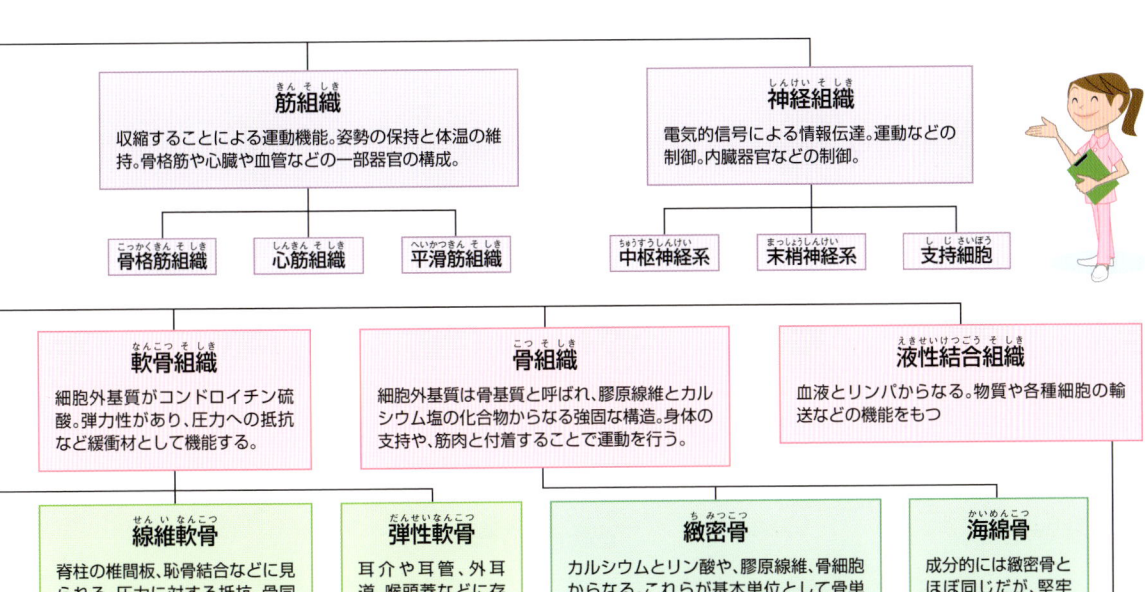

筋組織
収縮することによる運動機能。姿勢の保持と体温の維持。骨格筋や心臓や血管などの一部器官の構成。
- 骨格筋組織
- 心筋組織
- 平滑筋組織

神経組織
電気的信号による情報伝達。運動などの制御。内臓器官などの制御。
- 中枢神経系
- 末梢神経系
- 支持細胞

軟骨組織
細胞外基質がコンドロイチン硫酸。弾力性があり、圧力への抵抗など緩衝材として機能する。
- **線維軟骨**：脊柱の椎間板、恥骨結合などに見られる。圧力に対する抵抗、骨同士の接触の防止などの機能をもつ。また、関節の動きを制限する役割をもつこともある。
- **弾性軟骨**：耳介や耳管、外耳道、喉頭蓋などに存在する。支持作用を機能とする。

骨組織
細胞外基質は骨基質と呼ばれ、膠原線維とカルシウム塩の化合物からなる強固な構造。身体の支持や、筋肉と付着することで運動を行う。
- **緻密骨**：カルシウムとリン酸や、膠原線維、骨細胞からなる。これらが基本単位として骨単位(ハバース系)を形成。身体の支持や安定および保護、骨格の形成、筋と連動することで運動を行うなどの機能をもつ。
- **海綿骨**：成分的には緻密骨とほぼ同じだが、堅牢な骨単位を作らず、骨の小さな柱が集まった構造。

液性結合組織
血液とリンパからなる。物質や各種細胞の輸送などの機能をもつ
- **血液**：血漿と、細胞成分である赤血球、白血球、血小板からなる。全身の細胞に酸素を送り、二酸化炭素を回収する。その他の物質や細胞の輸送、身体の水分調節などの機能をもつ。
- **リンパ液**：血漿に似た液体成分とリンパ球などの細胞からなる。脂質の輸送と免疫機能に関係する。

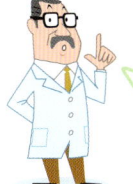

以降では、身体に多く見られる上皮組織と結合組織を中心に見ていきます。

用語解説　肋軟骨：上の7対の骨を胸骨に連結させ、さらに肋骨同士をつなげる。肋軟骨は硝子軟骨であり、その柔軟性によって呼吸時における胸郭の拡大・縮小を助けている。

総論——組織

上皮組織の構造

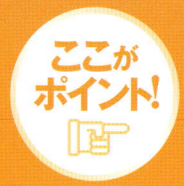

ここがポイント！
上皮組織は細胞形状と細胞層数によって、扁平上皮、立方上皮、円柱上皮、移行上皮、多列上皮、腺上皮に分類される。移行上皮は膀胱や尿管・尿道の一部のみに存在する。

　上皮組織の特徴の1つは、細胞が密に並んでいることである。細胞の形態によって、**扁平上皮**、**立方上皮**、**円柱上皮**、**移行上皮**、**多列上皮**、**腺上皮**に分類される。また、上皮細胞が1層で覆っている場合は**単層上皮**、幾層にも重なっている場合は**重層上皮**という。このため、例えば扁平な細胞による1層の上皮は単層扁平上皮、何層にも重なっている場合は重層扁平上皮などといい、これはほかの立方上皮や円柱上皮の場合にもこのように呼称する。ただし、移行上皮は膀胱内面などに限局されるものであり、さらに重層構造であるので、単に移行上皮とのみ表記される。

　上皮組織は通常、**基底膜**と呼ばれる構造の上に並んでいる。基底膜は膠原質や糖蛋白などからなる**基底板**と、膠原質などの蛋白質からなる**網状板**からなる。基底板は上皮細胞からの分泌物によって、網状板は基底膜下の結合組織にある線維芽細胞が産生しておのおの作られている。

●さまざまな上皮組織

各上皮組織のある主な器官

　右図は、各上皮組織が存在する主な器官を表している。また、多列上皮は上気道の内面や外分泌腺の導管などに見られ、分泌と、線毛運動による粘液の移動に関与している。形態や機能が円柱上皮と似ているため、図では省略。

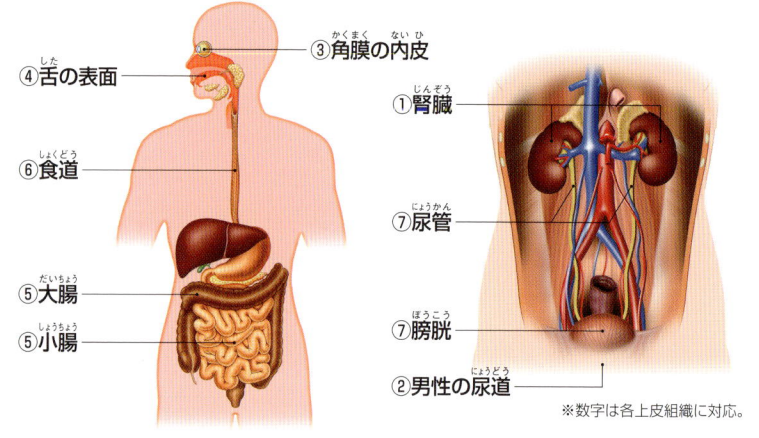

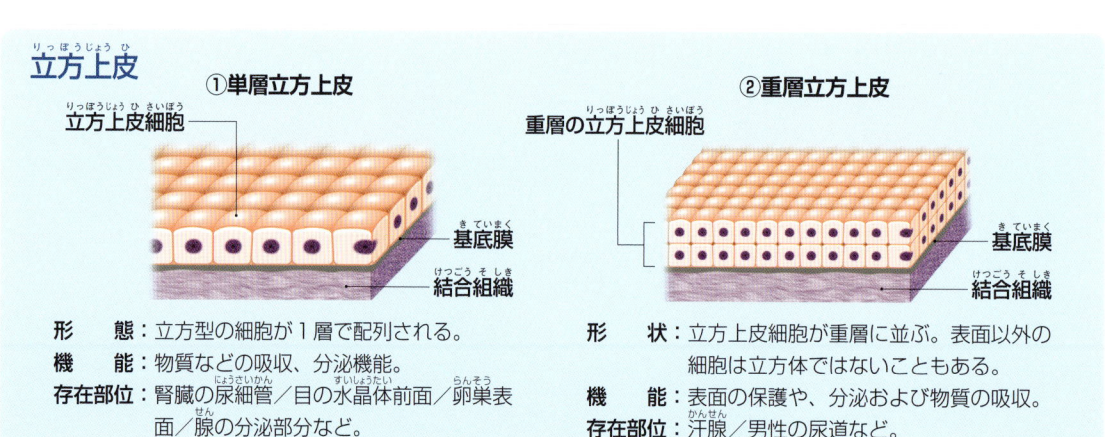

③角膜の内皮
④舌の表面
⑥食道
⑤大腸
⑤小腸
①腎臓
⑦尿管
⑦膀胱
②男性の尿道

※数字は各上皮組織に対応。

立方上皮

①単層立方上皮
立方上皮細胞
基底膜
結合組織

形　態：立方型の細胞が1層で配列される。
機　能：物質などの吸収、分泌機能。
存在部位：腎臓の尿細管／目の水晶体前面／卵巣表面／腺の分泌部分など。

②重層立方上皮
重層の立方上皮細胞
基底膜
結合組織

形　状：立方上皮細胞が重層に並ぶ。表面以外の細胞は立方体ではないこともある。
機　能：表面の保護や、分泌および物質の吸収。
存在部位：汗腺／男性の尿道など。

用語解説　外分泌　分泌とは、腺細胞が化学物質（分泌物）を合成して放出することをいう。外分泌は腺細胞の集合である腺が導管を形成して、分泌物を体外や胃腸管内などに放出することをいう。

上皮組織の機能としては、①上皮細胞を介して物質の出入りの調節・制限、②細胞が産生した分泌物を体表や器官内部に放出する分泌面の形成、③体表を覆う皮膚に見られるように、外的環境による表面の摩耗を防ぐなどがある。

扁平上皮

③単層扁平上皮 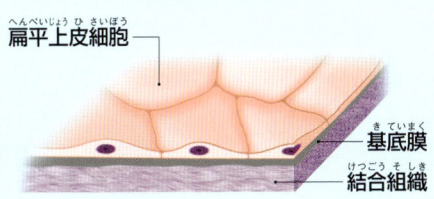
- 形　状：扁平な細胞が1層で配列。
- 機　能：表面積が広く薄いので、物質の濾過や拡散、浸透圧の調節に適する。
- 存在部位：心臓や血管、角膜の内皮／肺胞／リンパ管など

④重層扁平上皮 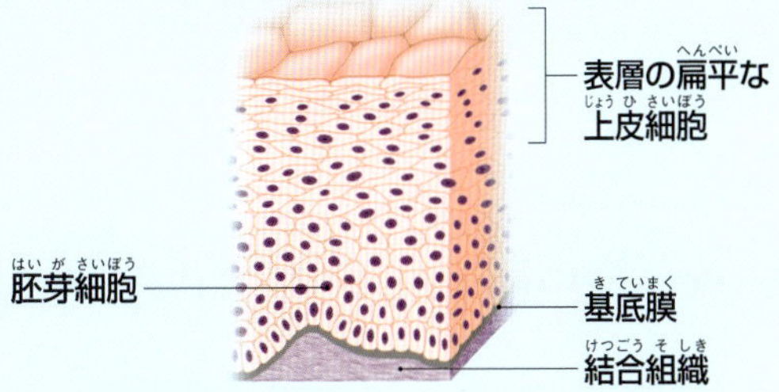
- 形　状：多層からなる。胚芽細胞から新細胞が生まれて上層に移行し、表層では扁平となる。
- 機　能：皮膚では表層が角化し、表面を保護する。
- 存在部位：表皮／口腔／食道／直腸など

円柱上皮

⑤単層円柱上皮 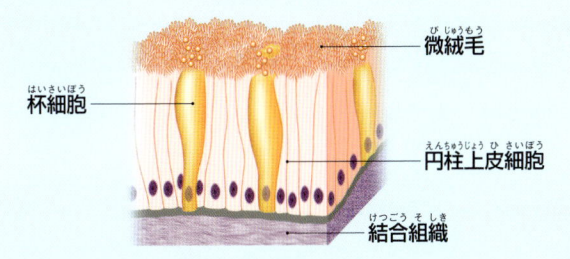
- 形　状：1層の円柱上皮細胞からなり、微絨毛と、分泌物を出す胚細胞がある。
- 機　能：分泌と物質の吸収。
- 存在場所：胃／小腸・大腸／卵管など

⑥重層円柱上皮 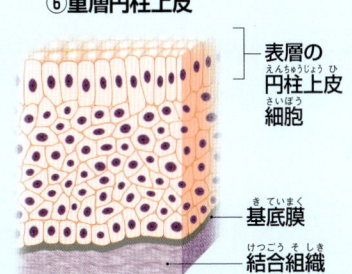
- 形　状：数層の円柱上皮細胞からなるが、表層の細胞のみが円柱形。非常にまれな上皮組織。
- 機　能：保護および分泌。
- 存在部位：一部の外分泌腺の導管など

移行上皮

⑦移行上皮 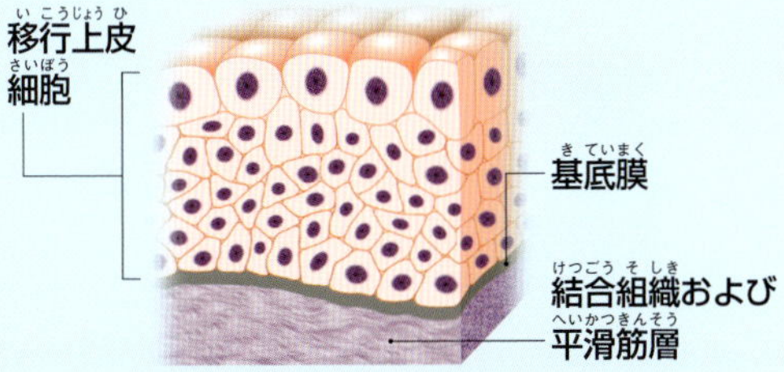
- 形　状：緊張時には表層の細胞が扁平に、弛緩時では立方体になり、細胞形状が変化する。
- 機　能：伸展することで器官の破裂を防ぐ。
- 存在部位：膀胱の内面／尿管や尿道の一部

> 図では移行上皮の弛緩状態を表しています。緊張状態になると四方に引っ張られて、表層の細胞は扁平となります。
> 移行上皮が存在する部位は、膀胱の内面と、尿管や尿道などの一部のみに限局されており、そのほかには存在しません。

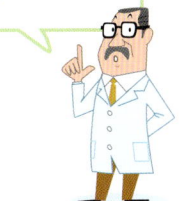

用語解説　導管▶ 一般的には、気体や液体を別の場所に送り込む管のこと。外分泌細胞が産生した分泌物を器官内部に放出するための、腺の管状部分などに使う。

≫ 総論——組織

細胞同士の結合のしくみ

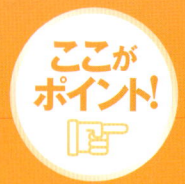

ここがポイント！ 細胞の結合には、タイト結合、ギャップ結合、接着結合、デスモソーム、ヘミデスモソームの5種類の結合装置がある。これら結合装置には、強固な蛋白質が関係している。

上皮組織は細胞が密に配列され、器官内腔や体腔の表面、体表を覆うことでこれらを保護している。このためには、おのおのの細胞同士が強固に連結されていなければならない。このような結合を**細胞結合**といい、そのしくみを**結合装置**、または**細胞間接着装置**という。

結合装置にはいくつかの種類があるが、ここでは上皮組織に限らず、身体を構成している細胞同士がどのようなしくみで結合しているかを見てみよう。

結合装置は細胞膜に存在しており、しくみの違いによって、**タイト結合**、**ギャップ結合**、**接着結合**、**デスモソーム**、デスモソームの一形態である**ヘミデスモソーム**の5種類がある。この中でヘミデスモソームは細胞同士の結合ではなく、細胞が付着している基底膜などとの結合であるが、ここでは細胞の固定と結合に関係するという観点から含めている。

これらに関与する結合装置では、カドヘリンやインテグリン、細胞骨格の中間径フィラメントの成分であるケラチンなど、強固な蛋白質が関係している。また、これら結合装置のほかにも、細胞間や、細胞周囲の基質と細胞を接着させる**細胞接着分子**(いわば細胞外基質)が、結合に関与している。

これらの結合装置や細胞接着分子などの働きによって、組織や器官の運動や、外力で細胞同士が分離することを防いでいる。

●細胞同士を連結する結合装置

接着帯
細胞の頂部にある装置。アクチンで構成された微細な線維が帯状になっており、細胞骨格のマイクロフィラメントの終末部が集まってできている。

図では細胞接着分子は省略した。また、数字は次ページの各結合装置に対応している。結合装置はほとんどの上皮組織に見られるが、ある種の心筋細胞や神経細胞など、そのほかの組織における細胞間結合でも確認できる。

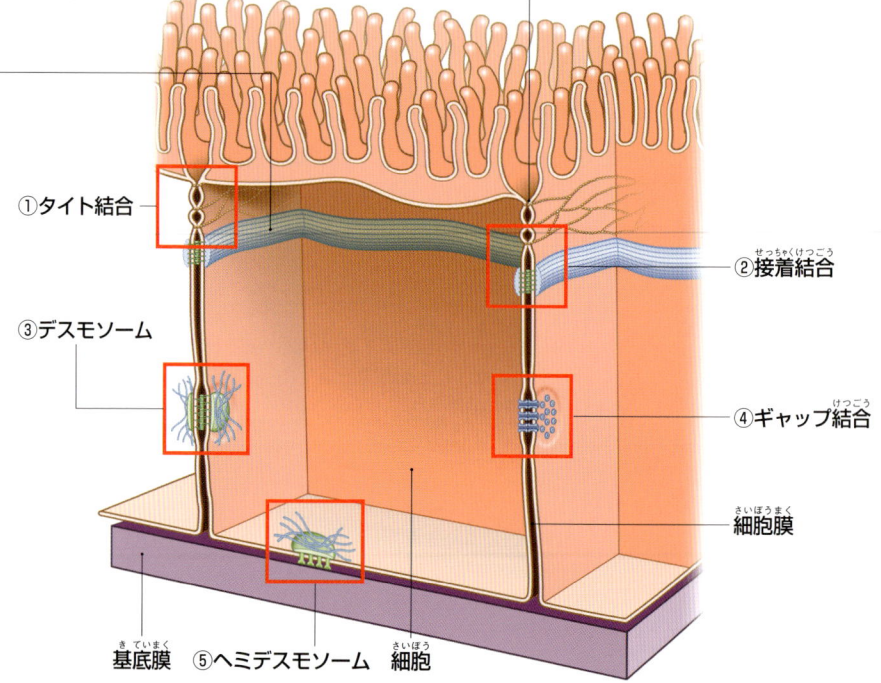

膜貫通糖蛋白質
①タイト結合
②接着結合
③デスモソーム
④ギャップ結合
細胞膜
基底膜
⑤ヘミデスモソーム
細胞

用語解説 **細胞接着分子**▶多糖類の一種であるプロテオグリカンなどで、細胞間セメントなどとも呼ばれる。

●さまざまな細胞結合装置

①タイト結合

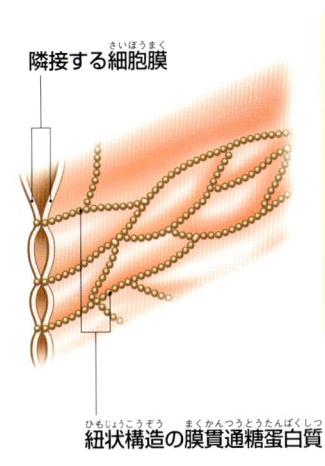

隣接する細胞膜

細胞膜に埋め込まれた膜貫通糖蛋白質同士が融合して、細胞を結合させる。帯のように細胞の周囲を一周しており、細胞から物質が漏れるのを防ぐとともに、細胞間の物質の通過を制御する機能ももっている。

紐状構造の膜貫通糖蛋白質

②接着結合

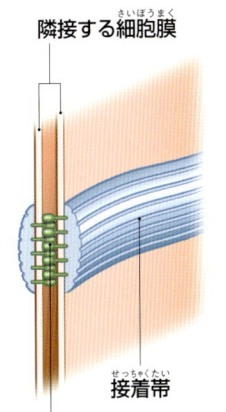

隣接する細胞膜

接着帯はマイクロフィラメントの終末部分が帯となったもので、細胞内側を一周している。接着帯の中心部分はプラークと呼ばれアクチンが密集しており、膜貫通糖蛋白質のカドヘリンが隣接細胞のカドヘリンと結合する。小腸上皮などに見られ、食物を送るために激しく動く小腸の上皮を固定している。

接着帯
膜貫通糖蛋白質
カドヘリンと呼ばれる蛋白質からなる。

③デスモソーム

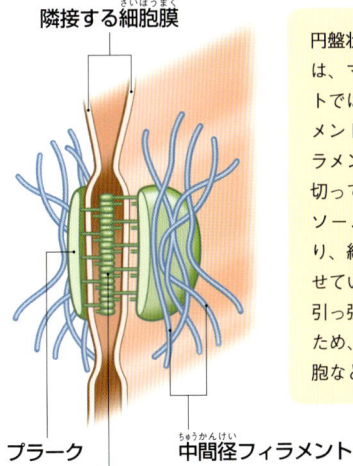

隣接する細胞膜

円盤状のプラーク部分には、マイクロフィラメントではなく中間径フィラメントが付着。このフィラメントは細胞質内を横切って、反対側のデスモソームとつながっており、細胞形状も安定化させている。非常に強固で引っ張りやねじれに強いため、表皮細胞や心筋細胞などに見られる。

プラーク **中間径フィラメント**
膜貫通糖蛋白質
カドヘリンと呼ばれる蛋白質からなる。

④ギャップ結合

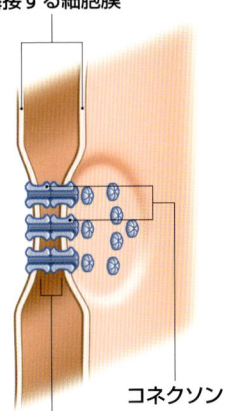

隣接する細胞膜

膜貫通糖蛋白質のコネキシンによって構成されたコネクソンが、隣り合う細胞膜をつなげている。コネクソンの通路が、細胞間における物質の移動を可能にする。神経細胞や平滑筋細胞などに多く見られる結合装置である。

コネクソン
細胞の間隙(ギャップ)

⑤ヘミデスモソーム

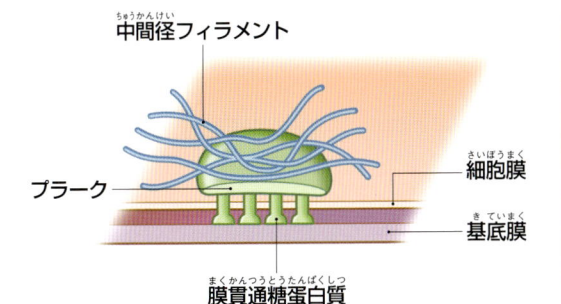

中間径フィラメント
プラーク
細胞膜
基底膜
膜貫通糖蛋白質

"ヘミ"とは「半分」という意味。反対側には同じ構造はない。そもそもヘミデスモソームは細胞と基底膜を固着させる結合装置であり、膜貫通糖蛋白質もカドヘリンではなくインテグリンとなっている。

> デスモソームや接着結合、タイト結合はおのおののしくみを、ギャップ結合は結合以外の機能を、そしてヘミデスモソームは細胞間同士の結合ではないことを、特に注意して覚えてください。

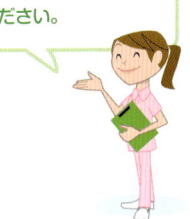

用語解説 カドヘリン▶ 細胞表面にある膜貫通糖蛋白質。糖蛋白質であり、細胞同士の結合を行うほか、胚(多細胞生物の個体発生における初期のものを指す)の発生などにも関与する。

» 総論──組織

腺上皮と膜の構造

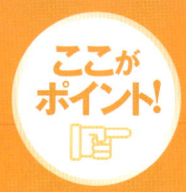

> **ここがポイント！**
> 腺の形態は、導管の分枝の有無と、分泌部分の形状によって分類される。膜とは、上皮組織とその下の結合組織からなる身体を覆う柔軟なシートである。

上皮組織には、分泌物を産生し放出する**腺**を形成する機能もある。腺は**被蓋上皮**に存在し、その深部で腺細胞が分泌物を産生するしくみとなっている。ちなみに、分泌には**外分泌**と**内分泌**があるが、ここでは外分泌を中心に話を進める（内分泌については『内分泌系』を参照）。

外分泌腺の構造には、さまざまな形態がある。その主な分類基準は、①腺の導管が分枝しているか、②分泌部分の形状がどうなっているか、である。①の場合は分枝部分の形態や分枝数、②では管状か、胞状かなどによってさらに分類される。

ちなみに外分泌の形態からみれば、今まで述べてきたのは**多細胞腺**と呼ばれるもので、粘液を分泌する小腸の杯細胞のように1つの細胞が分泌する形態もあり、これは**単細胞腺**と呼ばれる。

一方、**膜**とは上皮組織とその下の結合組織が組み合わさったもので、器官および体表を覆ったり、裏打ちしたりする構造である。膜は柔軟なシートであり、粘膜や漿膜、体表にある皮膚、そして関節を包む滑膜などがあげられる。

●腺の主な種類

単純管状腺 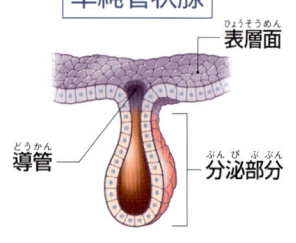
表層面／導管／分泌部分
分泌部分が分枝しない単純腺で、1本の導管につながる。大腸の腸腺に見られる。

単純胞状腺 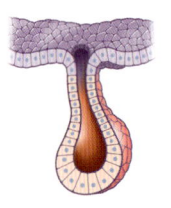
分泌部分が胞状に膨らんでおり、分枝しない。導管は1本。

分枝単純管状腺 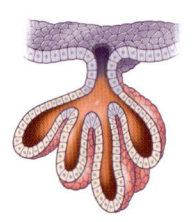
分泌部分が管状で分枝しており、1本の導管につながる。胃腺などに見られる。

分枝単純胞状腺 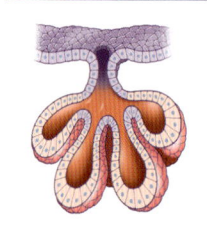
分泌部分が胞状に膨らんで分枝しているが、1本の導管につながる。皮脂腺に見られる。

複合管状腺 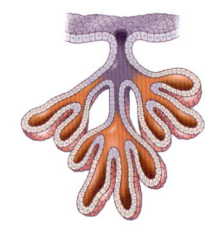
分泌部分は管状。分枝した導管がつながる。男性生殖器のカウパー腺などに見られる。

複合胞状腺 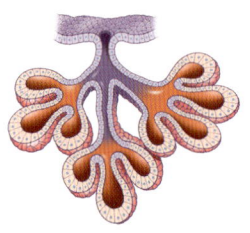
胞状の分泌部分をもち、分枝した導管につながる。乳腺などに見られる。

> 各腺の形状は、導管が複数あるか、分泌部分の形状が管状か胞状かによって分けられる。このほか、分泌部分がらせん状に巻いており、1本の導管につながっているらせん状管状腺や、分泌部分が管状であると同時に胞状でもある**複合管状胞状腺**がある。

用語解説　被蓋上皮　意味は上皮組織と同じで、身体の表面や中腔器官内部、体腔内面を覆うものである。「被蓋」は「被さる・覆う」の意味を持ち、「上皮として上に被さる」という、総称的なニュアンスがある。

●膜──身体を覆う組織のシート

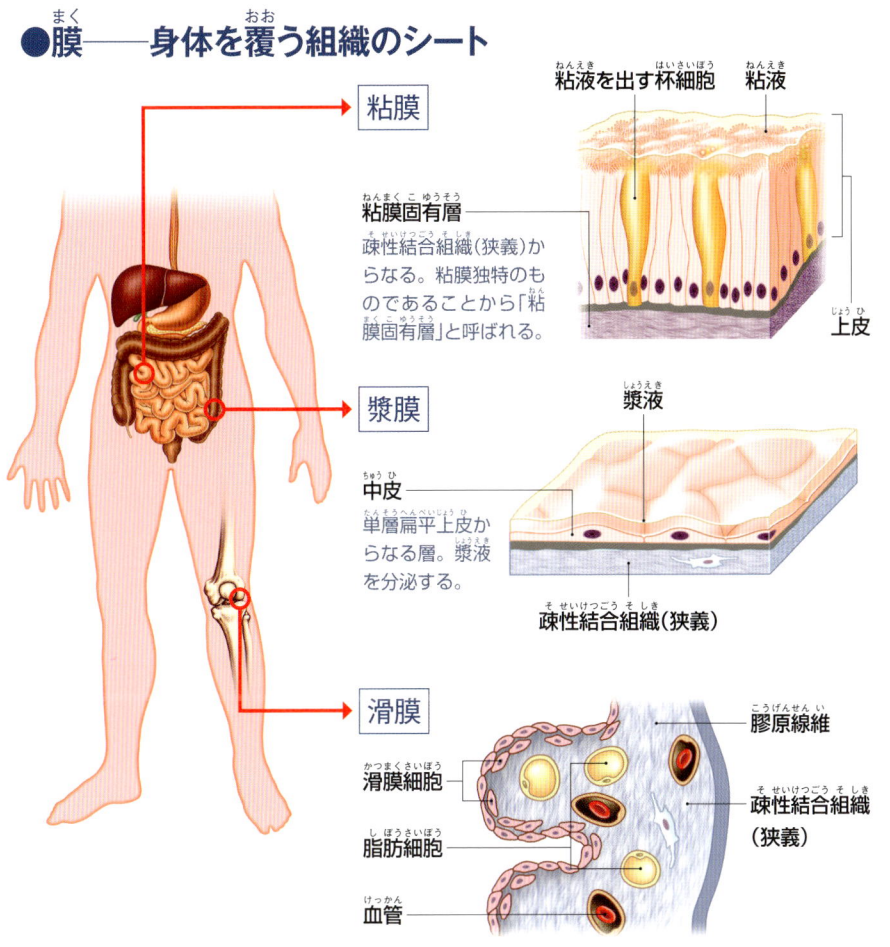

粘膜

粘膜固有層
疎性結合組織（狭義）からなる。粘膜独特のものであることから「粘膜固有層」と呼ばれる。

消化器系など、身体の外の環境に直接開いている内面に存在。上皮層と結合組織からなる。この結合組織は「疎性結合組織（狭義）」であり、粘膜固有層と呼ばれる。

漿膜

中皮
単層扁平上皮からなる層。漿液を分泌する。

外の環境に直接触れない部位に存在する。胸腔および腹腔などの内面や、体内に収められた器官の外表面を覆う膜で、中皮と疎性結合組織（狭義）からなる。

滑膜

滑膜細胞や疎性結合組織（狭義）、脂肪組織などによって構成される。滑膜細胞は滑膜の内側にあり、また関節腔にある滑液は関節の可動を滑らかにしている。

外的環境に開放されている粘膜の上皮層は、病原体などの侵入を遮断するとともに、内側からの物質の漏出も防ぐ。また、粘液を分泌することで表面の乾燥を防いでいる。一方、漿膜の表面を覆う漿液は、器官同士や器官と体腔内面との接触面における潤滑油となる。ちなみに、体表を覆う皮膚も膜に分類される。

ひとくちメモ

腺の分泌方法

分泌物を産生する腺細胞では、核から遺伝情報を受け取った粗面小胞体のリボソームによる蛋白質の合成と、ゴルジ装置による荷造りと仕分けが行われ、分泌物を包んだ分泌顆粒（＝小胞）が形成される。

放出段階では3つの形態がある。「漏出分泌」は分泌顆粒が細胞膜と融合し、内容物を外に放出する。唾液腺や膵臓など、ほとんどの外分泌はこの漏出分泌である。「離出分泌」は腺細胞の一部がくびれ、分泌顆粒を含んだ部分が分離する。乳腺や腋窩にある汗腺に見られる。「全分泌」は表面の細胞が死滅し内部の分泌物が放出され、その後新しい細胞が下層で誕生して表層に押し上げられていく。皮膚にある皮脂腺に見られる。

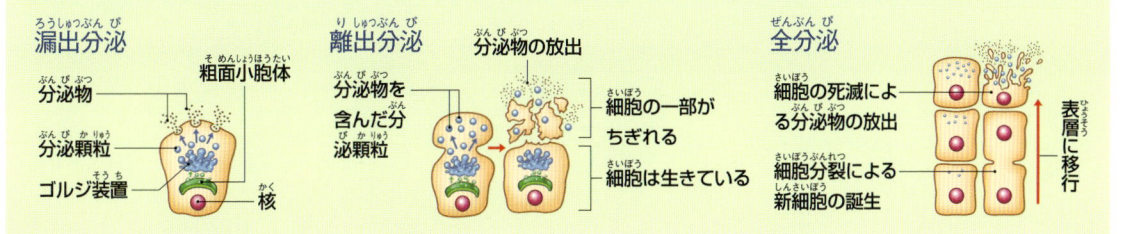

用語解説 ▶ 疎性結合組織（狭義）　疎性結合組織は、組織の4大分類の1つである結合組織のすぐ下の分類である「疎性結合組織（広義）」と、これに含まれる「疎性結合組織（狭義）」がある（42～43ページ）。

≫ 総論──組織

多様な機能をもつ結合組織

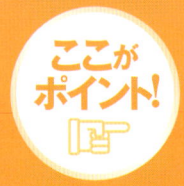

ここがポイント！ 結合組織はさまざまな機能を有しており、人体に豊富に存在する。結合組織を構成するのは、細胞と細胞の間を埋める細胞外基質（線維および基質）である。

　結合組織は、①人体構造の枠組みの構築、②ほかの組織の支持・結合、③体内の器官の保護や隔離、④脂肪組織による予備エネルギーの貯蔵、⑤液性結合組織による物質の体内運搬、⑥免疫系が活動する場、といった幅広い機能を有している。

　結合組織はそれを構成する**細胞**と、細胞の間を埋める**細胞外基質**（細胞外マトリックスともいう）からなっている。結合組織の細胞は中胚葉の**間葉細胞**が分化した結果生まれるもので、主なものに**線維芽細胞**や**軟骨芽細胞**、**骨芽細胞**などがある。

　線維芽細胞はさまざまな結合組織に存在するが、特に疎性結合組織や緻密結合組織に多く、細胞外基質を産生する役割をもつ。一方、軟骨芽細胞は軟骨を、骨芽細胞は骨を産生する。このように、これらの細胞はおのおのの組織のもととなる基質を形成することから、「芽細胞」と呼ばれている。

　細胞外基質の主な成分は蛋白質からなる線維であり、**膠原線維**、**弾性線維**、**細網線維**などがある。膠原線維は非常に強力で牽引力があり、腱や靱帯に豊富に存在する。これに対して弾性線維は膠原線維よりも細く、伸展することができるため、皮膚や血管壁、呼吸器の肺組織などに多数存在する。細網線維はもっと細く、線維が網目を構成し、平滑筋の組織や脂肪組織などを包み込んでいる。

●結合組織の主な構成要素

図は特定の結合組織を表しているわけではなく、結合組織に関与する構成要素を挙げている。結合組織は各種の細胞と、線維を主とする細胞外基質によって構成されている。ただし、細胞と線維の間を埋める物質も、「基質」として細胞外基質に分類される。これらの物質は液体、半液体、ゲル状など、結合組織によってさまざまな形態をとっている。

基質
結合組織を構成する細胞と線維の間を埋める物質で、水分と多糖類からなる。

弾性線維
分枝しながらそれぞれが結合し、組織内で網目を形成する。膠原線維や細網線維よりも弾力性がある。

肥満細胞

好中球
白血球の一種。白血球は感染が起こると、血管から結合組織へ遊走する。

脂肪細胞

マクロファージ
免疫細胞の一種で、細菌などを取り込み分解する。

膠原線維
線維芽細胞によって産生される。蛋白質の膠原質からなり、強力ではあるが柔軟性もある。

線維芽細胞
線維を作ったり、基質部分の物質を分泌したりする。

細網線維
線維芽細胞によって産生され、分枝して網目構造を形成する。

血管

好酸球
白血球の一種。主に寄生虫への貪食作用や、アレルギー反応に関与している。

形質細胞
主に抗体を産生。消化管や呼吸器などの結合組織に多く存在する。

■:細胞　■:細胞外基質

用語解説　中胚葉　「胚」とは多細胞生物の発生における初期の段階を指す。中胚葉はその中に含まれる細胞群の一種で、血管やリンパ管、脾臓、筋肉、骨格や、さまざまな結合組織などになる。

●疎性結合組織（広義）

疎性結合組織（狭義）（図は皮下組織）

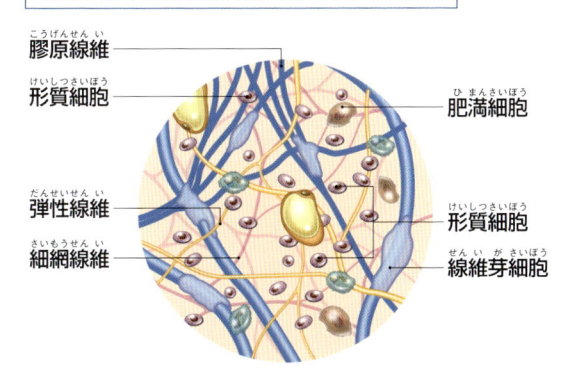

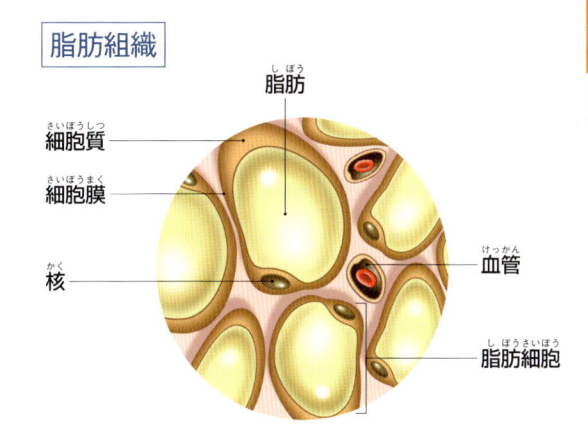

- 膠原線維
- 形質細胞
- 肥満細胞
- 弾性線維
- 形質細胞
- 細網線維
- 線維芽細胞

脂肪組織

- 脂肪
- 細胞質
- 細胞膜
- 核
- 血管
- 脂肪細胞

細網組織

- 細網細胞：細網線維を作る線維芽細胞の一種。
- 細網線維

疎性結合組織（広義）は線維がまばらに配列しており、その間には多くの細胞が存在する。これに分類される「疎性結合組織（狭義）」は皮膚の皮下組織や粘膜固有層など、人体で最も多い結合組織であり、3種類の線維とさまざまな細胞が存在する。

●緻密結合組織

規則緻密結合組織（図は腱）

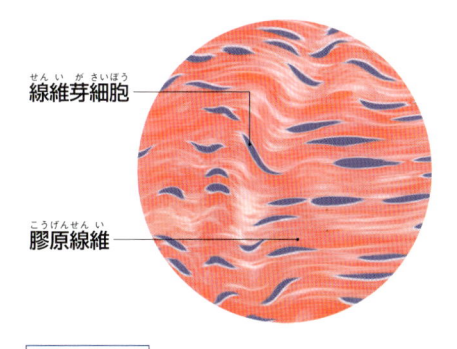

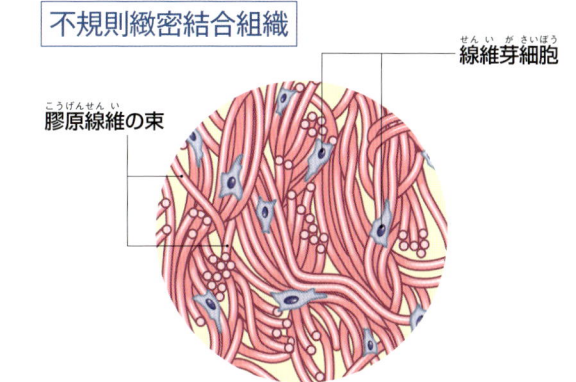

- 線維芽細胞
- 膠原線維

不規則緻密結合組織

- 線維芽細胞
- 膠原線維の束

弾性組織

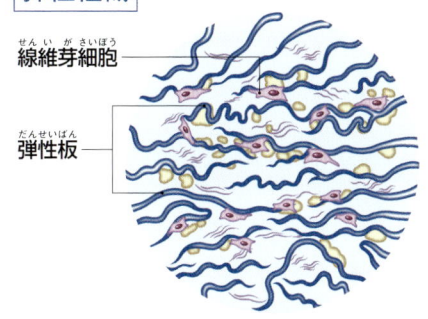

- 線維芽細胞
- 弾性板

緻密結合組織は、太くて多くの線維を含み、顕微鏡で観察すると密に見えるが、細胞の数は少ない。「規則緻密結合組織」は膠原線維が平行に配列され、その間に線維芽細胞が挟まっており、構造同士を強固に連結する。「不規則緻密結合組織」は膠原線維が不規則に配列されており、さまざまな方向への引っ張りに対応できる。「弾性組織」はランダムに分枝した弾性線維が豊富に存在し、器官に伸縮性をもたせている。

用語解説　ゲル ▶ 液体を媒質としてゼリー状に固化したコロイドのこと。ちなみにコロイドとは、原子や低分子よりも大きい粒子が、液体などの媒質に分散した状態をいう。

もう一度、チェックしてみよう！（1）

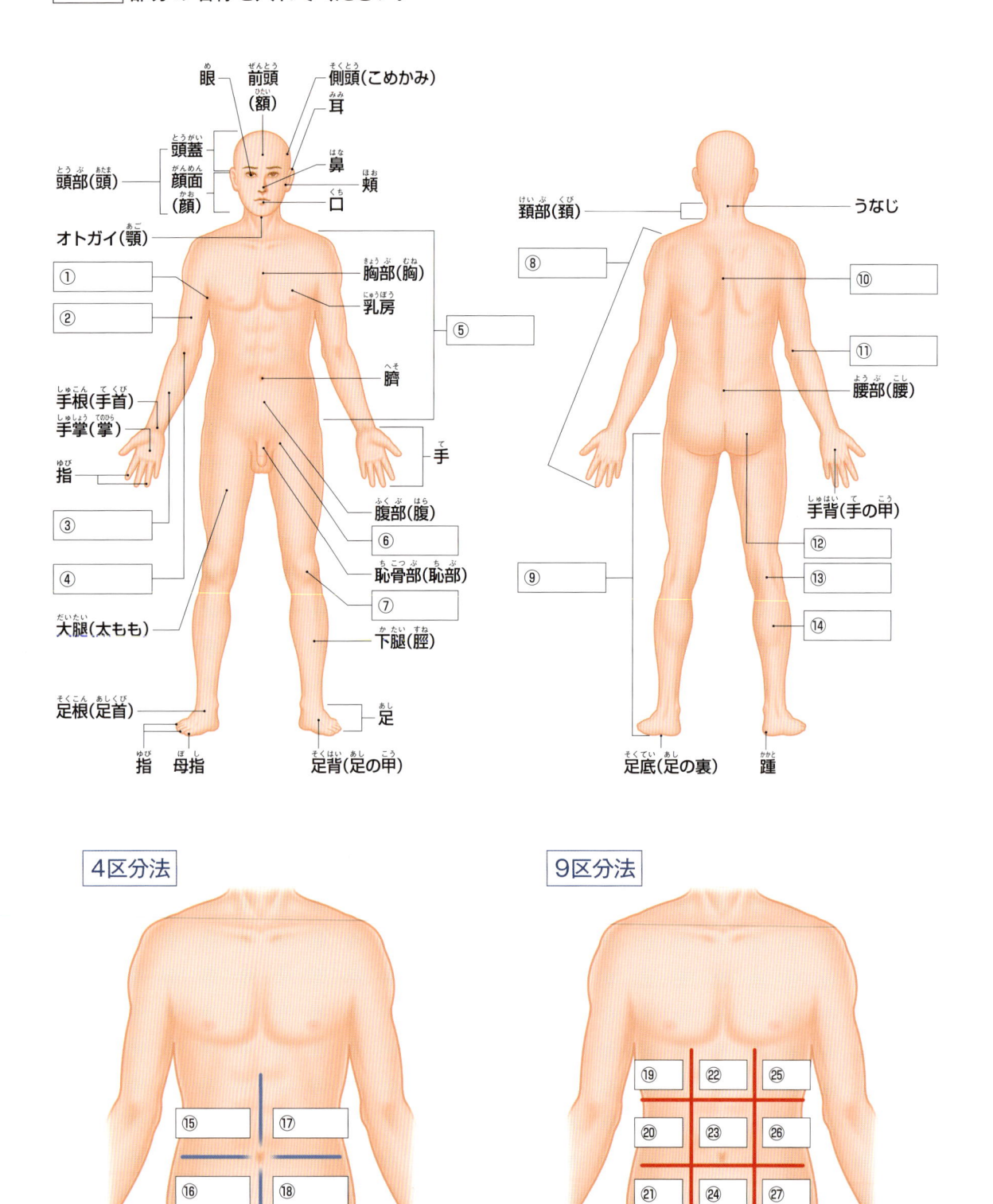

解答は285ページ

□ 部分の名称を入れてください。

（前面図）
- 眼
- 前頭（額）
- 側頭（こめかみ）
- 耳
- 頭蓋
- 頭部（頭）
- 顔面（顔）
- 鼻
- 頬
- 口
- オトガイ（顎）
- ①
- ②
- 胸部（胸）
- 乳房
- ⑤
- 手根（手首）
- 手掌（掌）
- 臍
- 指
- ③
- ④
- 手
- 腹部（腹）
- ⑥
- 恥骨部（恥部）
- ⑦
- 大腿（太もも）
- 下腿（脛）
- 足根（足首）
- 足
- 指　母指
- 足背（足の甲）

（背面図）
- 頚部（頚）
- うなじ
- ⑧
- ⑩
- ⑪
- 腰部（腰）
- 手背（手の甲）
- ⑨
- ⑫
- ⑬
- ⑭
- 足底（足の裏）
- 踵

4区分法
⑮　⑰
⑯　⑱

9区分法
⑲　㉒　㉕
⑳　㉓　㉖
㉑　㉔　㉗

Chapter 2

第2章 骨格系

骨格は人体を支え保護する働きをしており、約200個の骨からなっている。ほかにも骨には造血機能やカルシウムの貯蔵機能など、人体の維持に不可欠な役割がある。

- ●人体を支える全身の骨格 ……………………………… 54
- ●骨の形状と基本的な構造 ……………………………… 56
- ●骨の関節① 線維性連結と軟骨性連結 ……………… 58
- ●骨の関節② 滑膜性連結 ……………………………… 60
- ●骨組織のしくみ ………………………………………… 62
- ●骨のさまざまな物理的機能 …………………………… 64
- ●造血とカルシウム貯蔵の機能 ………………………… 66
- ●頭蓋は脳を守る強固なボックス ……………………… 68
- ●脊柱は身体を支え、脊髄を保護する ………………… 70
- ●胸郭は内臓を保護する強固な骨格 …………………… 72
- ●上肢は多彩な運動機能を発揮する …………………… 74
- ●下肢は体重を支え、歩行を可能にする ……………… 76

≫骨格系——構造

人体を支える全身の骨格

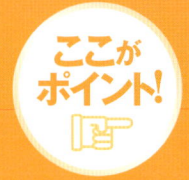

ここがポイント!
骨格は人体を物理的に支持・保護しており、人体の骨格は、全部で約200個の骨から構成されている。骨格系は人体の中軸となる「体幹」と、上肢および下肢からなる「体肢」に大別することができる。

通常、成人の人体は200個以上の骨によって構成されている。これらの骨は**骨格**を形成し、運動を行ったり体位の維持を行ったりしているほか、壊れやすい臓器などを保護する役割をもっている。つまり、人体を物理的に支持および保護する構造が骨格といえる。

骨格は頭蓋や脊柱、胸郭などからなる**体幹**と、体幹の両側から突き出ている2対の**体肢**に大きく分けることができる。骨格を形成しているそれぞれの骨、そして体幹と体肢は機能に則した連結によってつながれており、これら骨の連結の間にあって主にクッションの役割をはたしているのが**軟骨**である。

●骨格系の区分と骨の種類

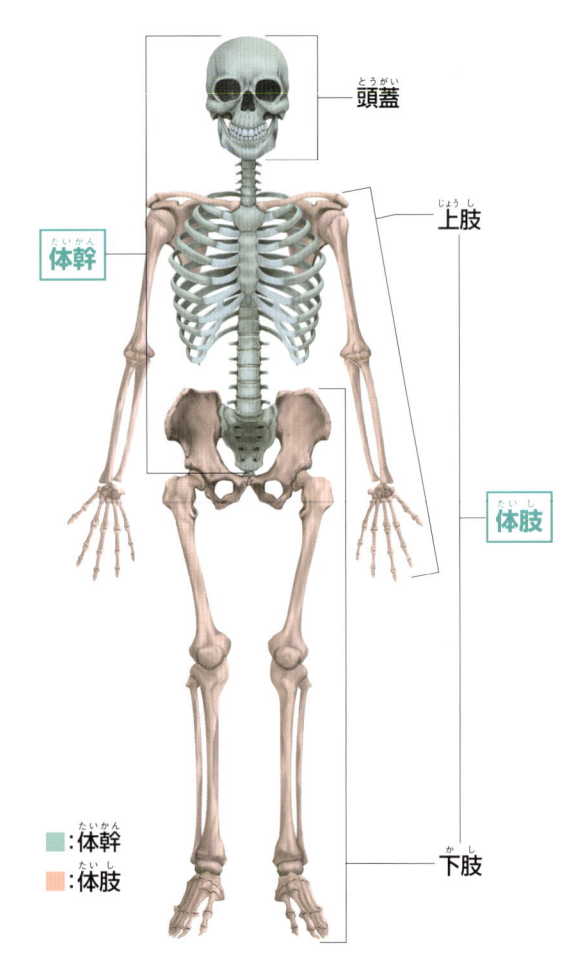

■:体幹
■:体肢

頭蓋／上肢／体幹／体肢／下肢

人体は約200個の骨によって構成されている。頭蓋を含めた体幹の骨は80個だが、体肢の骨は全部で約120個からなっている。体幹よりも体肢のほうが骨の数が多いのは、2対あるからだけでなく、上肢と下肢が複雑な運動を行うからである。

基本骨格の分類		骨の名称	数
体幹（たいかん）	頭蓋（とうがい）	脳頭蓋（のうとうがい）	8個
		顔面頭蓋（がんめんとうがい）	14個
		耳小骨（じしょうこつ）	6個
		舌骨（ぜっこつ）	1個
	脊柱（せきちゅう）		26個
	胸骨（きょうこつ）		1個
	肋骨（ろっこつ）		24個
体肢（たいし）	鎖骨（さこつ）		2個
	肩甲骨（けんこうこつ）		2個
	上腕骨（じょうわんこつ）		2個
	尺骨（しゃっこつ）		2個
	橈骨（とうこつ）		2個
	手根骨（しゅこんこつ）		16個
	中手骨（ちゅうしゅこつ）		10個
	指骨（しこつ）		28個
	寛骨（かんこつ）		2個
	大腿骨（だいたいこつ）		2個
	膝蓋骨（しつがいこつ）		2個
	腓骨（ひこつ）		2個
	脛骨（けいこつ）		2個
	足根骨（そっこんこつ）		14個
	中足骨（ちゅうそくこつ）		10個
	趾骨（しこつ）		28個
合計			206個

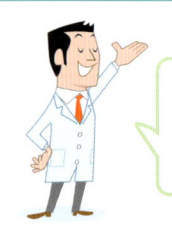

骨の数は個人個人で異なるので、表は一例として考えて下さい。体幹は人体の中心の長軸にあることから「軸骨格」ともいいます。

用語解説 **長軸**▶重心がある身体の中心を通り、頭から両足の間にある空間を貫く仮想の垂線。

●全身の骨格

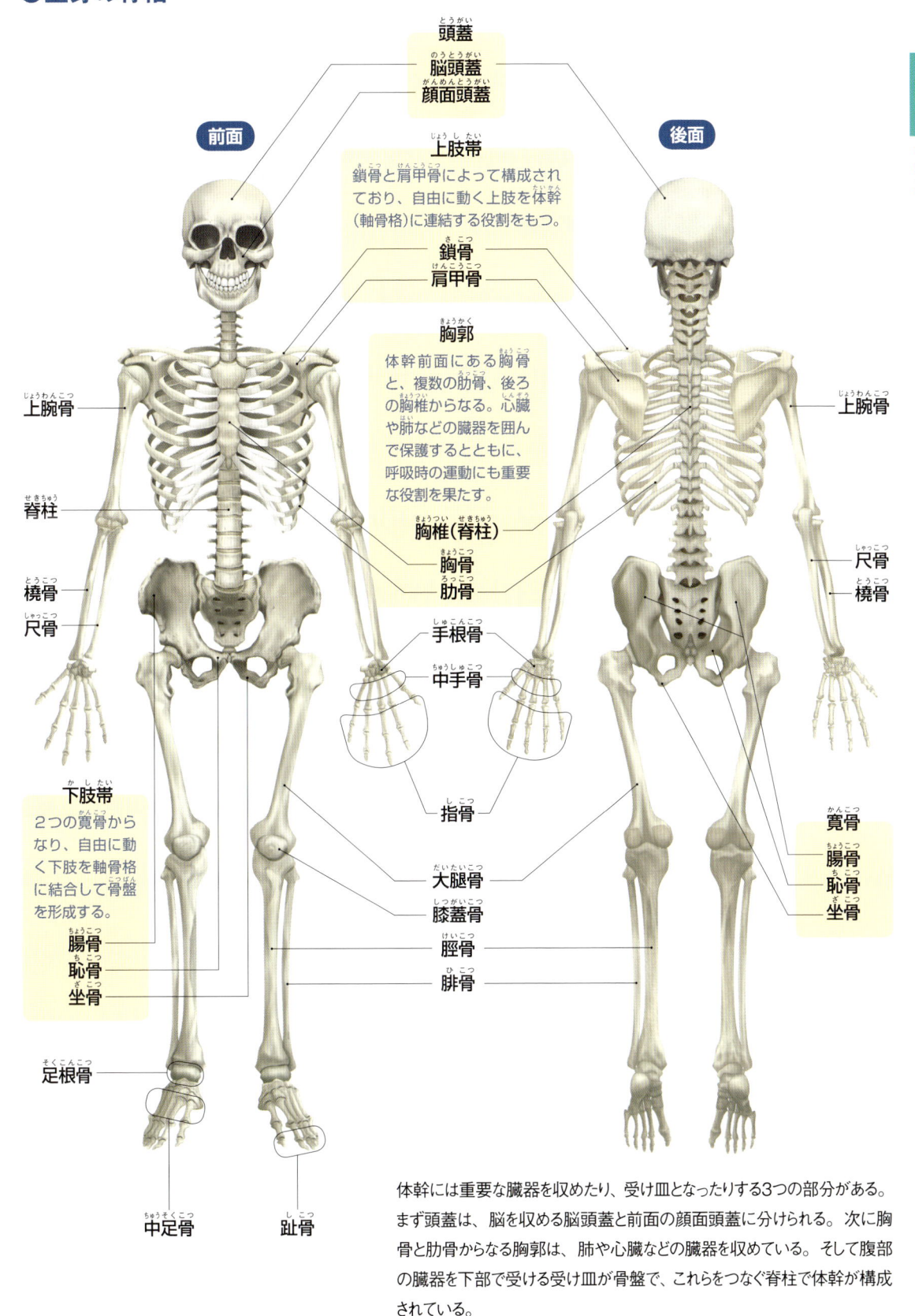

前面 / **後面**

- 頭蓋
  - 脳頭蓋
  - 顔面頭蓋
- 上肢帯
  鎖骨と肩甲骨によって構成されており、自由に動く上肢を体幹（軸骨格）に連結する役割をもつ。
  - 鎖骨
  - 肩甲骨
- 胸郭
  体幹前面にある胸骨と、複数の肋骨、後ろの胸椎からなる。心臓や肺などの臓器を囲んで保護するとともに、呼吸時の運動にも重要な役割を果たす。
  - 胸椎（脊柱）
  - 胸骨
  - 肋骨
- 上腕骨
- 脊柱
- 橈骨
- 尺骨
- 手根骨
- 中手骨
- 指骨
- 下肢帯
  2つの寛骨からなり、自由に動く下肢を軸骨格に結合して骨盤を形成する。
  - 腸骨
  - 恥骨
  - 坐骨
- 寛骨
  - 腸骨
  - 恥骨
  - 坐骨
- 大腿骨
- 膝蓋骨
- 脛骨
- 腓骨
- 足根骨
- 中足骨
- 趾骨

体幹には重要な臓器を収めたり、受け皿となったりする3つの部分がある。まず頭蓋は、脳を収める脳頭蓋と前面の顔面頭蓋に分けられる。次に胸骨と肋骨からなる胸郭は、肺や心臓などの臓器を収めている。そして腹部の臓器を下部で受ける受け皿が骨盤で、これらをつなぐ脊柱で体幹が構成されている。

用語解説 連結 ▶ ここでいう連結とは「関節」を指す（58〜59ページ参照）。

» 骨格系――構造

骨の形状と基本的な構造

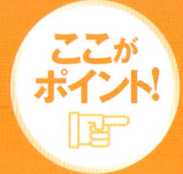

ここがポイント！ 骨はその形状から、長骨、扁平骨、短骨、種子骨、不規則骨に分類でき、緻密で強固な緻密質と、網目状の骨梁などで構成されている海綿質からなる。骨梁はアーチを形成し、骨への負荷を軽減する。

●骨のさまざまな形状

骨は大きく5種類に分類できる。それぞれの骨の機能に適しているかによって、こうした形状の違いが生じている。例えば面積の広い扁平骨の場合、多くの筋が付着できるので、複雑な運動が可能となる。

扁平骨
比較的薄く、面積が広い。海綿質を2つの緻密質が挟むような構造となっており、強固に連結されることで、臓器の保護などを行う。

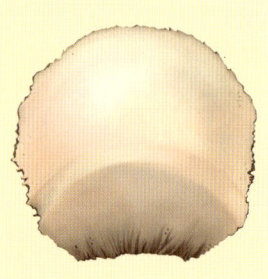

主な骨 頭蓋骨、肩甲骨など。

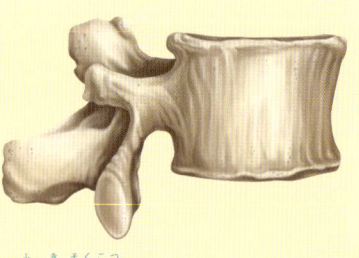

不規則骨
長骨、短骨、扁平骨に分類できない複雑な形状の骨で、緻密質や海綿質の量・構造はさまざま。

主な骨 椎骨など。

長骨
その長さが直径よりもはるかに大きく、骨幹とその両端の骨端からなる。体重などの負荷を分散させるため、総じてゆるやかに弯曲している。

主な骨 上腕骨、大腿骨、指骨など。

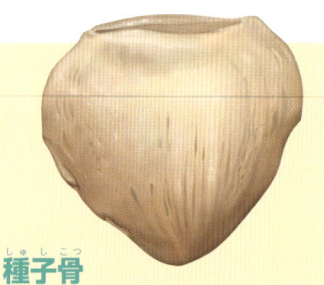

種子骨
最も大きい種子骨は膝蓋骨だが、それ以外は数ミリ程度の大きさである。腱を保護する機能のほか、その牽引方向を改善する役割をもつ。膝蓋骨以外の数は人によって異なる。

主な骨 膝蓋骨など。

短骨
主に立方体の形をしており、長さと太さがほぼ同じ骨。表面は薄い緻密質、内部は海綿質からなる。複雑な運動をする掌や足の部分に複数、集まっている。

主な骨 手根骨、足根骨など。

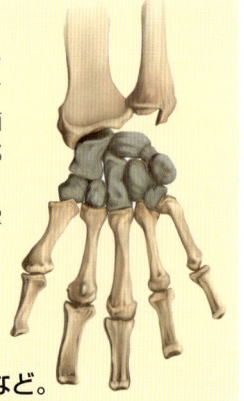

用語解説 **含気骨**▶ 粘膜で内面が覆われた腔がある骨。上顎骨や蝶形骨などが含気骨に含まれるが、本書ではこれらの骨は不規則骨に分類する。

個々の骨は形状によっていくつかに分類できる。**長骨**は長い円柱状の骨であり、上腕骨や大腿骨に見られる。一方、**短骨**は球形ないしは多面性の立方体の骨で、手根骨などに多く見られる。**扁平骨**は薄い板状の骨であり、筋肉が多く付着している。形状的に凹凸が激しく、長骨や短骨、扁平骨に含まれないものとしては**不規則骨**がある。

種子骨は強い摩擦や物理的な力が加わる腱などに付随して形成されるもので、形が植物の種子に似ていることから、このように呼ばれている。最も大きい種子骨は膝蓋骨である。これらのほかに**含気骨**と呼ばれる骨もある。

骨の断面を見ると、外側は緻密で固い**緻密質**、内側は小さな孔と網目状（骨梁）の**海綿質**からなっているのがわかる。長骨などの大きな骨では、中心部分が**髄腔**という空洞になっており、骨髄や骨に栄養を運ぶ血管が通っている。

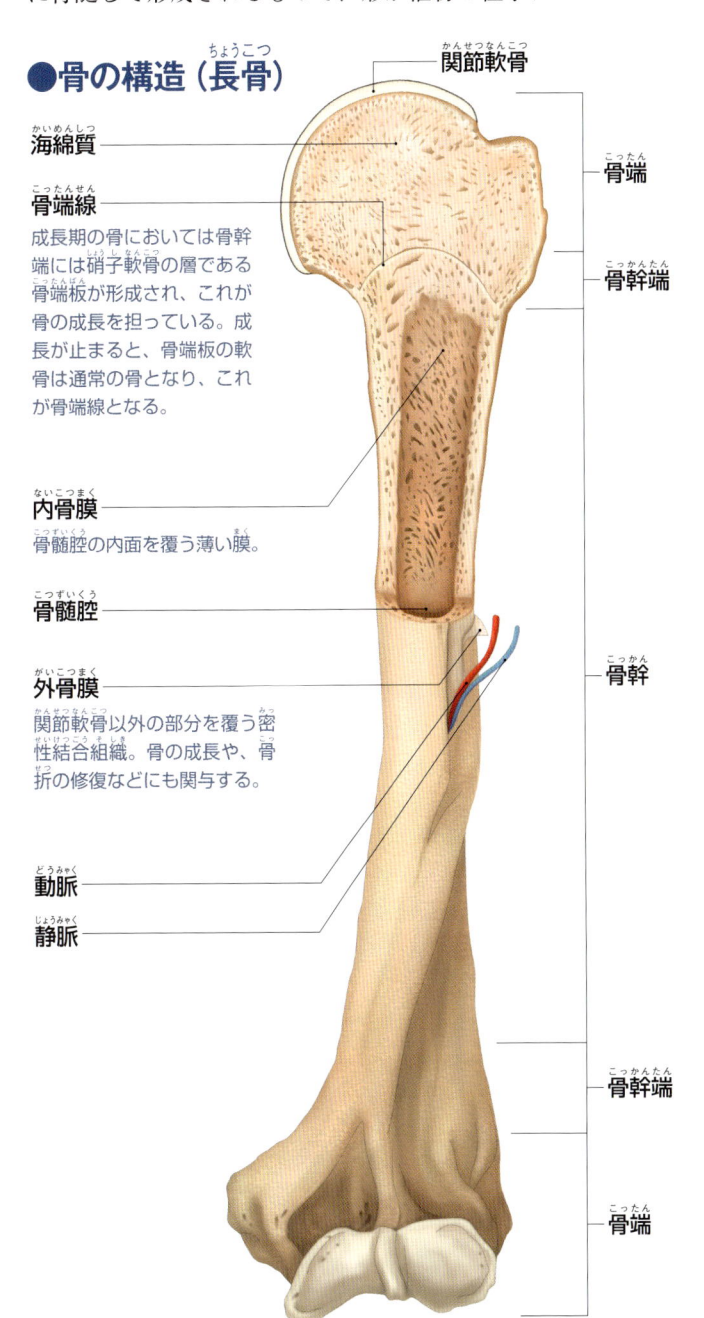

●骨の構造（長骨）

海綿質
骨端線
成長期の骨においては骨幹端には硝子軟骨の層である骨端板が形成され、これが骨の成長を担っている。成長が止まると、骨端板の軟骨は通常の骨となり、これが骨端線となる。

内骨膜
骨髄腔の内面を覆う薄い膜。

骨髄腔

外骨膜
関節軟骨以外の部分を覆う密性結合組織。骨の成長や、骨折の修復などにも関与する。

動脈
静脈

関節軟骨
骨端
骨幹端
骨幹
骨幹端
骨端

イラストは長骨（上腕骨）。上の骨端は上肢骨の肩甲骨に、下の骨端は尺骨および橈骨と連結して運動を行うため、関節軟骨が付いている。骨端の内部は海綿質、骨幹はほとんどが髄腔となっている。骨の外側を覆う薄い外骨膜には骨化に関わる骨芽細胞も存在するため、横方向への骨の成長や、骨折時における修復にも寄与する。

ひとくちメモ
建築物のような骨梁

海綿質は網目状になっており、見た目もスカスカな印象を受ける。この網目状構造は骨梁と呼ばれ、詳細に見るとその骨にかかる外力の方向に合わせて交錯したアーチを形成しており、負荷を和らげている。

こうした構造は、骨の重量を軽減しつつその耐久力を維持するために最適であり、橋などの建造物にも見られる。

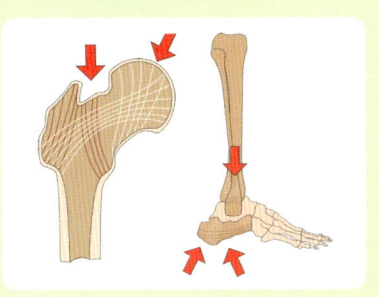

上左図は大腿骨の骨端部分の海綿質。体幹の重量がかかるため、その方向に向けて骨梁のアーチが形成されている。上右図は足の踵骨と脛骨の骨端の海綿質。同様に交錯したアーチ状の三次元構造となっている。

用語解説 **骨化**▶骨の発生、骨の成長などの過程で、固い骨が形成されるプロセスのこと。

≫骨格系——構造

骨の関節① 線維性連結と軟骨性連結

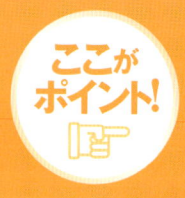

ここがポイント! 関節には、骨同士が結合組織によって連結されて動かない不動性関節と、結合組織に包まれて動かすことができる可動性関節がある。不動性関節は線維性連結や軟骨性連結であり、可動性関節は滑膜性連結である。

●関節の種類

関節
- 線維性連結
  - 不動性関節。
  - 構造：結合組織によって連結される。
  - 結合組織：密性結合組織で、線維状、膜状、帯状のものなどがある。
- 軟骨性連結
  - 不動性関節。
  - 構造：骨と骨が軟骨組織によって結合される。
  - 結合組織：硝子軟骨および線維軟骨。
- 滑膜性連結
  - 可動性関節。
  - 構造：関節包によって関節部分が包まれている。
  - 結合組織：密性結合組織である関節包。関節包内は滑膜。

縫合
頭蓋骨に見られる連結で、強度が高い。

靱帯結合
靱帯および膜状の線維性結合組織で結合。関節はわずかに動くが、あくまで限定的なもの。

釘植
歯根と歯槽との結合。

軟骨結合
硝子軟骨による結合。骨の成長における骨端板などに見られる。

線維軟骨結合
硝子軟骨だけでなく、一部は線維軟骨による円板によって結合されている。恥骨結合や椎間円板などに見られる。

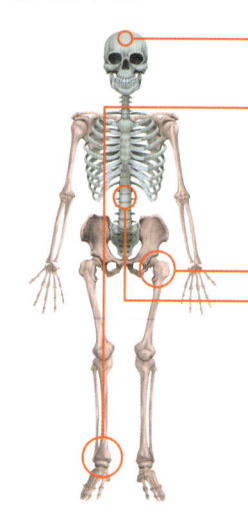

線維性連結と軟骨性連結は不動性、滑膜性連結は可動性であることに注意する。

　関節というと、肘や膝、手首など、自由に動くものを連想するが、実際には骨と骨をつなぐ構造全般を指す。つまり、隣合った骨同士がどのような形式で連結しているかがポイントになる。関節の構造を見ると、ほとんど動くことがない**不動性関節**と、袋状の結合組織に包まれて高い運動性をもつ**可動性関節**に大別できる。まず、ここでは不動性関節について取り上げる。

　不動性関節は、いわば接着剤によって組み立てられた模型のようなもので、可動域はまったく、あるいはほとんどない。そして構造的な特徴によって、**線維性連結**と**軟骨性連結**に分けることができる。
　線維性連結は、骨同士が密性結合組織によって結合されているもので、縫合や靱帯結合などがある。これに対して軟骨性連結は、骨と骨とが線維軟骨や硝子軟骨によってがっちりと結合されている。軟骨性連結には軟骨結合と線維軟骨結合の2種類がある。

用語解説　**靱帯** ▶ 骨と骨を結合させる密性結合組織のことで、筋のように伸縮できない。

●線維性連結 ── 縫合

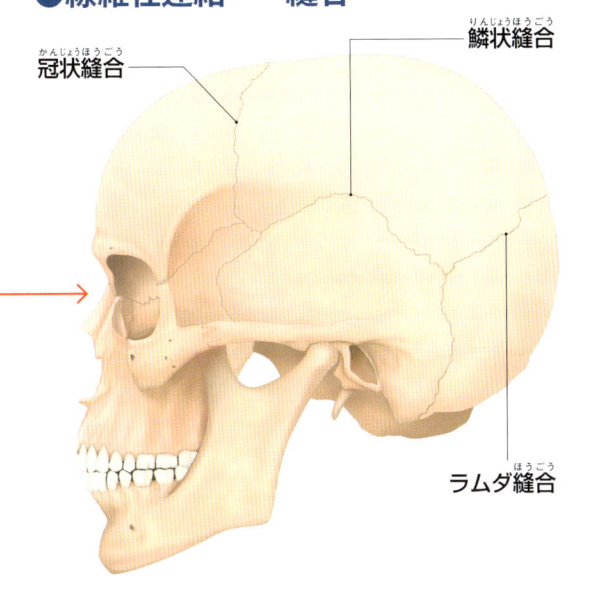

- 冠状縫合
- 鱗状縫合
- ラムダ縫合

◀不規則なかみ合わせによって強固な結合となり、分離・骨折に対して耐久性をもつ。前頭骨のように、成人期に2つの骨が癒着して1つの骨に置き換わり、骨結合となるものもある。

その他の部位 頭蓋骨に存在する結合で、それ以外の部位では見られない。

●線維性連結 ── 靭帯結合

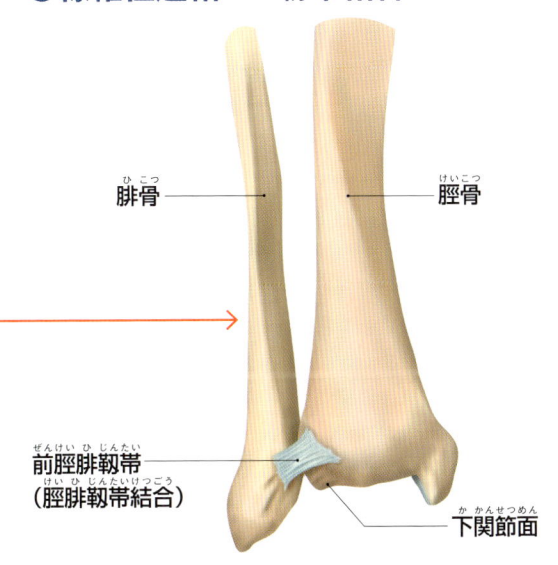

- 腓骨
- 脛骨
- 前脛腓靭帯（脛腓靭帯結合）
- 下関節面

▲主に靭帯として骨と骨をつなぐもので、可動性はほとんどない。イラストは足首周辺の関節部分で、腓骨と脛骨をつなぐ前脛腓靭帯による靭帯結合である。

その他の部位 歯根靭帯（歯と歯槽骨の結合）など。

●軟骨性連結 ── 軟骨結合と線維軟骨結合

長骨の骨端板
- 骨端
- 骨端板
- 骨幹

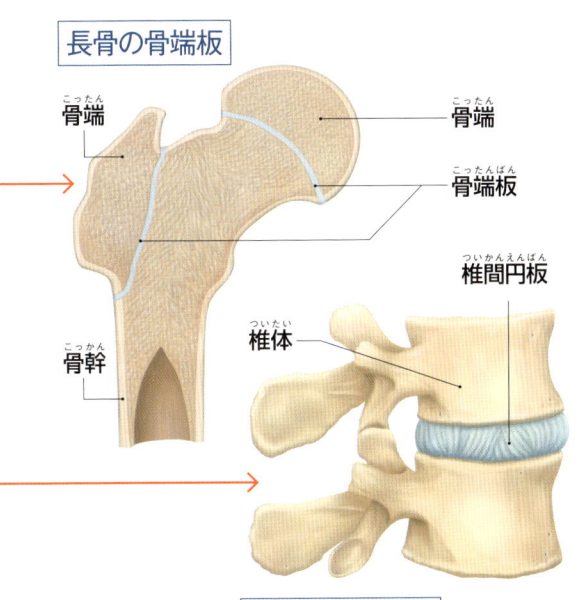

脊椎の椎間円板
- 椎間円板
- 椎体

軟骨結合は長骨の骨端板などに見られるが、骨の成長にしたがって骨端板は骨となり、骨結合となる。線維軟骨結合としては脊椎の椎間円板がある。線維軟骨結合は、すべて身体の中心線（正中線）上にある。

その他の部位
軟骨結合──第1肋骨と胸骨柄の関節など。
線維軟骨結合──恥骨結合など。

ひとくちメモ
骨間膜

線維性連結の1つとして骨間膜がある。密性結合組織の膜で、隣接する長骨をつなげる。人体では上肢の橈骨─尺骨間と、下肢の腓骨─脛骨間に存在する。基本的には結合のほかに、骨と骨の間の可動域を制限する役割を担っている。

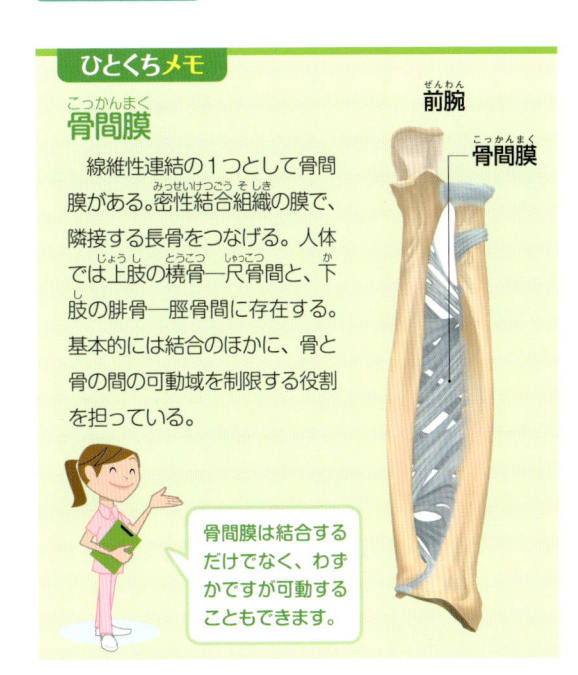

- 前腕
- 骨間膜

骨間膜は結合するだけでなく、わずかですが可動することもできます。

用語解説 歯槽骨▶顎骨と歯を結ぶ骨。歯槽突起ともいう。

> 骨格系——構造

骨の関節② 滑膜性連結

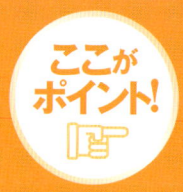

ここがポイント！ 滑膜性連結は骨同士が結合しておらず可動性が高い。関節部分は関節包によって覆われており、内部の間隙は関節腔と呼ばれ、滑液で満たされている。滑膜性連結の形状には6種類ある。

線維性連結や軟骨性連結と異なり、**滑膜性連結**の最大の特徴は、一部の例を除いて可動性が高いことにある。構造的には骨と骨の間には**関節腔**（または滑膜腔）と呼ばれる空間があり、骨同士の関節面は結合していない。関節腔内の骨の表面は硝子軟骨による**関節軟骨**に覆われており、可動をなめらかにしている。そして**関節包**の内部は、滑液によって満たされている。

関節腔は密性結合組織である関節包によって袖状、あるいは袋状に包まれている。この関節包は内側の**滑膜**、そして外側の**線維膜**の二層構造となっている。通常、多くの滑膜性連結では、2つの骨をつなぐ靱帯があるが、ほとんどが関節包と一体になっており、明確な区別は難しい。これらの靱帯は、関節包の内部にあるか、外部にあるかのどちらかである。

●滑膜性連結のしくみ

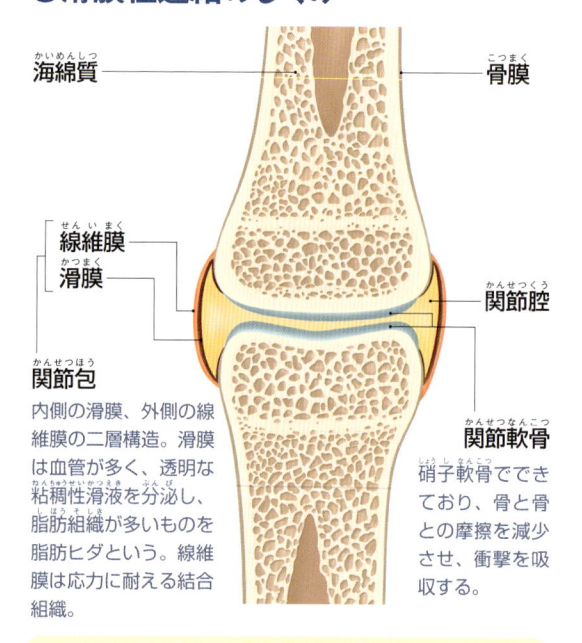

- 海綿質
- 骨膜
- 線維膜
- 滑膜
- 関節腔
- 関節包：内側の滑膜、外側の線維膜の二層構造。滑膜は血管が多く、透明な粘稠性滑液を分泌し、脂肪組織が多いものを脂肪ヒダという。線維膜は応力に耐える結合組織。
- 関節軟骨：硝子軟骨でできており、骨と骨との摩擦を減少させ、衝撃を吸収する。

イラストでは2つの骨をつなぐ靱帯は省略。線維膜は膠原線維からできている結合組織で、その柔軟性によって関節に自由度を与え、一方強度によって脱臼も防いでいる。関節腔内はヒアルロン酸や血漿からなる滑液で満たされている。滑液は関節の摩擦を減らしたり、衝撃を吸収するほか、関節軟骨の細胞への栄養供給も行っている。

●関節包と靱帯（肘の関節）

肘の関節部分を覆っている結合組織が関節包。そのほか、多くの靱帯が上腕骨や橈骨、尺骨に付着して関節を支持している。

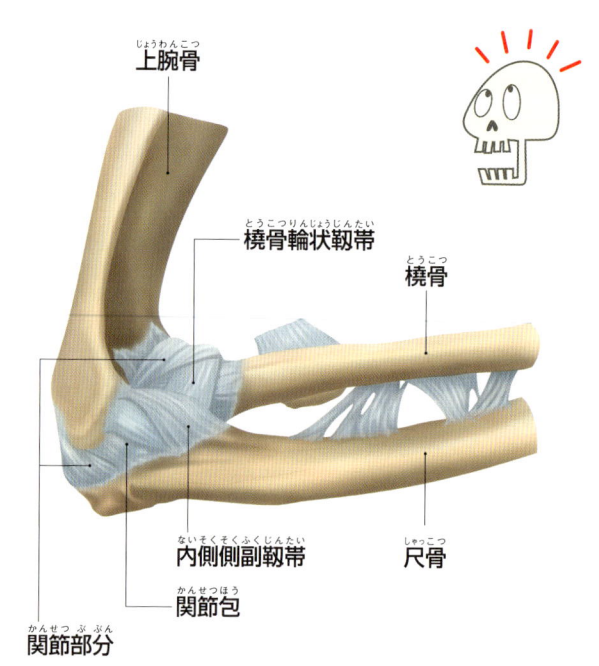

- 上腕骨
- 橈骨輪状靱帯
- 橈骨
- 内側側副靱帯
- 関節包
- 尺骨
- 関節部分

用語解説 膠原 ▶ 結合組織を構成する主要な蛋白質成分。分子が束状に集合して膠原線維となる。コラーゲンともいう。

●さまざまな形状がある滑膜性連結

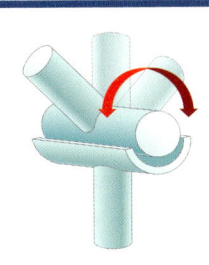

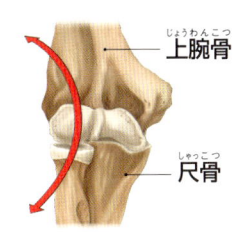

蝶番関節
2つの骨の凸面と凹面が噛み合うもので、一方向の屈曲と伸展のみを行う。このため1軸性関節とも呼ばれる。イラストは肘の腕尺関節を表す。

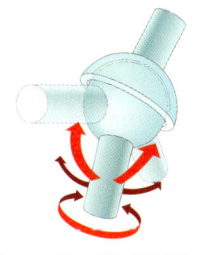

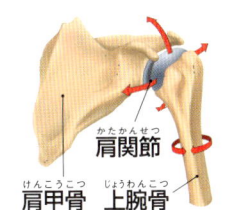

（上腕骨／尺骨）

球関節
骨の球体面とカップ状のくぼみが噛み合うもの。屈曲と伸展、外転、内転のほかに外旋および内旋など、自由に回すことが可能。イラストでは肩関節を表すが、このほか股関節も球関節である。

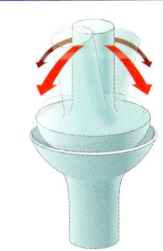

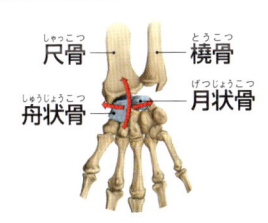

（肩関節／肩甲骨／上腕骨）

楕円関節
楕円状の凸面と凹面が噛み合うことで可動するもので、2軸方向に動く。イラストは、橈骨と月状骨および舟状骨の関節（橈骨手根関節）を表す。

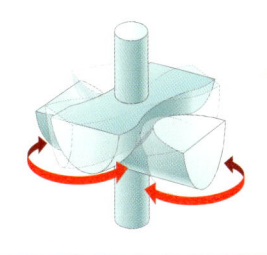

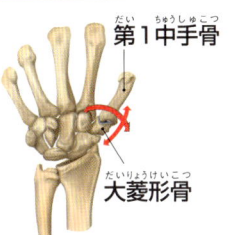

（尺骨／橈骨／舟状骨／月状骨）

鞍関節
人が馬の鞍の上に乗るような状態。くぼみにはまり込むような形状で、3軸方向に動く。イラストは母指の手根中手関節を表す。

（第1中手骨／大菱形骨）

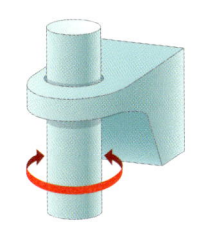

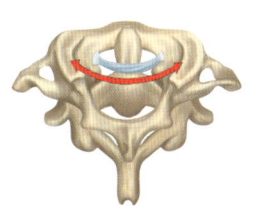

車軸関節
円筒状の骨が円形の構造に入って回転運動を行うもの。円形構造は通常、靱帯によって形作られる。イラストは頚椎の環椎と軸椎との関節（正中環軸関節）を表す。

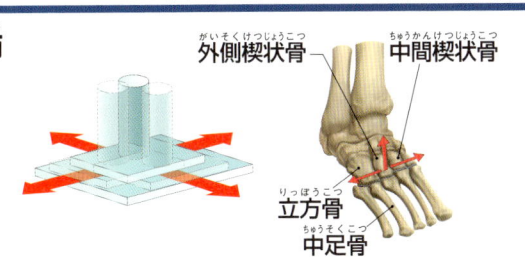

平面関節
2つの平らな関節面をもつもので、すべり運動を行う。イラストは足根中足関節を表し、おのおのの中足骨の平面と、立方骨、楔状骨の平面が関節を形成している。

（外側楔状骨／中間楔状骨／立方骨／中足骨）

用語解説 ヒアルロン酸▶ 多糖類の一種で、滑液のほかに眼の硝子体などの結合組織に多く含まれている。保水力や粘弾性に富んでいる。

第2章　骨格系

≫骨格系──構造

骨組織のしくみ

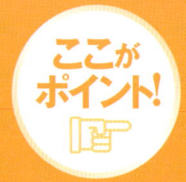

ここがポイント！
長骨の緻密質は、同心円状の骨単位が多数組み合わさって存在する。海綿質は緻密質よりも柔軟性がある。骨の発生・成長には、膜内骨化と軟骨内骨化の2通りがある。

　骨を顕微鏡のレベルで見てみると、意外に複雑な構造となっているのがわかる。**長骨**を例にとると、その**緻密質**では表面と、内部の髄腔が環状層板と呼ばれる板状の骨によって形成されている。この2つの層に挟まれる部分には、同じく層板によって作られた、ちょうど木の年輪のような同心円状の構造物がいくつも存在している。これは**骨単位**と呼ばれ、その中心はハバース管という管腔になっている。骨単位を形成する1つひとつの層は数μm（0.001mm）の厚さの石灰化した膠原線維でできており、**層板**と呼ばれる。

　ハバース管には血管やリンパ管、神経などが通っており、骨細胞や骨の組織に栄養を運んでいる。ハバース管から横に出ているのがフォルクマン管で、骨の外側表面を走行している骨膜動脈・静脈からの枝が通っている。

●骨の内部構造──長骨の緻密質

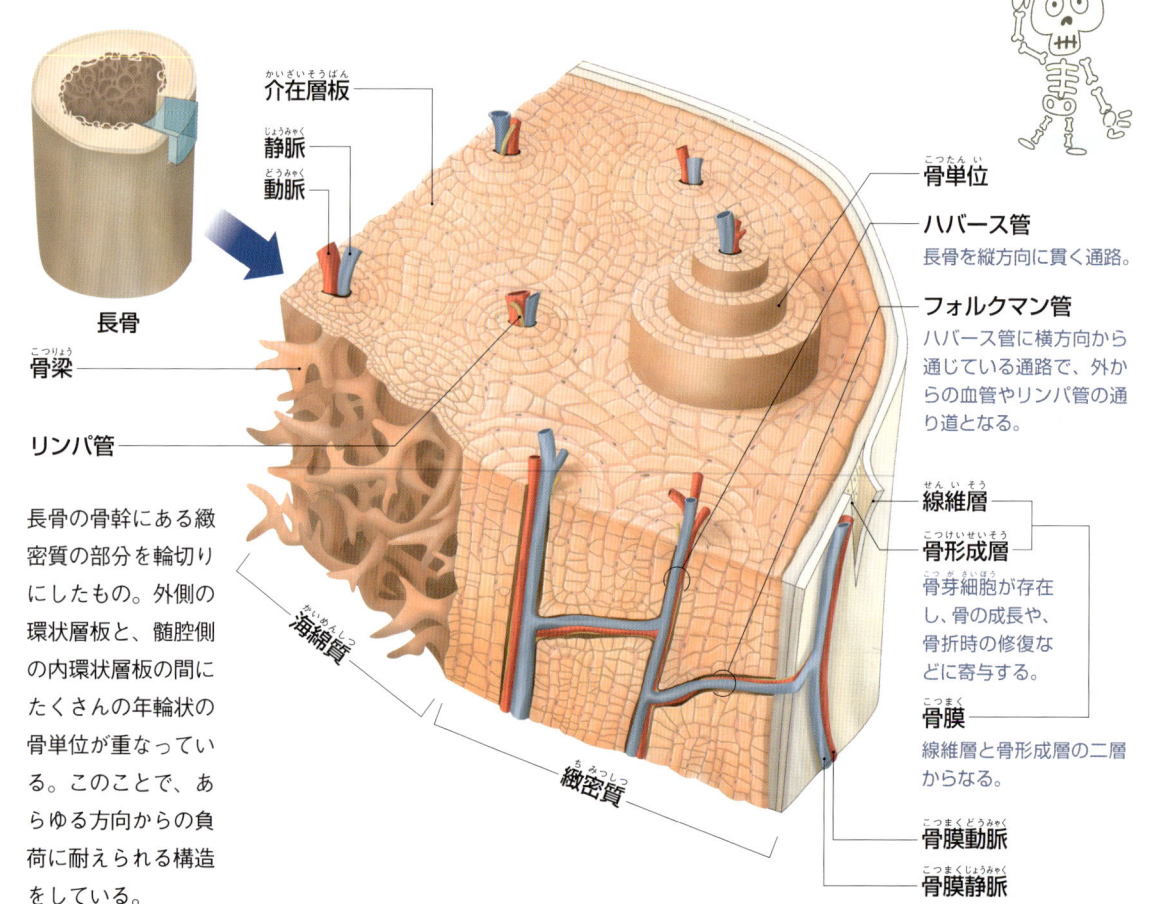

長骨
骨梁
リンパ管

長骨の骨幹にある緻密質の部分を輪切りにしたもの。外側の環状層板と、髄腔側の内環状層板の間にたくさんの年輪状の骨単位が重なっている。このことで、あらゆる方向からの負荷に耐えられる構造をしている。

介在層板
静脈
動脈
海綿質
緻密質

骨単位
ハバース管
　長骨を縦方向に貫く通路。
フォルクマン管
　ハバース管に横方向から通じている通路で、外からの血管やリンパ管の通り道となる。
線維層
骨形成層
　骨芽細胞が存在し、骨の成長や、骨折時の修復などに寄与する。
骨膜
　線維層と骨形成層の二層からなる。
骨膜動脈
骨膜静脈

用語解説 骨細胞▶骨を作る細胞。骨組織の中に収まるように存在する。逆に、不要になった骨を破壊するものとして破骨細胞がある。

●骨の発生と成長

骨の発生は胎生期に始まり、膜内骨化と軟骨内骨化の2通りの形成方法がある。膜内骨化はまず皮下に厚い膜構造が形成され、ここで骨芽細胞から分泌される骨基質が硬化することで骨化が始まっていく。これに対して軟骨内骨化は最初に軟骨細胞から硝子軟骨が作られ、この軟骨が骨に置きかえられて形成される。下図は軟骨内骨化のプロセスを示している。

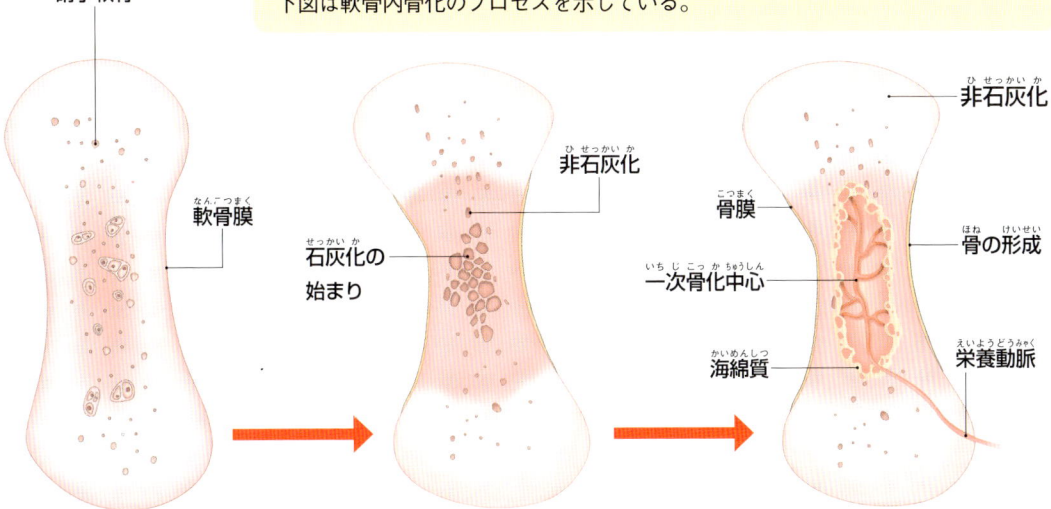

軟骨細胞によって硝子軟骨が形成される。硝子軟骨の中心部分には、軟骨細胞が存在する。この段階は、妊娠からおよそ6週間後に生じる。

栄養が途絶することから、骨幹の中心部分で軟骨細胞が死滅して石灰化が始まる。これによって中心部に空間ができ、この部分が髄腔となる。また、骨幹を取り巻くように石灰化が始まり、骨性の膜ができる。

石灰化は両骨端に向かって進む。それに伴って、中心部に血管と、骨の形成を行う骨芽細胞が入り込み、本格的な石灰化が起こり骨化が始まる。これを一次骨化中心と呼ぶ。

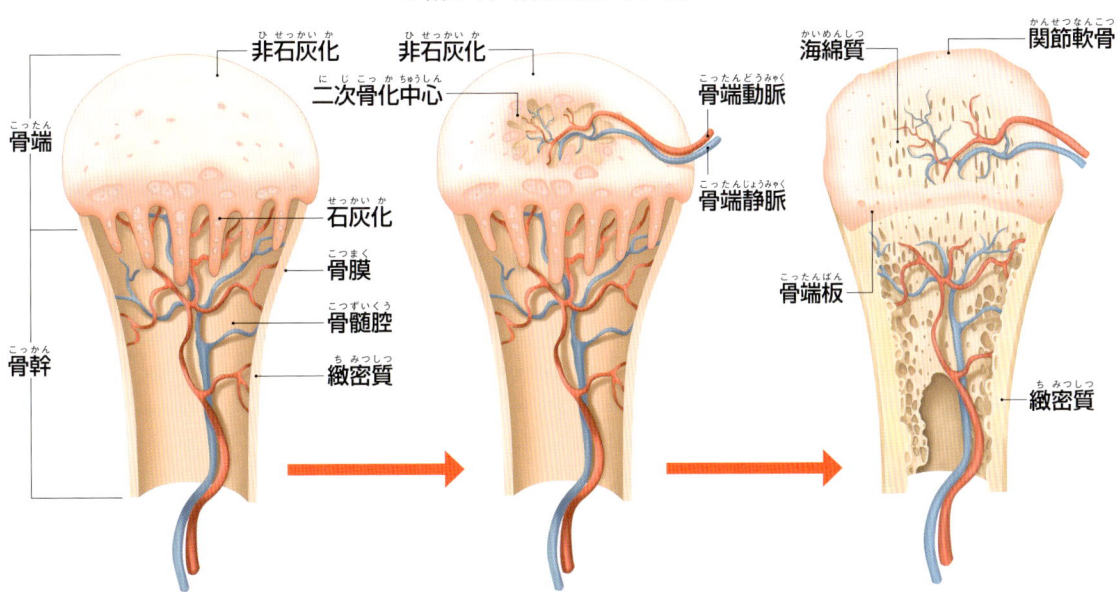

骨端に向かって軟骨が骨に変わっていくと同時に、骨髄腔や緻密質が作られていく。骨端部分は依然として軟骨で形成されている。

出産前後の時期、骨端部分に血管と骨芽細胞が入り込み、骨端部分で骨化が始まる（二次骨化中心）。ただし、二次骨化中心では海綿質が作られ、骨髄腔のような空間は形成されない。

骨端部分の先端を覆っていた硝子軟骨は関節軟骨となる。骨幹と骨端の間にある硝子軟骨は骨端板として残り、成人になるまで骨の成長をつかさどる。

用語解説　胎生期▶人体の各種機能や器官の基礎の形成期にあたる。

≫骨格系──機能

骨のさまざまな物理的機能

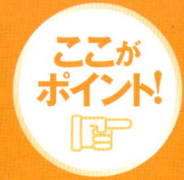

ここがポイント！ 体重のおよそ2割を占める骨は、丈夫な造りとなっており、人体にとって物理的な機能を有している。骨の物理的機能は支持機能・保護機能・運動機能である。

人体の全体重の中で、骨の組織はおよそ2割を占めている。このように、体重のうち約2割もある骨は丈夫であり、物理的な衝撃や外力に耐える性質をもつとともに、多くの骨は人体の中心に位置しており、人の身体を形作る中核となっている。これらのことから、骨の機能として第一にあげられるのは物理的機能であり、それは以下のように分類することができる。

・**支持機能** 骨は組み合わさって骨格を形成することで、身体全体の枠組みを作る。こうして内臓などの軟組織を支えるほか、腱をなかだちとして骨格筋と付着し、人体の支持にも寄与している。

・**保護機能** 体幹の骨格などは、重要な臓器を収めることで、これらを保護している。頭蓋は脳を、胸郭は肺や心臓などを守っている。

・**運動機能** 骨と結合している骨格筋が収縮することで、人体の自由な運動をもたらす。このように、骨と骨格筋は共同で働いている。

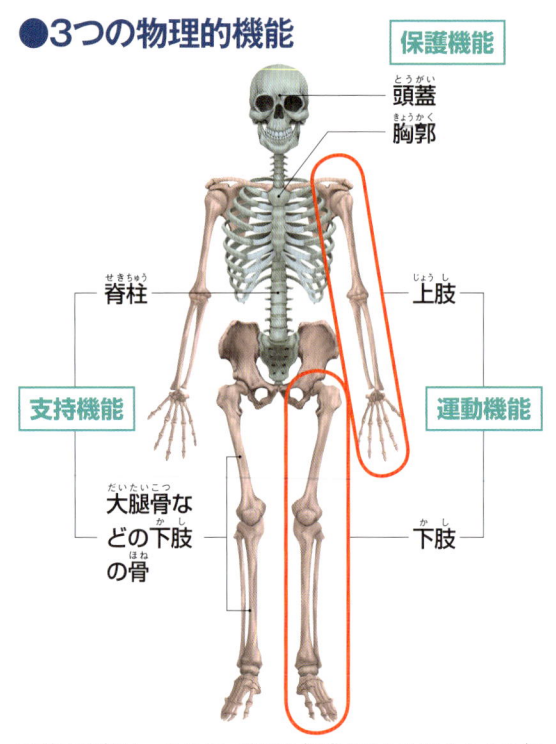

●3つの物理的機能

保護機能：頭蓋、胸郭
支持機能：脊柱、大腿骨などの下肢の骨
運動機能：上肢、下肢

頭蓋や胸郭は、柔らかい臓器を保護するためにそれらを包み込むように構成されている。また頸椎や腰椎などの脊柱や下肢骨は、人体を支える機能をもつ。そして物体を持ち上げたり工作を行う上肢や、歩行したりするために必要な下肢は、人体の中で運動機能に特化した部分である。

●支持機能の一例

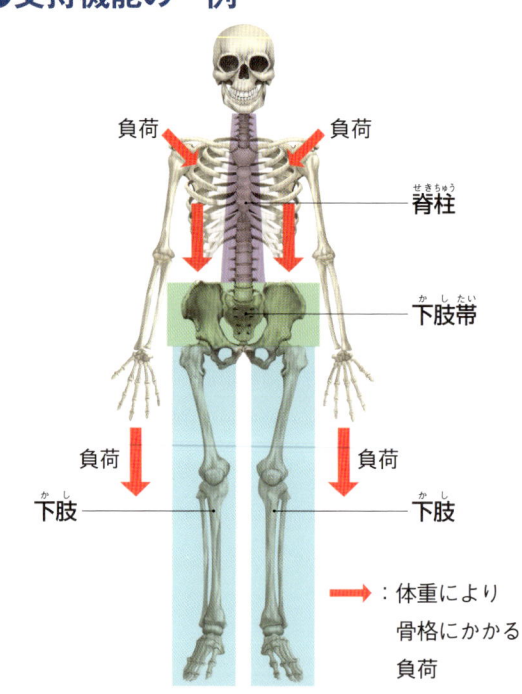

負荷 → 脊柱 → 下肢帯 → 下肢
→：体重により骨格にかかる負荷

直立した場合、上からかかる荷重に対して「脊柱―下肢帯（骨盤）―2本の下肢」が人体を支えている。脊柱の骨は一番上の頸椎が小さく、最も下にある腰椎が大きいため、脊柱全体としてみれば台形状となっている。

用語解説　椎間円板▶椎間板とも呼ぶ。上下の間隙をつなぐ軟骨組織で、弾力性がある。

●保護機能の一例

脳を保護する頭蓋

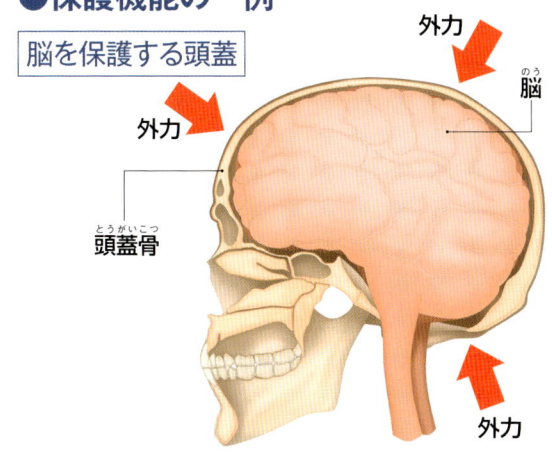

肺や心臓を保護する胸郭

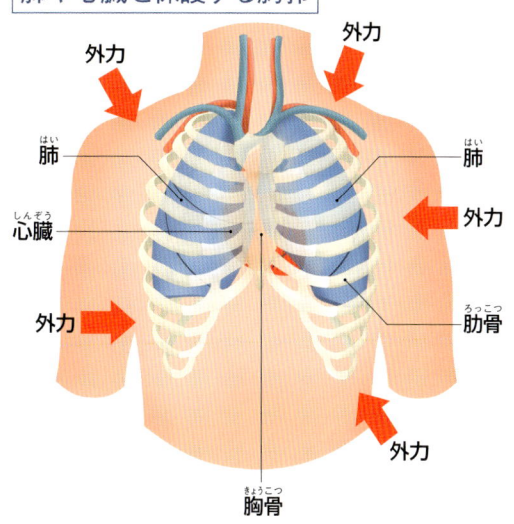

脊髄を保護する脊柱（イラストは腰椎）

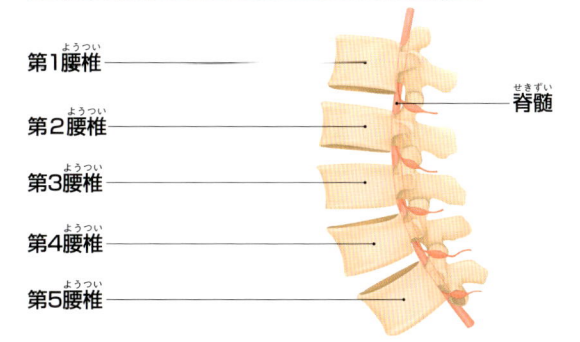

重要な脳を守るため、頭蓋は複数の扁平骨が強固な縫合によって結合され形づくられている。一方、人体の屈伸運動を可能にするため脊柱は限定的ながら運動機能も必要なことから、隙間がある（図では椎間円板を省略）。また、胸郭は呼吸運動も行うことから、鳥籠状の形状で臓器を保護する。

●運動機能の一例

関節の運動と力の作用

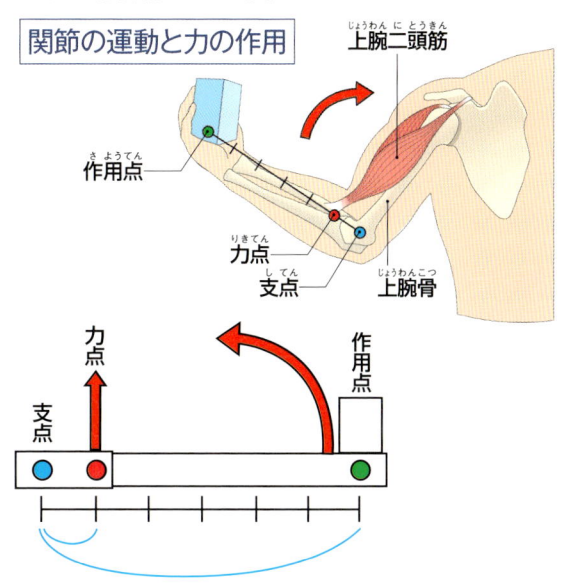

運動機能には骨だけでなく、骨格筋も必要である。肘関節が支点、橈骨と上腕二頭筋が付着している部分が力点で、筋が収縮することで骨を引っ張り、作用点に力が伝わる。支点と力点の距離よりも支点と作用点の距離が長いので、力が伝わると手を大きく動かすことができる。

ひとくちメモ

骨粗鬆症

骨質の減少によって骨がもろくなる病気で、骨にたくさんの小さな孔があいた状態になる。

原因としては、食事によって摂取されたカルシウムが何らかの原因で尿や糞便から排泄されてしまうことで、骨の形成速度よりも骨の吸収（破骨細胞による骨の破壊）速度が上回ることで起こる。

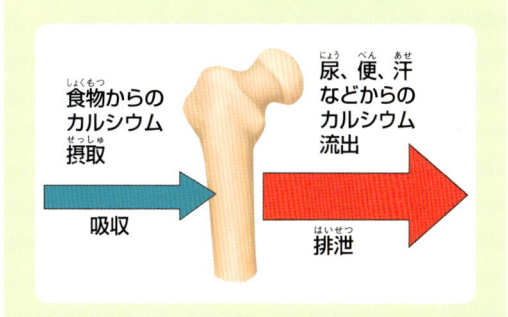

骨粗鬆症は閉経後で、運動をあまりしない60代以降の女性に起こりやすく、日常的な動作でも骨折を起こしてしまいます。主に脊柱の骨や下肢の大腿骨などで起こりやすい病気です。

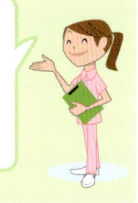

用語解説　支点・力点・作用点▶ 支点は固定された1つの位置や点。力点は力が加えられる部分。作用点は力が働く部分。

≫骨格系——機能

造血とカルシウム貯蔵の機能

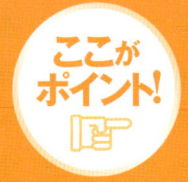

> **ここがポイント！**
> 骨の機能には、造血機能とカルシウム等の貯蔵機能もある。造血機能は赤色骨髄が行うが、これは特定の骨・部位に存在する。カルシウムの供給には特定のしくみがある。また、破骨細胞が骨吸収の役割を担う。

数日から数か月で新しい細胞に置き換わる**血液細胞**は、骨の**骨髄**で産生される。骨髄は成人で約2600gあり、そのうち半分が血液を造る**赤色骨髄**であり、海綿質における骨梁の間などに存在している。骨髄の残り半分は**黄色骨髄**と呼ばれ、脂肪を大量に蓄積しているが、放射線被曝などで赤色骨髄の造血機能が失われると、黄色骨髄が赤色骨髄に置き換わるようになる。

物理的機能や造血機能を除くもう1つの骨の機能は、カルシウムの供給・吸収機能である。骨には身体全体のカルシウムの約99％が貯蔵されており、血液中のカルシウム濃度が低下すると、骨が破壊されて（リモデリングと呼ぶ）血中にカルシウムが排出される。血中のカルシウム濃度を調節するのは**甲状腺**および**上皮小体（副甲状腺）**から分泌されたホルモンであり、基本的に骨からの排出を促すことと、尿中へのカルシウムの排泄を抑制することで血中カルシウム濃度を上昇させる。

●造血機能

頭蓋
肩甲骨
上腕骨
胸骨
肋骨
下肢帯
大腿骨

成人における赤色骨髄は胸骨、肋骨、骨盤（下肢帯）、椎骨、頭蓋の扁平骨、そして上腕骨および大腿骨の骨端に存在する。主に体幹の骨に造血機能が集中している。

●血液細胞の形成

赤色骨髄には造血幹細胞が存在し、これが分化して赤血球や白血球、リンパ球、さらに巨核球となる。これら赤血球、白血球、リンパ球、そして巨核球によって作られた血小板などの血液細胞は洞様毛細血管の孔から静脈に入り、中心静脈を経て全身に流れる。

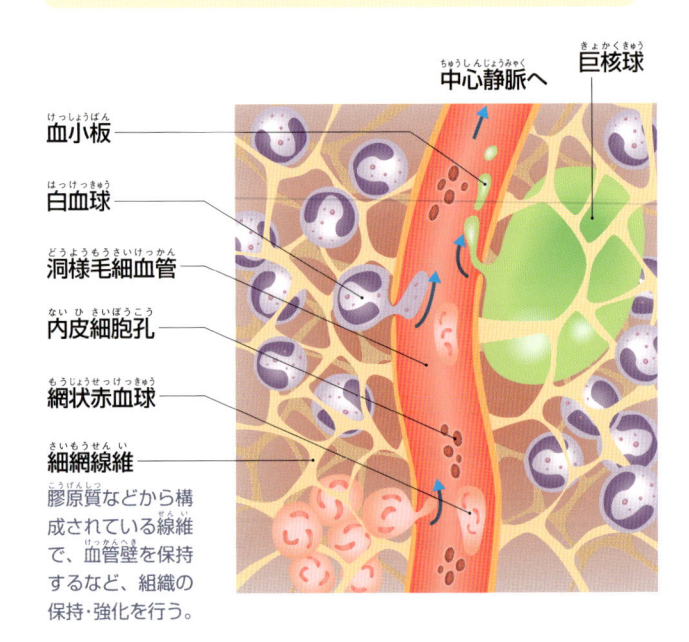

中心静脈へ
巨核球
血小板
白血球
洞様毛細血管
内皮細胞孔
網状赤血球
細網線維
　膠原質などから構成されている線維で、血管壁を保持するなど、組織の保持・強化を行う。

用語解説 リソソーム ▶ 細胞内に存在する酵素で、物質を分解する能力がある。

●カルシウムの貯蔵・排出のメカニズム

血中のカルシウム濃度の低下を検知する(①)と、上皮小体(副甲状腺)からのホルモンであるパラソルモンが分泌される(②)。これによって破骨細胞の活性が亢進して骨からカルシウムが放出され(③)、腎臓のカルシウムの再吸収が促進され(④)、さらに腎臓から消化管からのカルシウム吸収を促す活性型ビタミンDも分泌される(⑤)。一方、カルシウムの血中濃度が上がりすぎる(⑥)と甲状腺からカルシトニンが分泌され(⑦)破骨細胞の活動が抑制される(⑧)。

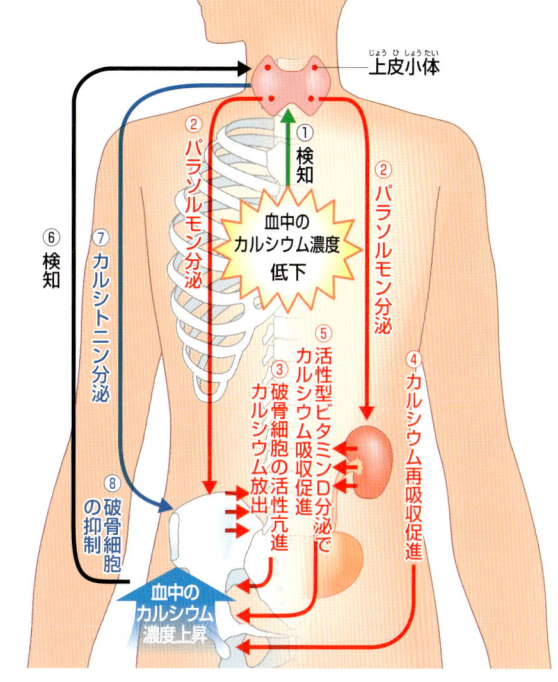

●骨梁の断面と破骨細胞

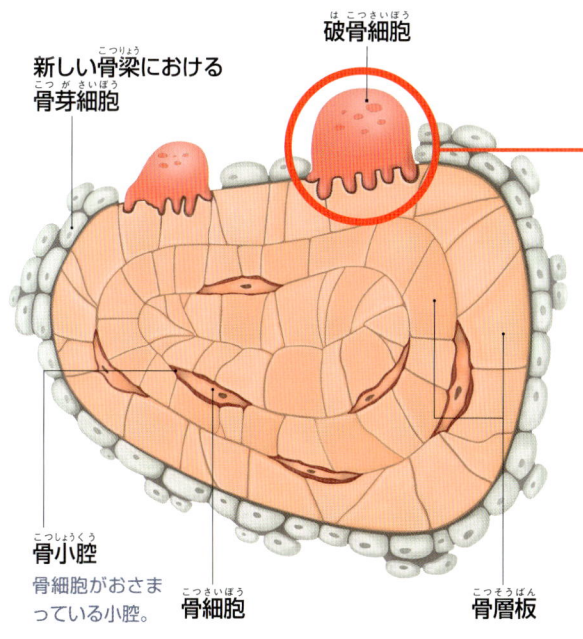

破骨細胞は骨梁表面に付着し、リソソームで骨基質を分解、得られたカルシウムやリンなどのミネラルは血管に取り込まれる。その後、骨芽細胞が新しい骨基質を形成する。

> 副甲状腺から分泌されるパラソルモンというホルモンは、破骨細胞を活性化させる働きがあります。破骨細胞は、単球系細胞が分化、融合した多核巨細胞です。一方、骨芽細胞は硬い骨基質を作ります。骨基質内に沈んだ骨芽細胞は、骨細胞となります。

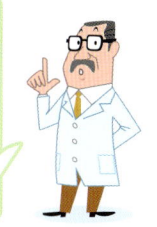

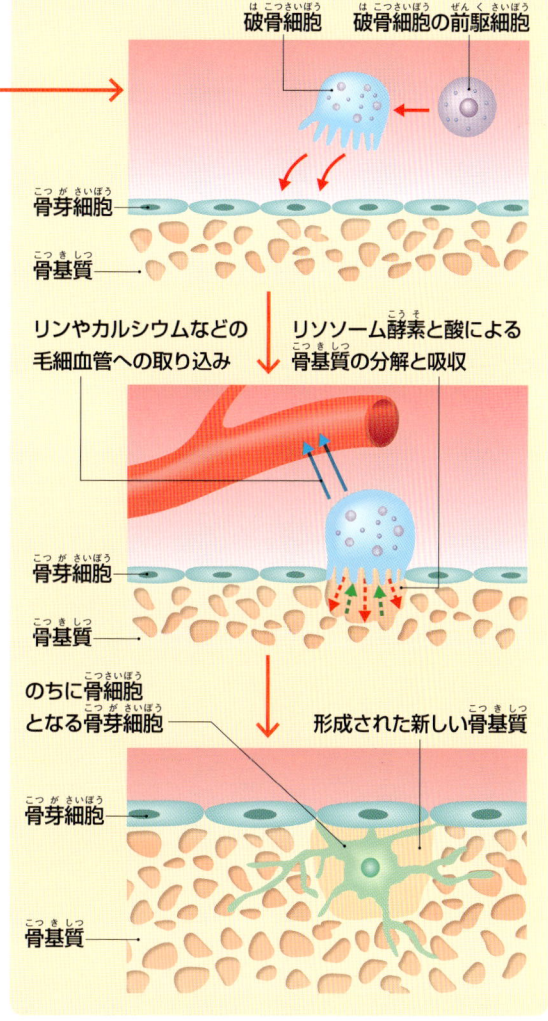

用語解説 単球系細胞・多核巨細胞 — 単球系細胞とは、白血球の一種で単核の遊走細胞の系統をいう。多核巨細胞は核を複数〜数十個もつ大きな細胞で、破骨細胞のほかに骨髄巨核球などがある。

骨格系――構造

頭蓋は脳を守る強固なボックス

ここがポイント！
頭蓋は、15種類・22個の骨から構成されている。なかでも蝶形骨は、脳頭蓋を構成するすべての骨と連結する「要石」の働きをしている。また、頭蓋には神経や血管などが出入りする孔が各所にあいている。

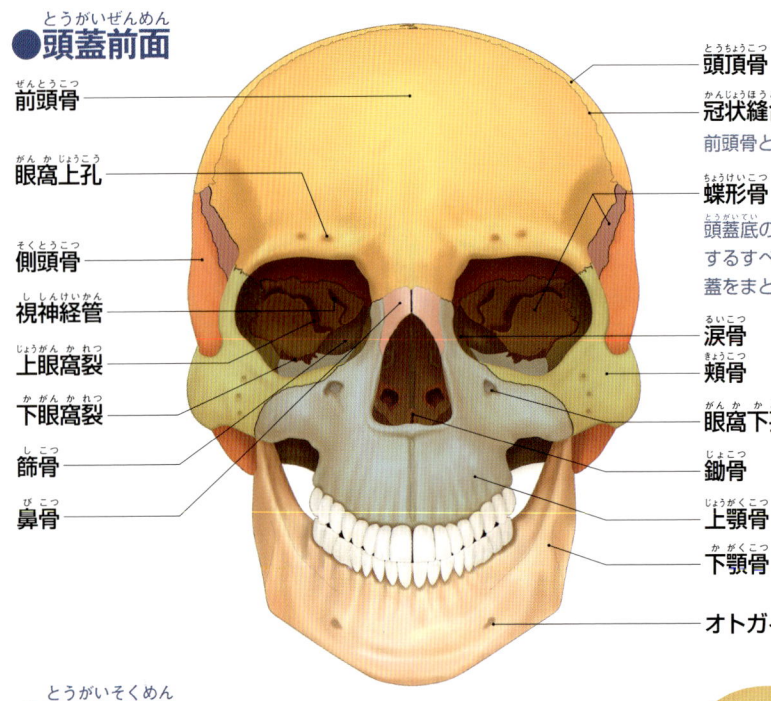

●頭蓋前面

- 前頭骨
- 眼窩上孔
- 側頭骨
- 視神経管
- 上眼窩裂
- 下眼窩裂
- 篩骨
- 鼻骨
- 頭頂骨
- 冠状縫合：前頭骨と左右の頭頂骨の境をなす縫合。
- 蝶形骨：頭蓋底の中央にある骨で、脳頭蓋を構成するすべての骨と連結することで、脳頭蓋をまとめている。
- 涙骨
- 頬骨
- 眼窩下孔
- 鋤骨
- 上顎骨
- 下顎骨
- オトガイ孔

前頭骨、左右の頭頂骨、後頭骨（次ページ図参照）、左右の側頭骨によって構成されている頭蓋腔の上部分は、頭蓋冠と呼ばれており、脳頭蓋の大部分を形作っている。

●頭蓋側面

- 鱗状縫合：頭頂骨と側頭骨をつなぐ縫合。
- ラムダ縫合：左右の頂頭骨と後頭骨をつなぐ縫合。
- 下顎頭
- 後頭骨
- 側頭骨
- 外耳孔
- 乳様突起
- 茎状突起
- 頭頂骨
- 冠状縫合
- 前頭骨
- 蝶形骨
- 篩骨
- 眼窩上縁
- 鼻骨
- 涙嚢窩
- 頬骨
- 上顎骨
- 下顎骨
- 頬骨弓：側頭骨の突起部（頬骨突起）と頬骨の突起部（側頭突起）が結合している部分。

脳頭蓋

顔面頭蓋

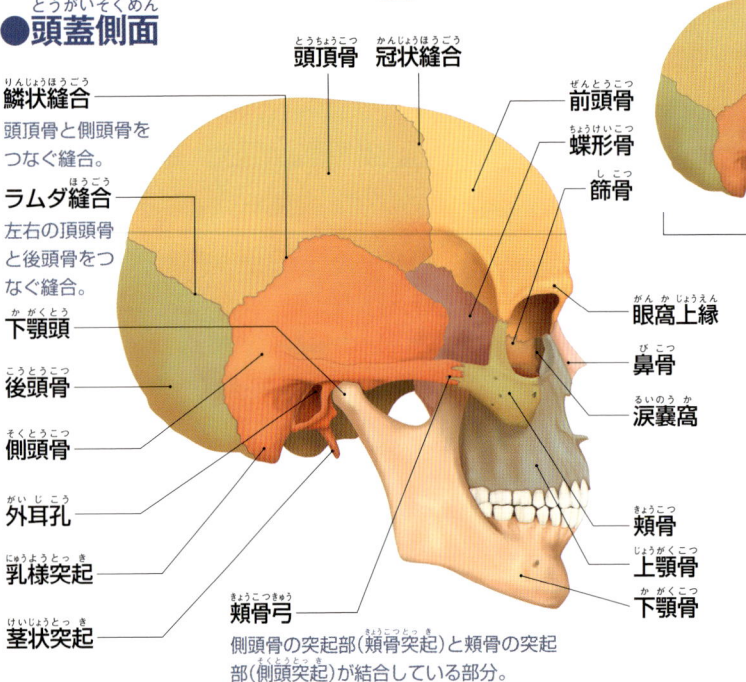

脳頭蓋を構成する頭頂骨や前頭骨、側頭骨、後頭骨などの扁平骨の配置に注意する。これらの扁平骨は、冠状縫合、鱗状縫合、ラムダ縫合によって組み合わさされている。上図は脳頭蓋と顔面頭蓋を分離したもの。

用語解説　ラムダ縫合▶ その形状がギリシャ文字のΛ（ラムダ）に似ているためこう呼ばれる。

頭蓋は15種類・22個の骨が、縫合による結合で構成されたもので、大きく分けて脳頭蓋と顔面頭蓋に分けられる。

脳頭蓋は8個の骨から構成されており、脳を保護する。さらに、脳頭蓋は表面の面積が広いので、ここに多くの筋を付着させることも可能となっている。頭蓋内部（＝頭蓋腔）は脳脊髄液で満たされており、これはクッションの役割をもっている。

この頭蓋腔の内面には脳硬膜という膜があり、これによって脳や内部の血管・神経などが、所定の場所に固定されている。

一方、顔面頭蓋は14個の骨からなっている。顔面頭蓋には呼吸器系や消化器系の入り口があり、これらを保護・補強する役割をもっている。また、その上には非常に多くの表情筋があり、人同士がコミュニケーションを取ることを可能にしている。

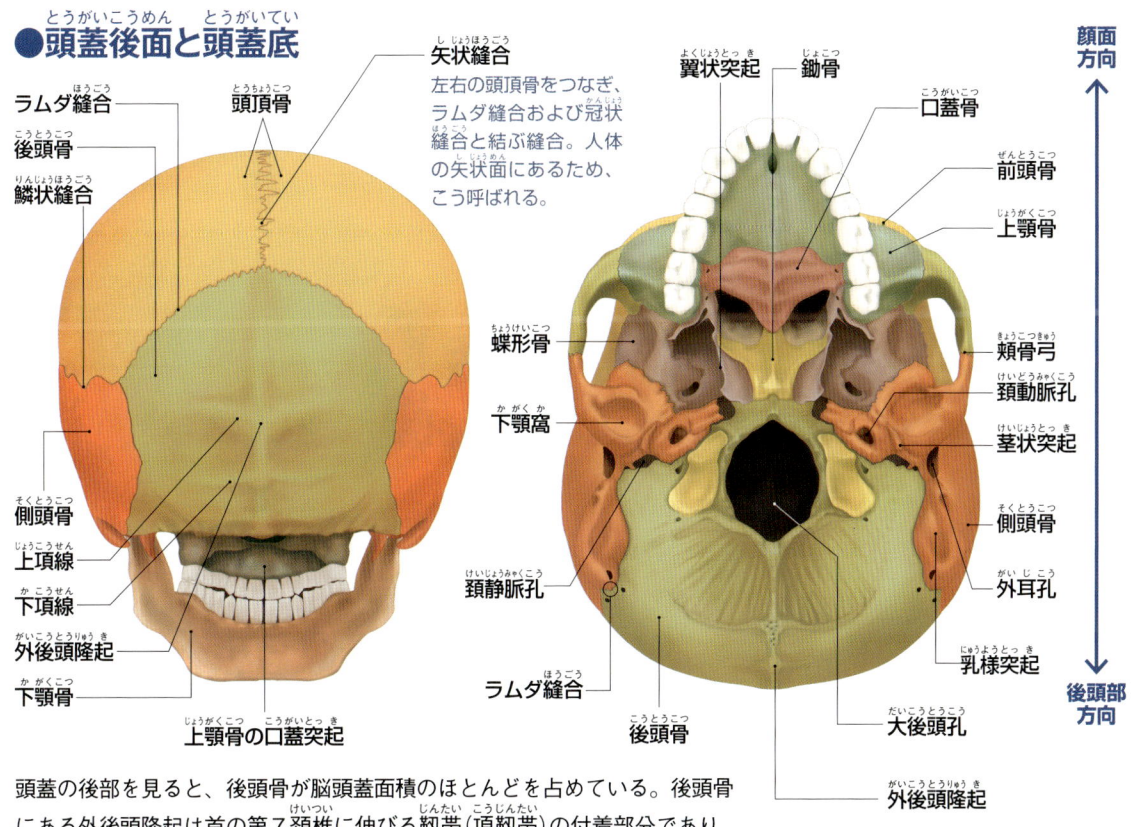

●頭蓋後面と頭蓋底

矢状縫合：左右の頭頂骨をつなぎ、ラムダ縫合および冠状縫合と結ぶ縫合。人体の矢状面にあるため、こう呼ばれる。

後面図ラベル：ラムダ縫合／頭頂骨／後頭骨／鱗状縫合／側頭骨／上項線／下項線／外後頭隆起／下顎骨／上顎骨の口蓋突起

底面図ラベル：翼状突起／鋤骨／口蓋骨／前頭骨／上顎骨／頬骨弓／頸動脈孔／茎状突起／蝶形骨／下顎窩／側頭骨／外耳孔／頸静脈孔／乳様突起／ラムダ縫合／後頭骨／大後頭孔／外後頭隆起

（顔面方向 ↔ 後頭部方向）

頭蓋の後部を見ると、後頭骨が脳頭蓋面積のほとんどを占めている。後頭骨にある外後頭隆起は首の第7頸椎に伸びる靱帯（項靱帯）の付着部分であり、同じく突出部である上項線と下項線も筋の付着部分となっている。上の右図は頭蓋を下から見たもの。ここは頭蓋底といい、下顎骨は取り除いている。

ひとくちメモ

胎児の頭蓋

胎児の骨格は成人のような骨基質ではなく、軟骨や胎児性の結合組織などによってできているが、次第に骨化が進んでいく。

出産後、縫合部分は泉門という柔らかい結合組織でできている。これは産道を通るとき、胎児の頭部に柔軟性をもたせるとともに、誕生後の急激な脳の成長にも対応できる。

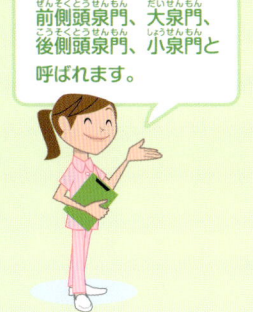

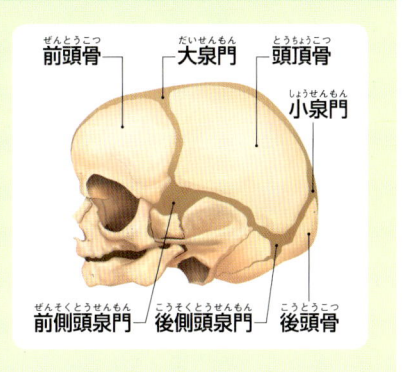

縫合が交わるところは前側頭泉門、大泉門、後側頭泉門、小泉門と呼ばれます。

ラベル：前頭骨／大泉門／頭頂骨／小泉門／前側頭泉門／後側頭泉門／後頭骨

用語解説　鱗状縫合 ▶ 魚の鱗に似た形状からこう呼ばれる。

骨格系——構造

脊柱は身体を支え、脊髄を保護する

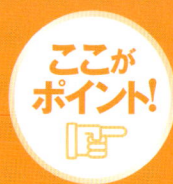

ここがポイント！
横から見た脊柱は4か所で弯曲しており、身体にかかる負荷を分散させている。脊柱は頚椎、胸椎、腰椎、仙骨の4部位に分けられ、32〜34個の椎骨によって構成される。各椎骨の間には椎間円板があり、衝撃を吸収するとともに、脊柱の可動にも寄与している。

脊柱は体幹の中心を構成する支柱ともいうべき骨格で、椎骨が重なってできている。その長さは、個人差があるが約70cmで、椎骨の間には椎間円板（椎間板）が挟まっている。椎間円板は衝撃を吸収するクッションの役割のほか、その弾性によって脊柱が動けるようにする機能もある。

横から見た脊柱は頚部と腰部が前に、胸部と仙骨部が後方に弯曲しており、この状態を正常弯曲という。このように弯曲（前弯・後弯）することで、直立姿勢での釣り合いをとりやすく、また歩行時や走行時における衝撃を吸収しやすくしている。

頚椎、胸椎、腰椎、仙骨はおのおのの形や大きさが異なっているが、体重を支える部分の椎体や脊髄が通る椎孔といった基本的な形状はほぼ同じである。

●脊髄を保護する椎骨

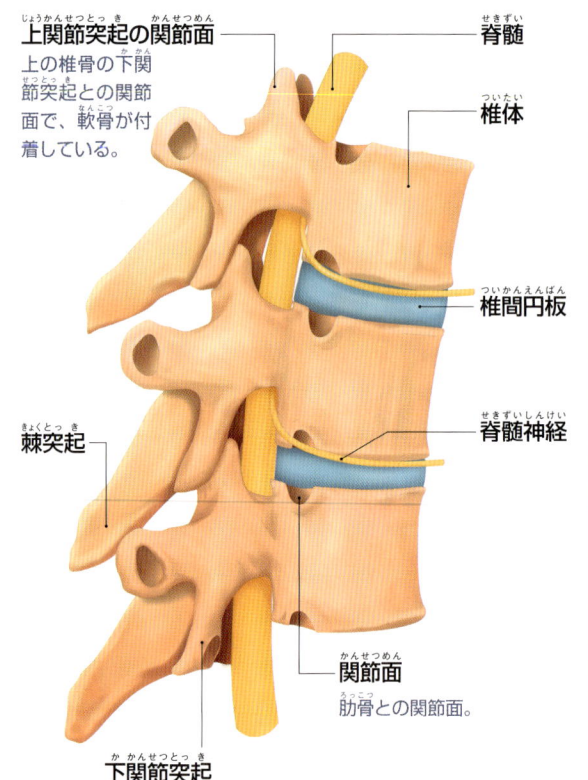

上関節突起の関節面：上の椎骨の下関節突起との関節面で、軟骨が付着している。

脊髄
椎体
椎間円板
脊髄神経
棘突起
関節面：肋骨との関節面。
下関節突起

図は胸椎の部分を表している。椎体は積み重なって脊柱を構成し、体幹を物理的に維持するほか、図のように中枢神経系である脊髄を保護する役割をもつ。脊髄が通る孔を椎孔と呼ぶ。

ひとくちメモ
骨の病気——椎間板ヘルニア

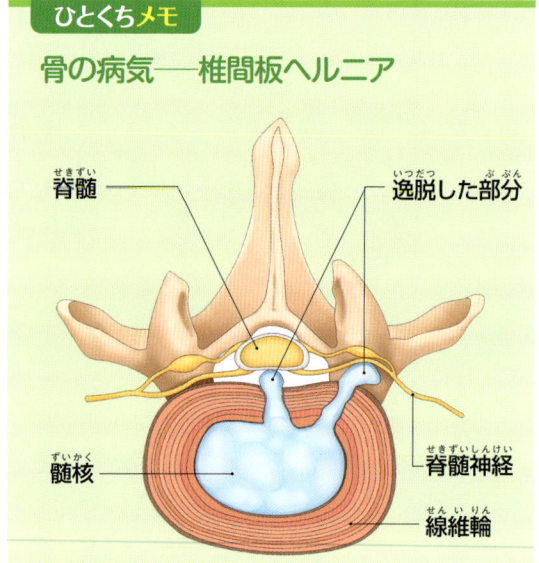

脊髄／逸脱した部分／髄核／脊髄神経／線維輪

加齢によって椎間円板の線維輪が抵抗力を失い、その中心にある髄核が外側にはみ出してしまうことがある。髄核がはみ出す方向が後方の場合、椎孔を通っている脊髄や血管、あるいは脊髄から分枝している脊髄神経を圧迫し、その結果、激しい痛みや運動機能の低下などの症状が現れる。

> 椎間板ヘルニアの治療では、手術や注射による薬物療法などがあります。

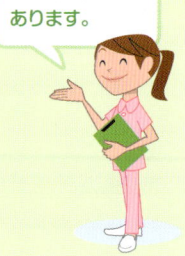

用語解説　脊髄▶脳とともに中枢神経系を構成する神経幹。脊椎の椎孔を通り、随所で神経が枝分かれして体幹や四肢を支配する。

●脊柱の構造

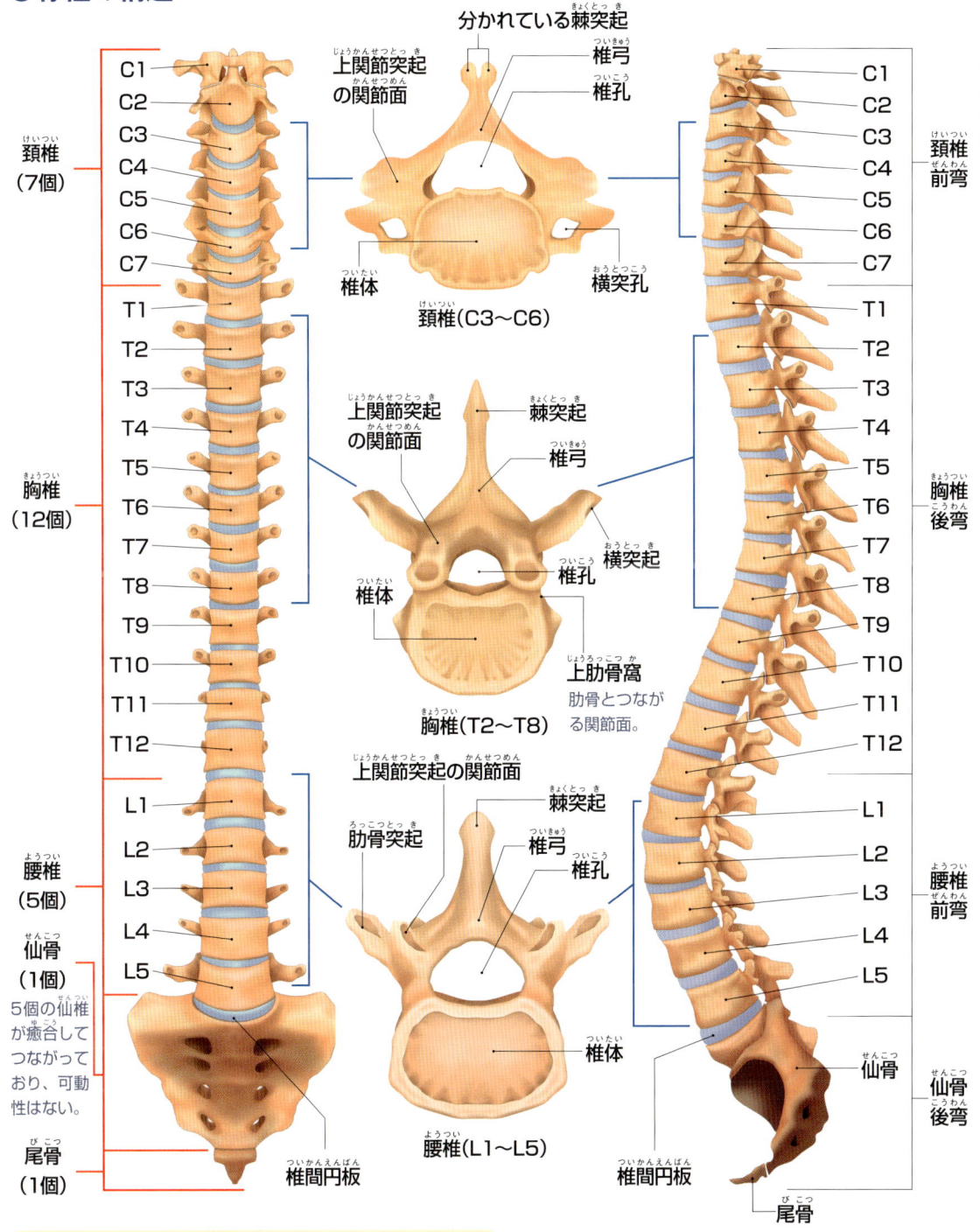

頸椎（7個）: C1, C2, C3, C4, C5, C6, C7
胸椎（12個）: T1, T2, T3, T4, T5, T6, T7, T8, T9, T10, T11, T12
腰椎（5個）: L1, L2, L3, L4, L5
仙骨（1個）: 5個の仙椎が癒合してつながっており、可動性はない。
尾骨（1個）

頸椎（C3～C6）
- 分かれている棘突起
- 上関節突起の関節面
- 椎弓
- 椎孔
- 椎体
- 横突孔

胸椎（T2～T8）
- 上関節突起の関節面
- 棘突起
- 椎弓
- 横突起
- 椎孔
- 椎体
- 上肋骨窩（肋骨とつながる関節面。）

腰椎（L1～L5）
- 上関節突起の関節面
- 棘突起
- 肋骨突起
- 椎弓
- 椎孔
- 椎体
- 椎間円板

側面図：頸椎前弯、胸椎後弯、腰椎前弯、仙骨後弯、仙骨、尾骨

脊柱は上から7個の頸椎、12個の胸椎、5個の腰椎、1個の仙骨（5個の仙椎が癒合している）、1個の尾骨（4個の尾椎が強固に結合している）からなっている。基本的な形は前方に厚くなった椎体、脊髄が通る椎孔、後方に椎弓、椎弓から両側に張り出した横突起と後方へ伸びた棘突起からなるが、胸椎には肋骨との関節面がある。

上方からの加重に対応できるように、頸椎、胸椎、腰椎、仙椎と、上から順に大きくなっています。また、頸椎はC（cervic-：頸）、胸椎はT（thorax-：胸）、腰椎はL（lumb-：腰）という符号がつけられ、上からナンバリングされます。

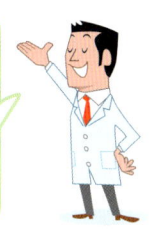

用語解説　横突起 ▶ 腰椎では肋骨突起と呼ばれる。本来、この部分の肋骨にあたる。

骨格系──構造

胸郭は内臓を保護する強固な骨格

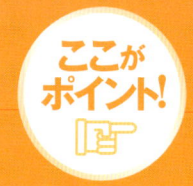

ここがポイント! 胸郭は胸骨、肋軟骨、肋骨、胸椎によって構成されており、胸腔内の内臓を保護する機能をもっている。また、臓器の保護機能だけでなく、呼吸運動にも関係している。

　胸部全体の骨格を**胸郭**といい、**胸骨**、**肋軟骨**、**肋骨**、**胸椎**で構成されている。胸郭は胸部の胸腔に収められた内臓を保護する大きなカゴのようなものである。

　構造的には前面の胸骨と背部の胸椎を、身体両側で肋骨および肋軟骨がつないでいるしくみとなっている。肋骨は1～12対あるが、第1肋骨から第7肋骨には**硝子軟骨**でできている肋軟骨を介して前面の胸骨と直接つながっている。肋軟骨は柔軟性があり、前面からの衝撃を吸収する役割をもっている。

　肋骨は肋骨頭によって胸椎とつながっており、ここを**肋骨頭関節**という。肋骨と胸椎、胸骨の結合は強くなく、可動することで呼吸運動を可能としている。

●前面から見た胸郭

胸骨柄
胸骨角
胸骨体　胸骨
剣状突起
肋軟骨
第12胸椎　第1腰椎　胸骨下角　肋骨弓

①～⑫の番号は、順番に第1～第12肋骨を表す。第1～第10肋骨には肋軟骨があるが、第1～第7肋骨の肋軟骨は、直接胸骨とつながっている。胸骨の横には7カ所のくぼみである**肋骨切痕**があり、ここで肋骨軟骨とつながっている。

鎖骨切痕
①第1肋骨切痕
②第2肋骨切痕　胸骨柄
胸骨角
③第3肋骨切痕　胸骨体
④第4肋骨切痕
⑤第5肋骨切痕
⑥第6肋骨切痕
⑦第7肋骨切痕
剣状突起

用語解説 　**寛解**▶疾患の症状が一時的または永続的に軽快した状態。完全な治癒を意味しない。

●後方から見た胸郭と椎体との連結例

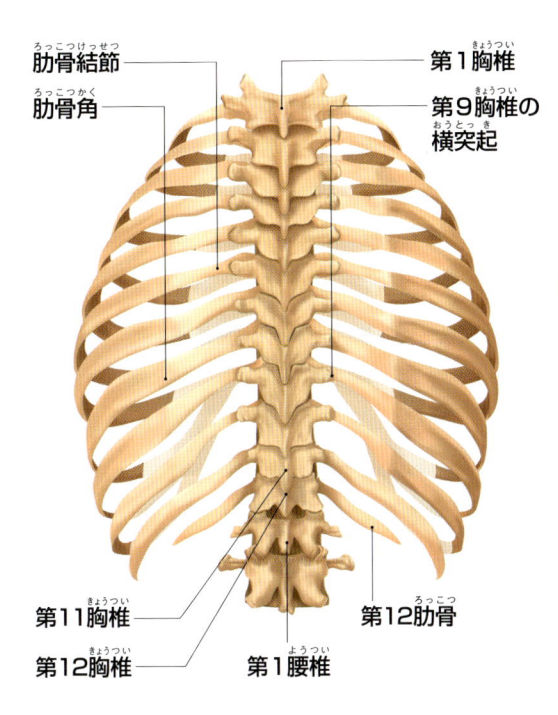

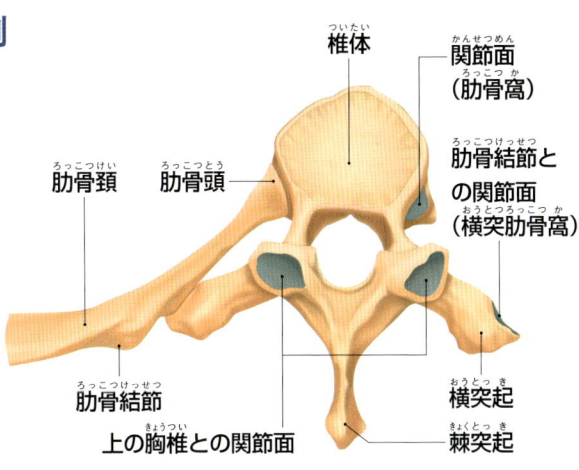

（図：後方から見た胸郭）
- 肋骨結節
- 肋骨角
- 第1胸椎
- 第9胸椎の横突起
- 第11胸椎
- 第12胸椎
- 第12肋骨
- 第1腰椎

（図：椎体と肋骨の連結）
- 椎体
- 関節面（肋骨窩）
- 肋骨結節との関節面（横突肋骨窩）
- 肋骨頸
- 肋骨頭
- 肋骨結節
- 上の胸椎との関節面
- 横突起
- 棘突起

胸椎の横突起と椎体の根元には肋骨頭とつながる関節面があり、間には軟骨があって呼吸に合わせた可動ができるようになっている。第11胸椎と第12胸椎に付いている肋骨は浮遊肋骨といい、前方でどこにも結合していない。

胸椎にある肋骨の関節面は横突起にあるものを横突肋骨窩、椎体の根元にあるものを肋骨窩といいます。

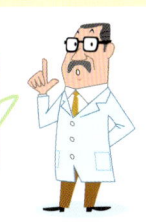

●呼吸時の胸郭の運動

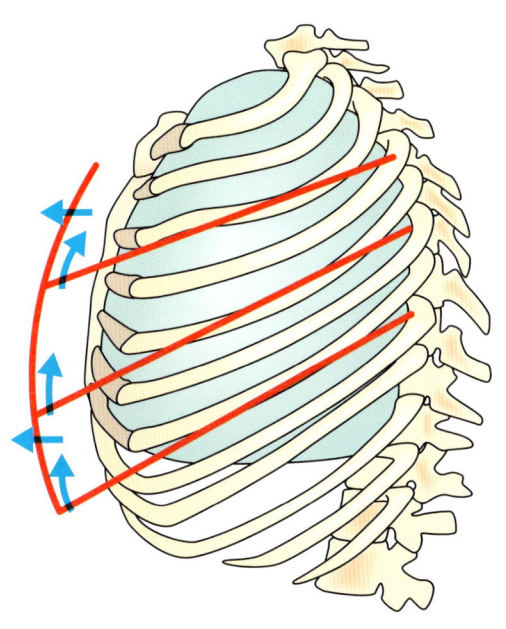

肋間筋によって呼吸運動が行われるが、吸気時には胸郭は上に上がり、前方に張り出す動きをする。この場合、胸椎との結合部が支持点となって運動が行われる。横方向では第6肋骨以降の部分が水平方向に広がり、胸骨下角の角度が大きくなる。

ひとくちメモ

骨の病気──関節リウマチ

骨や靱帯、筋、腱などの身体の支持構造に生じる痛みや炎症で、感染症および外傷を原因としないものをリウマチという。

リウマチの中でもよく知られているのが関節リウマチ（rheumatoid arthritis：RA）である。通常の関節炎は、関節の過剰な運動などによって関節が腫れて動きにくくなるものだが、関節リウマチは免疫システムが自己の組織である関節の滑膜や軟骨組織を攻撃し、炎症や関節の変形を起こす病気である。完治は困難で、寛解を目的として痛みや炎症をおさえる対症療法が中心となる。

関節リウマチは圧倒的に女性に多い病気です。両手首、両膝など、関節の痛みが身体の左右対称に出てくるなどの特徴があります。
検査としては、血液中に出てくるリウマトイド因子の有無を調べることが行われますが、関節リウマチなのに、この因子が検出されない場合もありますから注意しましょう。

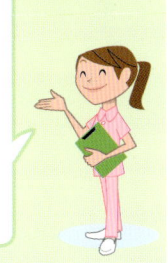

用語解説　対症療法 ▶ 患者の苦痛の軽減や疾患の状態の改善を目的として、現れている症状の改善を目指す治療のこと。

骨格系──構造

上肢は多彩な運動機能を発揮する

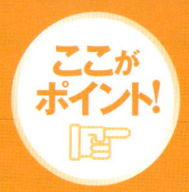

ここがポイント! 上肢の骨(上肢骨)は、自由に可動してさまざまな作業を行う自由上肢骨と、これを体幹につなげる上肢帯に大別される。手の骨は多数の小さな骨からなっており、複雑な動きを行うことができる。

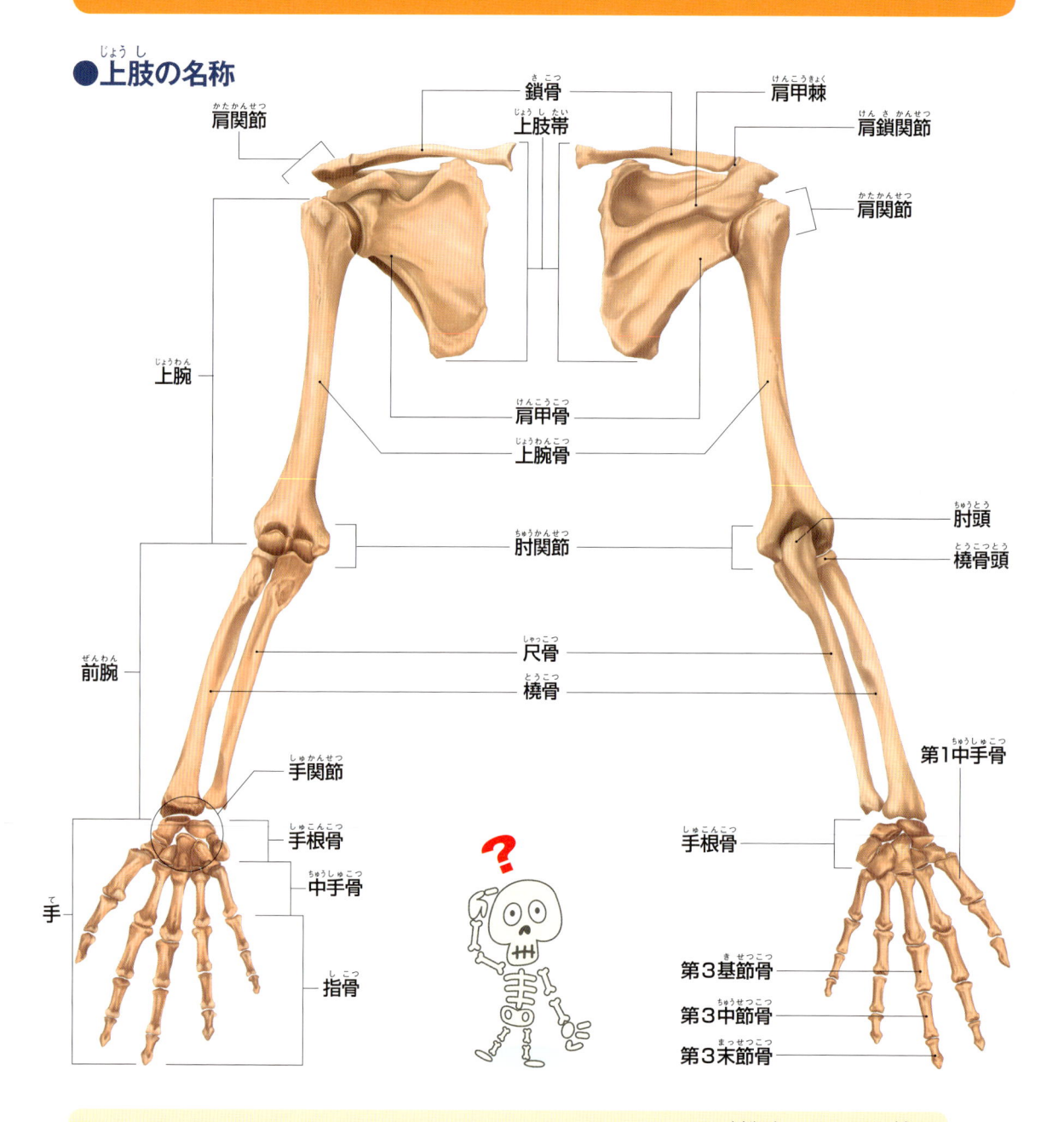

● 上肢の名称

図中のラベル:
- 肩関節
- 鎖骨
- 肩甲棘
- 上肢帯
- 肩鎖関節
- 肩関節
- 上腕
- 肩甲骨
- 上腕骨
- 肘頭
- 橈骨頭
- 肘関節
- 前腕
- 尺骨
- 橈骨
- 第1中手骨
- 手関節
- 手根骨
- 手根骨
- 中手骨
- 手
- 指骨
- 第3基節骨
- 第3中節骨
- 第3末節骨

左図は右腕を前面から見たもの、右図は後面から見たもの。肩関節は、肩甲骨の関節窩に上腕骨の骨頭が収まっており、可動域は大きいが、それゆえ安定性に乏しいため、多くの腱や靱帯によって補強されている。

用語解説　肩関節 ▶ 肩甲骨と上腕骨をつなぐ関節で、「肩甲上腕関節」とも呼ばれる。

上肢は片方で32個もの骨からなっており、運動能力に富んだ骨格である。上肢骨は大きく分けて上肢帯と自由上肢骨からなる。

上肢帯は鎖骨と肩甲骨から構成されており、自由上肢骨を体幹(軸骨格)につなげる働きをもつ。自由上肢骨はその名のとおり、自由な運動性がなければならないので、肩関節は肩甲骨の関節窩に収まる上腕骨の骨頭で球関節を構成し、可動性が最も大きい関節となっている。

自由上肢骨は上腕骨以下の骨からなる。橈骨と尺骨の間には骨間膜があり、ひねりの動きができるようになっている。また、手の骨は物をつかむなど複雑な動きをするため、短骨や指の長骨など多くの骨から構成されている。

●上肢帯との結合と靱帯

上方から見た図

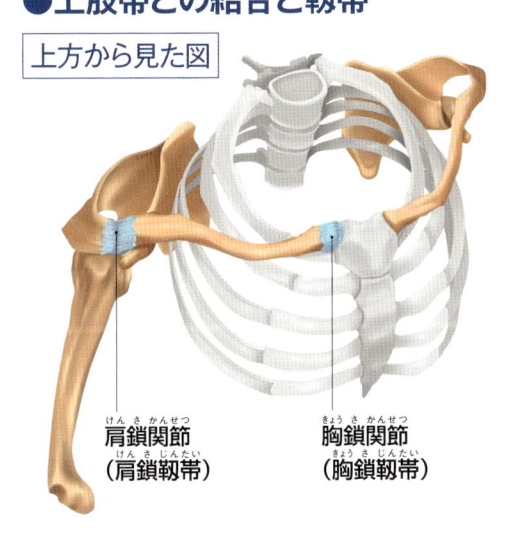

肩鎖関節（肩鎖靱帯）
胸鎖関節（胸鎖靱帯）

前方から見た図

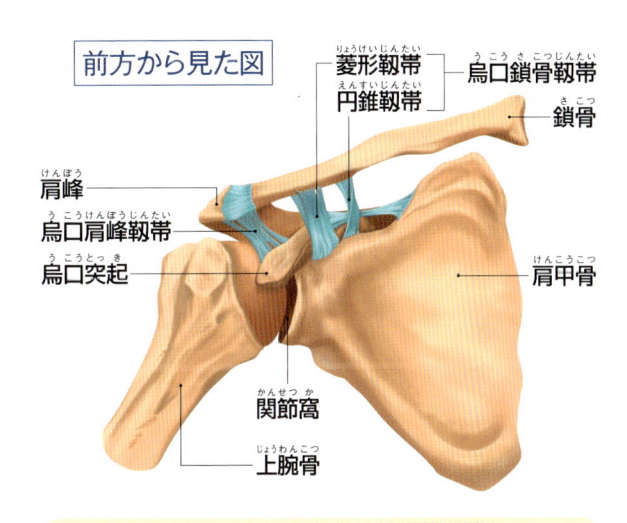

菱形靱帯
円錐靱帯
烏口鎖骨靱帯
鎖骨
肩峰
烏口肩峰靱帯
烏口突起
肩甲骨
関節窩
上腕骨

上肢帯と上腕骨の関節部分は、関節上腕靱帯によって包まれている。上図は関節上腕靱帯を取り除いている。

●手の骨のしくみ

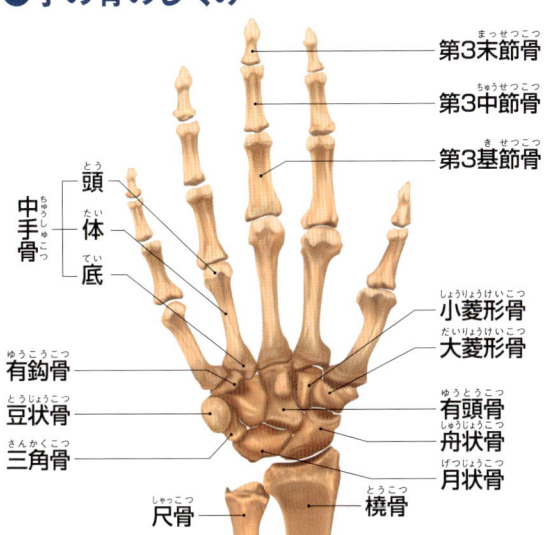

第3末節骨
第3中節骨
第3基節骨
頭
体
底
中手骨
小菱形骨
大菱形骨
有鈎骨
有頭骨
豆状骨
舟状骨
三角骨
月状骨
尺骨
橈骨

手根骨は橈骨と関節を作り、ここで手首の運動が行われる。指を構成する1つの骨は手のひらの方から底、体、頭と呼ばれ、また関節ごとに指先の方向に向かって中手骨、基節骨、中節骨、末節骨と呼ばれる。

ひとくちメモ
骨の病気——脱臼

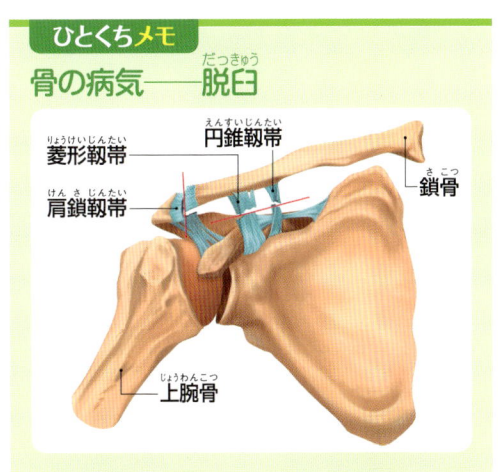

菱形靱帯
円錐靱帯
肩鎖靱帯
鎖骨
上腕骨

脱臼は、外力などによって肩の関節窩から上腕骨頭が外れる状態をいう。何らかの原因で菱形靱帯と円錐靱帯が、あるいは肩鎖靱帯が切断するなどの理由によって関節が外れることがある。

切断がなくても脱臼することもあるが、靱帯の切断によるものは手術が必要となる。

用語解説 肩鎖関節 ▶ 肩甲骨と鎖骨をつなぐ関節で、肩鎖靱帯に覆われている。

>> 骨格系――構造

下肢は体重を支え、歩行を可能にする

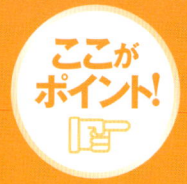

ここがポイント！ 下肢骨は、下肢帯と自由下肢骨に大別できる。大腿骨と下肢帯のつなぎ目である股関節は、肩関節よりも自由度は少ないが、安定性があり脱臼しにくくなっている。

上肢の骨格と同じく、下肢の骨も自由に動く**自由下肢骨**と、自由下肢骨と体幹を連結する**下肢帯**に分けられる。自由下肢骨は30個の骨から形成されており、大腿、下腿、足の3つに分けられる。体重を支え、歩行や走行に大きな衝撃がかかるので、大腿骨は長骨の中でも太くできている。また、**股関節**では寛骨の寛骨臼に大腿骨の骨頭がはまり、強固なたくさんの靱帯によって包まれているため安定性が高いが、逆に肩関節と比べて可動域は小さい。

下肢帯は幅の広い2つの寛骨が、後方では仙骨と、前方では軟骨の恥骨結合によって組み合わされ、**骨盤**を形成している。骨盤は脊柱を支え、骨盤内の内臓を保護する機能をもっている。

●下肢帯と自由下肢骨

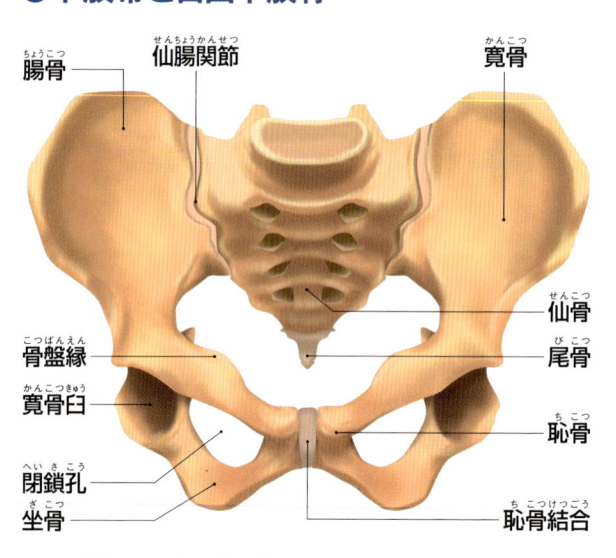

腸骨、仙腸関節、寛骨、骨盤縁、寛骨臼、閉鎖孔、坐骨、仙骨、尾骨、恥骨、恥骨結合

寛骨、下肢帯、大転子、小転子、大腿骨、大腿、膝蓋骨、自由下肢骨、腓骨、脛骨、下腿、足根骨、中足骨、趾骨、足

仙骨と恥骨結合によって2つ寛骨がつながっている。寛骨の扁平な部分、ちょうど蝶が羽を広げたような部分は腸骨と呼ばれ、小腸が収められている場所にあたる。

大腿骨の骨頭は、下肢帯の寛骨の寛骨臼に収まり、位置的にも上からの荷重に耐えられるように寛骨が自由下肢骨に乗っているような配置となっている。脛骨と腓骨は、上肢の尺骨と橈骨のようにひねることがなく、固定されている。

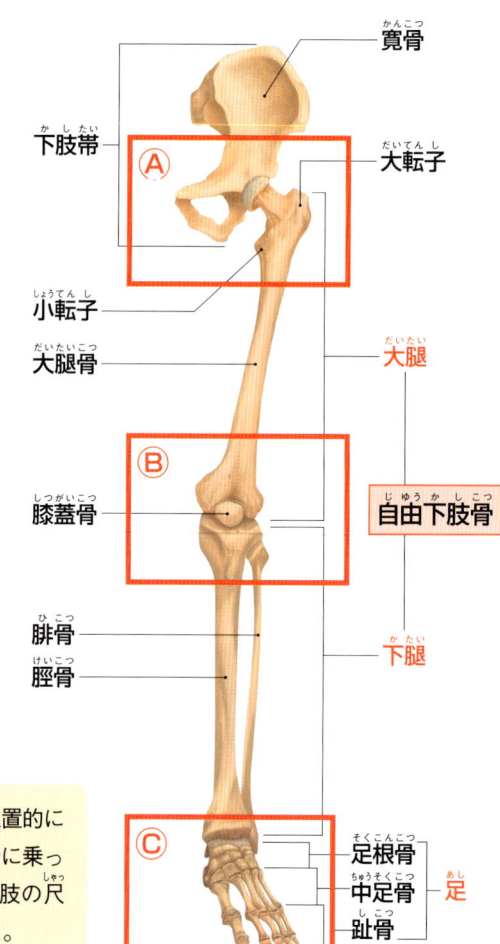

用語解説 **下肢骨** ▶ 下肢帯と、大腿骨・下腿骨・足骨からなる自由下肢骨で、下肢を構成する骨のこと。

Ⓐ：股関節のしくみ

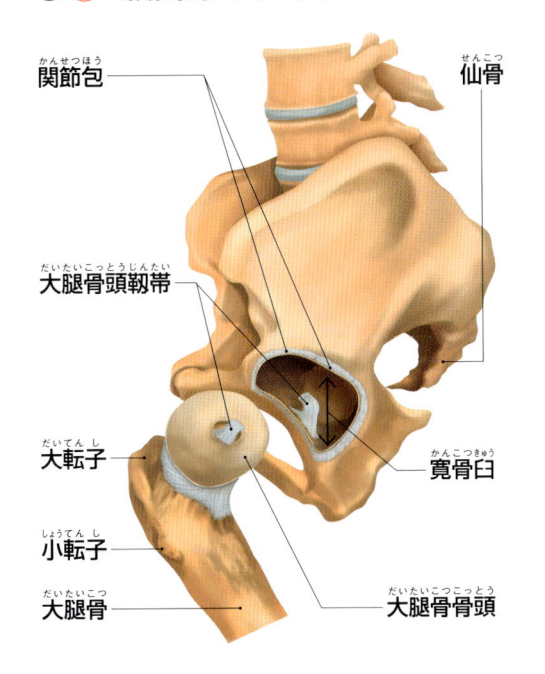

- 関節包
- 仙骨
- 大腿骨頭靱帯
- 寛骨臼
- 大転子
- 小転子
- 大腿骨
- 大腿骨骨頭

上図は、股関節を包んでいる靱帯を切断し、大腿骨を外したところ。大腿骨の骨頭からは大腿骨頭靱帯が伸びており、寛骨臼の靱帯とつながっている。

Ⓑ：膝関節の構造

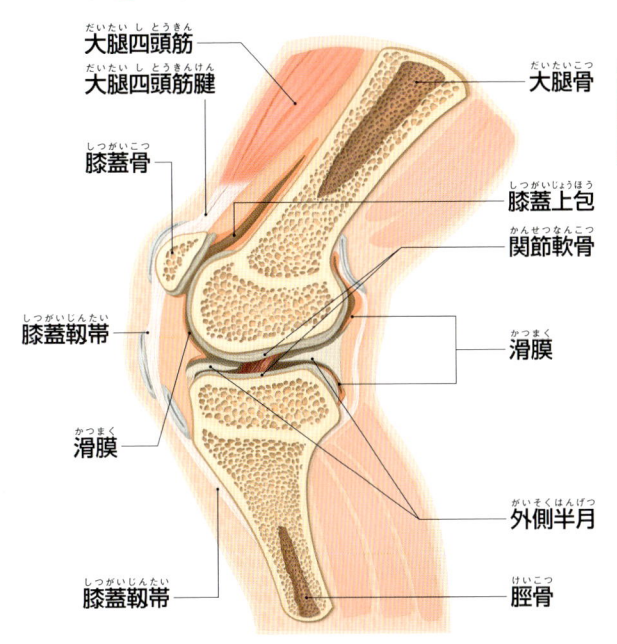

- 大腿四頭筋
- 大腿四頭筋腱
- 大腿骨
- 膝蓋骨
- 膝蓋上包
- 関節軟骨
- 膝蓋靱帯
- 滑膜
- 滑膜
- 外側半月
- 膝蓋靱帯
- 脛骨

膝の関節は前面に膝蓋骨がある。膝蓋骨は膝関節を保護するとともに、テコの原理によって大腿四頭筋腱の力を増幅させる役割も果たす。

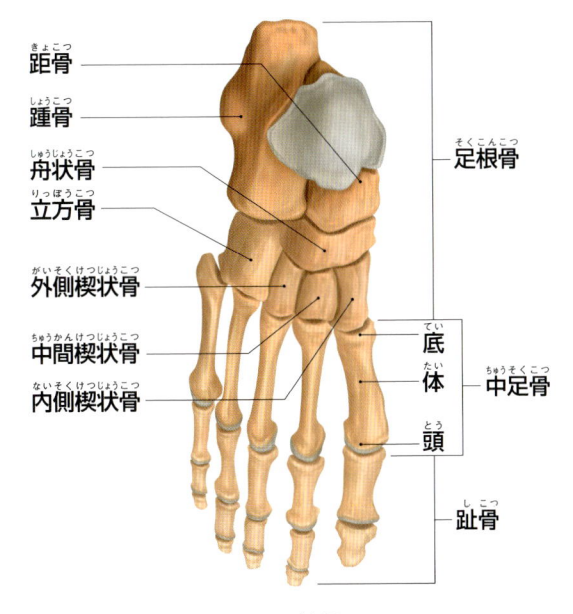

Ⓒ：足のしくみ

- 距骨
- 踵骨
- 舟状骨
- 立方骨
- 外側楔状骨
- 中間楔状骨
- 内側楔状骨
- 足根骨
- 底
- 体
- 頭
- 中足骨
- 趾骨

足の骨も手と同じく、小さな短骨で構成されているが、手ほど複雑な動きをすることはできない。手根骨と比べて、足根骨の方が大きいという特徴がある。また、かかとの骨は踵骨という。

ひとくちメモ
女性と男性の骨盤の違い

女性 / 男性

男性の骨盤に比べ、女性の骨盤は全体的に幅が広くなっている。①②骨盤上口と下口の幅が大きい。③大骨盤の幅が広い。④恥骨弓の角度が、男性の場合90°以下だが、女性の場合は90°以上ある。⑤高さが低い。
また、男性の骨盤は全体的に重く、厚さもあるが、女性の骨盤は軽く、全体的に薄いという特徴もある。

用語解説　足根骨 ▶ 1つの骨の名称ではなく、足首にある7個の短骨の総称。

もう一度、チェックしてみよう！（2）

解答は285ページ

□部分の名称を入れてください。

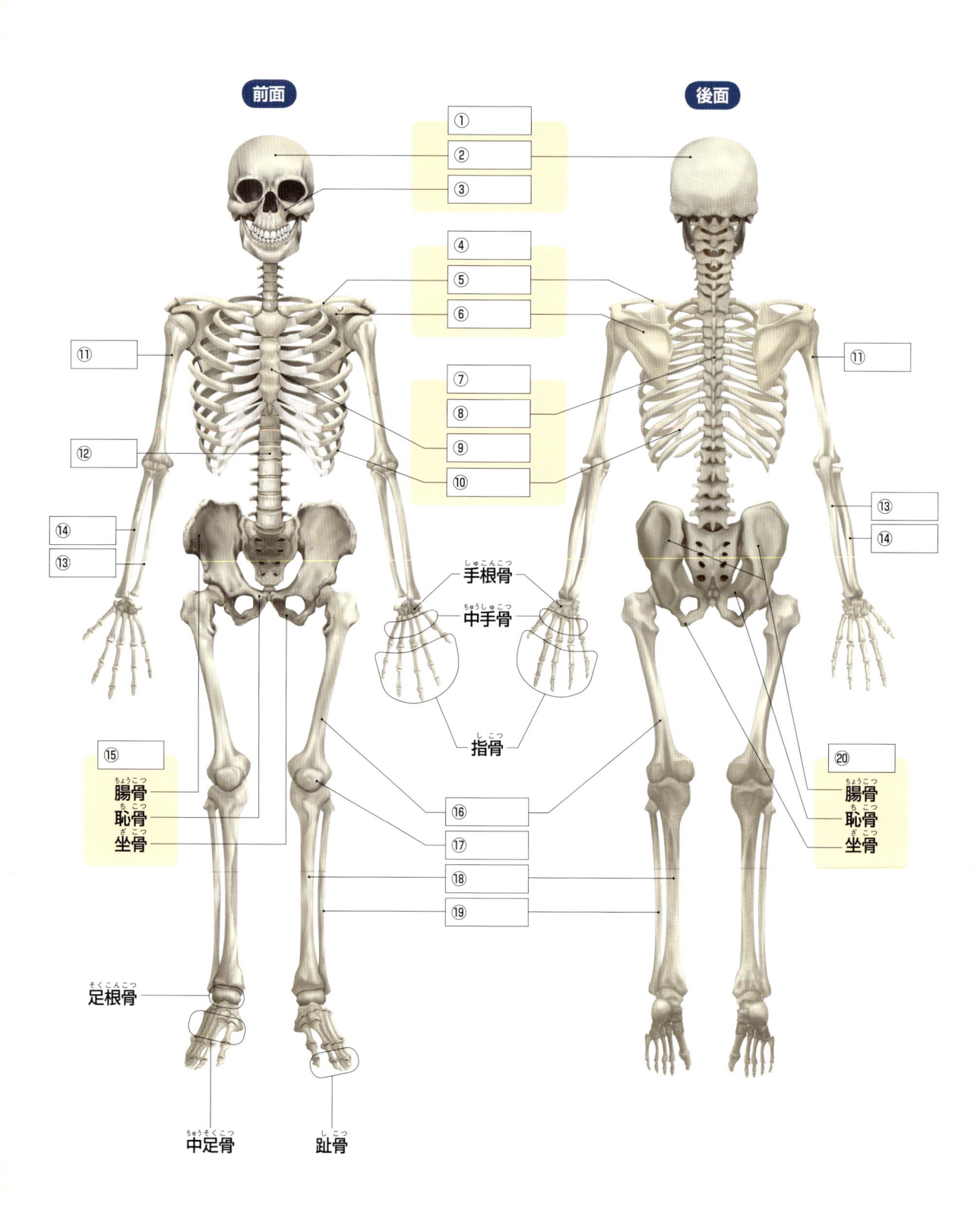

前面　後面

① ② ③ ④ ⑤ ⑥ ⑦ ⑧ ⑨ ⑩ ⑪ ⑫ ⑬ ⑭

しゅこんこつ
手根骨
ちゅうしゅこつ
中手骨
しこつ
指骨

⑮
ちょうこつ
腸骨
ちこつ
恥骨
ざこつ
坐骨

⑯ ⑰ ⑱ ⑲

⑳
ちょうこつ
腸骨
ちこつ
恥骨
ざこつ
坐骨

そくこんこつ
足根骨
ちゅうそくこつ
中足骨
しこつ
趾骨

Chapter 3

第3章 筋系

筋組織は、体重のおよそ半分を占めており、骨格筋、心筋、平滑筋の3種類に分けることができる。骨格筋は骨に付着して骨格を、心筋は心臓を、平滑筋は血管や臓器を動かしている。

- ●全身の骨格筋 ……………………………………… 80
- ●筋組織のしくみ〈骨格筋〉………………………… 82
- ●骨格筋はなぜ動く？ ……………………………… 84
- ●平滑筋と心筋 ……………………………………… 86
- ●運動だけではない筋の役割 ……………………… 88
- ●表情を作る頭部の筋群 …………………………… 90
- ●首の可動──頸部の筋群 ………………………… 92
- ●腹部・胸部と背部の筋群 ………………………… 94
- ●上腕骨と肩を動かす上肢の筋群 ………………… 96
- ●多数の筋と腱で手指は動く ……………………… 98
- ●体全体を支える下肢の筋群 ……………………… 100

筋系——構造

全身の骨格筋

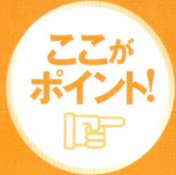

ここがポイント！ 筋組織は体重のおよそ半分を占め、運動に関与する骨格筋、心臓を動かす心筋、臓器などの器官の壁にある平滑筋の3種類がある。また、意識的に動かすことができる随意筋と、できない不随意筋にも分けられる。

筋組織は、運動量や年齢、性別などの違いによって個人差はあるが、体重のおよそ40～50％を占めている。

このように体重の多くを占めている筋組織だが、機能的に見れば骨格筋、心筋、平滑筋の3種類に分けられる。骨格筋は骨に付着して骨格を動かす役割をもっており、意識的に収縮・弛緩させることができるので、随意筋と呼ばれる。

これに対し、心筋は心臓にしか存在しない筋であり、収縮・弛緩することで血液を全身に行き渡らせる機能をもつ。また、平滑筋は血管や胃・腸などの消化管、膀胱、子宮などの臓器の壁に存在している筋であり、血圧の調節や、体内における物質などの移動に関与している。骨格筋とは違い、心筋や平滑筋は意識的に収縮・弛緩させることができないため、不随意筋と呼ばれる。

●顔と頭部の骨格筋

眼輪筋
瞼を閉じる筋で、開く役割はもっていない。眼輪筋の深部にある上眼瞼挙筋が瞼を開ける筋である。

帽状腱膜
強靭な腱で、前頭筋と後頭筋をつなげている。

皺眉筋

口角挙筋

前頭筋

鼻筋

上唇挙筋

口輪筋

笑筋
口角を外側に引っ張る筋で、発達しているとエクボができる。

下唇下制筋

オトガイ筋

頬筋
深部にあり、頬を膨らませたり飲み物を吸引したりする動作を行う。

後頭筋
前頭筋
前頭骨表面にある前頭筋と、後頭骨表面にある後頭筋の2つが帽状腱膜によってつながれている。

帽状腱膜

側頭筋

眼輪筋

口輪筋

下唇下制筋

口角挙筋
口角を上げる筋で、歳を取って弱くなると口角が下がるようになる。

頬筋

咬筋

胸鎖乳突筋

もともと頭部には可動性の関節が顎関節しかないため、頭部に存在する骨格筋は骨を動かすものではなく、表情筋といい、皮膚を動かすことで表情を作る役割に特化している。

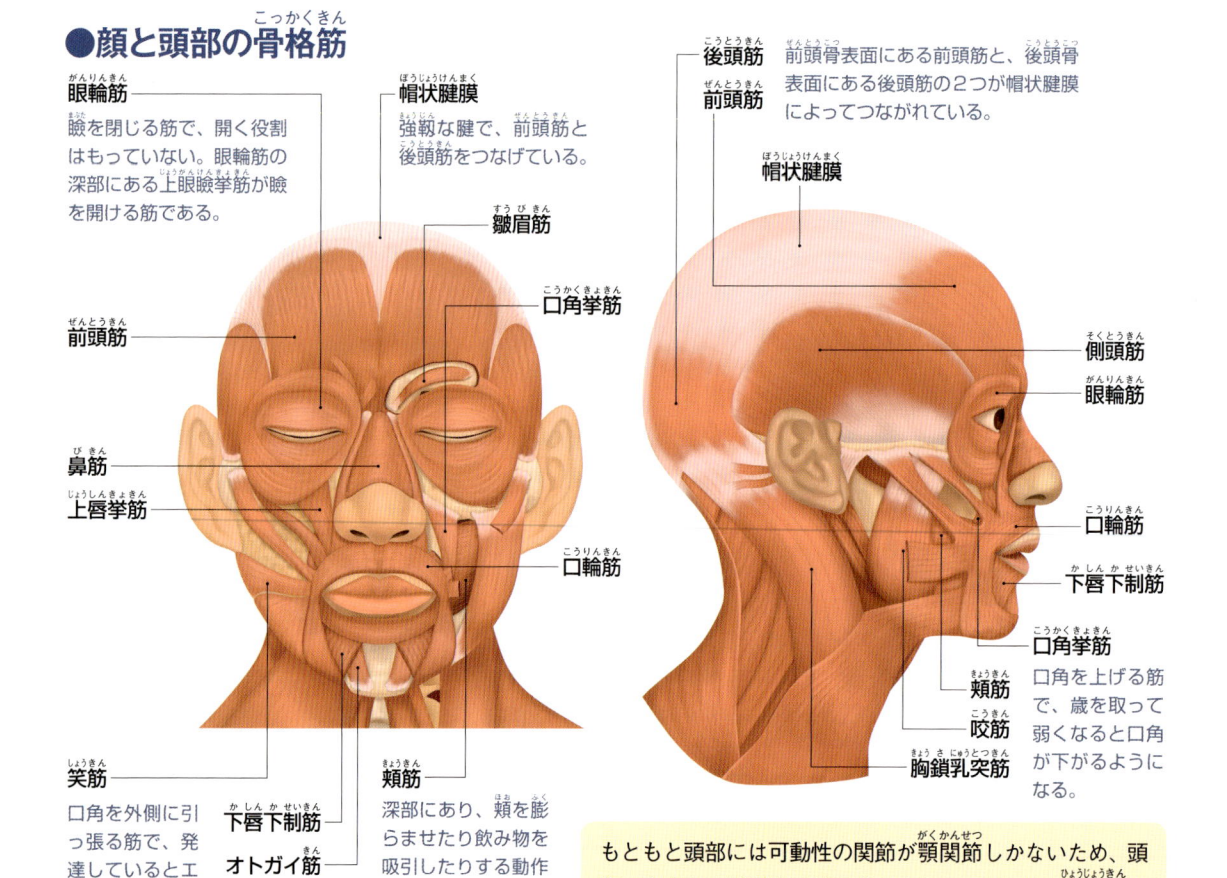

用語解説　横紋筋 ▶ 骨格筋と心筋には縞模様のような横紋が見られることから、横紋筋とも呼ばれる。

●全身の骨格筋

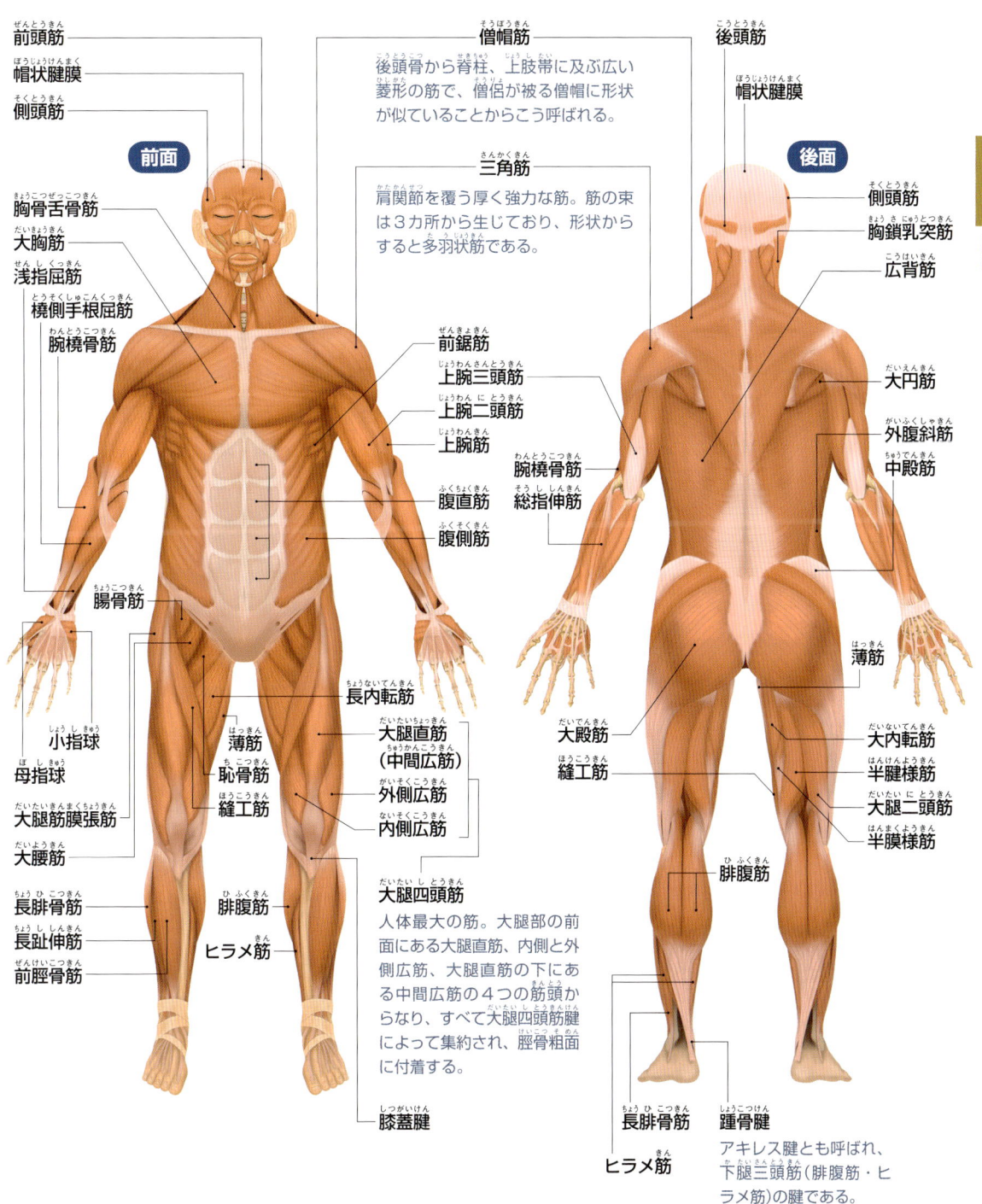

前面

- 前頭筋
- 帽状腱膜
- 側頭筋
- 胸骨舌骨筋
- 大胸筋
- 浅指屈筋
- 橈側手根屈筋
- 腕橈骨筋
- 前鋸筋
- 上腕三頭筋
- 上腕二頭筋
- 上腕筋
- 腹直筋
- 腹側筋
- 腸骨筋
- 小指球
- 母指球
- 大腿筋膜張筋
- 大腰筋
- 長内転筋
- 薄筋
- 恥骨筋
- 縫工筋
- 大腿直筋（中間広筋）
- 外側広筋
- 内側広筋
- 大腿四頭筋
- 長腓骨筋
- 長趾伸筋
- 前脛骨筋
- 腓腹筋
- ヒラメ筋
- 膝蓋腱

僧帽筋：後頭骨から脊柱、上肢帯に及ぶ広い菱形の筋で、僧侶が被る僧帽に形状が似ていることからこう呼ばれる。

三角筋：肩関節を覆う厚く強力な筋。筋の束は3カ所から生じており、形状からすると多羽状筋である。

大腿四頭筋：人体最大の筋。大腿部の前面にある大腿直筋、内側と外側広筋、大腿直筋の下にある中間広筋の4つの筋頭からなり、すべて大腿四頭筋腱によって集約され、脛骨粗面に付着する。

後面

- 後頭筋
- 帽状腱膜
- 側頭筋
- 胸鎖乳突筋
- 広背筋
- 大円筋
- 外腹斜筋
- 中殿筋
- 腕橈骨筋
- 総指伸筋
- 大殿筋
- 薄筋
- 大内転筋
- 縫工筋
- 半腱様筋
- 大腿二頭筋
- 半膜様筋
- 腓腹筋
- 長腓骨筋
- ヒラメ筋
- 踵骨腱

踵骨腱：アキレス腱とも呼ばれ、下腿三頭筋（腓腹筋・ヒラメ筋）の腱である。

骨格筋は全部で約700個あると言われている。これら多数に及ぶ筋は重なって存在することもあり、その場合、皮膚に近い表面にあるものを浅層、それよりも下にあるものを深層に分けている。図では基本的に浅層にある筋を表している。

ここでは、主な筋の名称をおよそでいいので覚えておきましょう。一群の筋がどのように影響し合っているかは、以降のページで取り上げます。

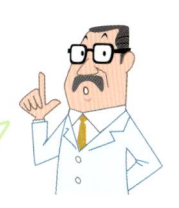

用語解説　二頭筋・三頭筋▶ 起始部が2つに分かれてそれらが1つに合しているものを二頭筋、同じく起始部が3つに分かれて1つに合するものは三頭筋という。

≫筋系──構造

筋組織のしくみ〈骨格筋〉

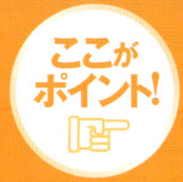

ここがポイント！ 骨格筋はいくつもの束によって構成される強靭な組織で、各束は筋上膜、筋周膜、筋内膜の結合組織によって束ねられている。骨格筋細胞には筋の収縮・伸展をもたらすフィラメント構造を有している。

骨格筋を肉眼で見ると、赤みを帯びている。この筋の両端は、緻密結合組織でできた丈夫な腱によって骨に付着している。筋の表面は密で強い筋上膜（筋膜）で覆われ、筋腹は筋線維の束、すなわち筋束がいくつも集まって構成されている。この1つひとつの筋束は筋周膜と呼ばれる密線維性結合組織によって包まれている。

さらに、1つの筋束に注目してみると、筋束もいくつもの束によって形作られているのがわかる。この1つひとつの束も筋内膜という組織によって包まれており、さらにこの筋内膜の中に多数の筋線維、すなわち骨格筋細胞が集まっている。

おのおのの骨格筋細胞は、通常の細胞と同じく細胞膜によって覆われている。毛細血管や運動神経は筋内膜上を走行しており、内側の骨格筋細胞に栄養や情報・司令を与えている。筋線維（＝骨格筋細胞）内には蛋白質からなる筋フィラメントという構造があり、これが筋の収縮・弛緩をもたらしている。

このように、骨格筋は**四重の束**によって形作られる、複雑で強靭な組織なのである。

●束になっている筋組織──骨格筋の構造

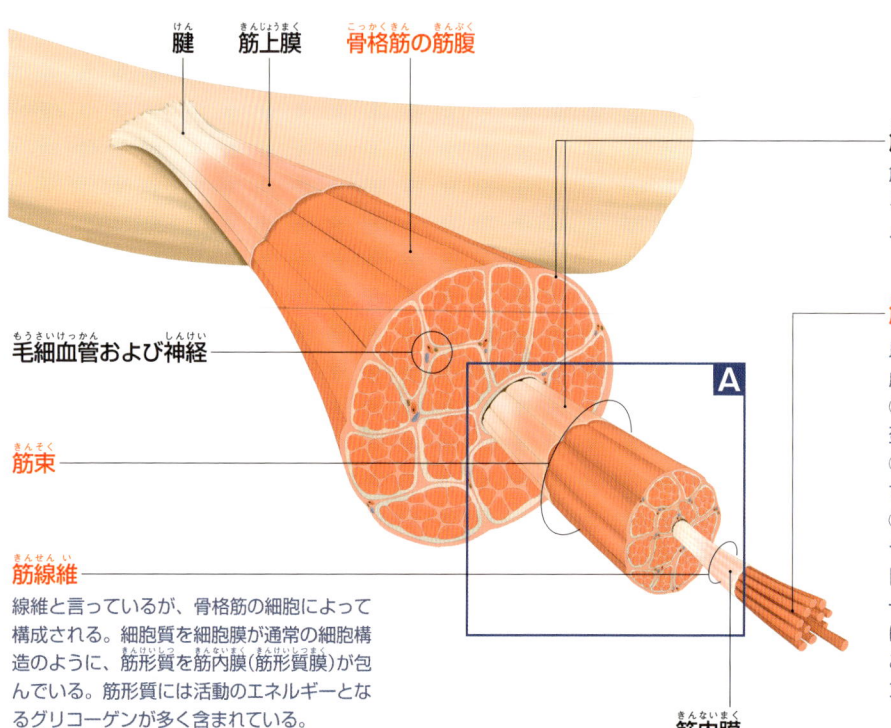

腱

筋上膜

骨格筋の筋腹

毛細血管および神経

筋束

筋線維
線維と言っているが、骨格筋の細胞によって構成される。細胞質を細胞膜が通常の細胞構造のように、筋形質を筋内膜（筋形質膜）が包んでいる。筋形質には活動のエネルギーとなるグリコーゲンが多く含まれている。

筋周膜
筋束を包み込む膜。隣接する束との摩擦をおさえ、スムーズに動くようにする。

筋原線維
以下の3つの蛋白質から構成されている。
①収縮の張力を生む「収縮蛋白質」
②収縮を始めたり止めたりする「調整蛋白質」
③フィラメントの配列保持や形質膜などと連結させる「構造蛋白質」
一番重要なのは、筋の可動に関係する収縮蛋白質で、これにはミオシンとアクチンがある。

筋内膜

用語解説 筋小胞体▶ 筋小胞体は通常、筋が弛緩しているときはカルシウムイオンを貯留させている。小胞体自体は細胞質内にある細胞内小器官で、カルシウムイオンの貯蔵や蛋白質の合成などの機能を有している。

A 筋束の拡大

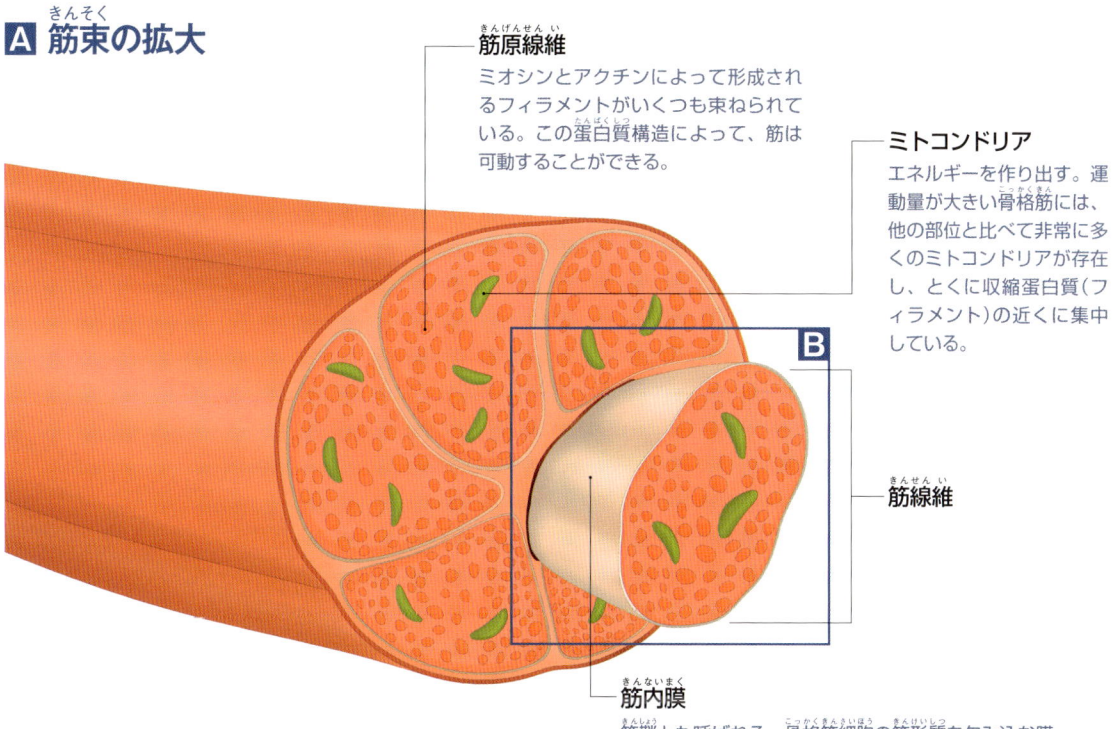

筋原線維
ミオシンとアクチンによって形成されるフィラメントがいくつも束ねられている。この蛋白質構造によって、筋は可動することができる。

ミトコンドリア
エネルギーを作り出す。運動量が大きい骨格筋には、他の部位と比べて非常に多くのミトコンドリアが存在し、とくに収縮蛋白質(フィラメント)の近くに集中している。

筋線維

筋内膜
筋鞘とも呼ばれる。骨格筋細胞の筋形質を包み込む膜。

B 筋線維の拡大

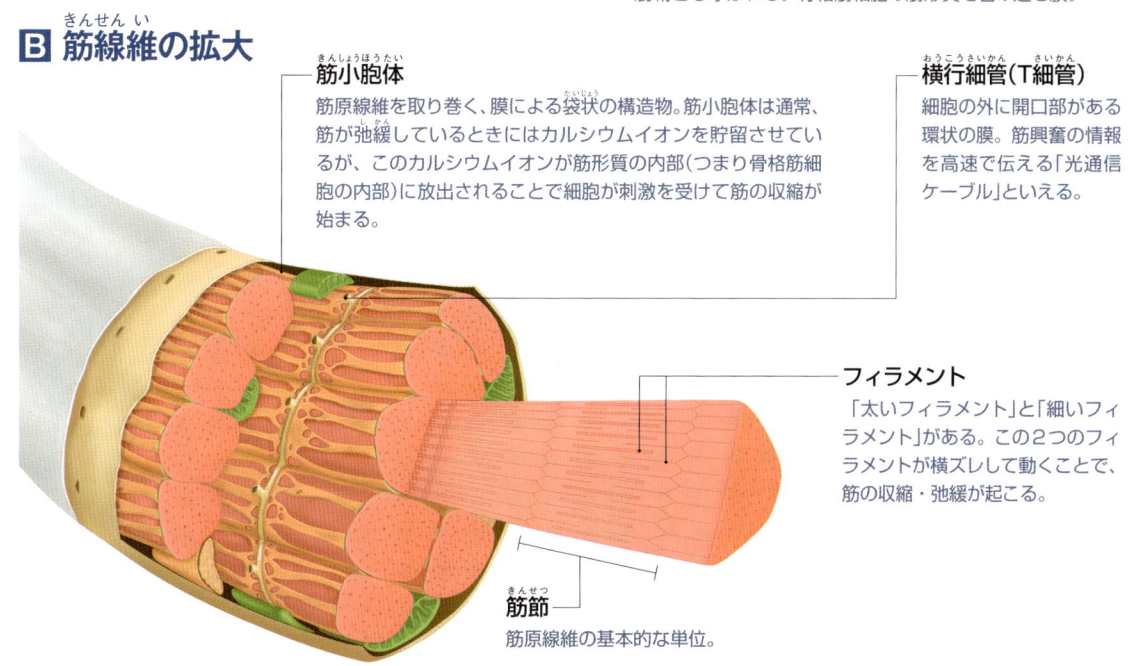

筋小胞体
筋原線維を取り巻く、膜による袋状の構造物。筋小胞体は通常、筋が弛緩しているときにはカルシウムイオンを貯留させているが、このカルシウムイオンが筋形質の内部(つまり骨格筋細胞の内部)に放出されることで細胞が刺激を受けて筋の収縮が始まる。

横行細管(T細管)
細胞の外に開口部がある環状の膜。筋興奮の情報を高速で伝える「光通信ケーブル」といえる。

フィラメント
「太いフィラメント」と「細いフィラメント」がある。この2つのフィラメントが横ズレして動くことで、筋の収縮・弛緩が起こる。

筋節
筋原線維の基本的な単位。

骨格筋細胞は、通常の細胞と同じくミトコンドリアや核などの細胞小器官を細胞膜が覆っているが、構造はかなり特徴的である。例えば、細胞膜には横方向に走る横行細管(T細管)があり、細胞中心部に向かって伸びている。ミトコンドリアも、筋線維全体にわたって複数存在する。

複雑でなかなか把握しにくいですが……
① 筋上膜と筋腹
↓
② 筋周膜と筋束
↓
③ 筋内膜と複数の筋線維(骨格筋細胞)
↓
④ 細胞膜と筋原線維
といった順番で覚えましょう。

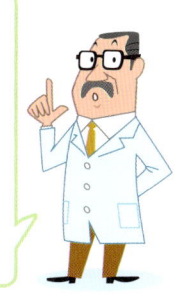

用語解説 **ミトコンドリア**▶ 有酸素呼吸によってエネルギーを作り出す働きをしている。

» 筋系——構造と機能

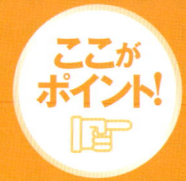

骨格筋はなぜ動く？

ここがポイント！
筋の収縮は、蛋白質のアクチンとミオシンによって構成されるフィラメントが可動することで起こる。神経伝達物質のアセチルコリンが骨格筋細胞（＝筋線維）に刺激を与えると、フィラメントが収縮する。

骨格筋細胞の中を見ると**筋原線維**と呼ばれる、細い糸が束になっているような構造物が確認できる。筋原線維の直径は約1μmだが、さらにいくつもの**筋フィラメント**という収縮蛋白質からなっている。

この筋フィラメントは、直径16nmで長さ1〜2μmの「太いフィラメント」と、直径8nmで長さ1〜2μmの「細いフィラメント」からできている。太いフィラメントはミオシン、細いフィラメントはアクチンという蛋白質であり、これがお互いに横滑りすることで筋の収縮・弛緩が起こるしくみである。

神経細胞の終末部は筋内膜の表面に存在し、この終末部から放出される神経伝達物質である**アセチルコリン**の刺激によりナトリウムイオンが放出されることによって筋の収縮が起こる。この刺激の筋原線維全体への伝達には、横行細管（T細管）と筋小胞体が関与している。つまり、筋の収縮・弛緩は神経細胞からの刺激によって、刺激を受けた骨格筋細胞の筋原線維が**収縮運動**をすることで起こるといえる。

●筋を動かす筋フィラメント

フィラメントは筋節という機能の単位ごとに並んで筋原線維を作り、円盤状の蛋白質が集まったZ線でそれぞれつながっている。太いフィラメント全体の部分をA帯（横紋の暗い部分）、A帯中央の幅の狭い部分をH帯と呼ぶ。Ⓐ部分は太いフィラメントと細いフィラメントが重なる部分である。

M線
太いフィラメントを束ねて支持する蛋白質がある。「M」はmiddle（真ん中）の頭文字で、太いフィラメントの中央にあるため、このように呼称される。

I帯
細いフィラメントのみの部分で、Z線を挟んで次の筋節に及ぶ部分。蛋白質の密度が低い。

用語解説 μm・nm ▶ 1nmは0.000001mm（10億分の1メートル）＝0.001μmとなる。

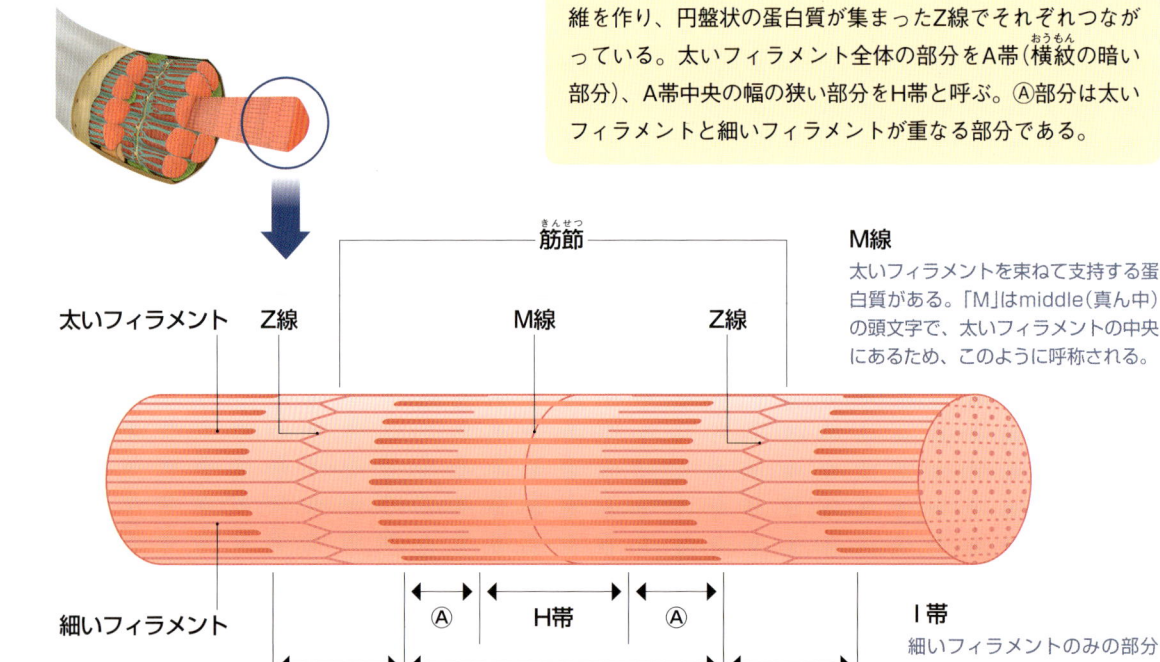

Chapter 3

●筋を収縮・弛緩させる情報伝達

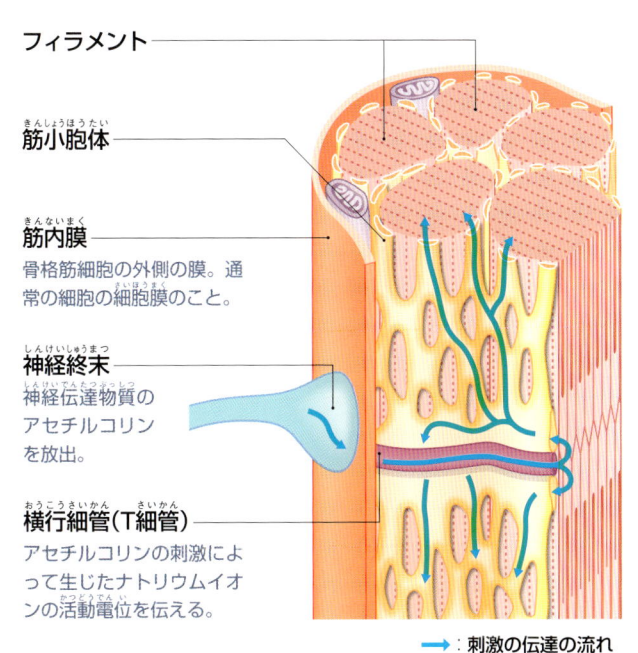

筋収縮の刺激の流れは大まかに、左図のようなルートで伝達されている。
さらに下図が示すように、神経細胞の終末部から放出されたアセチルコリンは、骨格筋細胞の筋内膜上にある受容体と結合する。これによって発生したナトリウムイオンが横行細管内を筋内膜に沿って流れ、筋小胞体に達すると細胞に刺激を与えるカルシウムイオンが放出されて、フィラメントの収縮が始まる。

フィラメント

筋小胞体

筋内膜
骨格筋細胞の外側の膜。通常の細胞の細胞膜のこと。

神経終末
神経伝達物質のアセチルコリンを放出。

横行細管（T細管）
アセチルコリンの刺激によって生じたナトリウムイオンの活動電位を伝える。

→：刺激の伝達の流れ

> 刺激の伝導はおおまかにいうと、神経終末部（アセチルコリン）→横行細管（ナトリウムイオン）→筋小胞体（カルシウムイオン）という順に伝わります。役目を終えたアセチルコリンは、分解酵素によって分解されます。

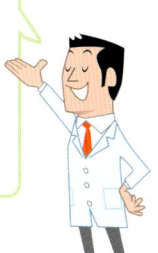

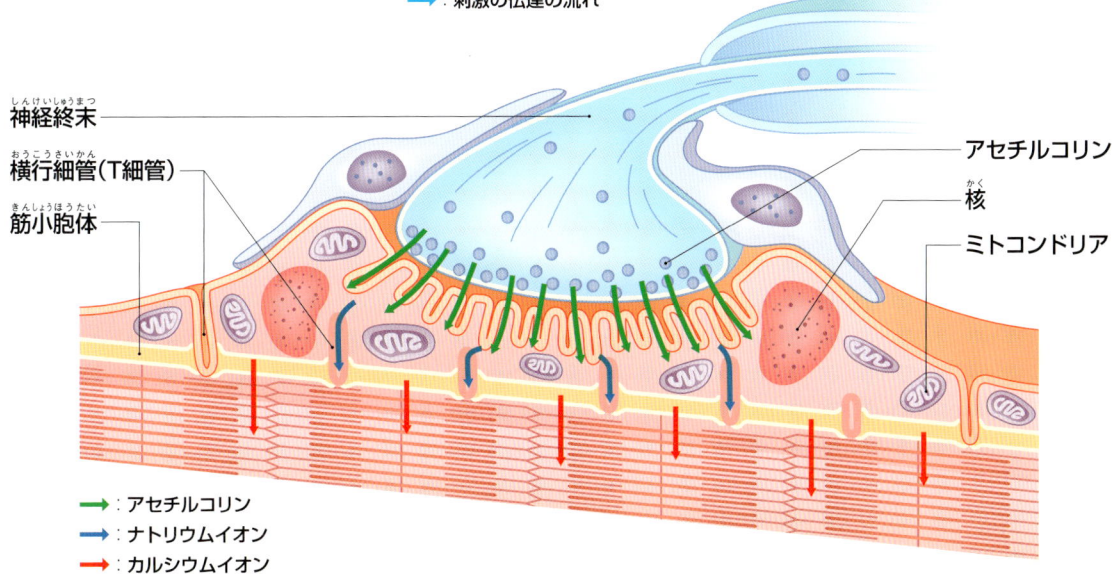

神経終末
横行細管（T細管）
筋小胞体
アセチルコリン
核
ミトコンドリア

→ アセチルコリン
→ ナトリウムイオン
→ カルシウムイオン

ひとくちメモ

フィラメントの可動のしくみ

1つの筋節では細いフィラメントが横滑りして図のように縮まり、筋節のH帯部分と、Z線を挟んだ両隣の筋節の細いフィラメント部であるI帯部分が狭くなるように可動する。こうして筋節が短くなるとともに、筋全体が太くなる。

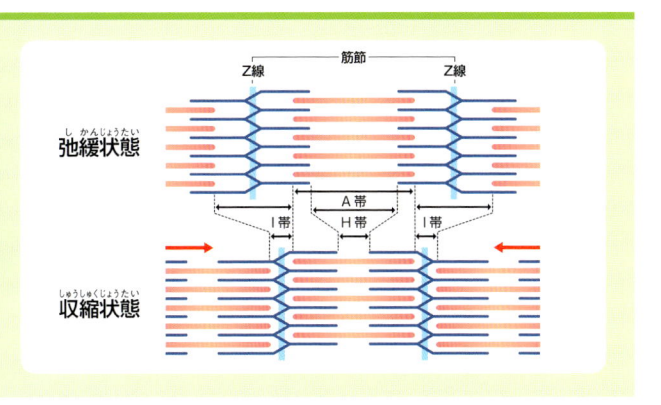

弛緩状態 — Z線／筋節／Z線／A帯／I帯／H帯／I帯
収縮状態

用語解説　アセチルコリン ▶ 神経伝達物質の1つで、受容体と結合し、細胞に特定の生理活性作用を及ぼす。

筋系——構造

平滑筋と心筋

> **ここがポイント！**
> 心筋と平滑筋は、人が自由に制御することができない不随意筋である。心筋は心臓のみに、平滑筋は中腔のある内臓の壁や血管、気道などに存在する。心筋は横紋が確認できるが、平滑筋には横紋がない。

平滑筋と心筋の最大の特徴は、骨格筋と違って収縮と弛緩を随意に制御できないことである。平滑筋と心筋は自律神経系によって制御される不随意筋であり、人が自由にその動きを止めたりすることは不可能である。

筋線維の形状も骨格筋と異なっている。平滑筋は中央が太く、両端が細くなった細長い形をしており、一方、心筋は枝分かれした円柱状の形をしている。太さは骨格筋が10～100μmなのに対し、心筋は10～20μm、平滑筋はもっと細く3～8μmしかない。

平滑筋は、胃などの中腔がある内臓の壁や、気道、血管などに存在する。フィラメントが規則正しく配列されておらず、骨格筋や心筋にある横紋が見られないことから、「平滑」筋と呼ばれている。

心筋は心臓壁を構成する筋で、心臓にしか存在しない。骨格筋同様、アクチンとミオシンが規則正しく並んでいるので横紋が確認できる。また、「細胞の発電所」ともいうべきエネルギー産生を行うミトコンドリアの数も、骨格筋よりもはるかに多く認められる。

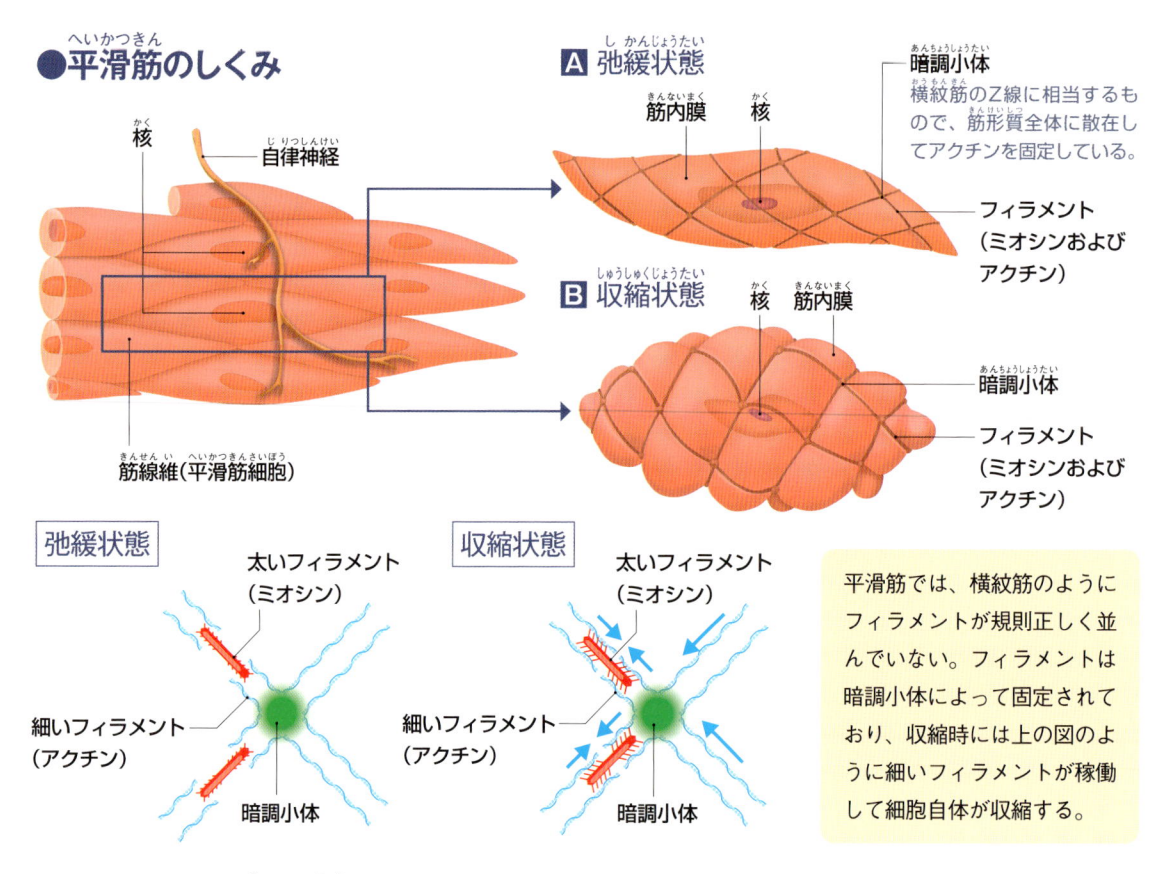

● 平滑筋のしくみ

核
自律神経
筋線維（平滑筋細胞）

A 弛緩状態
筋内膜
核
暗調小体
横紋筋のZ線に相当するもので、筋形質全体に散在してアクチンを固定している。
フィラメント（ミオシンおよびアクチン）

B 収縮状態
核　筋内膜
暗調小体
フィラメント（ミオシンおよびアクチン）

弛緩状態
太いフィラメント（ミオシン）
細いフィラメント（アクチン）
暗調小体

収縮状態
太いフィラメント（ミオシン）
細いフィラメント（アクチン）
暗調小体

平滑筋では、横紋筋のようにフィラメントが規則正しく並んでいない。フィラメントは暗調小体によって固定されており、収縮時には上の図のように細いフィラメントが稼働して細胞自体が収縮する。

用語解説　随意と不随意 ▶ 意志で活動を調整できるものを随意、できない場合を不随意という。

Chapter 3

●心筋のしくみ

ミトコンドリア

心筋線維

介在板
心筋線維同士の結合部分で、デスモソームや接着結合によってつながっている。凹凸状に富んでおり、心筋線維同士が噛み合うように接合し合っている。

核

筋形質膜

横行細管(T細管)の開口部

ギャップ結合部
細胞同士の結合方式の1つ。隣合う細胞の細胞膜(=心筋内膜)がコネクソンによって接合され、刺激がコネクソンの通路を伝って素早く伝わる。

第3章 筋系

筋内膜

横行細管(T細管)

筋小胞体

Z線

筋原繊維

核

Z線

ミトコンドリア

細いフィラメント（アクチン）

太いフィラメント（ミオシン）

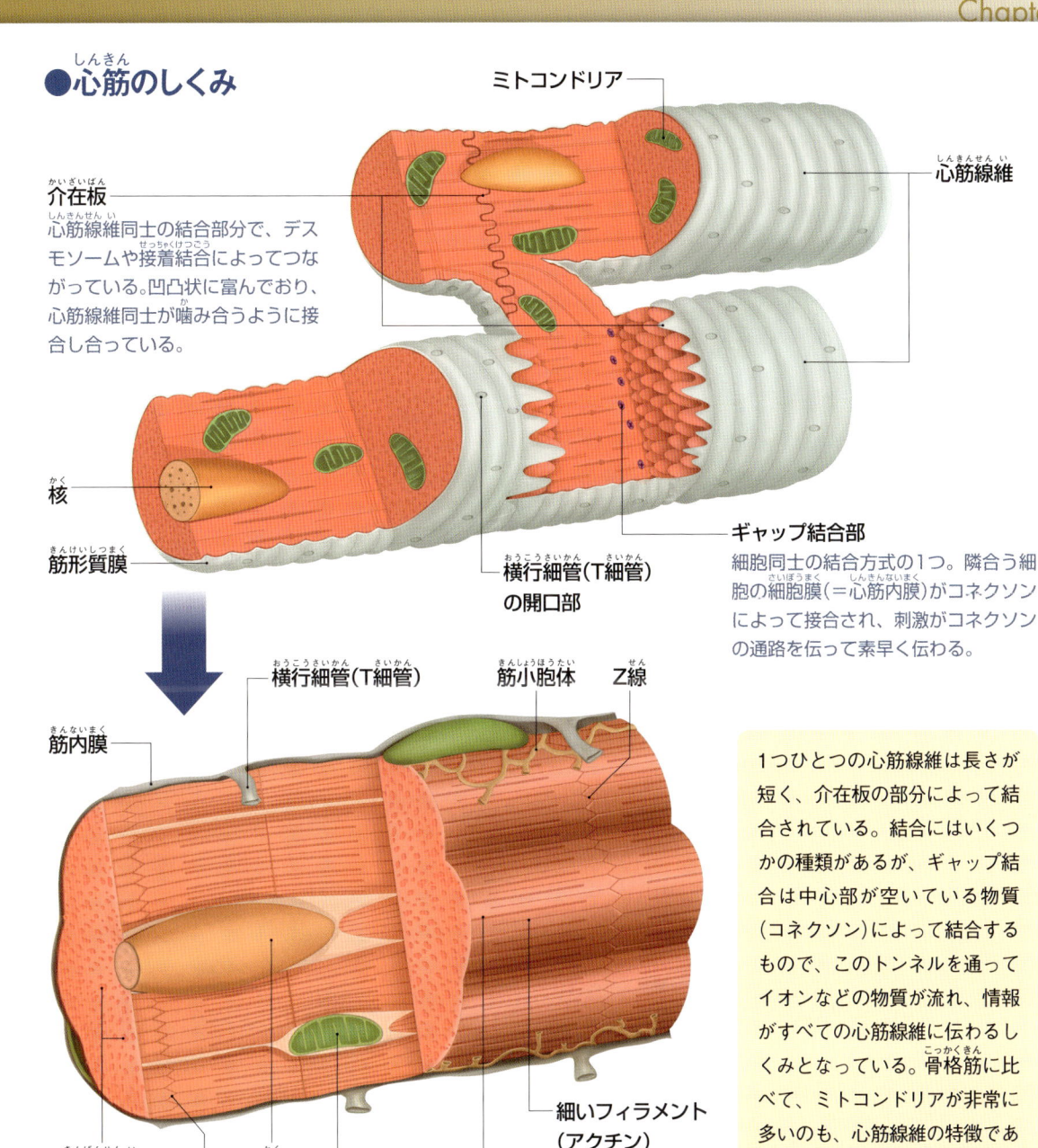

> 1つひとつの心筋線維は長さが短く、介在板の部分によって結合されている。結合にはいくつかの種類があるが、ギャップ結合は中心部が空いている物質（コネクソン）によって結合するもので、このトンネルを通ってイオンなどの物質が流れ、情報がすべての心筋線維に伝わるしくみとなっている。骨格筋に比べて、ミトコンドリアが非常に多いのも、心筋線維の特徴である。

ひとくちメモ

主な心筋の病気

心臓を動かす心筋の細胞に酸素を供給する血管を冠状動脈という。この冠状動脈の動脈硬化や攣縮は心筋への血流量が減少し、心筋虚血という状態となり、胸部を締めつけられる激しい痛みが伴う狭心症が起こるが、発作の持続時間は短く、数10秒から数分である。心臓が壊死すると痛みは頚部から顎、そして左腕にまで広がり、20分以上の痛みが続く。
冠状動脈の完全な閉塞ともなると、心筋梗塞を引き起こす。酸素の供給がほぼ完全に断たれるので、心臓の組織が死滅する。

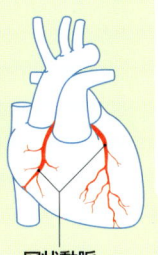

冠状動脈

> 狭心症では、痛みが生じない無症候性心筋虚血というものがあります。この場合、患者さんが症状を自覚しないので、病気が進行してしまう危険性があります。

用語解説　デスモソーム▶ 細胞と細胞をつなげる方法。細胞の形を保持する細胞骨格を形成するデスミンという物質によって強固に結合されている。

87

≫筋系──機能

運動だけではない筋の役割

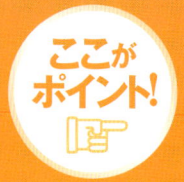

ここがポイント！ 筋の主な機能は「運動機能」「姿勢の保持・軟部組織の支持」「物質の貯留・移動」「熱の産生」の4つである。運動機能は骨格筋と骨との協力関係で成り立っており、体内物質の貯留・移動には主に平滑筋が関与している。

筋の第一の機能は骨格筋に見られる**運動機能**である。骨格筋は骨とつながり、骨との協力関係によって歩いたり走ったり、物を持ち上げるといったさまざまな動作を行う。

このように収縮と弛緩を交互に繰り返す筋は、**姿勢の保持**も担う。たとえば直立姿勢や座位、本を読むときに首をまっすぐに保つなどを人は無意識に行っているが、これに関与する筋群が互いに持続的に収縮することで姿勢が保たれている。

このほかの役割としては**体内物質の貯留・移動**である。これは平滑筋や心筋が関与するものだが、心臓を収縮させることで血液を循環させたり、胃の蠕動運動によって食物を十二指腸に送り込んだり、膀胱の筋が収縮・弛緩することで尿を排泄・貯留したりしている。また、体内にあって弁やバルブの役割を果たす輪状の筋もあり、これらを**括約筋**という。

また**体熱を産生**する役割ももち、筋の収縮によって熱が発生し、これによって体温が保持されている。運動をしたあとに体が熱くなるのは、このためである。

骨格筋の運動は、右図の3つのテコの原理で理解することができる（図では特徴的な部位のみをあげた）。「その1」ではシーソーに見られるものだが、人体ではあまり見られない。「その2」は力点が作用点と支点の間にあり、大きな力が必要となるが、運動の速度は速くなる。人体に多く見られるテコの原理だ。「その3」は作用点が力点との支点と間にあるもので、支点との距離は作用点よりも力点のほうが遠いため、小さい力でも重い物を持ち上げることができる。

●筋の機能──テコの原理による運動機能

①テコの原理その1

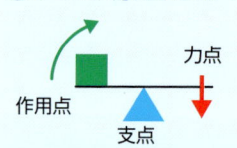

弛緩状態では頭は下を向くが、僧帽筋などによって上を向く。支点は環椎後頭関節。

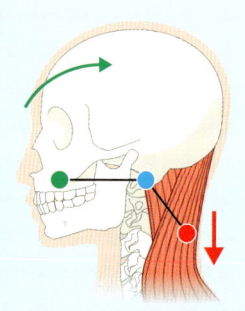

②テコの原理その2

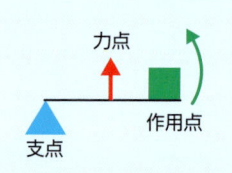

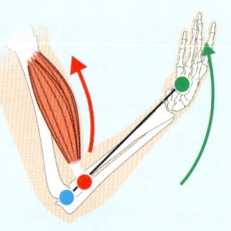

腕で物を持ち上げる動作。力点は橈骨の筋の付着部。素早い動作はしやすいが、重い物を持ち上げる際はより大きな力が必要になる。

③テコの原理その3

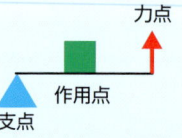

下肢に見られるテコの原理で、その他の部位ではほとんど見られない。小さい力で強い力が発揮できるので、全体重を持ち上げるのに有効。

支点は固定された一点、力点は運動が起こる点、そして発生した運動に抵抗する点、いいかえると運動の作用がもたらされる点を作用点といいます。

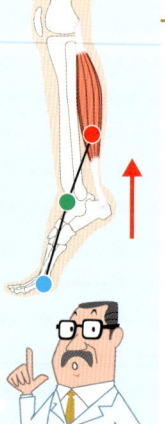

用語解説 **環椎後頭関節** ▶頭蓋骨と環椎（第1頚椎）の関節で、頭部の前後・左右の運動に関与する。

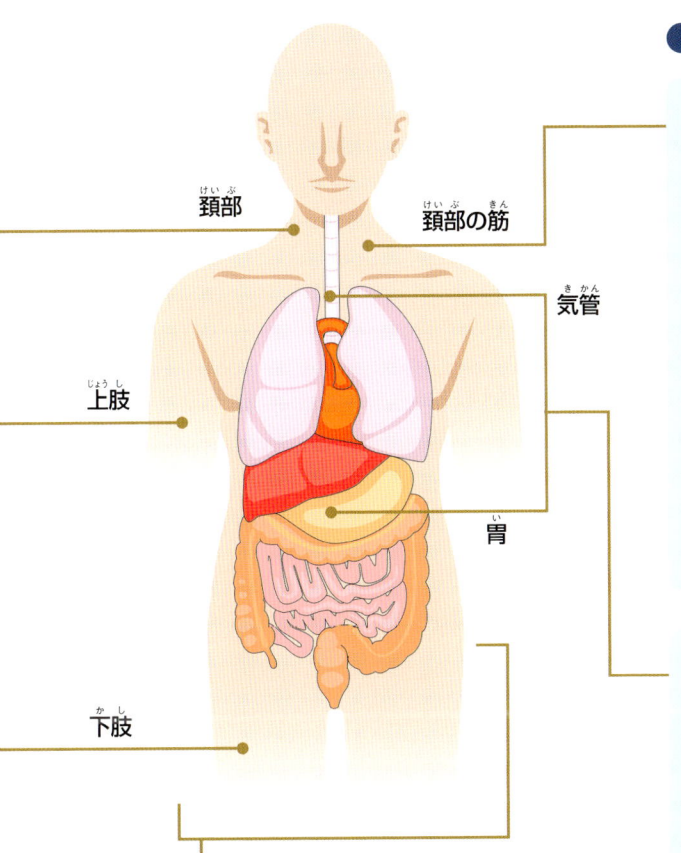

●筋の機能──運動以外の役割の例

姿勢の保持や軟部組織の支持

筋は静止した姿勢を保持する機能もある。正面の景色を見続けるときなど、人は特に意識せずに首を動かずにまっすぐ見るが、このとき頚部の骨格筋群が収縮と弛緩を持続的に行うことで姿勢が維持されている。

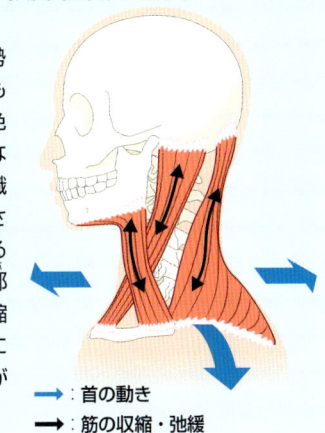

⇒：首の動き
→：筋の収縮・弛緩

頚部
頚部の筋
気管
上肢
胃
下肢

物質の貯留・移動

胃
幽門の括約筋
幽門部
十二指腸
胃壁の筋
食物

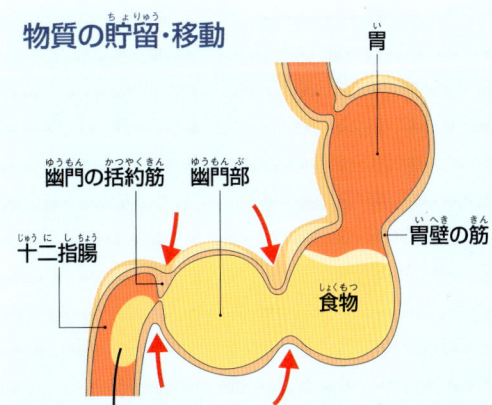

図は胃の蠕動運動によって食物を少しずつ十二指腸に送り込んでいることを表している。また、幽門括約筋が収縮しながら胃の筋が働くことによって、食物の物理的な破壊もできる。気管など、その他の組織にもみられる。

熱の産生

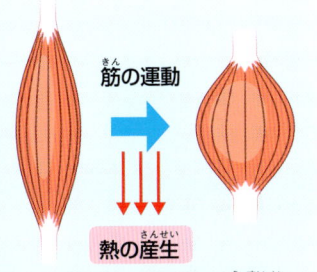

筋の収縮に使われるエネルギーは、収縮の際に一部が熱に変換され体温を保持するのに使われる。通常、寒くなると体が震えるが、これは体温を上げるために骨格筋が不随意に収縮することで熱を産出しようとするからである。

筋の運動
熱の産生

ひとくちメモ
起始と停止／主動筋と拮抗筋

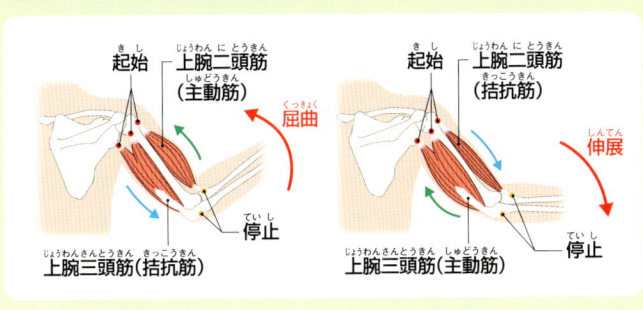

起始
上腕二頭筋（主動筋）
屈曲
上腕三頭筋（拮抗筋）
停止

起始
上腕二頭筋（拮抗筋）
伸展
上腕三頭筋（主動筋）
停止

筋は腱によって骨に付着しているが、左側の図の上腕部の屈曲・伸展の図では、可動している橈骨と尺骨に付着している腱部分が停止である。

また、屈曲の際には上腕二頭筋が収縮し、反対の上腕三頭筋は弛緩している。このように1つの運動に関係する筋同士において、収縮する筋を主動筋、それに応じて弛緩する筋を拮抗筋と呼ぶ。右側の図の伸展の場合、上腕二頭筋が拮抗筋、上腕三頭筋が主動筋となる。

用語解説　起始と停止▶ 運動を行う際、静止している骨の腱の付着部分を起始といい、可動している骨の腱の付着部分を停止という。

≫筋系──構造

表情を作る頭部の筋群

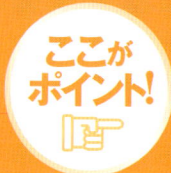

> **ここがポイント！** 表情を作る表情筋は、通常の骨格筋と違い、可動性の関節をつなぐのではなく、皮膚に付着して顔面に表情を作り出す役割をもつ。表情筋は、眼輪筋などのような開口部を取り巻く輪筋が多い。

　頭部、特に顔の筋は表情を作ることで、人間同士のコミュニケーションを成立させている。そのため、表情を作る筋群のことを総称して**表情筋**という。表情筋は、上肢や下肢の筋のように関節を動かすものではなく、骨や筋などから起こり皮膚に付着することで皮膚を動かしている。

　このほかの表情筋の特徴としては、**輪筋**が多いということである。顔面は眼や口唇などの開口部が集まっており、それらの周囲を眼輪筋や口輪筋などが取り囲んでいる。また、こうした開口部を閉じるための括約筋（例：眼輪筋など）や、逆に開くための拡大筋（例：上眼瞼挙筋）などが存在している。

　頭部の筋としてもう1つあげられるのは、下顎骨を動かす**咀嚼筋群**と、眼球を動かす**外眼筋群**である。咀嚼筋群は食物を噛み砕くために下顎骨を動かす強力な筋群であり、外眼筋群は眼球を精密に動かす筋群である。

●頭部側面の筋群

帽状腱膜

側頭筋 — ものを噛むときに使われる咀嚼筋群の1つ。側頭骨から起こり、下顎にある小さな突起につながる。

後頭筋

頬骨弓 — 頬骨と側頭骨をつなぐように張り出している骨で、頬骨弓と側頭骨の間を側頭筋が通っている。

胸鎖乳突筋

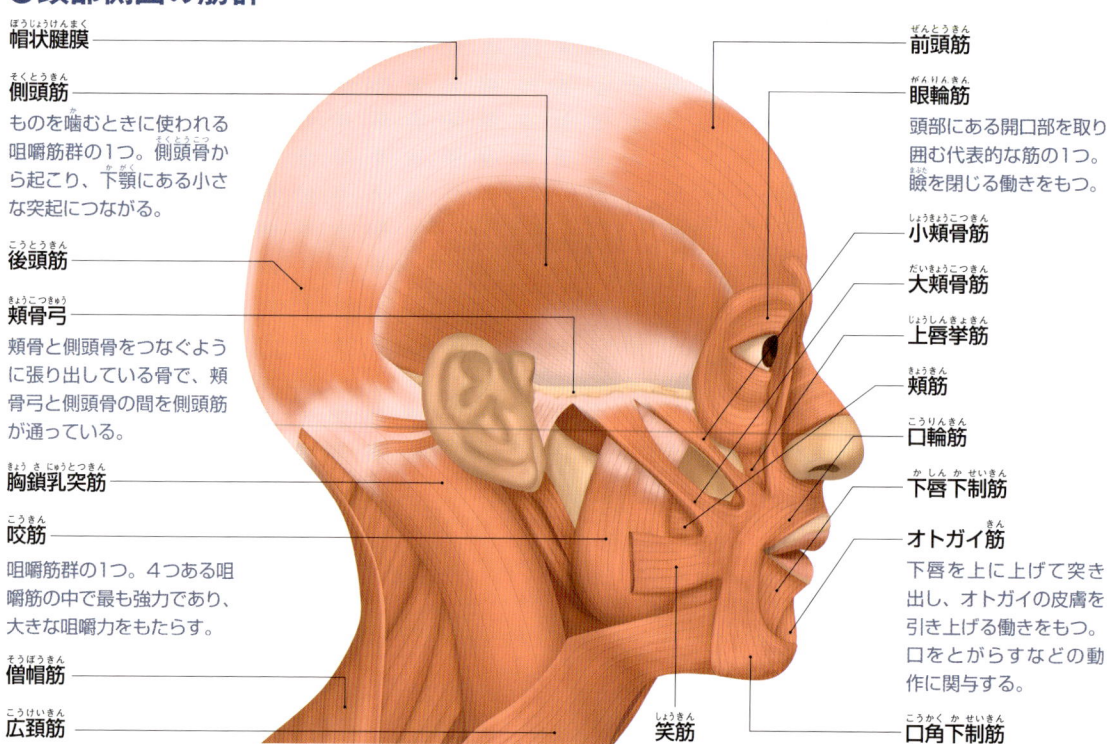

咬筋 — 咀嚼筋群の1つ。4つある咀嚼筋の中で最も強力であり、大きな咀嚼力をもたらす。

僧帽筋

広頸筋

前頭筋

眼輪筋 — 頭部にある開口部を取り囲む代表的な筋の1つ。瞼を閉じる働きをもつ。

小頬骨筋

大頬骨筋

上唇挙筋

頬筋

口輪筋

下唇下制筋

オトガイ筋 — 下唇を上に上げて突き出し、オトガイの皮膚を引き上げる働きをもつ。口をとがらすなどの動作に関与する。

笑筋

口角下制筋

図は頭部右側面から見ている。帽状腱膜でつながる前頭筋と後頭筋、側頭部に扇状に広がる側頭筋が特徴的。前頭筋は額を引き上げる筋でもあり、驚きの表情を作る際に収縮する。咀嚼筋群の1つである側頭筋は下顎骨を上げたり、後方に動かす筋である。

用語解説　咀嚼筋群　咬筋と側頭筋、そして咬筋の下に隠れていて下顎骨を横方向に動かす内側翼突筋、前方に突き出す外側翼突筋の4つを言う。

●頭部前面（顔面）の筋群

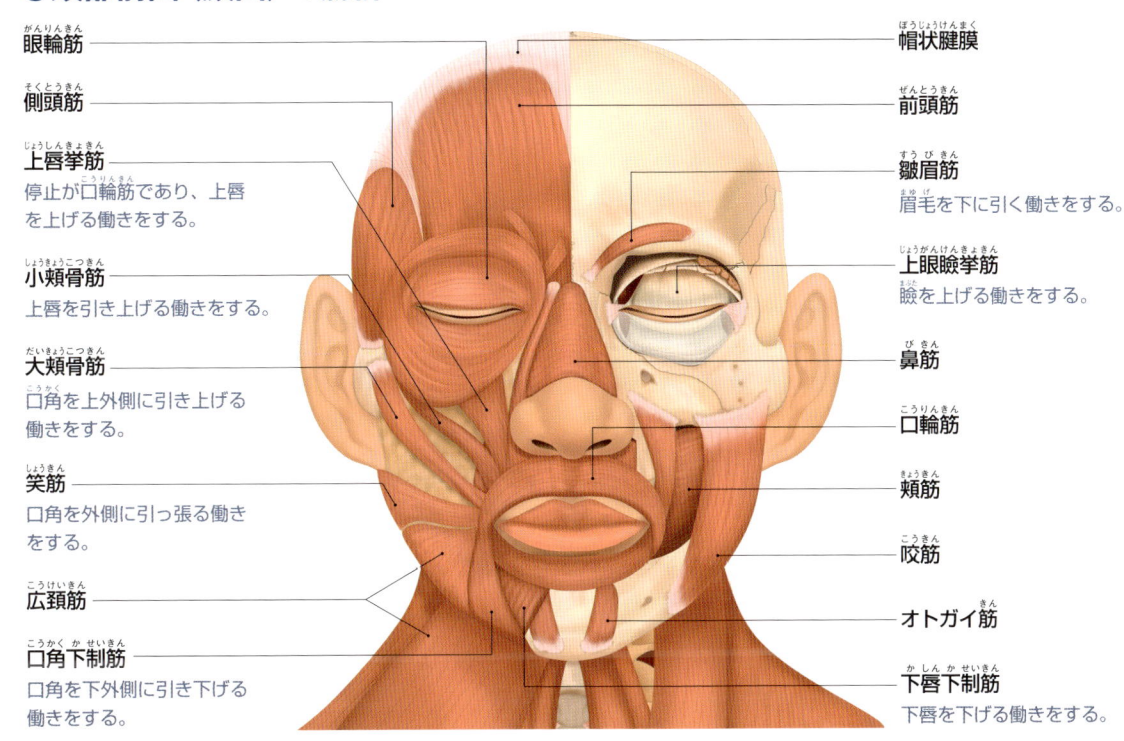

眼輪筋

側頭筋

上唇挙筋
停止が口輪筋であり、上唇を上げる働きをする。

小頬骨筋
上唇を引き上げる働きをする。

大頬骨筋
口角を上外側に引き上げる働きをする。

笑筋
口角を外側に引っ張る働きをする。

広頚筋

口角下制筋
口角を下外側に引き下げる働きをする。

帽状腱膜

前頭筋

皺眉筋
眉毛を下に引く働きをする。

上眼瞼挙筋
瞼を上げる働きをする。

鼻筋

口輪筋

頬筋

咬筋

オトガイ筋

下唇下制筋
下唇を下げる働きをする。

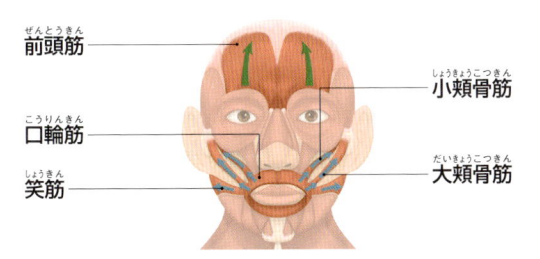

前頭筋 ─ 小頬骨筋
口輪筋 ─ 大頬骨筋
笑筋

上図は、矢状線を境として向かって左が浅層の筋を、右側が深層の筋を示している。左図は「驚き」と「笑い」で使われる筋を示したもので、驚くと前頭筋が眉毛を引き上げる（緑の矢印）。一方、笑顔は大頬骨筋が口角を外側上方に引き上げ、笑筋が口角を横方向に引くことで作られる（青の矢印）。

咀嚼筋群と外眼筋群

ものを噛む咀嚼筋

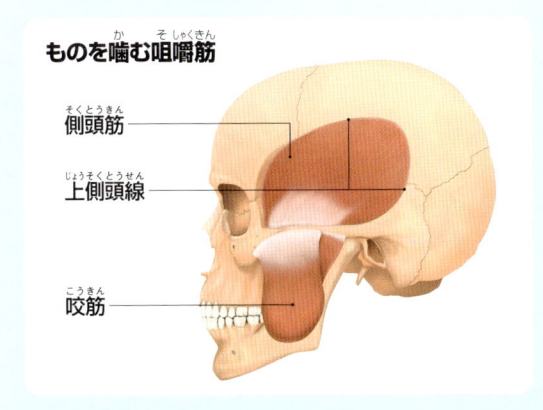

側頭筋
上側頭線
咬筋

眼球を動かす外眼筋群（イラストは左目）

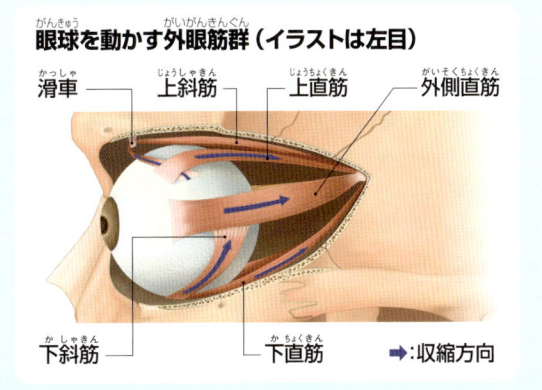

滑車　上斜筋　上直筋　外側直筋
下斜筋　下直筋　➡：収縮方向

側頭筋の起始は頭蓋骨の上側頭線を境としたくぼみ、停止は下顎骨（イラストでは咬筋の下）である。下顎骨を引き上げたり、後ろに引く動作を行う。咬筋は咀嚼筋群のなかでは最も大きく、強力に下顎骨を引き上げる。

眼球を上下に動かす上直筋と下直筋、横方向に動かす外側直筋と内側直筋（図では眼球の向こうに隠れている）がある。下斜筋と上斜筋はそれぞれ他の筋と組み合わせて収縮することで、眼球の回転運動をもたらす。

用語解説 滑車▶滑車は上斜筋を途中でつるす靱帯で、筋の収縮の際に運動方向を変える。

≫筋系――構造

首の可動――頚部の筋群

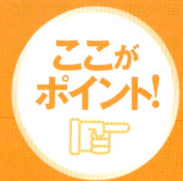

ここがポイント！ 頭部を動かす大きな筋としては胸鎖乳突筋があるが、複数の筋によって頚部の動きは制御されている。前頚部の筋（特に舌骨を可動させる筋群）は、開口や嚥下などに関係する。

頚部の筋には多くの種類があるが、おおまかにいって、頭を動かす筋と、飲食物を飲み込んだり（嚥下という）開口したりする筋が存在する。

頭部を動かすには複数の筋の収縮が必要になる。頭部を前に屈曲させる場合は、2つある胸鎖乳突筋が収縮するが、頚部の後ろの頭半棘筋や頭板状筋の収縮によって頭部は上を向く。また、左右一方の胸鎖乳突筋の収縮によって頭部の回転が行われる。つまり、頚部においても、複数の筋群の収縮・弛緩がお互いに作用し合って頚部の屈曲・回転が行われる。

咽頭部の筋は、舌骨を境として舌骨上筋群と舌骨下筋群に分けられる。この2つの筋群は、舌骨の動きを制御することで、嚥下や発声を助ける働きをもっている。舌骨上筋群は舌骨を引き上げ、舌骨下筋群は引き下げる役割を有している。

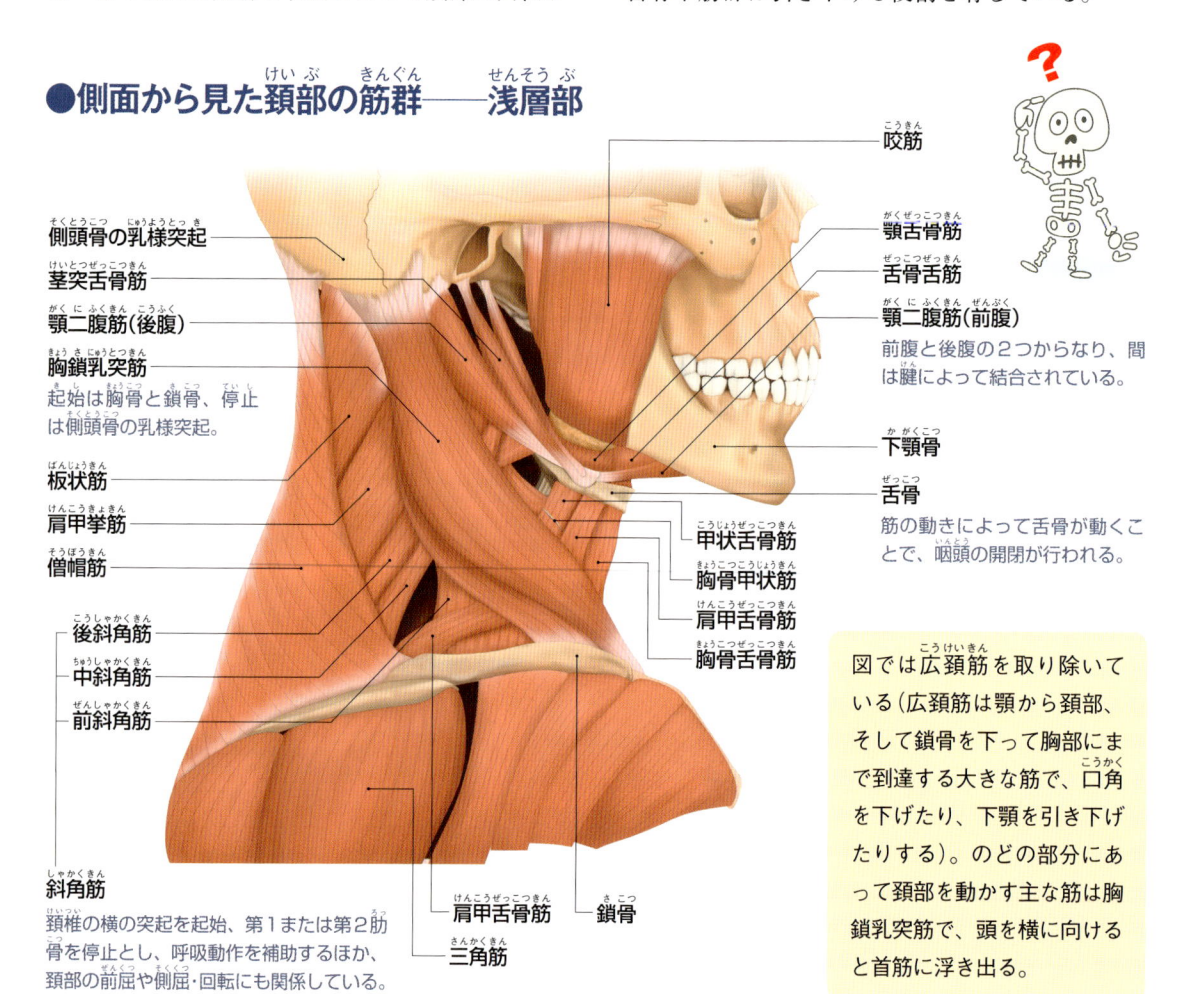

●側面から見た頚部の筋群――浅層部

- 側頭骨の乳様突起
- 茎突舌骨筋
- 顎二腹筋（後腹）
- 胸鎖乳突筋
  起始は胸骨と鎖骨、停止は側頭骨の乳様突起。
- 板状筋
- 肩甲挙筋
- 僧帽筋
- 後斜角筋
- 中斜角筋
- 前斜角筋
- 斜角筋
  頚椎の横の突起を起始、第1または第2肋骨を停止とし、呼吸動作を補助するほか、頚部の前屈や側屈・回転にも関係している。
- 肩甲舌骨筋
- 三角筋
- 鎖骨
- 胸骨舌骨筋
- 肩甲舌骨筋
- 胸骨甲状筋
- 甲状舌骨筋
- 舌骨
  筋の動きによって舌骨が動くことで、咽頭の開閉が行われる。
- 下顎骨
- 顎二腹筋（前腹）
  前腹と後腹の2つからなり、間は腱によって結合されている。
- 舌骨舌筋
- 顎舌骨筋
- 咬筋

図では広頚筋を取り除いている（広頚筋は顎から頚部、そして鎖骨を下って胸部にまで到達する大きな筋で、口角を下げたり、下顎を引き下げたりする）。のどの部分にあって頚部を動かす主な筋は胸鎖乳突筋で、頭を横に向けると首筋に浮き出る。

用語解説 広頚筋 ▶ 顎から頚部、そして鎖骨を下って胸部にまで到達する薄く大きな広筋で、口角を下げる。

Chapter 3

●後方から見た頸部の筋群──浅層(左)と深層(右)

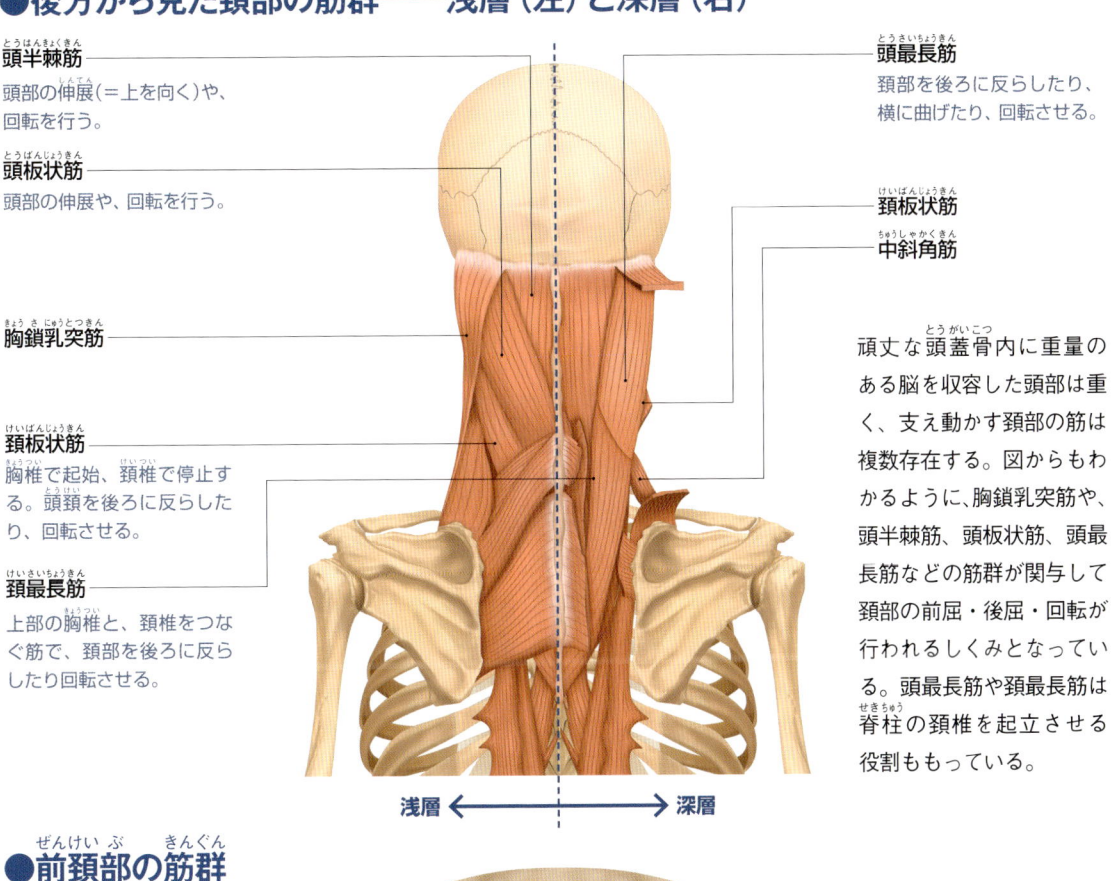

頭半棘筋
頭部の伸展(=上を向く)や、回転を行う。

頭板状筋
頭部の伸展や、回転を行う。

胸鎖乳突筋

頸板状筋
胸椎で起始、頸椎で停止する。頭頸を後ろに反らしたり、回転させる。

頸最長筋
上部の胸椎と、頸椎をつなぐ筋で、頸部を後ろに反らしたり回転させる。

頭最長筋
頸部を後ろに反らしたり、横に曲げたり、回転させる。

頸板状筋

中斜角筋

頑丈な頭蓋骨内に重量のある脳を収容した頭部は重く、支え動かす頸部の筋は複数存在する。図からもわかるように、胸鎖乳突筋や、頭半棘筋、頭板状筋、頭最長筋などの筋群が関与して頸部の前屈・後屈・回転が行われるしくみとなっている。頭最長筋や頸最長筋は脊柱の頸椎を起立させる役割ももっている。

浅層 ←──→ 深層

●前頸部の筋群

顎舌骨筋

顎二腹筋
前腹と後腹の2つからなり、腱でつながれている。舌骨を押し上げる働きや、下顎骨を押し下げる働きをもつ。

顎二腹筋を吊るす線維性の滑車

胸骨舌骨筋

肩甲舌骨筋(上腹)
腱によって二腹に分かれており、舌骨を押し下げる働きをもつ。

斜角筋群

鎖骨

肩甲舌骨筋(下腹)

気管

舌骨

総頸動脈

内頸静脈

茎突舌骨筋

甲状軟骨
硝子軟骨でできた組織で、「のど仏」ともいう。

輪状甲状筋

輪状軟骨
輪状甲状筋をつなげる軟骨。

僧帽筋

甲状腺

胸骨甲状筋

上図で緑の字は舌骨上筋群に含まれるもの、赤い字は舌骨下筋群に含まれるものをそれぞれ表している。舌骨につながっている舌骨上筋と下筋などの筋群は、開口や嚥下に関与している。

用語解説 舌骨▶ 咽頭と下顎の間にあるU字型の小骨。どこの骨とも関節を形成しておらず、側頭骨の茎状突起からの靱帯や筋によってつり下げられている。

93

筋系――構造
腹部・胸部と背部の筋群

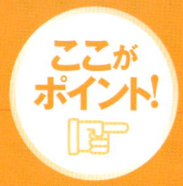

ここがポイント！ 胸部の大胸筋と三角筋は、腕の力に関係している。腹部の筋は腹直筋と、外腹斜筋・内腹斜筋・腹横筋の3層からなっている。脊柱起立筋群は複数存在し、脊柱の維持・可動に関与している。

●腹部と胸部の筋群

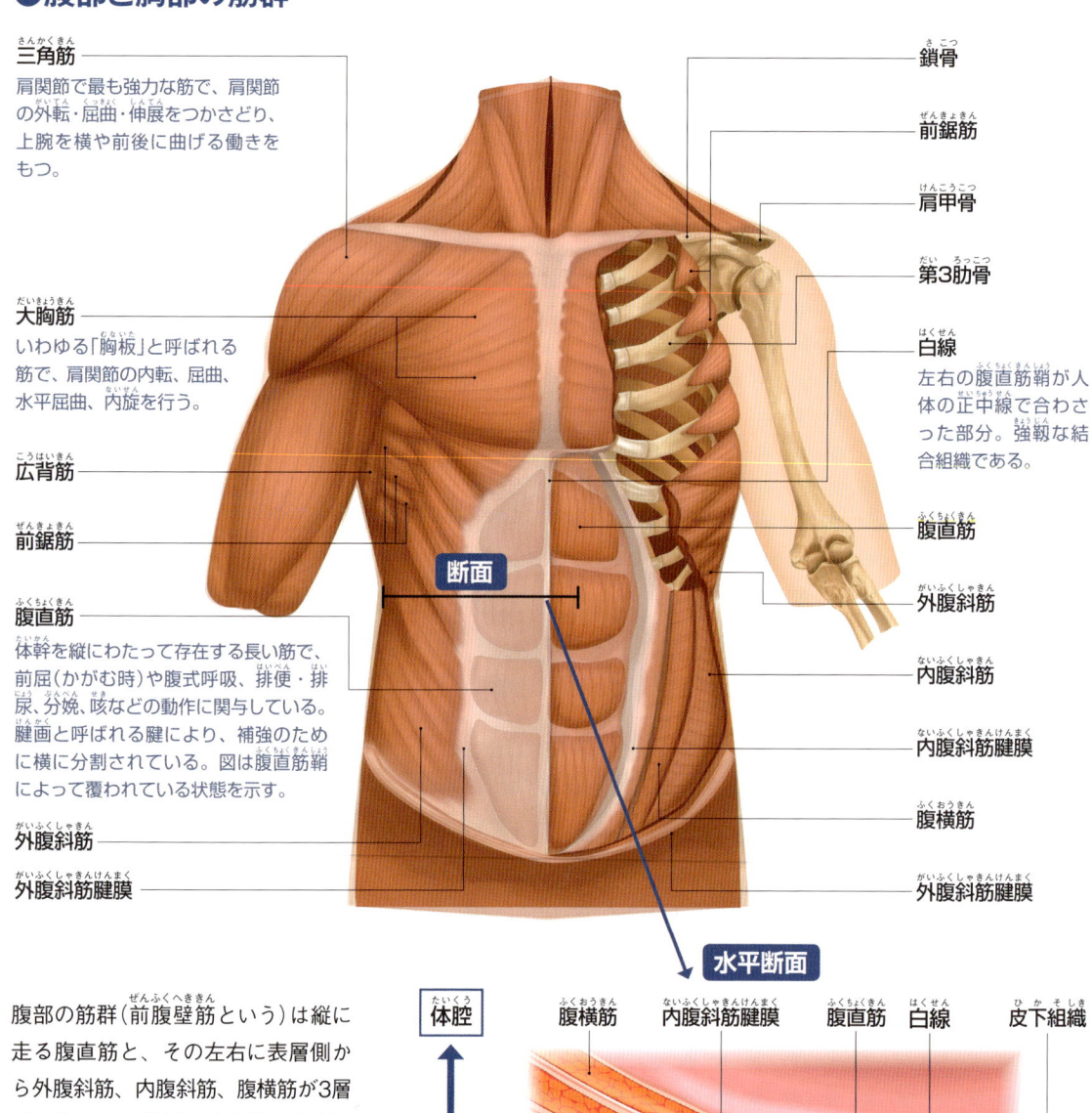

三角筋
肩関節で最も強力な筋で、肩関節の外転・屈曲・伸展をつかさどり、上腕を横や前後に曲げる働きをもつ。

大胸筋
いわゆる「胸板」と呼ばれる筋で、肩関節の内転、屈曲、水平屈曲、内旋を行う。

広背筋

前鋸筋

腹直筋
体幹を縦にわたって存在する長い筋で、前屈（かがむ時）や腹式呼吸、排便・排尿、分娩、咳などの動作に関与している。腱画と呼ばれる腱により、補強のために横に分割されている。図は腹直筋鞘によって覆われている状態を示す。

外腹斜筋

外腹斜筋腱膜

（右側ラベル）
鎖骨／前鋸筋／肩甲骨／第3肋骨／白線（左右の腹直筋鞘が人体の正中線で合わさった部分。強靭な結合組織である。）／腹直筋／外腹斜筋／内腹斜筋／内腹斜筋腱膜／腹横筋／外腹斜筋腱膜

断面

水平断面
体腔／腹横筋／内腹斜筋腱膜／腹直筋／白線／皮下組織／外腹斜筋／内腹斜筋／外腹斜筋腱膜／腹直筋鞘／皮膚／体表

腹部の筋群（前腹壁筋という）は縦に走る腹直筋と、その左右に表層側から外腹斜筋、内腹斜筋、腹横筋が3層で存在する。排便や咳など、力を要する動作では、腹直筋を中心に前腹壁筋全体が力を発揮する。

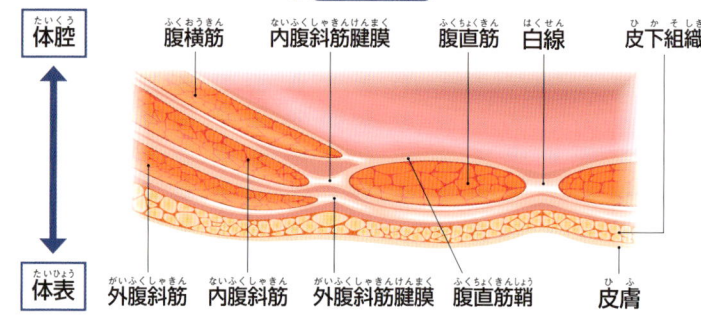

用語解説　内転・屈曲・内旋　内転は正中線に近づく運動、屈曲は関節の角度が小さくなる運動、内旋は四肢の骨が正中方面に向かって回転する運動である。

人体の体幹前面の筋を胸の筋と腹部の筋に大別してみると、胸部の筋は上肢を動かす**三角筋**や**大胸筋**、**前鋸筋**が浅層部分にあり、より深い深層部では**肋間筋**などの呼吸に寄与する筋が存在する。大胸筋は肩関節のさまざまな可動をもたらす筋で、腕を用いるあらゆるスポーツでは重要となる。三角筋は肩関節全体を覆い、これも物を持ち上げる際に大きな力を発揮する。

腹部では、体腔側から**腹横筋**、**内腹斜筋**、**外腹斜筋**と3層になっており、中心には2つの**腹直筋**が縦に走っている。腹直筋は恥骨部分と第5〜7肋軟骨および胸骨の剣状突起にわたる、前腹壁の全長に及ぶほどの長大で強靱な筋である。これら腹部の筋の役割は、脆弱な内臓を外力から保護することである。

背部、とくに**脊柱の筋**は深層部分にあり、非常に多く、かつそれぞれが多くの腱で脊柱につながっているため複雑である。これらの筋は脊柱を起立させて支持し、片側が動けば脊柱を横に倒し（側屈）、両側が動けば後ろに反らせる（後屈）動きをする。ちなみに、脊柱を前に屈曲させる場合は、前腹壁の筋が収縮する。

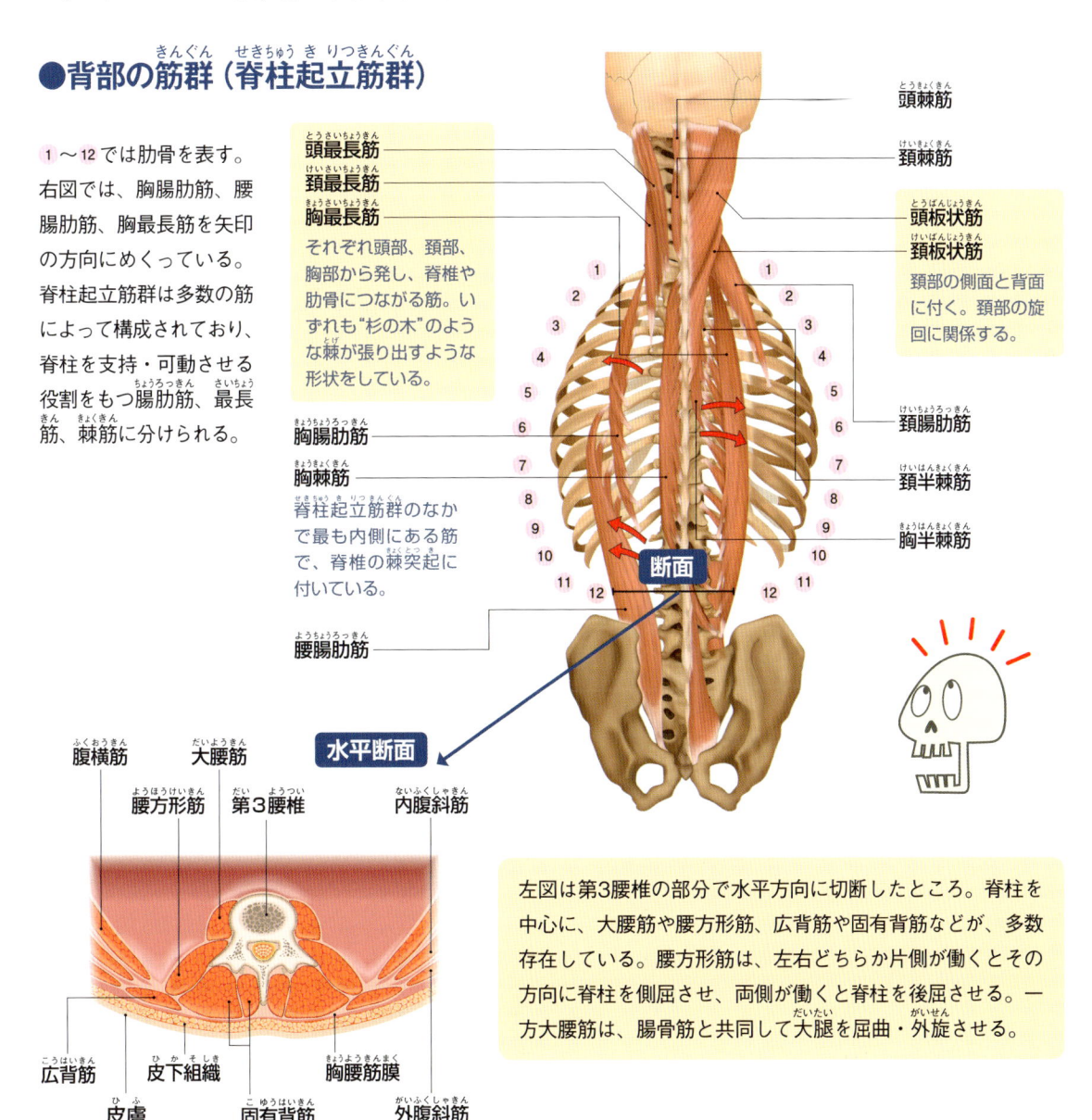

●背部の筋群（脊柱起立筋群）

1〜12では肋骨を表す。右図では、胸腸肋筋、腰腸肋筋、胸最長筋を矢印の方向にめくっている。脊柱起立筋群は多数の筋によって構成されており、脊柱を支持・可動させる役割をもつ腸肋筋、最長筋、棘筋に分けられる。

頭最長筋
頚最長筋
胸最長筋
それぞれ頭部、頚部、胸部から発し、脊椎や肋骨につながる筋。いずれも"杉の木"のような棘が張り出すような形状をしている。

胸腸肋筋

胸棘筋
脊柱起立筋群のなかで最も内側にある筋で、脊椎の棘突起に付いている。

腰腸肋筋

頭棘筋
頚棘筋
頭板状筋
頚板状筋
頚部の側面と背面に付く。頚部の旋回に関係する。

頚腸肋筋
頚半棘筋
胸半棘筋

断面 → 水平断面

腹横筋 **大腰筋**
腰方形筋 **第3腰椎** **内腹斜筋**
広背筋 **皮下組織** **胸腰筋膜** **外腹斜筋**
皮膚 **固有背筋**

左図は第3腰椎の部分で水平方向に切断したところ。脊柱を中心に、大腰筋や腰方形筋、広背筋や固有背筋などが、多数存在している。腰方形筋は、左右どちらか片側が働くとその方向に脊柱を側屈させ、両側が働くと脊柱を後屈させる。一方大腰筋は、腸骨筋と共同して大腿を屈曲・外旋させる。

用語解説　腱膜▶ 腱とは膠原線維でできた規則的な緻密結合組織で、筋を骨に付着させる役割をもち、その中でシート状・布状となった平たい腱を腱膜という。

筋系──構造

上腕骨と肩を動かす上肢の筋群

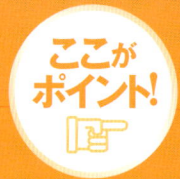

ここがポイント！
上肢帯を動かす筋には多くのものがあり、これらが関係し合いながら複雑な動きをもたらしている。前面の大胸筋と、肩関節を覆う三角筋、上腕骨の上腕二頭筋および上腕三頭筋が主な筋である。

上腕骨を動かすには胸部と背部の筋が関係している。胸部の浅層にある大胸筋は大きな筋で、上腕骨とつながっており、さらにその深層に小胸筋などがある。大胸筋や小胸筋、前鋸筋、鎖骨下筋などは浅胸筋といい、上腕骨や肩甲骨をいろいろな方向に動かす働きをもっている。一方、三角筋は肩関節をすっぽり覆うように付着しており、上腕骨をいろいろな方向に可動させる役目をもっている。

前腕を動かす筋として重要なのは上腕二頭筋と上腕三頭筋で、前者は上腕骨の前面、後者は上腕骨の後面に存在する。その名が示すとおり、上腕二頭筋は長頭と短頭、上腕三頭筋は長頭、外側頭、内側頭にそれぞれ途中から分岐する筋である。

このほか、肩甲骨の裏側（＝体内方面）にある肩甲下筋や、棘上筋、棘下筋、小円筋が上腕骨の骨頭を抱え込むように存在し、肩関節を安定化させている。これらの筋は回旋筋群と呼ばれる。

●上腕骨と肩を動かす筋①──前面

上腕二頭筋：肩関節と肘関節をつなぐ、二股に分かれた筋。
- 長頭
- 短頭

三角筋
- 鎖骨（鎖骨部）
- 胸肋部
- 腹部

尺骨

浅層の筋群

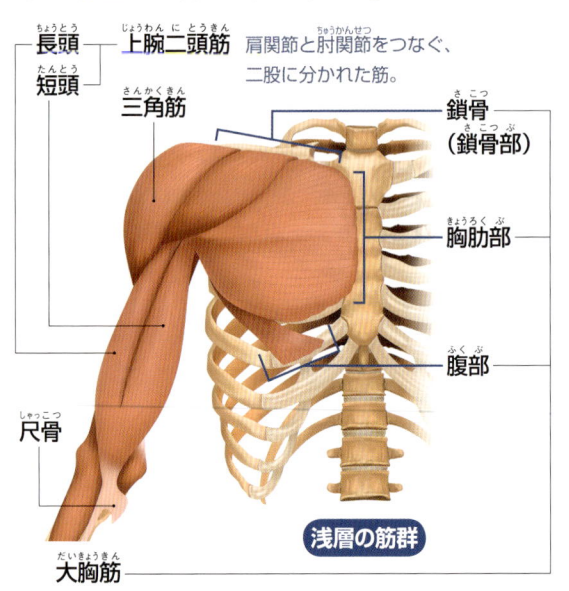

大胸筋：胸部浅層の最大の筋。鎖骨部、胸肋部、腹部の3か所から起こり、ねじれるように収束して上腕骨につながっている。物を抱きかかえる際などに重要な働きをする。

小胸筋：肩甲骨を内側の下方向に引き下げる。

鎖骨下筋：鎖骨を押し下げて前に動かす筋。上肢帯全体を安定化させる働きをもつ。

- 鎖骨
- 肩甲骨の肩峰
- 烏口突起
- 短頭
- 長頭
- 上腕筋
- 橈骨
- 尺骨

深層の筋群

上腕二頭筋：上腕二頭筋の長頭は肩甲骨の関節上結節に付着し、短頭は肩甲骨の烏口突起に付着する。これらがまとまり、橈骨につながる。

大胸筋や三角筋、上腕二頭筋などが上腕前面における最大の筋で、重い物を持ち上げたり、抱きかかえたりする際に重要なものである。一方、鎖骨下筋や小胸筋は鎖骨や肩甲骨を繊細に動かす。

> 上腕二頭筋と上腕三頭筋は上腕における重要な筋です。上腕二頭筋は肘関節を動かす最も強力な筋で、力こぶを作ります。

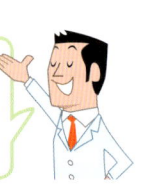

用語解説　肩甲骨の下角 ▶ 三角形をしている肩甲骨の3つの角のうち、下方にあるものをいう。

●上腕骨と肩を動かす筋②──後面

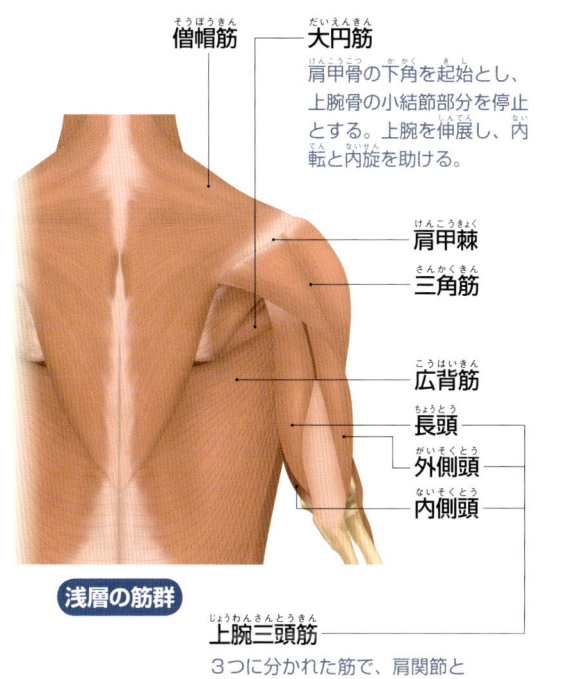

浅層の筋群

- 僧帽筋
- 大円筋：肩甲骨の下角を起始とし、上腕骨の小結節部分を停止とする。上腕を伸展し、内転と内旋を助ける。
- 肩甲棘
- 三角筋
- 広背筋
- 長頭
- 外側頭
- 内側頭
- 上腕三頭筋：3つに分かれた筋で、肩関節と肘関節をつなぐ。

深層の筋群

- 棘上筋：肩甲骨の棘上窩(肩甲棘より上の部分)から上腕骨の大結節につながる筋で、上腕を外転させて三角筋の働きを助ける。
- 鎖骨
- 肩甲棘
- 小円筋
- 大円筋
- 長頭
- 外側頭
- 内側頭
- 上腕三頭筋
- 棘下筋：肩甲骨の棘下窩(肩甲棘より下の部分)から上腕骨の大結節につながる筋で、上腕を外旋する役割をもつ。

　3つの筋束からなる上腕三頭筋は、肘の関節において重要な伸筋として働く。また、前面の上腕二頭筋とは拮抗筋の関係となっている。肩関節は全方位に動く可動域の広い関節であるとともに、物を持つなどの過重な動きを行うことから、上肢帯に関係する筋は多数あり、それぞれが相互に関連し合っている。

ひとくちメモ

上腕骨と肩関節の主要な筋の概要

右腕の前面
- 上腕二頭筋
- 長頭
- 短頭
- 上腕骨
- 上腕筋
- 橈骨
- 尺骨

右腕の後面
- 上腕骨
- 上腕三頭筋
- 長頭
- 外側頭
- 内側頭
- 肘筋
- 尺骨
- 橈骨

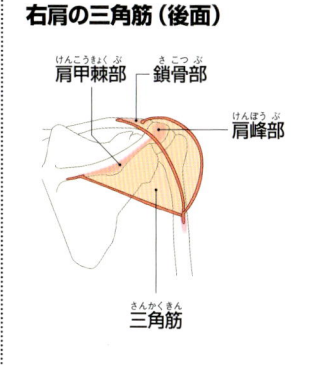

右肩の三角筋(後面)
- 肩甲棘部
- 鎖骨部
- 肩峰部
- 三角筋

　上の3点の図は、上腕骨と肩関節の可動に関係する筋のつながりをわかりやすくしたもの。前面では長頭と短頭に分かれている上腕二頭筋が橈骨に付着している。後面では上腕三頭筋が3か所につながっている。肘筋は肘の伸展において、上腕三頭筋を補助している。

　三角筋は肩甲骨の肩甲棘部、肩峰部、鎖骨部の3か所を起始としており、起始が鎖骨部の場合は屈曲・内旋など、肩峰部の場合は外転、肩甲棘部なら伸展・外旋となる。

用語解説　主動筋と拮抗筋▶ 1つの運動に関係する筋同士において、収縮する筋を主動筋、それに応じて弛緩する筋を拮抗筋と呼ぶ(89ページ参照)。

筋系──構造

多数の筋と腱で手指は動く

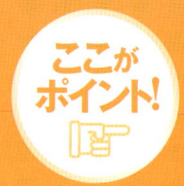

ここがポイント！ 前腕と指の可動には多数の筋と腱が関係している。掌側（前面）の筋は屈筋、背側（後面）筋は伸筋と呼ばれている。前腕は尺骨と橈骨からなり、回外筋や方形回内筋により腕の回転が行われる。

●右前腕部の筋群──掌側・背側および浅層・深層

下の図は右前腕を表しており、左から掌側浅層・掌側深層・背側浅層・背側深層を描いている。筋や腱の構造は複雑だが、掌側は屈筋、背側は伸筋で、支帯も掌側にあるものを屈筋支帯、背側にある物を伸筋支帯と呼ぶ。また、伸筋支帯は補強の機能もあり、手首の関節が限界以上に伸展したとき、腱が過剰に反るのを防いでいる。

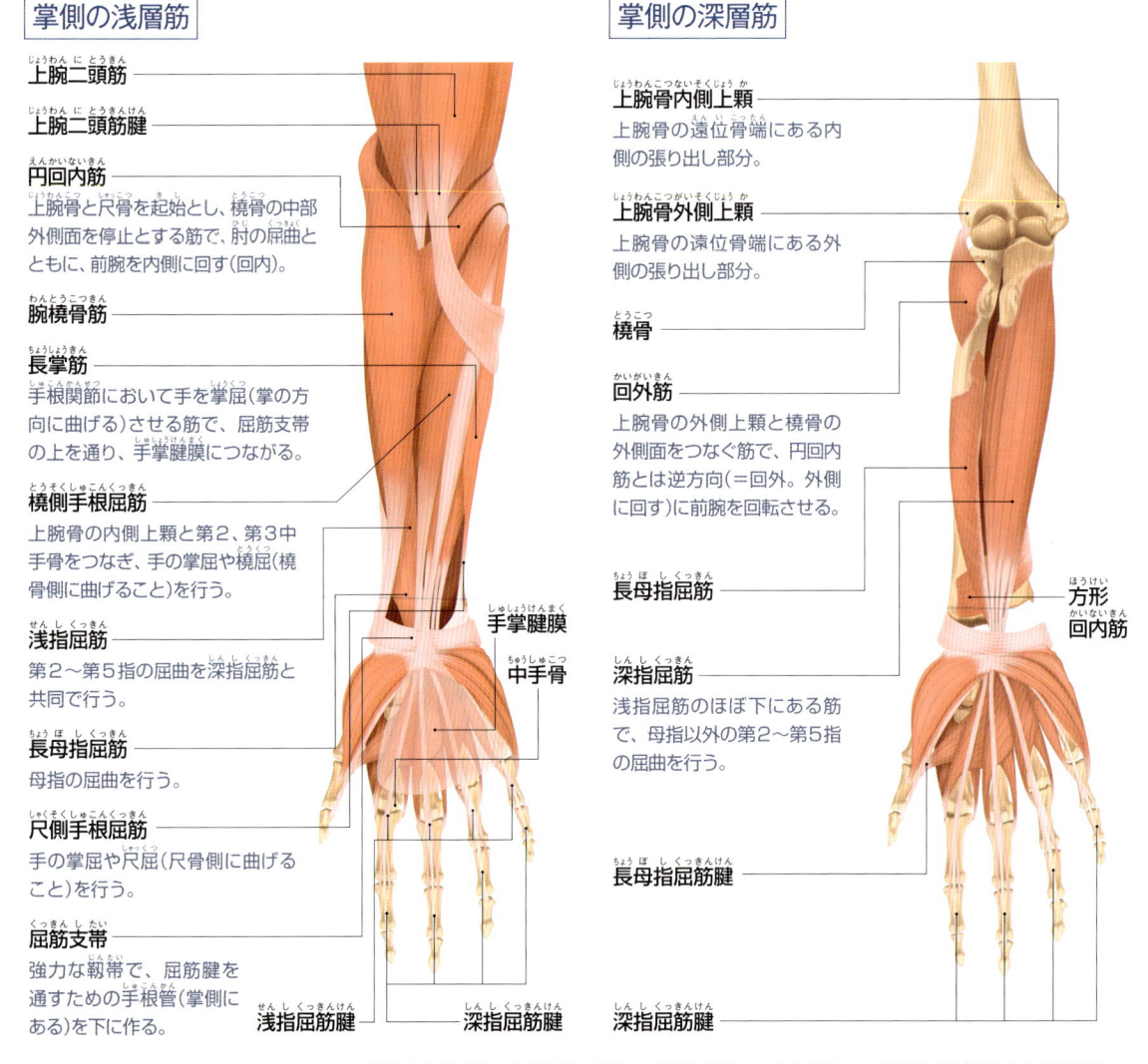

掌側の浅層筋

上腕二頭筋

上腕二頭筋腱

円回内筋
上腕骨と尺骨を起始とし、橈骨の中部外側面を停止とする筋で、肘の屈曲とともに、前腕を内側に回す（回内）。

腕橈骨筋

長掌筋
手根関節において手を掌屈（掌の方向に曲げる）させる筋で、屈筋支帯の上を通り、手掌腱膜につながる。

橈側手根屈筋
上腕骨の内側上顆と第2、第3中手骨をつなぎ、手の掌屈や橈屈（橈骨側に曲げること）を行う。

浅指屈筋
第2～第5指の屈曲を深指屈筋と共同で行う。

長母指屈筋
母指の屈曲を行う。

尺側手根屈筋
手の掌屈や尺屈（尺骨側に曲げること）を行う。

屈筋支帯
強力な靱帯で、屈筋腱を通すための手根管（掌側にある）を下に作る。

手掌腱膜

中手骨

浅指屈筋腱

掌側の深層筋

上腕骨内側上顆
上腕骨の遠位骨端にある内側の張り出し部分。

上腕骨外側上顆
上腕骨の遠位骨端にある外側の張り出し部分。

橈骨

回外筋
上腕骨の外側上顆と橈骨の外側面をつなぐ筋で、円回内筋とは逆方向（＝回外。外側に回す）に前腕を回転させる。

長母指屈筋

方形回内筋

深指屈筋
浅指屈筋のほぼ下にある筋で、母指以外の第2～第5指の屈曲を行う。

長母指屈筋腱

深指屈筋腱

用語解説　伸筋・屈筋 ▶ 関節を伸ばす動きを行う筋の総称を伸筋と呼ぶ。これに対して、関節を曲げる動きを行う筋の総称を屈筋と呼ぶ。

前腕の筋には、指を動かしたり、掌側と背側を状況に合わせて回転させたりすることで、複雑な作業を行う必要があるため、多種多様な筋が関与している。前腕の前面と後面を回転させる回内・回外運動は、**方形回内筋**や**回外筋**、**円回内筋**が尺骨と橈骨の2つの骨を交差させて行う。

前腕部の掌側にある筋は**屈筋群**、背側にある筋は**伸筋群**に分けられる。掌側の筋としては、手首を動かす橈側手根屈筋や尺側手根屈筋、指を動かす浅指屈筋や深指屈筋などがある。これに対して背側の筋としては、手首を動かす長橈側手根伸筋や短橈側手根伸筋、尺側手根伸筋、指を動かす総指伸筋がある。これら掌側・背側の筋の多くが上腕骨を起始としている。

指を動かす筋の運動は、腱鞘によって包まれた腱によって指に伝えられる。手首部分では線維性の支帯が、腱や神経、血管などをまとめることで支持している。

> 前腕の屈筋群・伸筋群は、前腕を動かすもの、手首を動かすもの、指を動かすものにまとめることができ、これはおのおのの筋がどこを停止の位置としているかによって決まります。手の筋群は母指を動かす母指球の筋群、小指の根元にある小指球の筋群、中手骨あたりにある中手の筋群に分けられます。

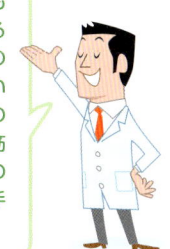

背側の浅層筋

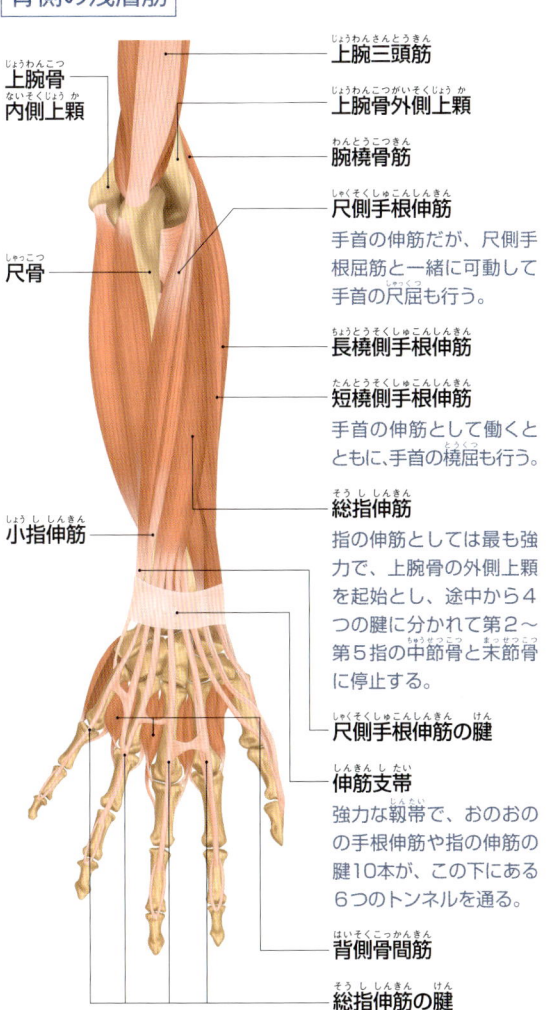

- 上腕骨内側上顆
- 上腕三頭筋
- 上腕骨外側上顆
- 腕橈骨筋
- 尺側手根伸筋：手首の伸筋だが、尺側手根屈筋と一緒に可動して手首の尺屈も行う。
- 尺骨
- 長橈側手根伸筋
- 短橈側手根伸筋：手首の伸筋として働くとともに、手首の橈屈も行う。
- 小指伸筋
- 総指伸筋：指の伸筋としては最も強力で、上腕骨の外側上顆を起始とし、途中から4つの腱に分かれて第2〜第5指の中節骨と末節骨に停止する。
- 尺側手根伸筋の腱
- 伸筋支帯：強力な靱帯で、おのおのの手根伸筋や指の伸筋の腱10本が、この下にある6つのトンネルを通る。
- 背側骨間筋
- 総指伸筋の腱

背側の深層筋

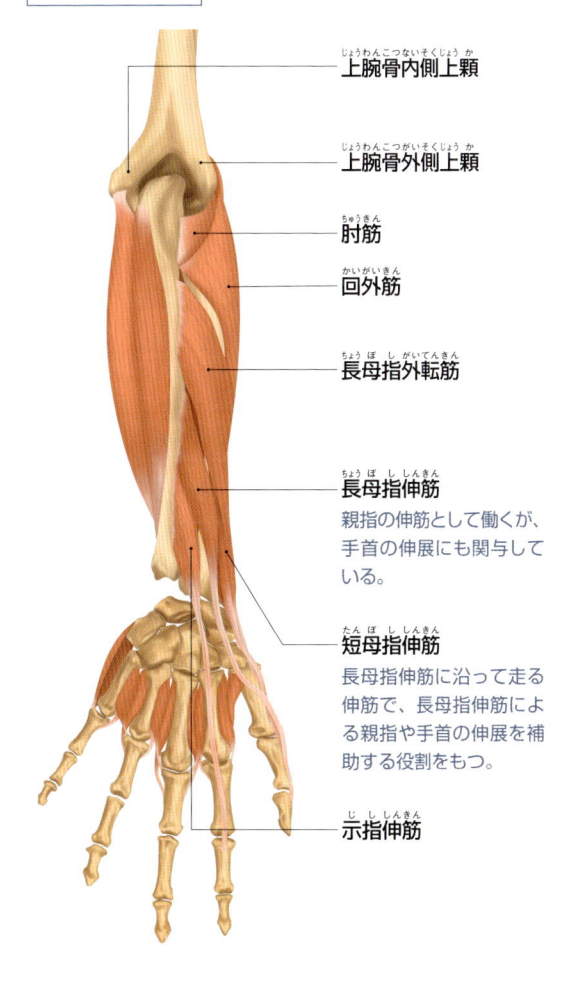

- 上腕骨内側上顆
- 上腕骨外側上顆
- 肘筋
- 回外筋
- 長母指外転筋
- 長母指伸筋：親指の伸筋として働くが、手首の伸展にも関与している。
- 短母指伸筋：長母指伸筋に沿って走る伸筋で、長母指伸筋による親指や手首の伸展を補助する役割をもつ。
- 示指伸筋

用語解説 腱鞘 ▶ 滑液を含んだ滑液包の役割をもち、腱が動く際の摩擦を減少させる働きをもつ。

≫筋系——構造

体全体を支える下肢の筋群

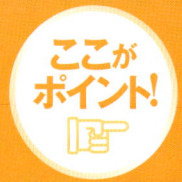

ここがポイント! 下肢の筋群は、体重を支え、歩行や姿勢の維持・安定の役割をもつために強力な筋が多い。また、人体で最大の筋は膝関節に作用する大腿四頭筋で、歩行で大きな働きをもつ。

上肢の筋は、物を持ったり作業を行ったりするために多種多様な筋が複雑に関与していた。これに対して、下肢の筋群は体重を支えて安定性を維持する、歩行を行う、姿勢を維持するなどの役割をもっている。このため、上肢の筋よりも強力で大きなものが多い。

大腿骨部分を動かす（股関節）筋の多くは骨盤（下肢体）を起始として大腿骨に停止するもので、人体前面では大腰筋と腸骨筋からなる**腸腰筋**が股関節を屈曲させ、後面の**殿筋**が股関節を伸展させる。恥骨から大腿骨につながる長内転筋や大内転筋などは、大腿部を内側に内転させる筋である。

大腿骨と脛骨、膝蓋骨からなる膝関節の伸展を行う筋は前面の**大腿四頭筋**で、人体の中で最も大きな筋として知られている。後面には大腿二頭筋や半腱様筋、半膜様筋があり、これらは主に膝関節を屈曲させる。

足と足の指には、上肢同様、動かすために多くの筋がある。これらの筋の腱は、前面において上伸筋支帯と下伸筋支帯によって足根部に支持されている。

●下肢帯と各筋群

腸腰筋
- 大腰筋
- 腸骨筋

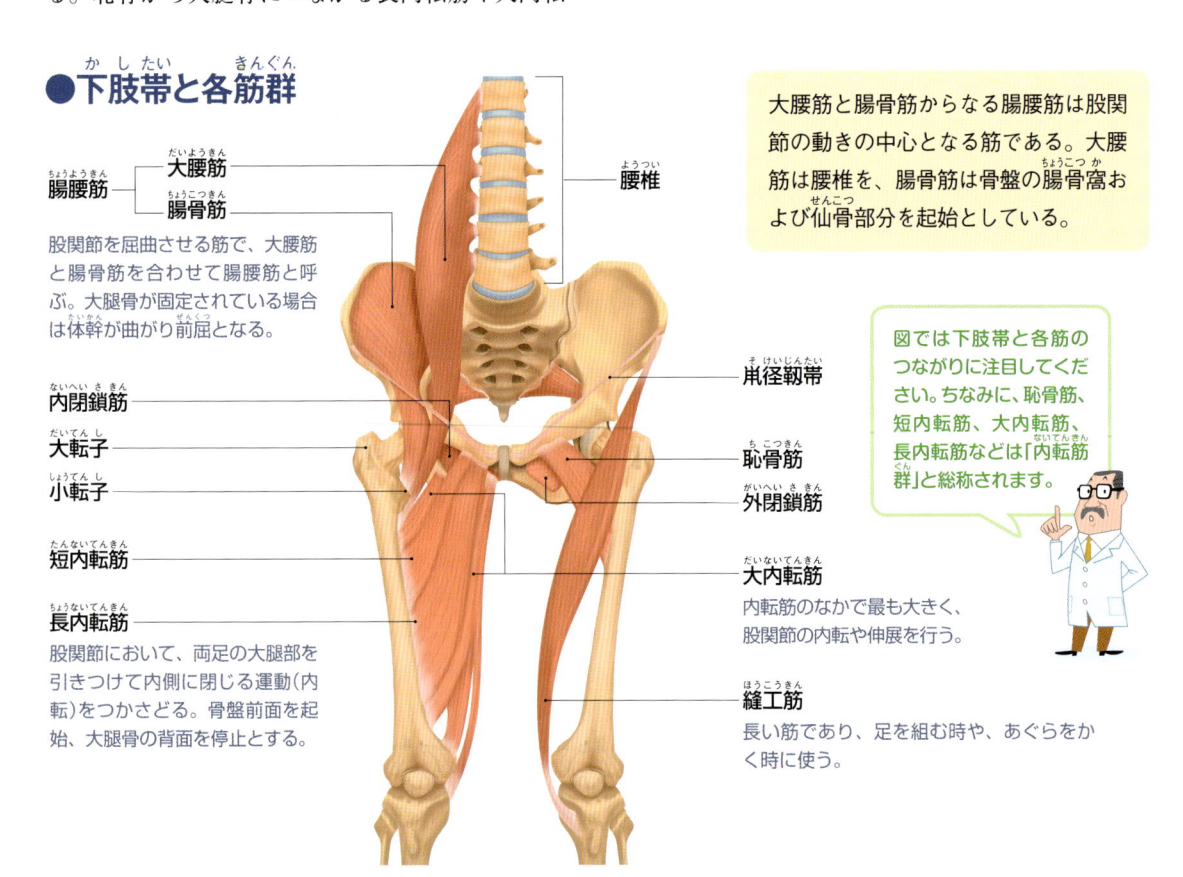

股関節を屈曲させる筋で、大腰筋と腸骨筋を合わせて腸腰筋と呼ぶ。大腿骨が固定されている場合は体幹が曲がり前屈となる。

内閉鎖筋

大転子

小転子

短内転筋

長内転筋
股関節において、両足の大腿部を引きつけて内側に閉じる運動（内転）をつかさどる。骨盤前面を起始、大腿骨の背面を停止とする。

腰椎

鼠径靭帯

恥骨筋

外閉鎖筋

大内転筋
内転筋のなかで最も大きく、股関節の内転や伸展を行う。

縫工筋
長い筋であり、足を組む時や、あぐらをかく時に使う。

大腰筋と腸骨筋からなる腸腰筋は股関節の動きの中心となる筋である。大腰筋は腰椎を、腸骨筋は骨盤の腸骨窩および仙骨部分を起始としている。

図では下肢帯と各筋のつながりに注目してください。ちなみに、恥骨筋、短内転筋、大内転筋、長内転筋などは「内転筋群」と総称されます。

用語解説 内転筋群 恥骨や坐骨部分を起始とする筋の総称。水泳や乗馬、ジャンプ時に両足をしっかりと締めなければならないフィギュアスケートなどのスポーツでは強化の対象となる。

●大腿・下腿・足の筋群

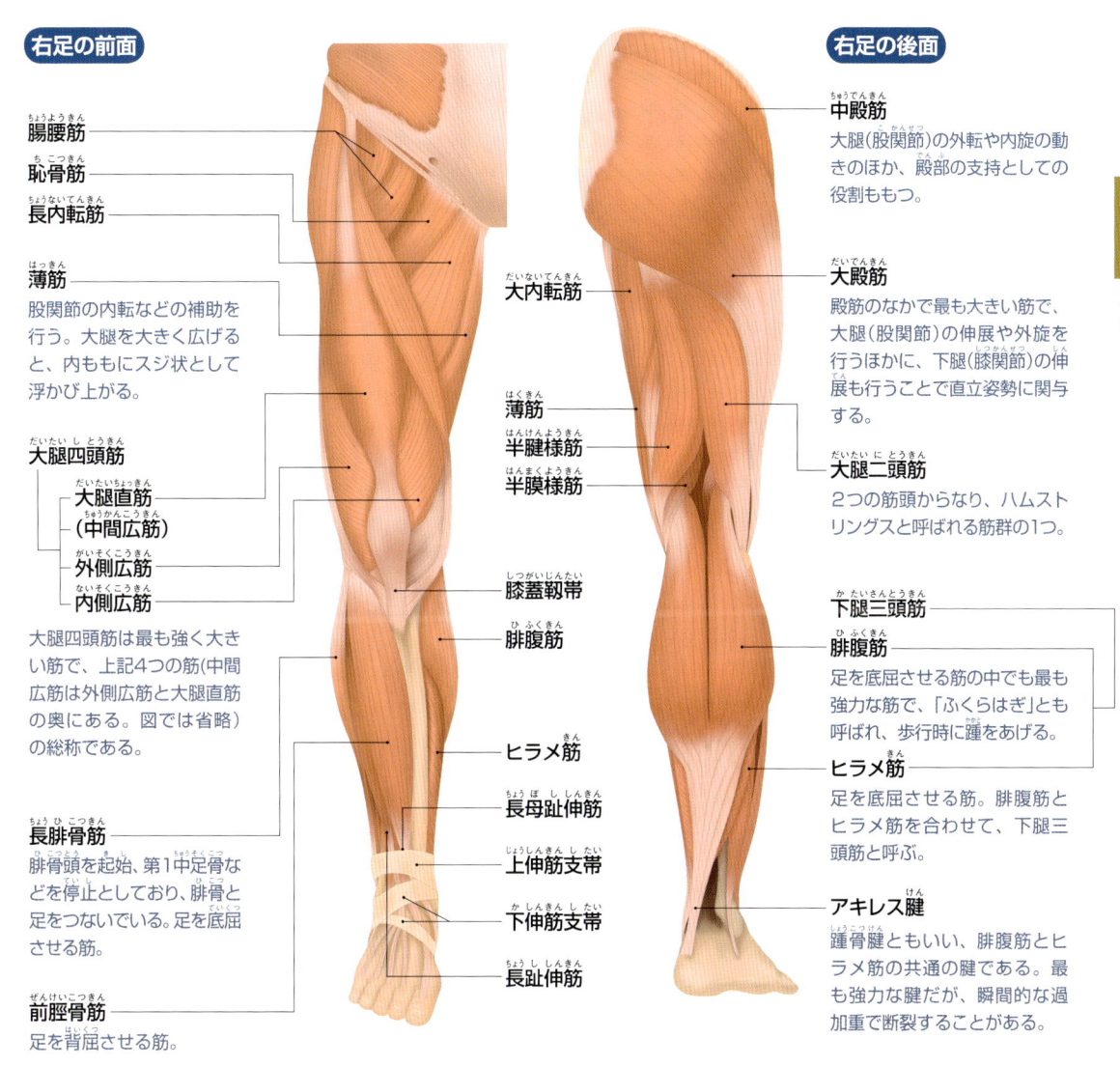

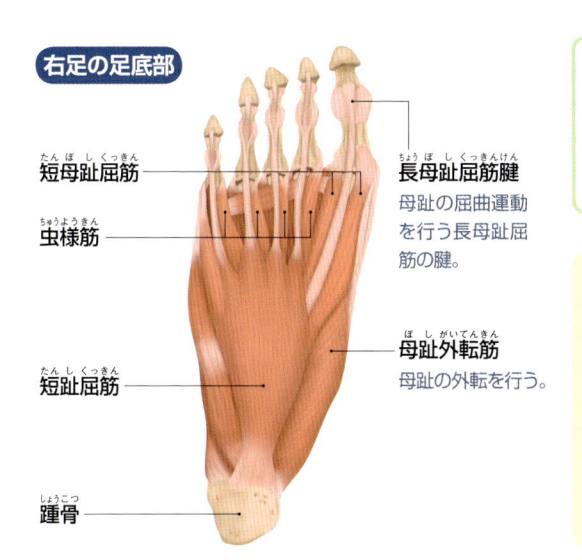

右足の前面

- 腸腰筋
- 恥骨筋
- 長内転筋
- 薄筋
  股関節の内転などの補助を行う。大腿を大きく広げると、内ももにスジ状として浮かび上がる。
- 大腿四頭筋
  - 大腿直筋
  - (中間広筋)
  - 外側広筋
  - 内側広筋
  大腿四頭筋は最も強く大きい筋で、上記4つの筋（中間広筋は外側広筋と大腿直筋の奥にある。図では省略）の総称である。
- 長腓骨筋
  腓骨頭を起始、第1中足骨などを停止としており、腓骨と足をつないでいる。足を底屈させる筋。
- 前脛骨筋
  足を背屈させる筋。
- 膝蓋靱帯
- 腓腹筋
- ヒラメ筋
- 長母趾伸筋
- 上伸筋支帯
- 下伸筋支帯
- 長趾伸筋

右足の後面

- 中殿筋
  大腿（股関節）の外転や内旋の動きのほか、殿部の支持としての役割ももつ。
- 大殿筋
  殿筋のなかで最も大きい筋で、大腿（股関節）の伸展や外旋を行うほかに、下腿（膝関節）の伸展も行うことで直立姿勢に関与する。
- 大内転筋
- 薄筋
- 半腱様筋
- 半膜様筋
- 大腿二頭筋
  2つの筋頭からなり、ハムストリングスと呼ばれる筋群の1つ。
- 下腿三頭筋
- 腓腹筋
  足を底屈させる筋の中でも最も強力な筋で、「ふくらはぎ」とも呼ばれ、歩行時に踵をあげる。
- ヒラメ筋
  足を底屈させる筋。腓腹筋とヒラメ筋を合わせて、下腿三頭筋と呼ぶ。
- アキレス腱
  踵骨腱ともいい、腓腹筋とヒラメ筋の共通の腱である。最も強力な腱だが、瞬間的な過加重で断裂することがある。

右足の足底部

- 短母趾屈筋
- 虫様筋
- 長母趾屈筋腱
  母趾の屈曲運動を行う長母趾屈筋の腱。
- 短趾屈筋
- 母趾外転筋
  母趾の外転を行う。
- 踵骨

大腿二頭筋と半膜様筋、半腱様筋をまとめて「ハムストリングス」と呼ぶことがあります。これらの筋は股関節を伸展、膝関節を屈曲することで、ダッシュ時や走るときによくつかわれます。

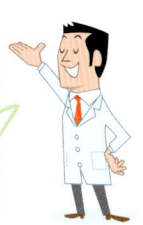

大腿四頭筋の大腿直筋は、股関節の屈曲や膝関節の伸展を行う強力な筋で、歩行・走行時に足を上げる役割をもつ。これに対して、中間広筋や外側広筋、内側広筋は膝関節の伸展として主に働く。長趾伸筋は母趾以外の4本の指を動かす筋で、指を上に反らせる際などに使用される。長母趾伸筋はその名の通り、母趾の伸筋として用いられ、足底には屈筋があり、各足指を屈曲させる。

用語解説　大殿筋 ▶ 殿筋群に含まれ、大腿骨の主要な伸筋。大殿筋の深層に中殿筋や小殿筋がある。

もう一度、チェックしてみよう！(3)

解答は285ページ

☐ 部分の名称を入れてください。

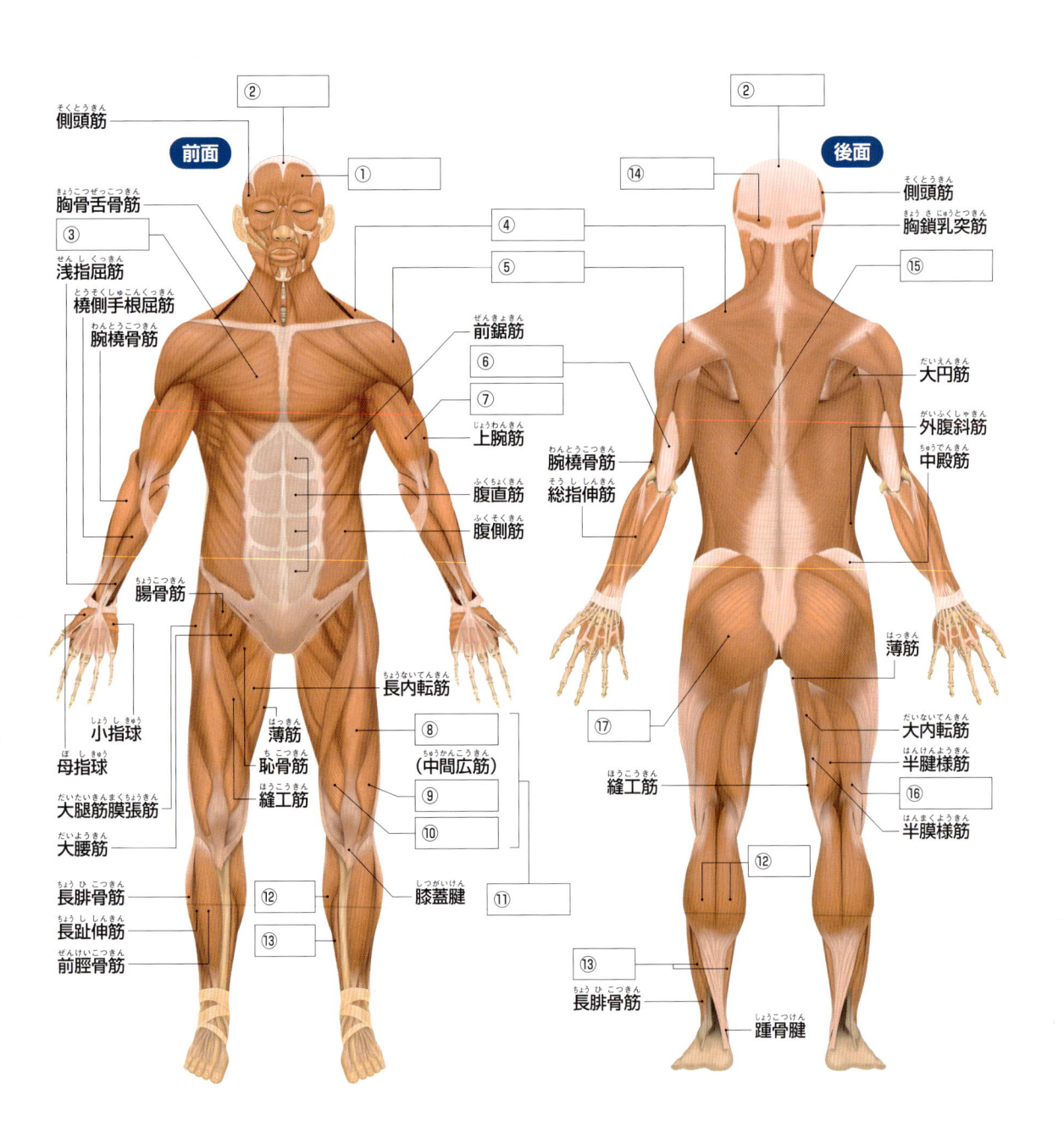

前面

- 側頭筋（そくとうきん）
- 胸骨舌骨筋（きょうこつぜっこつきん）
- ③
- 浅指屈筋（せんしくっきん）
- 橈側手根屈筋（とうそくしゅこんくっきん）
- 腕橈骨筋（わんとうこつきん）
- 腸骨筋（ちょうこつきん）
- 小指球（しょうしきゅう）
- 母指球（ぼしきゅう）
- 大腿筋膜張筋（だいたいきんまくちょうきん）
- 大腰筋（だいようきん）
- 長腓骨筋（ちょうひこつきん）
- 長趾伸筋（ちょうししんきん）
- 前脛骨筋（ぜんけいこつきん）

- ①
- ②
- ④
- ⑤
- 前鋸筋（ぜんきょきん）
- ⑥
- ⑦
- 上腕筋（じょうわんきん）
- 腹直筋（ふくちょくきん）
- 腹側筋（ふくそくきん）
- 長内転筋（ちょうないてんきん）
- ⑧
- 薄筋（はっきん）
- 恥骨筋（ちこつきん）
- 縫工筋（ほうこうきん）
- （中間広筋）（ちゅうかんこうきん）
- ⑨
- ⑩
- 膝蓋腱（しつがいけん）
- ⑪
- ⑫
- ⑬

後面

- ②
- ⑭
- 側頭筋（そくとうきん）
- 胸鎖乳突筋（きょうさにゅうとつきん）
- ⑮
- 大円筋（だいえんきん）
- 外腹斜筋（がいふくしゃきん）
- 中殿筋（ちゅうでんきん）
- 腕橈骨筋（わんとうこつきん）
- 総指伸筋（そうししんきん）
- 薄筋（はっきん）
- ⑰
- 大内転筋（だいないてんきん）
- 半腱様筋（はんけんようきん）
- 縫工筋（ほうこうきん）
- ⑯
- 半膜様筋（はんまくようきん）
- ⑫
- ⑬
- 長腓骨筋（ちょうひこつきん）
- 踵骨腱（しょうこつけん）

102

Chapter 4

第4章 外皮系

人体の表面を覆う外皮は、外部からの刺激の遮断や体温調節などを行っている。外皮は表皮、真皮、皮下組織の3層からなり、表皮は角質層、淡明層、顆粒層、有棘層、基底層からなっている。

- 三層からなる外皮のしくみ……………………104
- 爪・毛・皮膚腺は皮膚の付属器………………106
- 保護・防護機能を中心とした多様な働き……108

≫外皮の構造

三層からなる外皮のしくみ

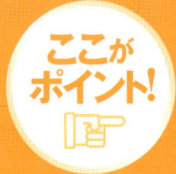

ここがポイント! 外皮は表皮、真皮、皮下組織の3つの層から構成されている。表皮は4つの細胞からなり、その1つのケラチノサイトは表皮の角質層を形成する。真皮は結合組織であり、強固な物理的結合力を持っている。

外皮は**表皮**と**真皮**（2つあわせて**皮膚**）と、その下にある**皮下組織**の三層によって構成されている。

表皮はその深部から、**基底層**、**有棘層**、**顆粒層**、**淡明層**、**角質層**の各層からなり、メラニン細胞、メルケル細胞、ランゲルハンス細胞、**ケラチノサイト**の4種類の細胞によって構成されている。最深部の基底層にはケラチノサイトの幹細胞があり、新しいケラチノサイトを産生し続けている。ケラチノサイトは**角化**しながら表層に移動し、最終的に角質層を形成する。

真皮は突起状の**乳頭層**によって表皮と接しており、弾性線維と膠原線維によって構成されている。乳頭層には触覚を感知するマイスネル小体や、痛覚・温感・かゆみ等を感知する自由神経終末のほか、毛の**毛根**や**汗腺**、**脂腺**などがある。皮下組織は、骨や筋と皮膚とのゆるやかな結合、体熱の喪失の防止、外圧へのクッション、脂肪細胞によるエネルギーの貯蔵などの役割を持つ。

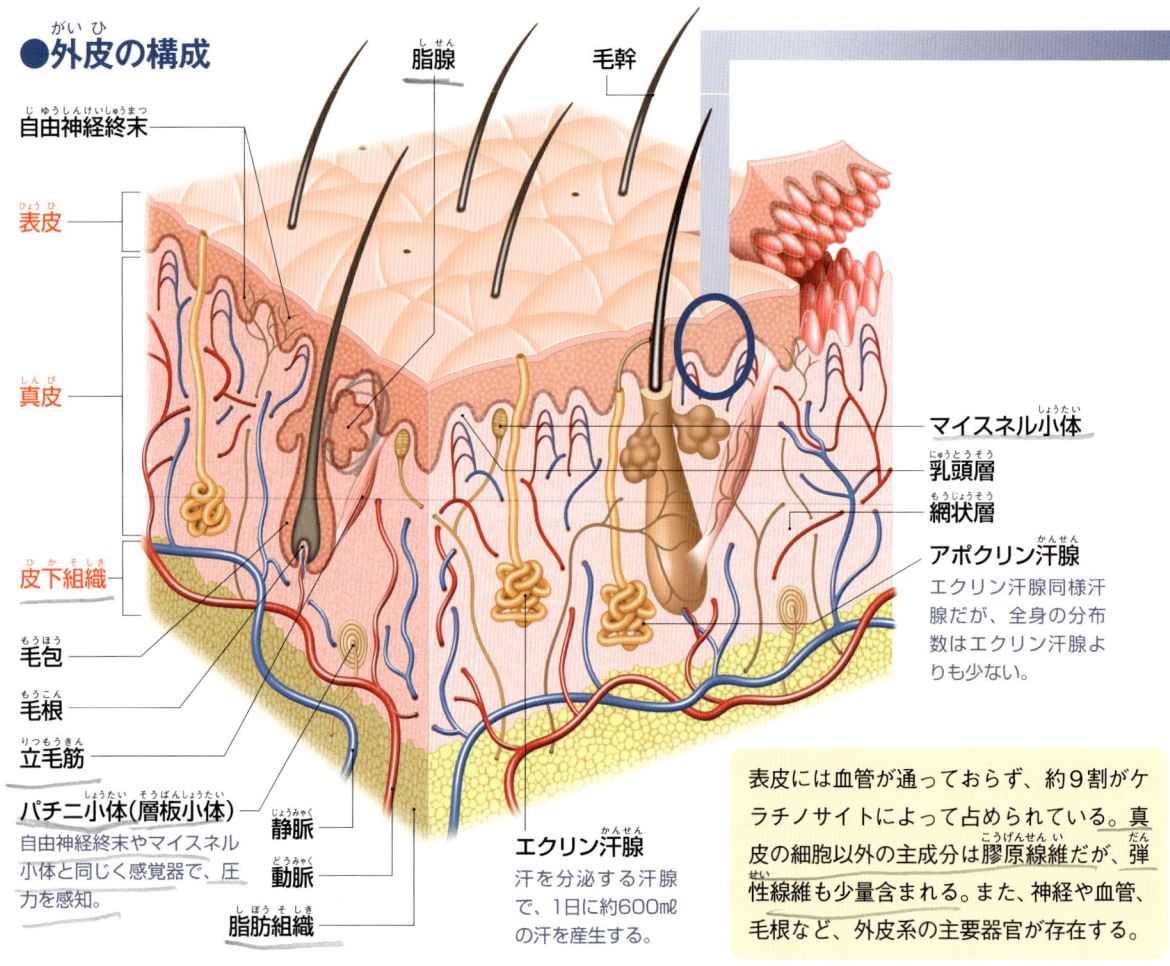

●外皮の構成

脂腺／毛幹／自由神経終末／表皮／真皮／皮下組織／毛包／毛根／立毛筋／パチニ小体(層板小体)：自由神経終末やマイスネル小体と同じく感覚器で、圧力を感知。／静脈／動脈／脂肪組織／エクリン汗腺：汗を分泌する汗腺で、1日に約600㎖の汗を産生する。／マイスネル小体／乳頭層／網状層／アポクリン汗腺：エクリン汗腺同様汗腺だが、全身の分布数はエクリン汗腺よりも少ない。

表皮には血管が通っておらず、約9割がケラチノサイトによって占められている。真皮の細胞以外の主成分は膠原線維だが、弾性線維も少量含まれる。また、神経や血管、毛根など、外皮系の主要器官が存在する。

用語解説 ▶ 幹細胞 ▶ 多機能な未分化細胞のことで、分化していくことで最終的な細胞になる。

●表皮の構成と4種類の細胞

角質層

淡明層

顆粒層

有棘層

ケラチノサイト
基底層から生じ、表層に押し出されて最終的に角質層を形成する。

ケラチノサイトは顆粒層、淡明層と移動し、角質層となる。角質層は角化したケラチノサイトからなっている。

ランゲルハンス細胞
免疫細胞の一種で、侵入してくる病原微生物に対応する。

メルケル細胞
神経細胞に情報を伝達する受容器で、基底層に存在する。

メラニン細胞

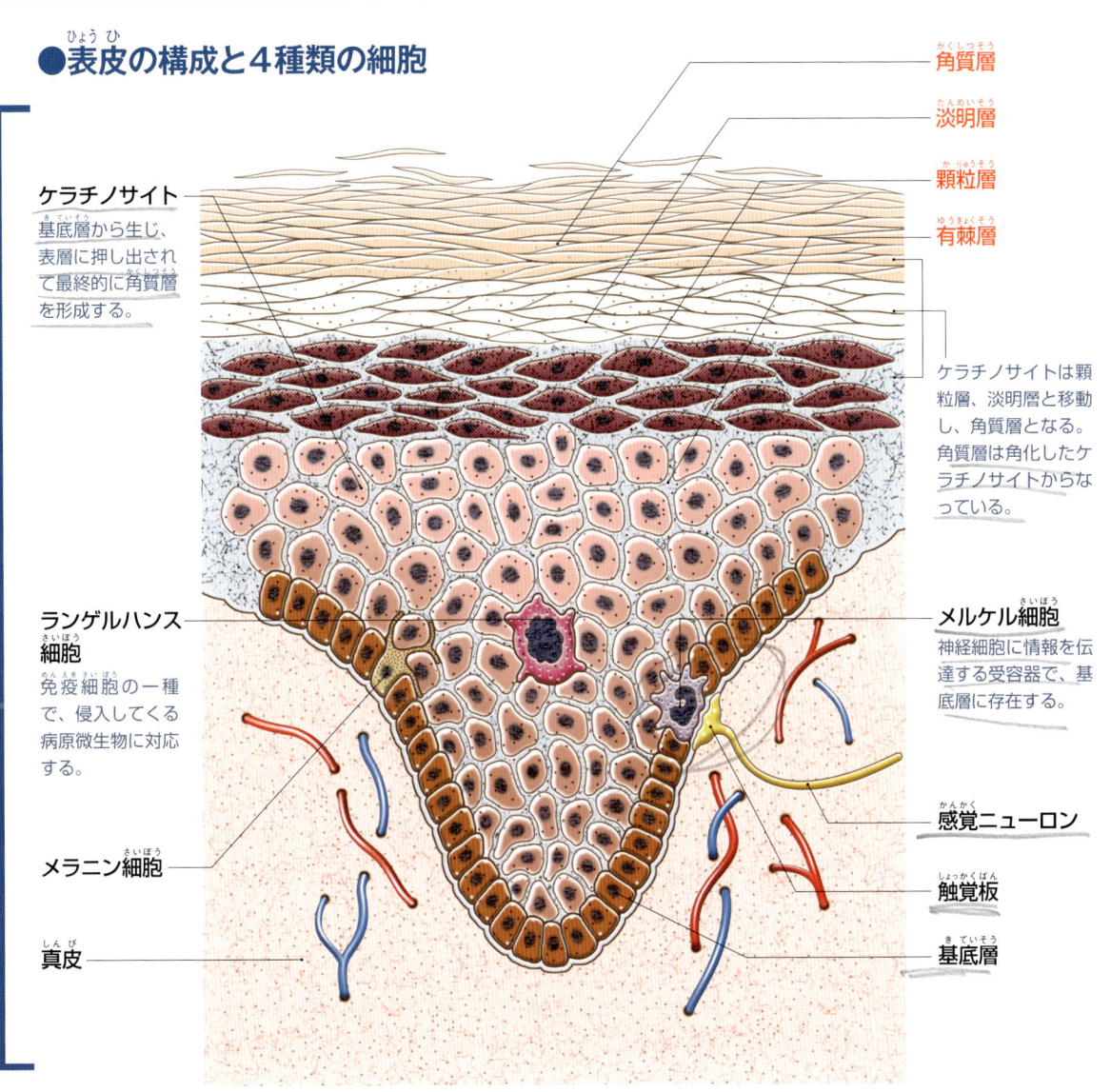

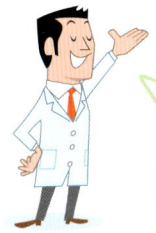

感覚ニューロン

触覚板

真皮

基底層

第4章 外皮系

0.1mmの厚さの表皮では、ケラチノサイトは生まれてから垢になって剥がれるまで、約1か月近くかかります。

有棘層はおよそ8〜10層のケラチノサイトからなる。上層に向けて移動するケラチノサイトにはアポトーシスが起こり、顆粒層のあたりで細胞内が変性して強固な線維性蛋白質のケラチンを含むようになる。

ひとくちメモ
外皮を構成する3つの層

外皮系は表皮、真皮、皮下組織からなる。皮下組織は皮膚の一部とは位置づけられていない。

表皮も深部から基底層、有棘層、顆粒層、淡明層、角質層の各層からなる。表皮全体の90%をケラチノサイトが占めており、このほかメルケル細胞、ランゲルハンス細胞、メラニン細胞の全部で4種類の細胞から構成されている。

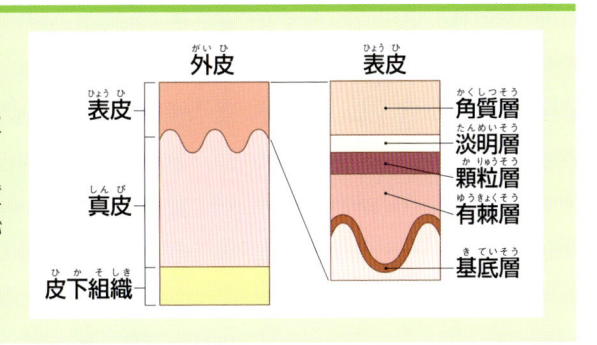

外皮 / **表皮**

表皮 — 角質層 / 淡明層 / 顆粒層 / 有棘層 / 基底層

真皮

皮下組織

用語解説 **角化**▶ケラチンが生成され、細胞が固くなっていく過程を表す。

≫外皮の構造

爪・毛・皮膚腺は皮膚の付属器

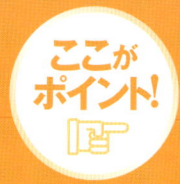

ここがポイント！ 皮膚付属器には爪、毛、皮膚腺の3つがあり、爪と毛は表皮の細胞が角質化したものである。皮膚腺には脂腺と汗腺があり、さらに汗腺はエクリン汗腺とアポクリン汗腺に分けられる。

皮膚には、表皮の細胞が変化してできた毛、爪と皮膚腺といった付属器がある。

爪は根元から爪根、爪体、遊離縁に分けられ、爪根は皮膚に隠れている部分、爪体は露出部分である。遊離縁は指先から越えて伸びている部分を指す。爪体の下に爪母基があり、爪根部分の爪母基で爪は産生されて伸びていく。

爪と同じく、毛も表皮が局所的に角化してできたもので、密度の差はあるが、手のひらや足の裏を除くほとんどの皮膚の表面に存在する。毛は皮膚から出ている毛幹と、皮膚内にある毛根に分けられ、毛根は毛包と呼ばれる袋に包まれている。

皮膚腺は、皮脂を分泌する脂腺と、汗を分泌する汗腺に分けられる。さらに汗腺は、水分を多く含む汗を分泌するエクリン汗腺と、蛋白質や脂肪を多く含む汗を分泌するアポクリン汗腺に分けられ、アポクリン汗腺が変化したものとして乳腺があるが、これは女性で特に発達しており、乳汁を分泌する。このほか、耳の外耳道には耳道腺がある。

● 爪の構造

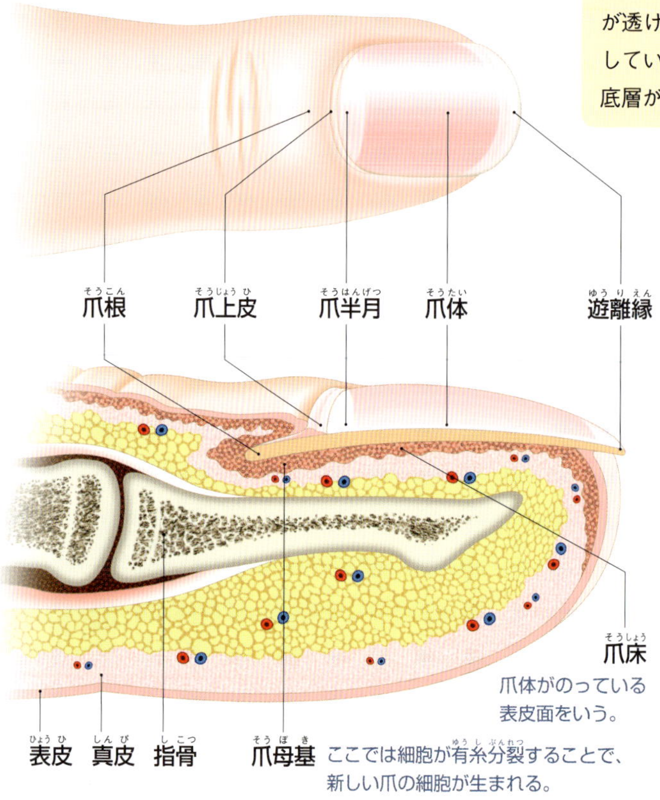

左図は指先を矢状面で切ったところ。爪は爪根の爪母基で新生されて伸びていく。通常、爪体下の血管が透けて見えるため、爪は全体的に薄いピンク色をしているが、爪根にある爪半月の部分では表皮の基底層が厚く血管が見えないため白っぽく見える。

爪根　爪上皮　爪半月　爪体　遊離縁
爪床　爪体がのっている表皮面をいう。
表皮　真皮　指骨　爪母基　ここでは細胞が有糸分裂することで、新しい爪の細胞が生まれる。

ひとくちメモ
爪の伸び方
爪は伸びている方向にまっすぐ伸びるように思われるかもしれないが、実際には爪根部分の爪母基から遊離縁方向に向かいつつ、古いものの上に重なるように斜めに伸びていく。指の爪では、爪根で生まれた爪はおよそ5か月かけて遊離縁に達する。

爪の成長は20歳ころまでの成長が最も著しいといわれています。平均的には、7～10日で1mm伸びます。

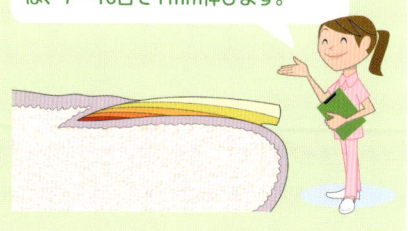

用語解説　耳道腺▶耳の外耳にのみ存在するアポクリン汗腺の一種。分泌物は耳垢となる。

●皮膚腺の構造

エクリン汗腺
アポクリン汗腺
毛根
脂腺

> 汗腺は全身で最大400万個もあります。エクリン汗腺は手のひらに、1㎠あたり450個もあります。緊張すると手のひらが汗でまみれるのもわかりますね。

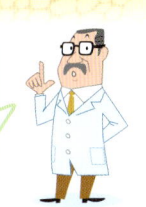

脂腺
エクリン汗腺
アポクリン汗腺

脂腺
脂腺は主に毛包とつながっているが、一部は直接、表皮に分泌するものもある。脂肪性の油状物質である皮脂は、毛の表面を覆い、乾燥を防ぐことで皮膚の柔らかさを保つ重要な働きをしている。

エクリン汗腺
末端がとぐろを巻いた糸球状のかたまりであり、真皮に存在する。口唇や男性器の亀頭部など、ごく一部を除いて全身に分布しており、特に額、手掌、足底に多く、水分のほかに尿素やアンモニア、グルコース、老廃物などを含んだサラサラした汗を分泌する。

アポクリン汗腺
全身に分布しているエクリン汗腺に比べて数も少なく、脇の下や陰部などの限られた部分に存在し、思春期以降に機能し始め、精神的ストレスや性的興奮時に刺激される。たとえば「冷や汗」と呼ばれる現象は、精神的ストレスなどが原因で起こる。分泌物はエクリン汗腺の成分のほかに蛋白質と脂質が加わっており、やや粘性がある。

第4章 外皮系

●毛根の構造

毛包を横断面で切ってみると、いくつかの細胞が同心円を形成して毛根を覆っている。一番外側が結合組織性毛包で、その内側が上皮性毛根鞘と呼ばれる。毛包の基底部には毛細血管や神経などからなる毛乳頭があり、これが毛に栄養を運ぶ役割を担っている。毛根の基底部には毛母細胞が集まった毛母基があり、これによって新しい毛が生まれる。

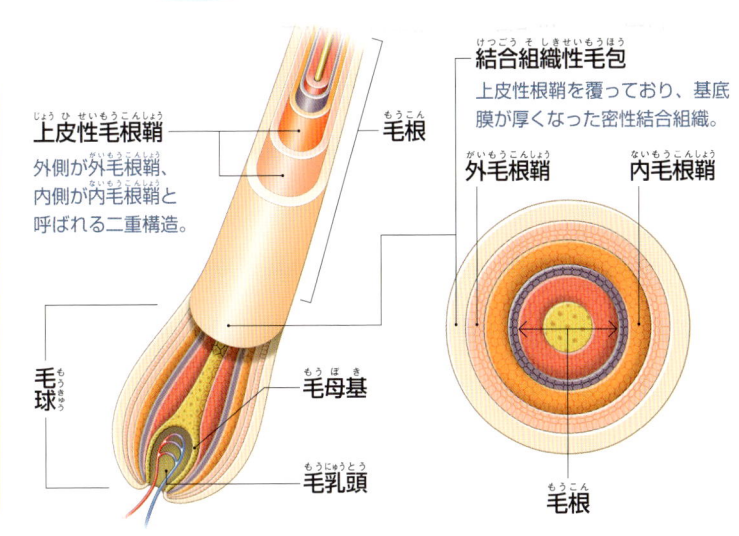

上皮性毛根鞘
外側が外毛根鞘、内側が内毛根鞘と呼ばれる二重構造。

毛根

結合組織性毛包
上皮性根鞘を覆っており、基底膜が厚くなった密性結合組織。

外毛根鞘
内毛根鞘

毛球
毛母基
毛乳頭
毛根

用語解説 尿素 ▶ 蛋白質代謝の最終産物で、肝臓などで合成される。

≫皮膚の機能と働き

保護・防護機能を中心とした多様な働き

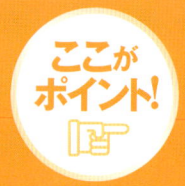

ここがポイント！ 皮膚は生体防御機能や、外の環境の変化に合わせた体温の調節、不要物や水分を排出するといった身体のコントロール機能も持つ。また、各種の感覚器官を有することで、情報収集機能も持つ。

全身を覆っている皮膚の機能には以下のものが挙げられる。

①**保護・防護機能**：ケラチノサイトの強固な結合や表面の角質層は微生物の侵入を防ぐ働きを持っている。また、汗腺から分泌される酸性の汗は、皮膚に付着した微生物の成長を抑制するほか、脂腺からの分泌物は微生物の殺菌作用も有している。さらに、メラニン細胞が産生するメラニンは紫外線の有害な作用をある程度、抑制する。

これら外的攻撃からの防衛だけでなく、皮膚は自身の保護機能も持っている。顆粒層のケラチノサイトからは脂質が分泌され、これによって皮膚からの過剰な水分の蒸発が防がれている。また、汗腺や脂腺の分泌物は皮膚を潤し、乾燥から皮膚を保護している。

②**体温調節機能**：体温の上昇に伴い、エクリン汗腺から分泌された汗が蒸発することで体温が下がり、同時に真皮の血管が広がることで血流量が増加して放熱作用が高まる。

③**感覚機能**：表皮および真皮にはいくつかの感覚器官があり、痛みや温感、圧力などを感知する。

④**吸収・排出機能**：外界の必要な物質を取り込むほか、過剰な水分や一部の有害な物質および不要物を汗などによって排出する。

⑤**ビタミンDの生成**：骨の成長に必要なビタミンDの合成を促す。

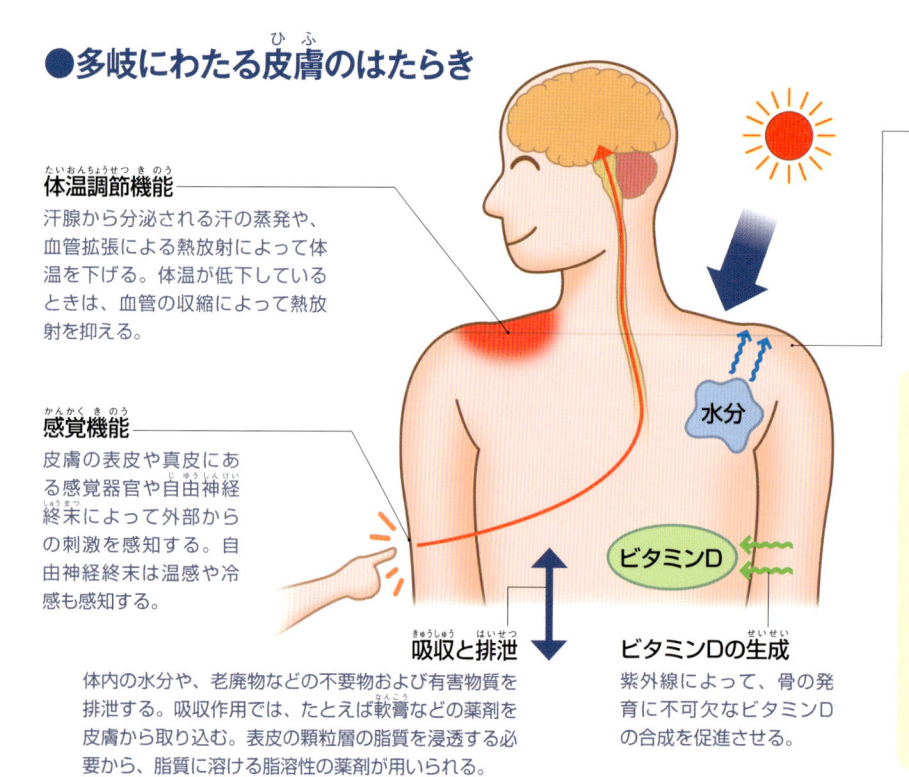

●多岐にわたる皮膚のはたらき

体温調節機能
汗腺から分泌される汗の蒸発や、血管拡張による熱放射によって体温を下げる。体温が低下しているときは、血管の収縮によって熱放射を抑える。

感覚機能
皮膚の表皮や真皮にある感覚器官や自由神経終末によって外部からの刺激を感知する。自由神経終末は温感や冷感も感知する。

吸収と排泄
体内の水分や、老廃物などの不要物および有害物質を排泄する。吸収作用では、たとえば軟膏などの薬剤を皮膚から取り込む。表皮の顆粒層の脂質を浸透する必要から、脂質に溶ける脂溶性の薬剤が用いられる。

ビタミンDの生成
紫外線によって、骨の発育に不可欠なビタミンDの合成を促進させる。

保護・防護機能
微生物の表皮への定着を阻止し、さらに表在細菌で殺菌を行う。表皮のランゲルハンス細胞（免疫細胞）による免疫応答や、メラニンによる紫外線からの保護を行う。

皮膚は人体内部と外的環境を区分けする境界であり、外的環境からの様々な影響から人体を守る第一防衛ラインといえる。また、体温上昇などの内部の変化と外的環境とのバランスを保つための調整器官でもある。

用語解説　紫外線 ▶ 波長が10～400nmの不可視光線の電磁波。長波長紫外線（UVA）は炎症を起こさない程度の日焼け、中波長紫外線（UVB）は炎症を伴う日焼けを起こす。

●皮膚の機能と対応する器官

感覚のための器官

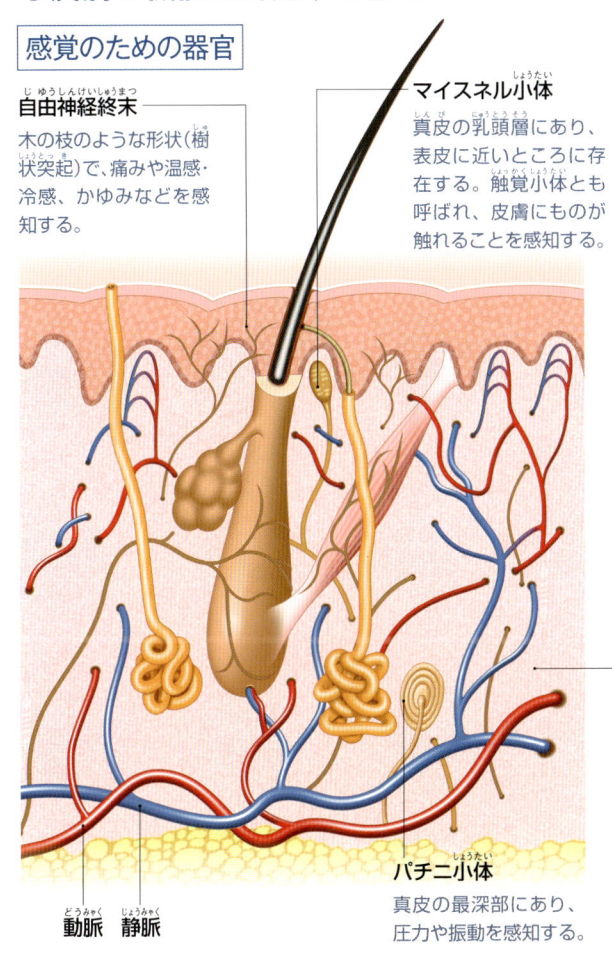

自由神経終末
木の枝のような形状（樹状突起）で、痛みや温感・冷感、かゆみなどを感知する。

マイスネル小体
真皮の乳頭層にあり、表皮に近いところに存在する。触覚小体とも呼ばれ、皮膚にものが触れることを感知する。

動脈　静脈

パチニ小体
真皮の最深部にあり、圧力や振動を感知する。

保護・防護機能

病原微生物

汗の弱酸性による殺菌・発育阻止作用

角質層　　角質層

汗腺

ケラチン等の結合によって微生物の侵入を防ぐ。

免疫細胞による免疫応答

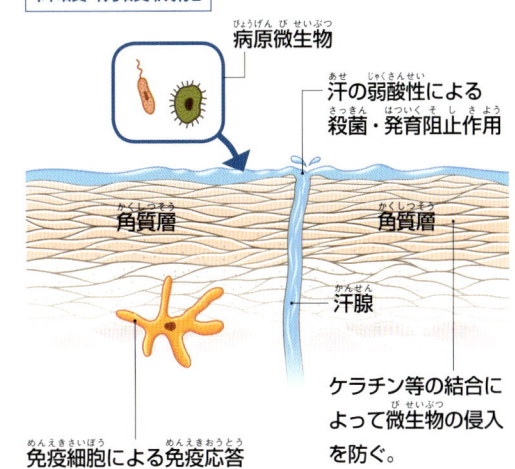

角質層は物理的に病原微生物の侵入を阻む。また、汗腺や脂腺からの分泌物による微生物の発育阻止・殺菌作用もあるほか、たとえ侵入してきても免疫細胞が対応する。

ビタミンDの生成

紫外線によって皮膚内にある前駆物質のプロビタミンDがビタミンDとなり、最終的に活性型ビタミンDになる。活性型ビタミンDは、食物中のカルシウムやリンといった骨の生成に必要な物質を消化管から血中に吸収しやすくさせる機能を持つ。

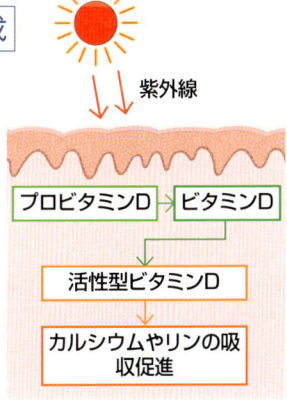

紫外線

プロビタミンD → ビタミンD
↓
活性型ビタミンD
↓
カルシウムやリンの吸収促進

体温調節機能

汗腺からの汗の蒸発だけでなく、血管の収縮・拡大によって血液量をコントロールすることで身体からの熱の放射量を管理する。

> 成人の体重のおよそ15％もの重量がある皮膚は生体防御の最前線であり、体温調節器官でもある。皮膚の血管は動脈と静脈の吻合（動静脈吻合という）が多く、交感神経の指令によってこれが拡張することで、血流量を変化させることができる。

ひとくちメモ

熱傷と皮膚

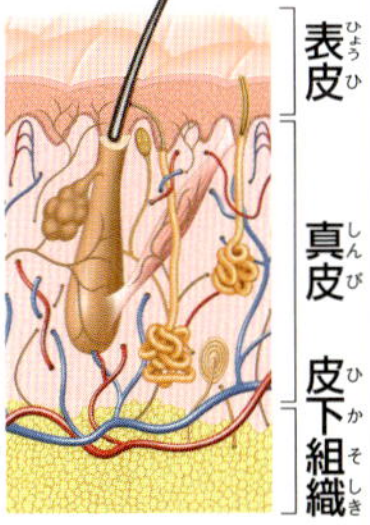

熱傷は高い熱などによって皮膚の蛋白質が変性し、組織障害が起こることである。通常、全表面積の20％でショック症状が起こり、40％以上になると死亡すると言われるが、面積だけでなく、皮膚の深度も関係する。

表皮　真皮　皮下組織

・Ⅰ度熱傷：表皮のみの場合の重傷度。軽い痛みや紅斑が生じる程度で、数日で治癒する。
・Ⅱ度熱傷：真皮にまで達するが、毛包や汗腺・脂腺などは損傷を受けない。水疱の形成や浮腫などが生じ、病原微生物の感染の可能性が出てくるが、熱傷自体は数週間で治癒する。
・Ⅲ度熱傷：皮下組織まで達したもので、脂腺・汗腺などの皮膚付属器までも損傷し、皮膚の機能がほぼ失われる。ショックなどの重篤な全身症状が出る。

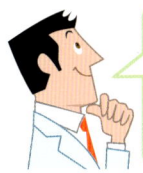

> 爪や毛といった皮膚の付属器も防護機能を持っています。また、感覚器官もパチニ小体やマイスネル小体だけでなく、毛根の周りにあって毛による感触を感知する柵状神経など、さまざまなものがあります。

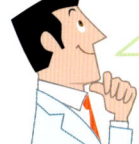

用語解説　表在細菌▶ 広い意味では皮膚に存在するすべての細菌を指す。皮膚には常に様々な細菌がおり、これらが有害な細菌の付着・繁殖を防いでいる。

もう一度、チェックしてみよう！(4)

解答は285ページ

部分の名称を入れてください。

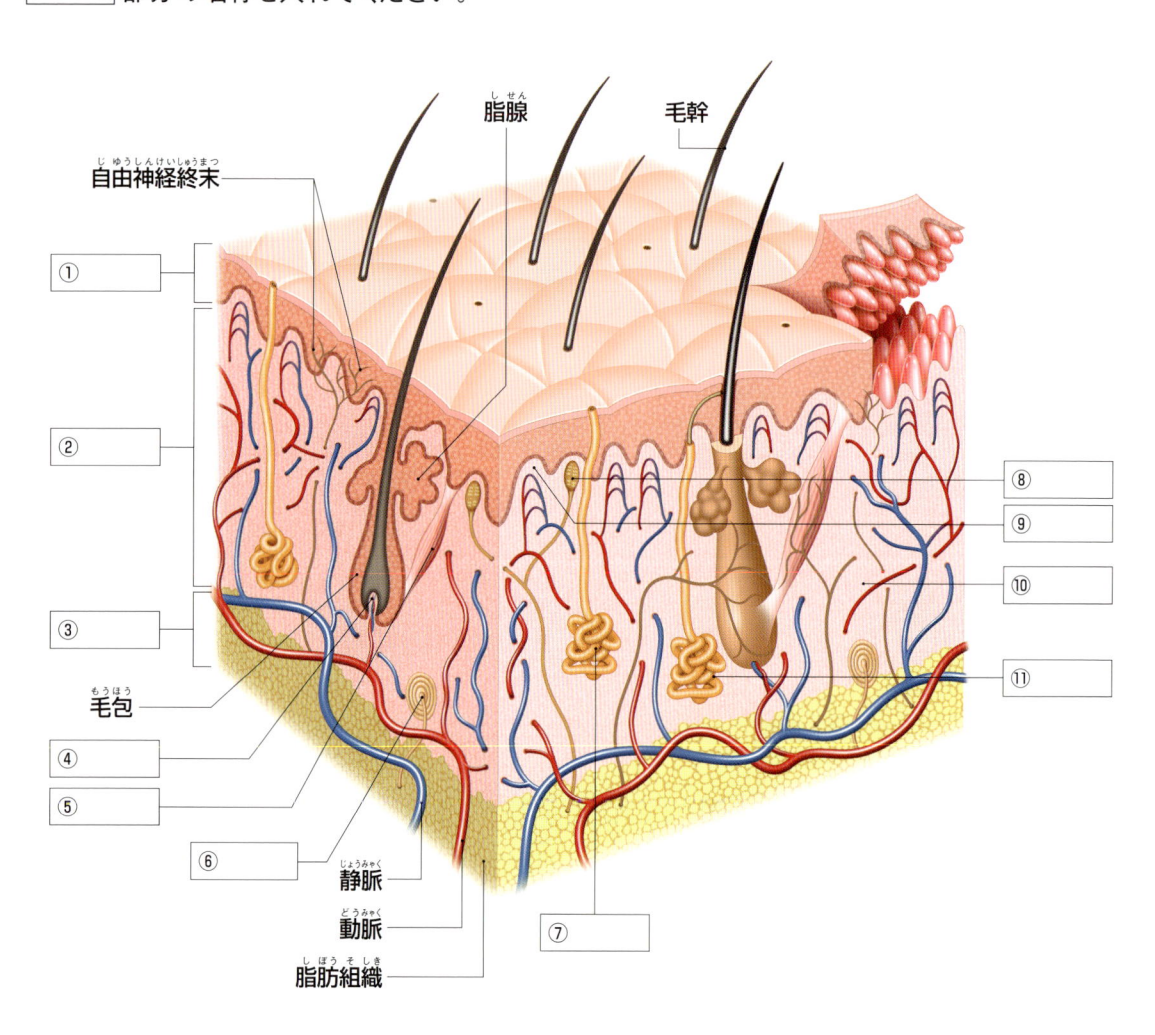

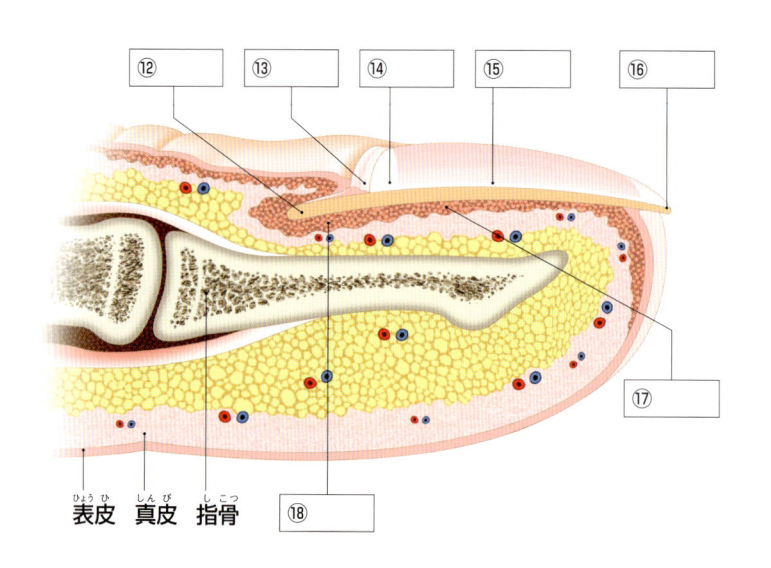

Chapter 5

第5章 心臓血管系

心臓は血液を全身に循環させるポンプの役目を果たしており、血管は血液を運ぶための通路である。血管を流れる血液は、全身に酸素や栄養を運び、二酸化炭素や老廃物を回収するなどの働きをもつ。

- ●血液の役割と成分 ……………………………… 112
- ●輸送と恒常性に関与する血液 ………………… 114
- ●循環路と血管の構造 …………………………… 116
- ●心臓のしくみ …………………………………… 118
- ●心臓の役割と機能 ……………………………… 120
- ●心臓のポンプ機能のしくみ …………………… 122
- ●全身の動脈系と静脈系 ………………………… 124
- ●頸部および頭蓋外部の動脈 …………………… 126
- ●頭蓋内の動脈 …………………………………… 128
- ●頸部および頭部の静脈 ………………………… 130
- ●体幹の動脈と静脈 ……………………………… 132
- ●上肢・下肢の動脈と静脈 ……………………… 134

≫ 心臓血管系──構造

血液の役割と成分

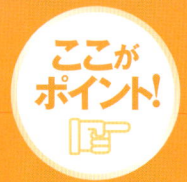

ここがポイント！
血液は栄養素やホルモン、酸素など身体に必要な物質や、排泄すべき老廃物および代謝物などを運ぶ役割を担っている。血液の成分は、大きく血漿成分と血球成分に分けられる。

　心臓血管系は心臓、血管、血液の3つの要素から構成されており、血液を全身に運ぶ循環路（系）ということができる。

　血液は、栄養素や酸素など身体に必要な物質を含んでおり、血流は体組織の各部にこれらを送り届ける役割を持っているが、各細胞や組織から排出された老廃物や代謝物、身体に取り込まれた異物などを運ぶ役割も担っている。

　一方、心臓は血液を循環させる動力、血管は血液の通路、そして血液は物質を運ぶ役目を担っており、体循環を形成する。

　血液の量は成人の場合、全体重のおよそ8％の重量を占めている。温度は約38℃でpHは7.35〜7.45のアルカリ性である。

　血液の成分は液体の血漿と、細胞の血球成分（有形成分）に分けられる。血漿の90％以上は水分で、そこに蛋白質などのさまざまな成分が溶け込んでいる。これに対し、血球成分には赤血球や血小板、白血球などが含まれている。

　つまり血液とは完全な液体ではなく、これら血球成分をも含めたものを指している。このため、血液を試験管に入れて放置しておくと、重い成分である血球成分が下にたまり、軽い部分は血清と呼ばれる薄い黄色の上澄みとして形成される。そして、この下にたまった部分を血餅、または血沈といい、赤血球や白血球などの有形成分によって構成されているのである。

●血液の構成

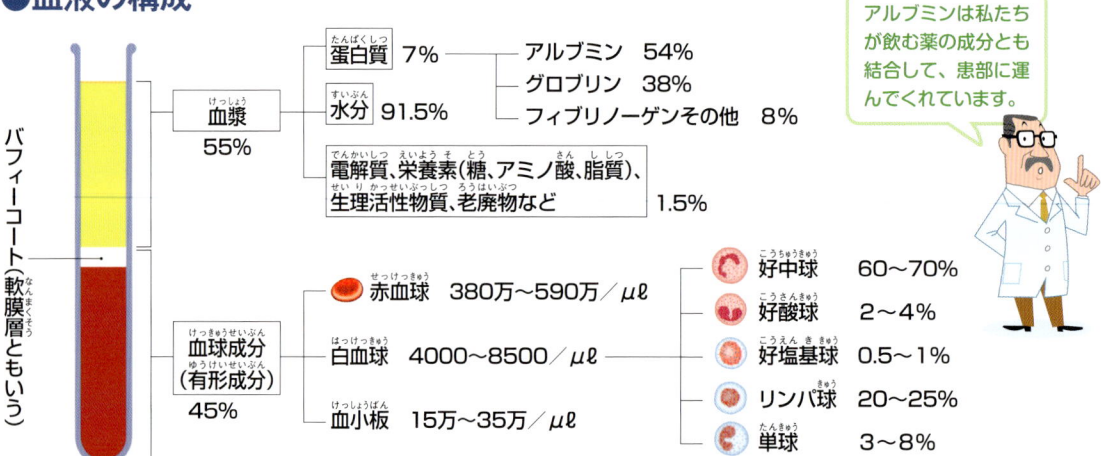

- バフィーコート（軟膜層ともいう）
- 血漿 55％
  - 蛋白質 7％
    - アルブミン 54％
    - グロブリン 38％
    - フィブリノーゲンその他 8％
  - 水分 91.5％
  - 電解質、栄養素（糖、アミノ酸、脂質）、生理活性物質、老廃物など 1.5％
- 血球成分（有形成分）45％
  - 赤血球 380万〜590万/μℓ
  - 白血球 4000〜8500/μℓ
    - 好中球 60〜70％
    - 好酸球 2〜4％
    - 好塩基球 0.5〜1％
    - リンパ球 20〜25％
    - 単球 3〜8％
  - 血小板 15万〜35万/μℓ

> アルブミンは私たちが飲む薬の成分とも結合して、患部に運んでくれています。

　血漿と血沈に分離した血液をさらに遠心分離器にかけて分離すると、図のように上から血漿、バフィーコート、そして血球成分の3つに分離される。血漿蛋白質はホルモンや脂肪酸、鉄などと結合して、それらを運搬する。バフィーコートは白血球や血小板の層である。

用語解説　体循環▶ 血液が心臓から大動脈、動脈、細動脈、毛細血管を流れたあと、細静脈、静脈、大静脈を経て心臓に戻ってくる経路全体のことをいう。

●血球とその分化

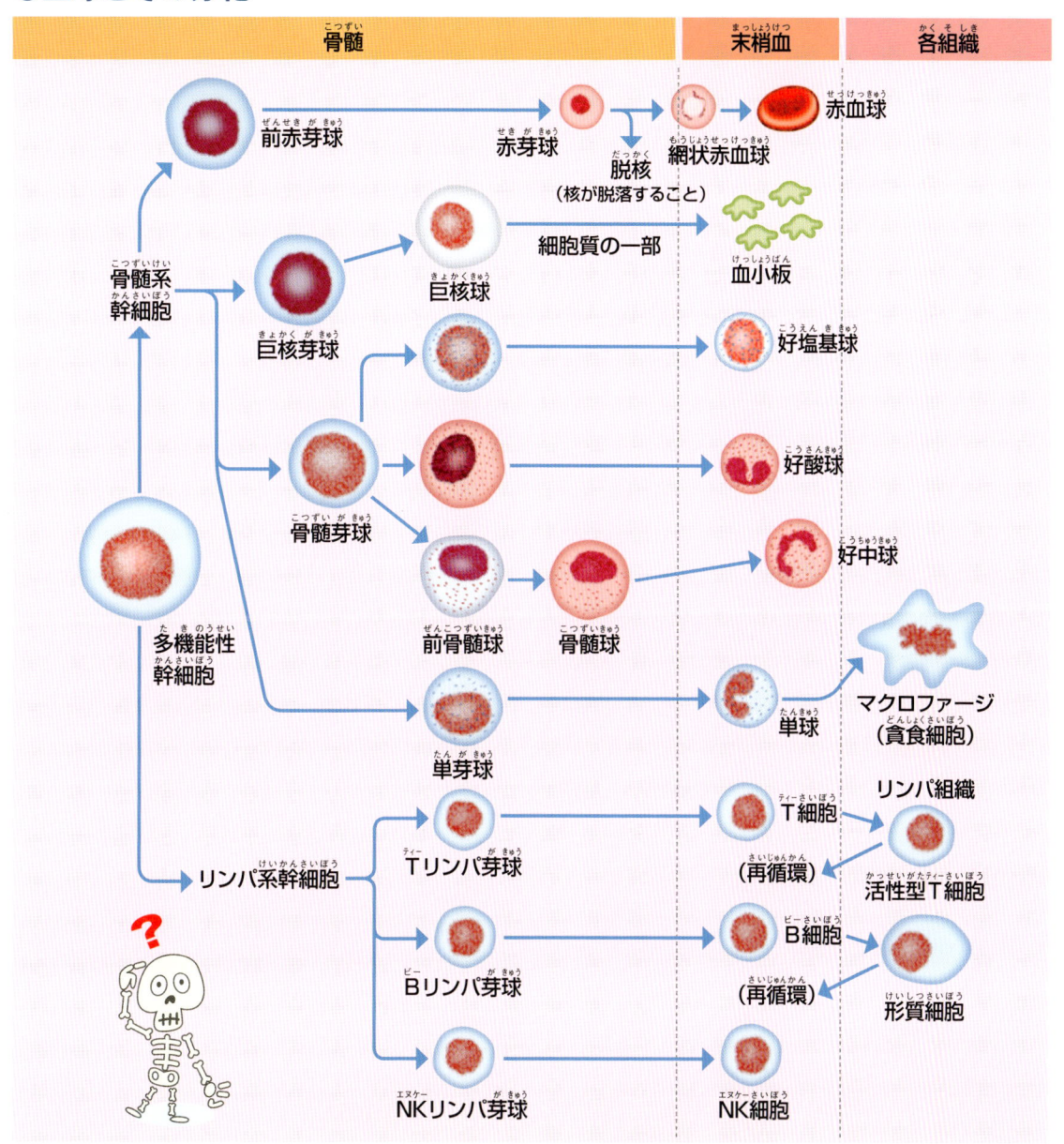

| 骨髄 | 末梢血 | 各組織 |

血球の分化図：
- 多機能性幹細胞 → 骨髄系幹細胞 → 前赤芽球 → 赤芽球 → 脱核（核が脱落すること） → 網状赤血球 → 赤血球
- 巨核芽球 → 巨核球 → 細胞質の一部 → 血小板
- → 好塩基球
- 骨髄芽球 → 好酸球
- 骨髄芽球 → 前骨髄球 → 骨髄球 → 好中球
- → 単球 → マクロファージ（貪食細胞）
- 単芽球
- リンパ系幹細胞 → Tリンパ芽球 → T細胞（再循環） → リンパ組織 → 活性型T細胞
- Bリンパ芽球 → B細胞（再循環） → 形質細胞
- NKリンパ芽球 → NK細胞

血球は骨の赤色骨髄にある多機能性幹細胞が分化して生まれる。血小板は損傷した血管を修復する凝固機能を担い、白血球と総称される細胞は免疫を担当する。骨髄系幹細胞の分化は赤色骨髄で行われ、リンパ系幹細胞の分化は赤色骨髄内で始まり、リンパ組織内で完了する。

ひとくちメモ
血液を測定する

●赤血球の基準（男女差）

	男性	女性
赤血球（1μℓ当たり）	440万〜590万	380万〜520万
ヘマトクリット値（%）	40〜50	35〜45
ヘモグロビン濃度（g/dℓ）	14〜17	12〜15

身体に必要な多くの物質を運搬する血液の測定は、さまざまな疾病の有無や健康状態を把握するうえで重要である。特に赤血球は体調の変化を如実に表すので、測定対象となる。上の表中が正常の数値だが、ヘマトクリット値とは血液のうち血球成分が占める割合を表す。通常は赤血球が圧倒的に多いので、免疫細胞である白血球の割合が多ければ、何らかの感染症などにかかっていることになる。ヘモグロビン濃度は血液1dℓ（100mℓ）中のヘモグロビン重量で、貧血では少なくなる。

用語解説　血漿蛋白質▶ 広い意味での役割としては、その増減によって血液─組織間の水分バランス（水分平衡）をとることで、組織と血流の間における血液量の調節を行っている。

≫ 心臓血管系――機能

輸送と恒常性に関与する血液

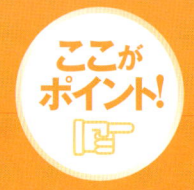

ここがポイント！ 血液の機能には「輸送」「恒常性維持」「防御」の3つがある。輸送は赤血球内のヘモグロビンが酸素分子と結合することで、酸素が各組織に運ばれる。防御は外敵に関しては白血球が、血管の破損に関しては血小板が担っている。

　血液は、間質液や脳脊髄液などの体液の源となっている。また、人体に必要な多くの物質の輸送に関与しており、人が生存するための重要な組織の1つに位置づけられる。

【輸送機能】　血液のもっとも重要な機能の1つである。血液中の赤血球は各組織の細胞に必要な酸素を運び、いらなくなった二酸化炭素を呼気によって排出するために輸送する。また、血漿成分の栄養素やホルモン、不要になった老廃物および代謝物の輸送を行う。

【恒常性維持機能】　pHの平衡や体温の調節、血液の浸透圧による細胞への水分の増減など、人体を維持するための恒常性（ホメオスタシス）の維持に関与する。

【防御機能】　血液中の血球成分には、免疫機能を司るさまざまな種類の白血球が存在し、病原微生物や異物の侵入に対して生体防御を行っている。また、血管が損傷した際には、凝固因子である蛋白質のフィブリノーゲンを契機として血小板が凝固することで損傷箇所を塞ぎ、その修復が行われる。

【体温調節機能】　血液に豊富に存在する水分は、身体の余計な熱を吸収することで冷却を行う。

●血液のさまざまな機能

赤血球のヘモグロビンは酸素と結合して酸素を、血漿蛋白質のアルブミンは栄養素やホルモンなどをそれぞれ輸送する。水分の調節は、血液の浸透圧の維持によって行われている。

体温調節機能
血管の収縮・弛緩によって皮膚中を流れる血流量を調節し、いらなくなった熱を皮膚から放散させる。

恒常性の調節
通常、血液はややアルカリ性であるが、人体が極端なpHにならないように調節している。また、細胞内の水分や組織における間質液の量を調節している。

輸送機能
心臓から肺に移行した血液は、酸素を受け取り、循環して各組織の細胞に酸素を届けたあと、排出された二酸化炭素を取り込んで呼気として放出する。また、消化器系で吸収された糖質やアミノ酸、脂質といった栄養素や、体内で生成されたホルモンおよび酵素などの輸送も行う。

防御機能
血液中の血小板は、血管が損傷した際にその欠損部位を凝固することによって塞ぎ、修復するのを助ける。また、血球成分である白血球（マクロファージ）によって、外部からの細菌への防御が行われる。

用語解説　間質液　組織液または細胞間液とも呼ばれる、細胞を浸す液体。血液によって運ばれた物質は、毛細血管よりこの間質液に移行し、細胞がこれらを取り込む。

●酸素の輸送──赤血球とヘモグロビン

赤血球は非常に変形しやすく、核を持たない。この赤血球1個には約2億8000万個のヘモグロビンが存在する。ヘモグロビンは、ヘムと呼ばれる色素構造を4つ持っているが、1個のヘムが1個の酸素分子と結合するので、赤血球1個は2億8000万×4個の酸素分子を輸送する。

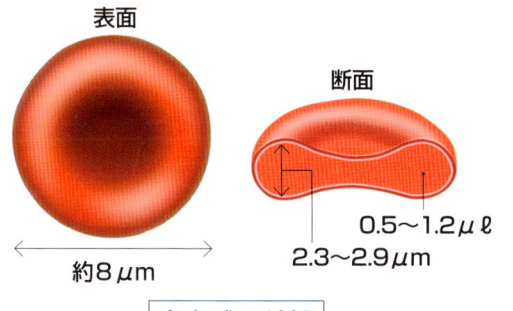

表面
約8μm

断面
0.5～1.2μℓ
2.3～2.9μm

赤血球の外観

ヘム ― ポルフィリン環
      ― 鉄イオン
ポリペプチド
酸素

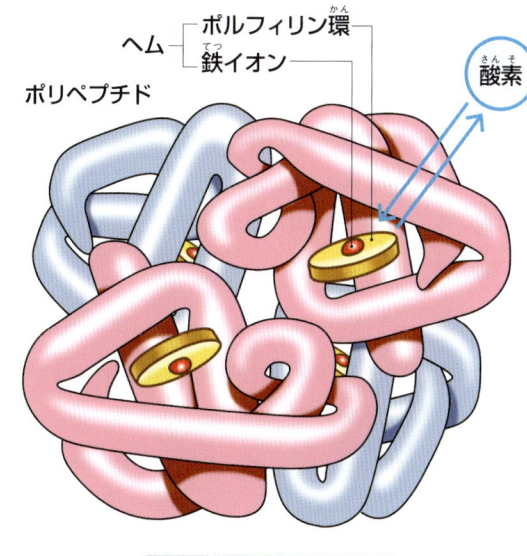

ヘモグロビンの構造

●血管の修復──血小板の機能

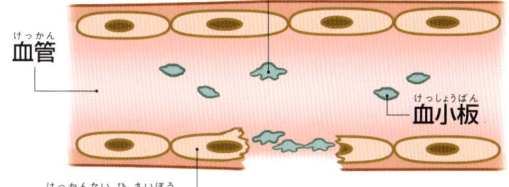

図①
血管
活性化した血小板
血小板
血管内皮細胞

図②
フィブリノーゲン
血小板血栓

図③
フィブリノーゲン
フィブリン
フィブリン網
トロンビンによる作用

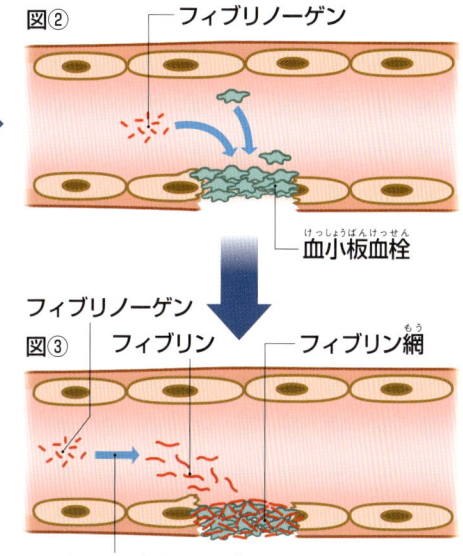

図①：通常、プロスタグランジンI₂によって血小板は抑制されているが、血管の内皮細胞が破損すると、その部分に血小板が集まり破損部分を埋める。刺激を受けた血小板はほかの血小板を活性化させる。図②：血小板は血栓を形成。フィブリノーゲンが産生される。図③：フィブリノーゲンはフィブリン網を形成。破損の修復後、血栓を溶かす線溶作用が起こる。

ひとくちメモ
再利用される赤血球

赤血球の寿命は約120日であり、老化した赤血球は脾臓や肝臓で破壊される。その残骸のうち、ヘモグロビンを構成していたグロビンという蛋白質構造はアミノ酸に分解され、体内の蛋白質合成に再利用される。また、ヘムから分離した鉄は骨髄に送られ、新しい赤血球の形成に利用され、ヘムの一部は体外に排泄される。

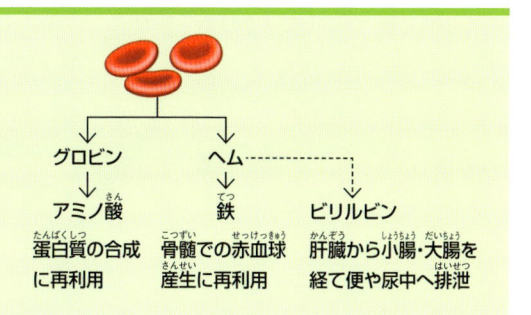

グロビン → アミノ酸：蛋白質の合成に再利用
ヘム → 鉄：骨髄での赤血球産生に再利用
　　　→ ビリルビン：肝臓から小腸・大腸を経て便や尿中へ排泄

用語解説 フィブリノーゲン ▶ 血液凝固因子。トロンビンの作用によって線状のフィブリンに変わり、フィブリン網を形成する。

心臓血管系——構造

循環路と血管の構造

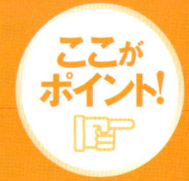

> **ここがポイント！**
> 血管には動脈、細動脈、静脈、細静脈、そして毛細血管の5種類があり、心臓から他の臓器に向けて流れる体循環と、心臓から肺を経由する肺循環を行って体内を循環している。

血液が物を運ぶ車、心臓が循環させるためのポンプの役割だとすれば、血管は物資が流れていく道路ということができる。ここでは血管と、それによって構成される循環路の全体を見てみよう。

血管には動脈、細動脈、毛細血管、静脈、細静脈の5種類がある。動脈は、酸素が豊富に含まれ

●体循環の全体像

■＝酸素の十分な血液
■＝酸素の不足している血液

※網目状になっているのは毛細血管を表しており、以下、各臓器・組織についてすべて同様。

> 心臓と左右の肺の間の循環を「肺循環」、それ以外の全身の循環を「体循環」といいます。

> 体循環は、各組織に酸素と栄養素を運ぶとともに各組織からの二酸化炭素や老廃物、熱などのいらなくなったものや余分なものを取り除く役割を持つ。

図中ラベル：
- 頭部・頸部
- 大動脈
- 肺動脈幹
- 左肺動脈
- 上大静脈
- 右肺
- 左肺
- 左肺静脈
- 下大静脈
- 総肝動脈
- 肝静脈
- 腹腔動脈
- 肝洞様毛細血管
- 腹大動脈
- 肝臓
- 胃
- 脾臓
- 肝門脈
- 上腸間膜動脈
- 腸管
- 総腸骨静脈
- 下腸間膜動脈
- 内腸骨静脈
- 骨盤
- 外腸骨静脈
- 総腸骨動脈
- 内腸骨動脈
- 下肢
- 外腸骨動脈

肝門脈： 解毒・代謝や消化器系で吸収された栄養素の代謝などを行うために、消化器系や脾臓からの血流を肝臓に送る静脈。

上腸間膜動脈： 腹大動脈から分枝して、小腸の十二指腸・空腸・回腸、そして大腸の上行結腸・横行結腸・膵臓に分布している。

下腸間膜動脈： 腹大動脈から分枝して、大腸の横行結腸・下行結腸・S状結腸・直腸に分布している。部分的に上腸間膜動脈と吻合する。

用語解説　大動脈▶ 太さ2〜3cmもあるもっとも太い動脈。弾性動脈で、弾性板が何層もあるため、伸縮性が高い。

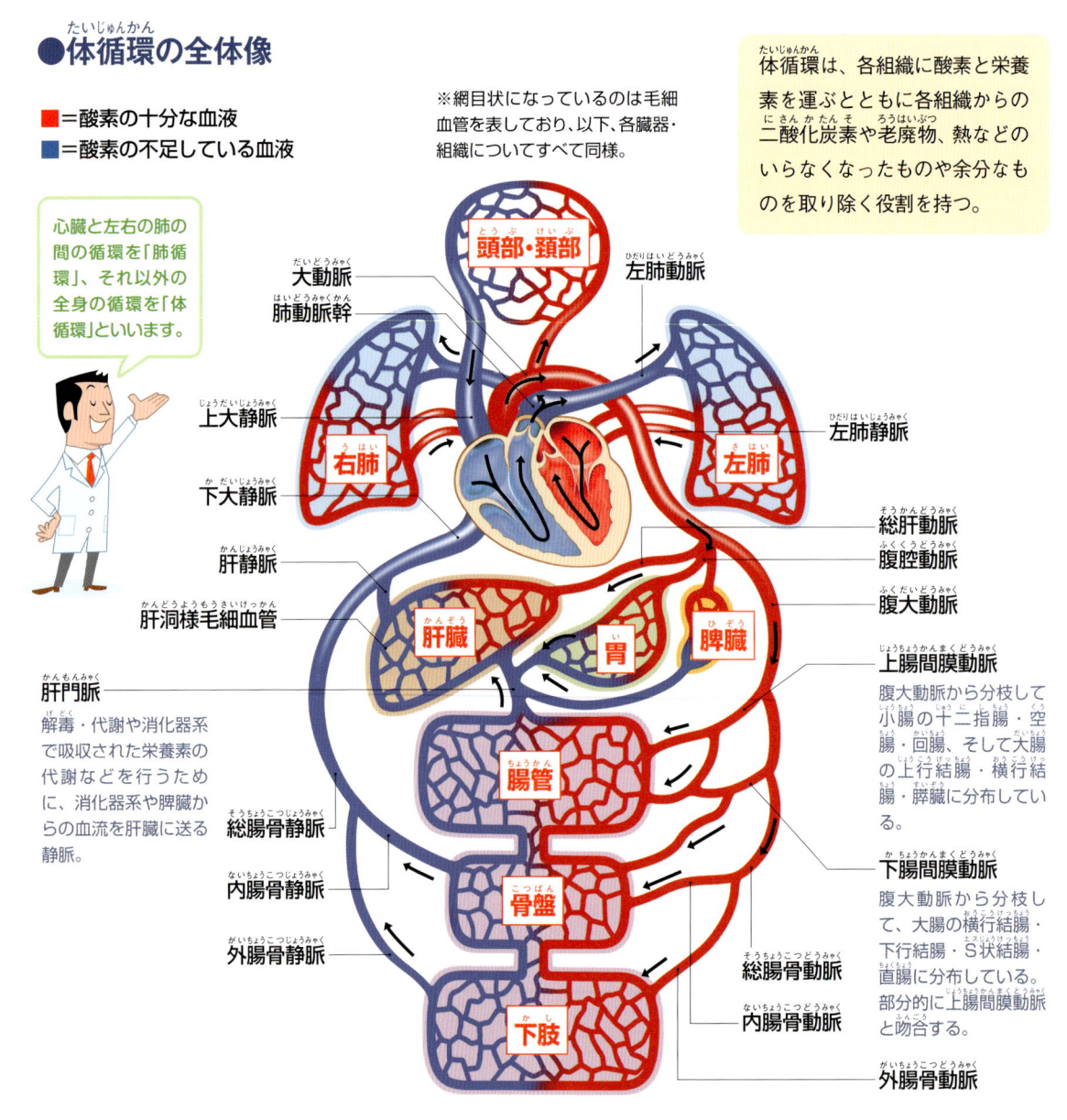

た血液を運ぶ太い**大動脈**があり、そこから中程度の**動脈**（平滑筋が多いため"筋性動脈"という）、そして細い**細動脈**へと分枝していく。組織に入った細動脈は、非常に細い毛細血管に分枝していき、ここで血液―組織間の物質交換が行われる。さらに再結合した毛細血管は細静脈となって、静脈、**大静脈**を経て心臓に向かう。

これらの一連の流れを**体循環**というが、循環路にはもう1つ、肺を経由する**肺循環**がある。これは大静脈から心臓に戻った、酸素が不足している血液を心臓から肺に送って血液に酸素を補充し、同時に不要な二酸化炭素を排出させることを目的としたもので、この体循環と肺循環が人体の**二大循環路**と呼ばれている。

●動脈と静脈の構造

動脈の構造
- 外弾性板
- 内弾性板
- 基底膜
- 内皮
- 平滑筋
- 外膜
- 血管腔

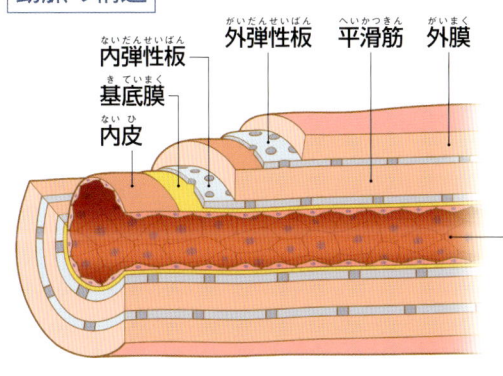

静脈の構造
- 静脈弁
- 内皮
- 基底膜
- 平滑筋
- 外膜

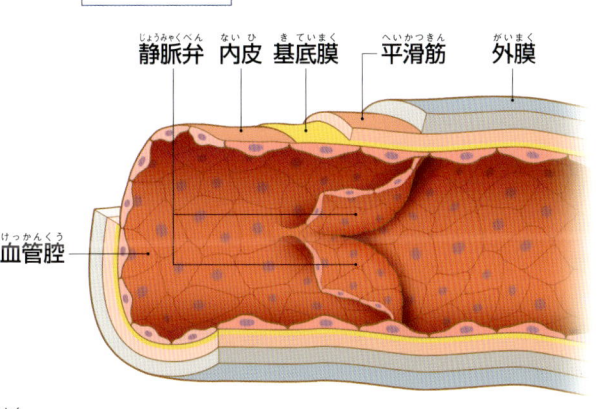

動脈も静脈も、内膜（内皮・基底膜・内弾性板）、中膜（平滑筋・外弾性板）、そして外膜の3層からなる。動脈は平滑筋の働きによって内径を変化させ、血流量を調節する。一方、静脈には血液の逆流を防止する弁（静脈弁）が存在する。

●毛細血管の構造

毛細血管の一般的な構造
- 毛細血管
- 内皮
- 基底膜

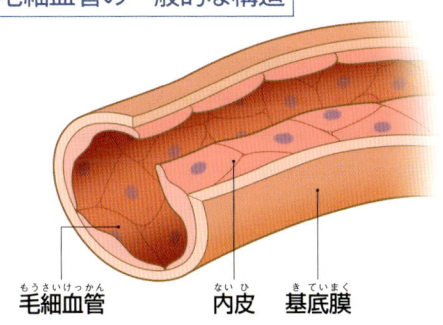

有窓型毛細血管
- 窓（孔）
- 細胞間隙：内皮細胞の間には隙間がある。
- 基底膜
- 内皮細胞の核
- 血管腔
- 赤血球

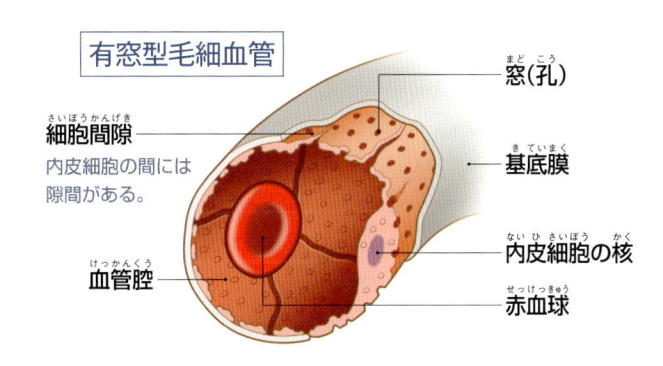

洞様毛細血管
- 栄養などの物質
- 血管腔
- 基底膜
- 内皮細胞の核
- 細胞間隙

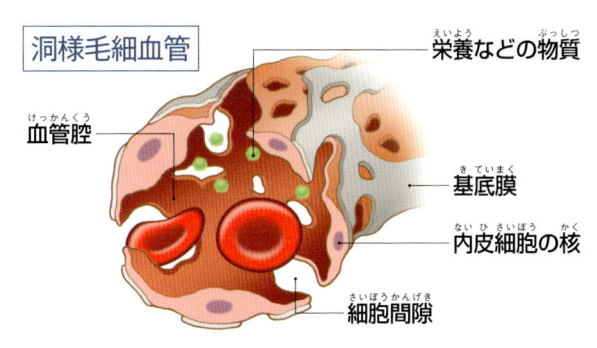

毛細血管は5〜10μmほどの太さである。有窓型毛細血管は内皮細胞間に隙間や孔がある。一方、大きな分子が出入りする腎臓や腸などの洞様毛細血管は、より大きな孔が空いているのが特徴である。

用語解説　老廃物▶ 体内における代謝産物の最終的な物質の中で、生体にとって不要なものをいう。

心臓血管系——構造

心臓のしくみ

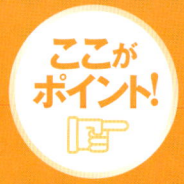

ここがポイント！
心臓は、身体のほぼ正中にある握り拳ほどの大きさの臓器である。右心房・右心室、左心房・左心室の4つの部屋と、4つの弁からなり、外側から心外膜、心筋層、心内膜の3層で構成されている。

胸壁の胸骨と肋軟骨の後ろに位置する**心臓**の大きさはおよそ握り拳ほどで、重量も成人男性で約300ｇ、成人女性で約250ｇである。形状は円錐形をしている。

心膜と呼ばれる膜が心臓全体を包んで保護しているが、同時にこの心膜は心臓を縦隔と呼ばれる位置に固定する役割も持っている。

心臓の構造は、右心房・右心室、左心房・左心室の4つの部屋と、4つの弁からなっている。血液循環のポンプの役割を持つ心臓は、これら左右の部屋を拍動させて血液の循環を行っている。その際、血液の逆流を防ぐ僧帽弁と三尖弁が心房と心室にあり、これらは一般的に**房室弁**と呼ばれる。また、心室から出た血液が動脈に流れるところには、逆流しないように**動脈弁**が存在する。

心臓壁は外側から心外膜、心筋層、心内膜の3層からなり、中間の心筋層は心臓の90％以上を構成している厚い層である。この心筋層は**心筋**からなり、心臓の拍動を生み出している。心筋の形態は骨格筋に近いが、平滑筋と同じく不随意筋であり、当然のことながらその拍動を意図的に停止させることはできない。

●心臓の位置

心臓は左右の肺の間にあり、縦隔の一部をなしている。全体的に心底部分が後ろに傾き、心尖が左下前方を向いたようになって横隔膜の上に乗っているというイメージ。位置的には胸腔の中心にある。

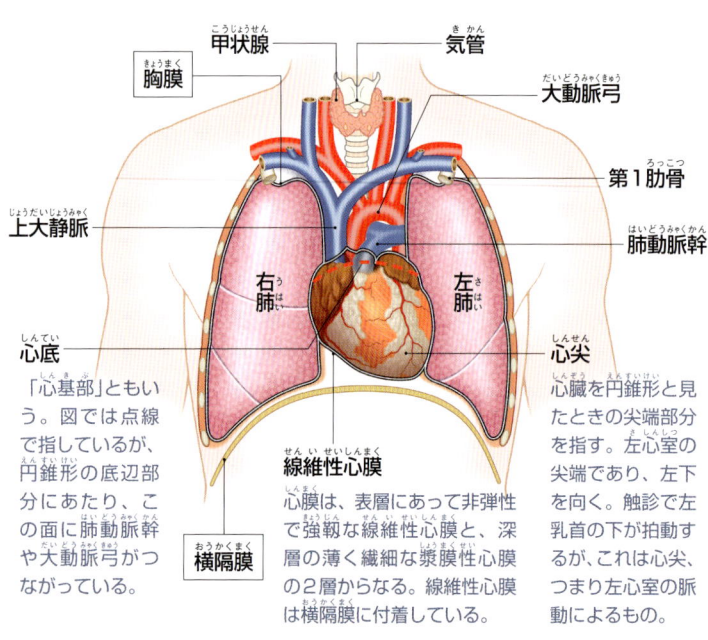

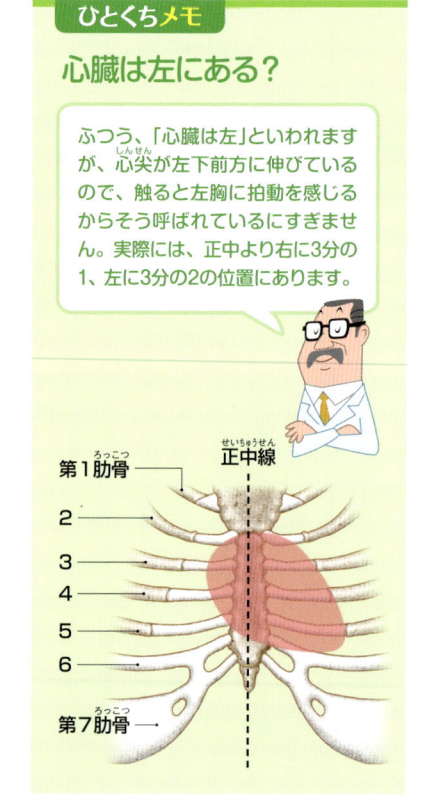

甲状腺 / 胸膜 / 気管 / 大動脈弓 / 第1肋骨 / 上大静脈 / 肺動脈幹 / 右肺 / 左肺 / 心底 / 心尖 / 線維性心膜 / 横隔膜

心底
「心基部」ともいう。図では点線で指しているが、円錐形の底辺部分にあたり、この面に肺動脈幹や大動脈弓がつながっている。

線維性心膜
心膜は、表層にあって非弾性で強靱な線維性心膜と、深層の薄く繊細な漿膜性心膜の2層からなる。線維性心膜は横隔膜に付着している。

心尖
心臓を円錐形と見たときの尖端部分を指す。左心室の尖端であり、左下を向く。触診で左乳首の下が拍動するが、これは心尖、つまり左心室の脈動によるもの。

ひとくちメモ
心臓は左にある？
ふつう、「心臓は左」といわれますが、心尖が左下前方に伸びているので、触ると左胸に拍動を感じるからそう呼ばれているにすぎません。実際には、正中より右に3分の1、左に3分の2の位置にあります。

正中線 / 第1肋骨 / 2 / 3 / 4 / 5 / 6 / 第7肋骨

用語解説　縦隔▶ 上下面方向では胸腔口と横隔膜の間、前後方向では胸骨と脊柱の間、そして左右方向では左肺と右肺を包む壁側胸膜の間の空間を指す。

Chapter 5 心臓血管系

●心臓の外部構造

左総頚動脈
頭部に血液を送る動脈で、途中から内頚動脈と外頚動脈に分かれる。

左鎖骨下動脈
左上肢の血管に血液を送る。

心臓は右心房・右心室、左心房・左心室の4つの部屋からなり、その上部分(心底)には上行大動脈や上大静脈、左右の肺動脈・肺静脈が出入りし、血液を循環させている。

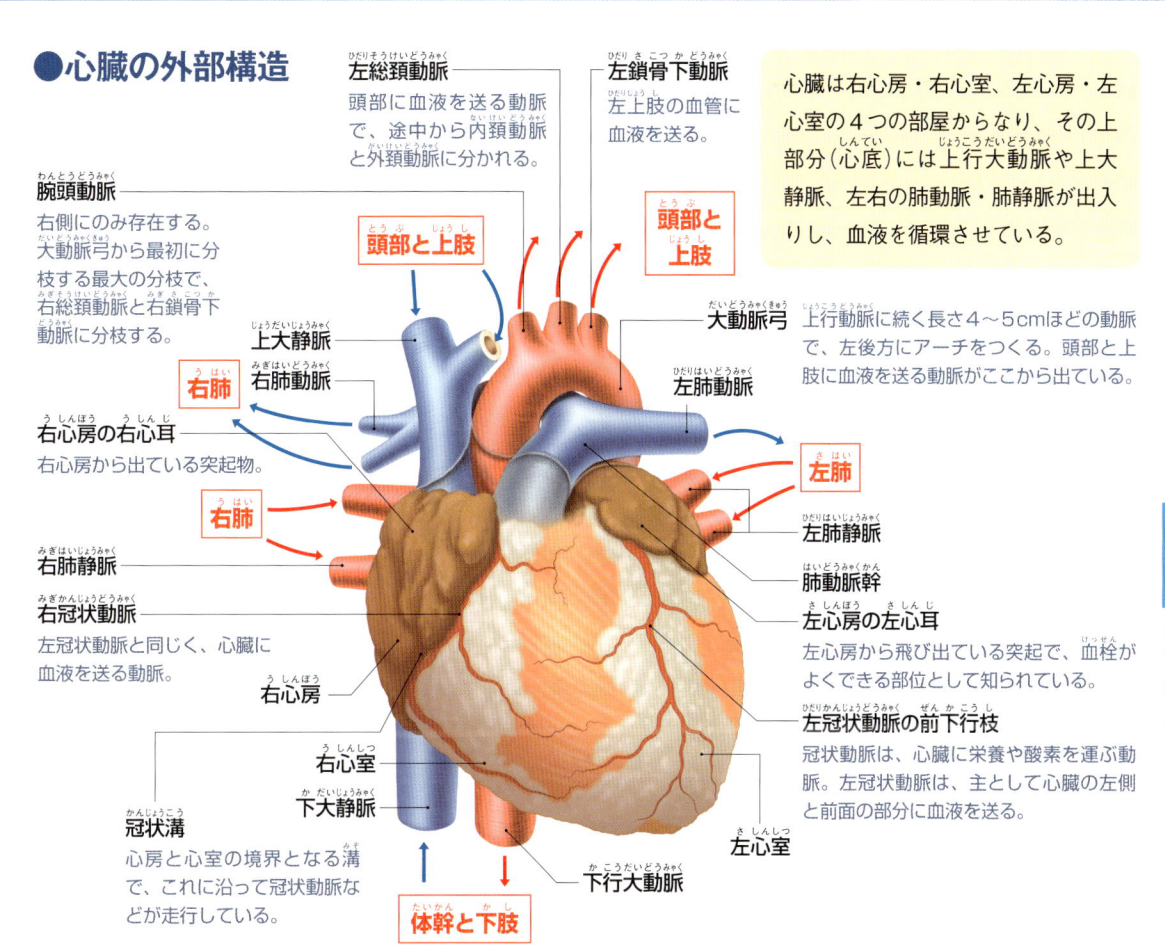

腕頭動脈
右側にのみ存在する。大動脈弓から最初に分枝する最大の分枝で、右総頚動脈と右鎖骨下動脈に分枝する。

大動脈弓
上行動脈に続く長さ4〜5cmほどの動脈で、左後方にアーチをつくる。頭部と上肢に血液を送る動脈がここから出ている。

上大静脈
右肺動脈
左肺動脈

右心房の右心耳
右心房から出ている突起物。

右肺静脈

右冠状動脈
左冠状動脈と同じく、心臓に血液を送る動脈。

左肺静脈
肺動脈幹

左心房の左心耳
左心房から飛び出している突起で、血栓がよくできる部位として知られている。

右心房

左冠状動脈の前下行枝
冠状動脈は、心臓に栄養や酸素を運ぶ動脈。左冠状動脈は、主として心臓の左側と前面の部分に血液を送る。

右心室
下大静脈

冠状溝
心房と心室の境界となる溝で、これに沿って冠状動脈などが走行している。

下行大動脈
左心室

●心臓の内部構造

肺動脈弁
肺動脈幹と右心室の間にある弁。静脈血を肺に送り込む際に開閉する。

肺動脈幹
大動脈弓
左肺動脈

右心房・右心室には静脈血が入り、左心房・左心室から動脈血が送り出される。左心室の心臓壁や心室中隔がかなり厚くなっているが、これは左心室の力強い拍動によって、動脈血が全身に送り出されるからである。

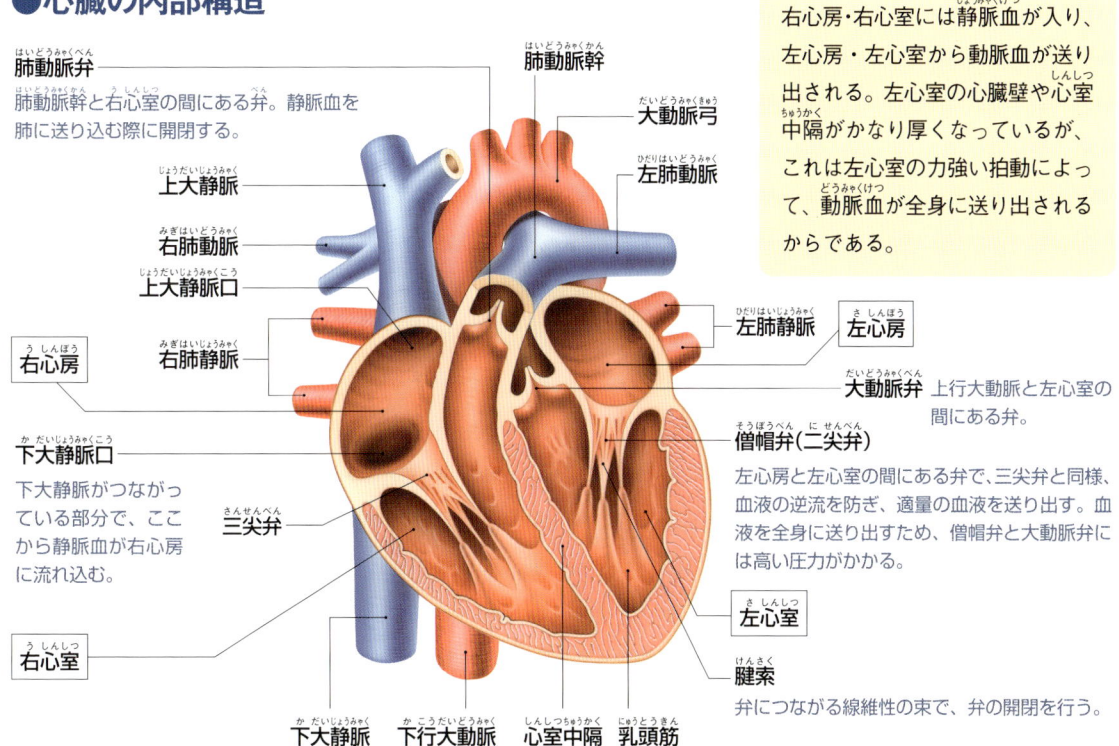

上大静脈
右肺動脈
上大静脈口
右肺静脈

左肺静脈
左心房

右心房

大動脈弁 上行大動脈と左心室の間にある弁。

下大静脈口
下大静脈がつながっている部分で、ここから静脈血が右心房に流れ込む。

僧帽弁(二尖弁)
左心房と左心室の間にある弁で、三尖弁と同様、血液の逆流を防ぎ、適量の血液を送り出す。血液を全身に送り出すため、僧帽弁と大動脈弁には高い圧力がかかる。

三尖弁
右心室
左心室

腱索
弁につながる線維性の束で、弁の開閉を行う。

下大静脈 **下行大動脈** **心室中隔** **乳頭筋**

用語解説　乳頭筋 ▶ 強力な筋で、収縮・弛緩することで、腱索を介して心臓の弁の開閉を行う。

≫ 心臓血管系――機能

心臓の役割と機能

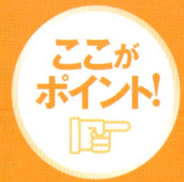

ここがポイント！ 心臓は心臓・血管系のポンプの役割を持つ。左心室から右心房までが体循環を、右心室から左心房までが肺循環を担当しており、それぞれの循環路は、心臓を仲立ちとして連続している。

心臓の最大の役割は、血液を全身に循環させるためのポンプとしての機能である。心臓は**右心房・右心室**と**左心房・左心室**の2つのポンプに大別できるが、心房は次の心室に低い圧力で血液を送る。このため心筋の厚さはそれほど厚くない。

これに対し、心室は肺および全身に血液を循環させる必要があるため、高圧で血液を送りださなければならない。したがって、心室、特に全身に血液を送る左心室の心筋層は非常に厚くなっている。

血液の循環系は心臓から全身の組織に血液を送り込む**体循環**と、心臓から肺に向かう**肺循環**に分けることができるが、この2つの循環系は、心臓を中心として連続に配置されている。心臓の右心室から左心房までが肺循環であり、体循環から戻ってきた酸素に乏しい血液は右心房から右心室を経て肺に送られ、ここで酸素を受け取って左心房に入る。

一方、左心室から右心房までが体循環であり、肺から戻ってきた酸素が豊富な血液は左心房から左心室に入り、拍動によって全身に血液が送られ、右心房に戻る。

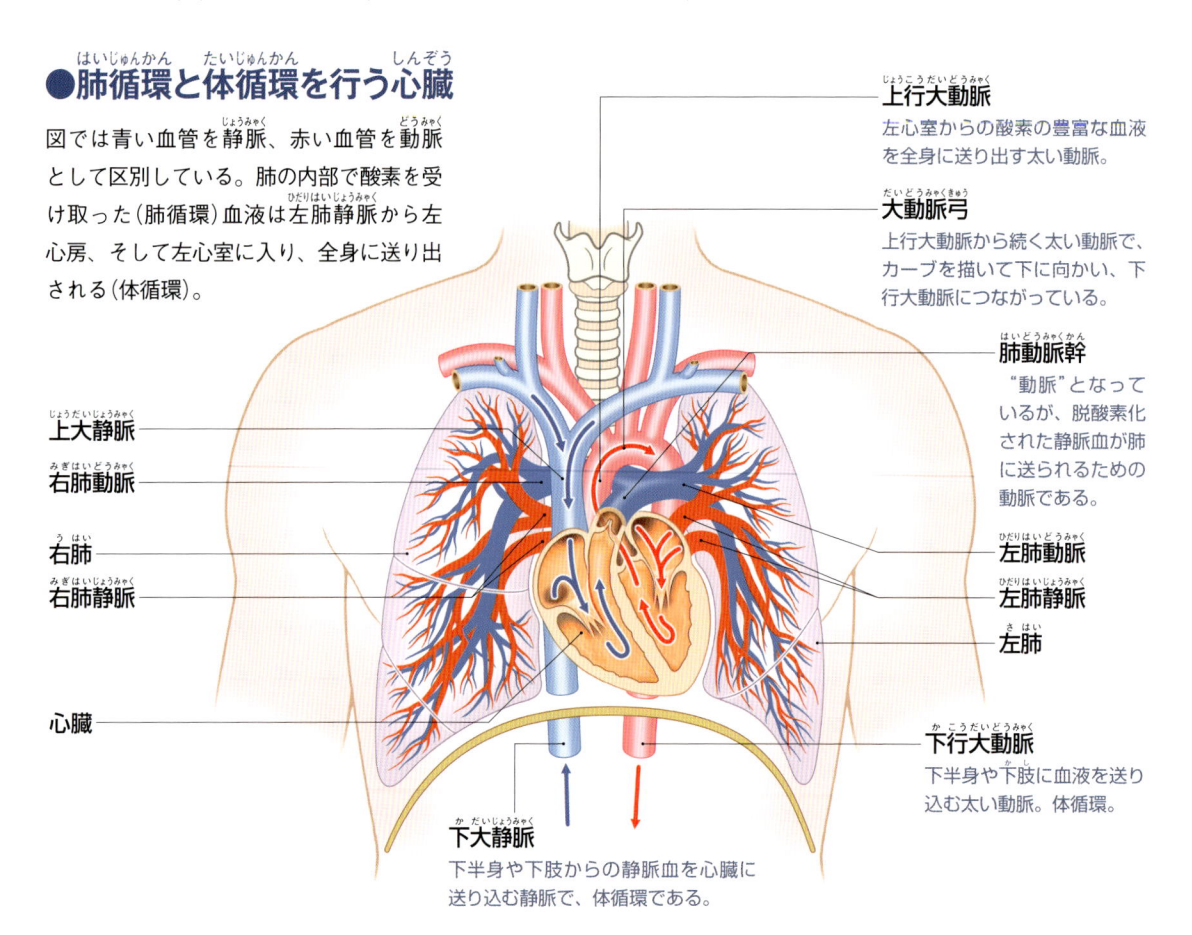

●肺循環と体循環を行う心臓

図では青い血管を静脈、赤い血管を動脈として区別している。肺の内部で酸素を受け取った（肺循環）血液は左肺静脈から左心房、そして左心室に入り、全身に送り出される（体循環）。

上行大動脈
左心室からの酸素の豊富な血液を全身に送り出す太い動脈。

大動脈弓
上行大動脈から続く太い動脈で、カーブを描いて下に向かい、下行大動脈につながっている。

肺動脈幹
"動脈"となっているが、脱酸素化された静脈血が肺に送られるための動脈である。

上大静脈

右肺動脈

右肺

右肺静脈

心臓

左肺動脈

左肺静脈

左肺

下行大動脈
下半身や下肢に血液を送り込む太い動脈。体循環。

下大静脈
下半身や下肢からの静脈血を心臓に送り込む静脈で、体循環である。

120 **用語解説** **肺静脈** ▶ 静脈といっているが、すでに酸素が肺で供給されているため、ここの血液は高酸素であることに注意。

●心臓を中心とした血液の流れ

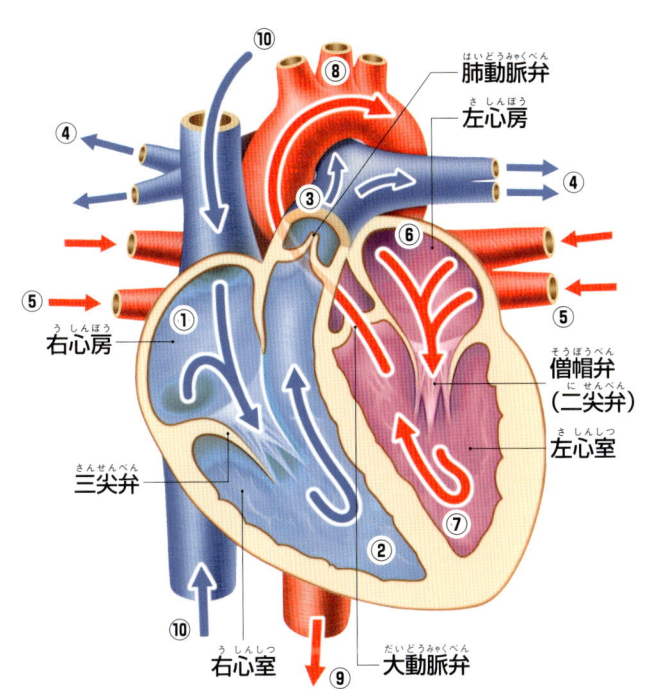

①全身からの静脈血は右心房へ。②三尖弁を経て右心室へ。③肺動脈弁から左右の肺へ。④肺の毛細血管で酸素を受け取り、二酸化炭素を放出。⑤左右の肺静脈から心臓へ。⑥左心房へ。⑦僧帽弁を経て左心室、そして大動脈弁を経て上行大動脈へ。⑧大動脈弓から頭部・上肢・全身へ。⑨体幹・下肢の動脈へ。⑩静脈から右心房へ。

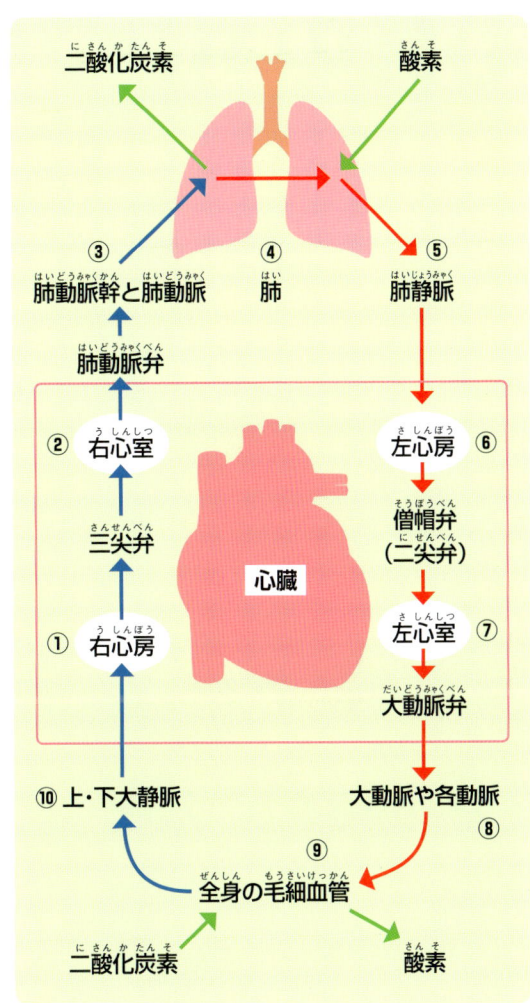

●心臓の弁

2つの図は左右の心房を取り除いたところを上から見たもの。左図は心室の筋が収縮して僧帽弁と三尖弁が閉じた状態。右図は心房の筋が収縮して大動脈弁と肺動脈弁が閉じた状態。

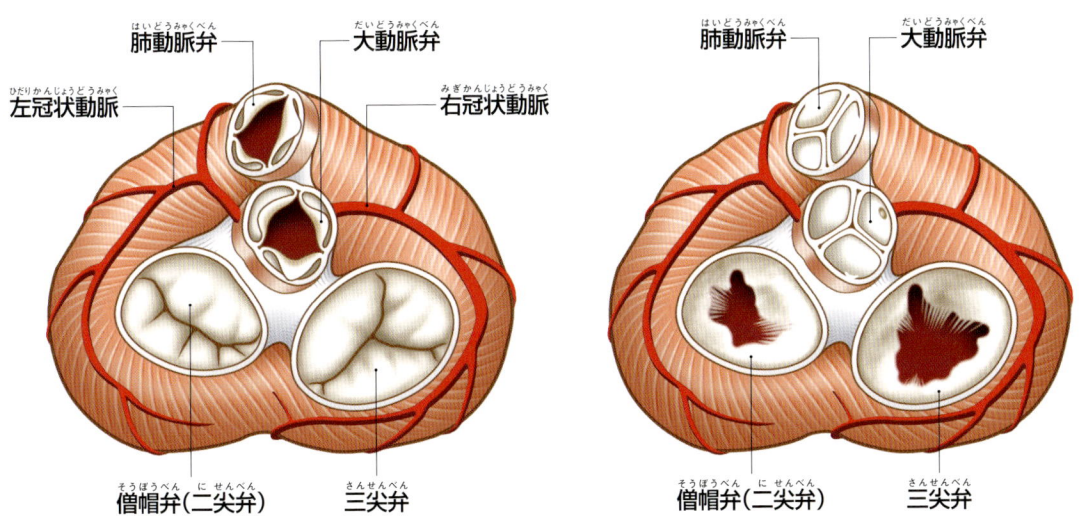

用語解説　弁の役割　僧帽弁（二尖弁）・三尖弁が閉じた状態では、血液は肺と上行大動脈へ流れている。一方、大動脈弁・肺動脈弁が閉じた状態では、右心房・左心房に流れ込んでいる状態となる。

第5章　心臓血管系

≫ 心臓血管系──機能

心臓のポンプ機能のしくみ

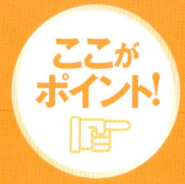

ここがポイント！ 心臓は活動電位によって自動的に拍動しており、この拍動の1サイクルを心周期という。心臓の拍動は、洞房結節から始まり、房室結節、ヒス束などを通って最終的にプルキンエ線維に至る活動電位によって行われる。

血液を全身に循環させるポンプとしての機能を有するために、心臓は全体として収縮と拡張をくり返さなければならない。こうした神経の刺激がなくても周期的に収縮や拡張をくり返す心臓の性質を**心臓の自動性**といい、1つの心拍動は**心周期**と呼ばれている。こうした心臓の拍動は、**活動電位**によって行われる。

心臓の**特殊心筋線維**は、ほかの筋線維とは異なり、この活動電位をくり返し発生させて規則的な律動を生み出すことができる。つまり、心拍数を調節しているのは神経だが、それを受けて心臓固有の拍動数を生み出すのは心臓が決定しているのである。活動電位が発生する部分は、右心房の上大静脈の開口部のすぐ下にある**洞房結節**で、ここで発生した活動電位が心臓全体に伝わることで、一定の拍動が行われるようになる。

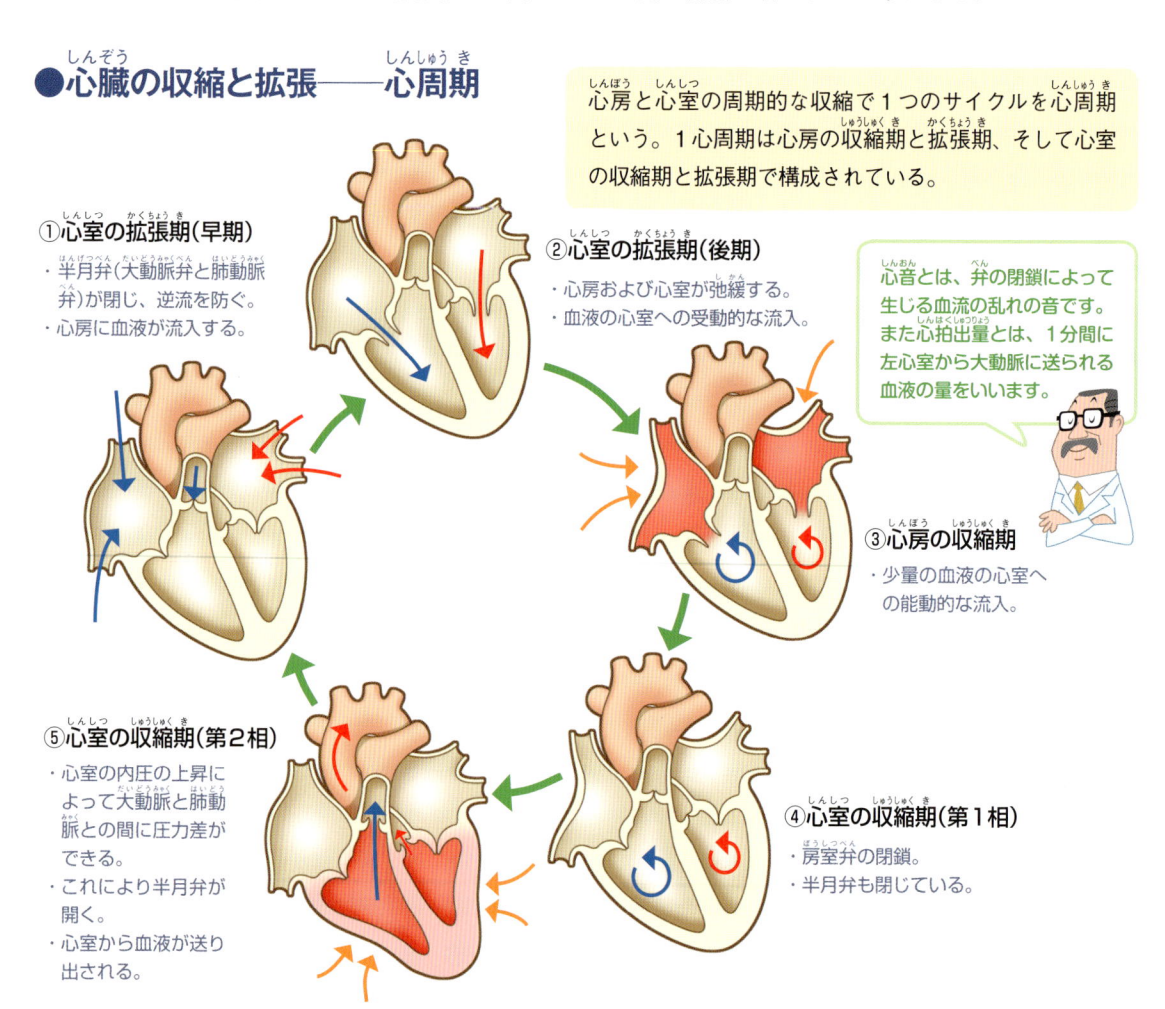

●心臓の収縮と拡張──心周期

心房と心室の周期的な収縮で1つのサイクルを心周期という。1心周期は心房の収縮期と拡張期、そして心室の収縮期と拡張期で構成されている。

①心室の拡張期（早期）
・半月弁（大動脈弁と肺動脈弁）が閉じ、逆流を防ぐ。
・心房に血液が流入する。

②心室の拡張期（後期）
・心房および心室が弛緩する。
・血液の心室への受動的な流入。

③心房の収縮期
・少量の血液の心室への能動的な流入。

④心室の収縮期（第1相）
・房室弁の閉鎖。
・半月弁も閉じている。

⑤心室の収縮期（第2相）
・心室の内圧の上昇によって大動脈と肺動脈との間に圧力差ができる。
・これにより半月弁が開く。
・心室から血液が送り出される。

心音とは、弁の閉鎖によって生じる血流の乱れの音です。また心拍出量とは、1分間に左心室から大動脈に送られる血液の量をいいます。

用語解説 ▶ 活動電位 神経細胞などは刺激を受けたときに電気的興奮性を有する。これによって生じるインパルスが活動電位と呼ばれ、神経細胞や筋線維の細胞膜の表面を伝わる電気信号のことを指す。

ひとくちメモ

冠状動脈疾患とその治療

バルーンを用いた治療

- バルーン
- カテーテル
- アテローム性プラーク

動脈内へのステント留置

- ステント

> アテロームとは、コレステロールが粥状のドロドロした状態になったものです。

心臓に栄養や酸素を運ぶ動脈を冠状動脈というが、これがコレステロールのアテローム性プラークなどの蓄積による動脈硬化を起こした場合、心臓に栄養などが送られなくなり、心筋の壊死が起こる。

治療としては、冠状動脈にバルーンのカテーテルを通し、内部で膨らませることでプラークを押し潰してからバルーンをしぼませて抜く。このほか、ステントと呼ばれる網目状の金属製の筒を動脈内に置き、動脈を開く冠状動脈の置換などの方法がある。

●刺激伝導系──心臓を拍動させる機能

赤矢印は刺激の伝達を示す。洞房結節で自発的に発生した活動電位が心房線維のギャップ結合を介して両側の心房に伝わる。以降、活動電位は房室結節→ヒス束→右脚・左脚と伝わり、さらにプルキンエ線維が心室の筋に伝える。

刺激伝導系の全体像

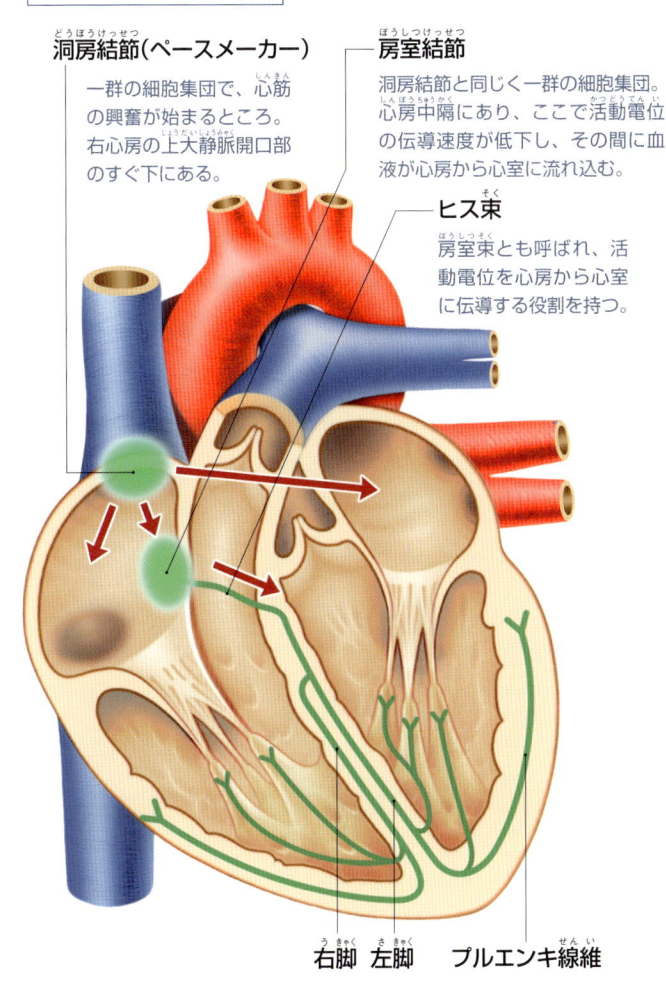

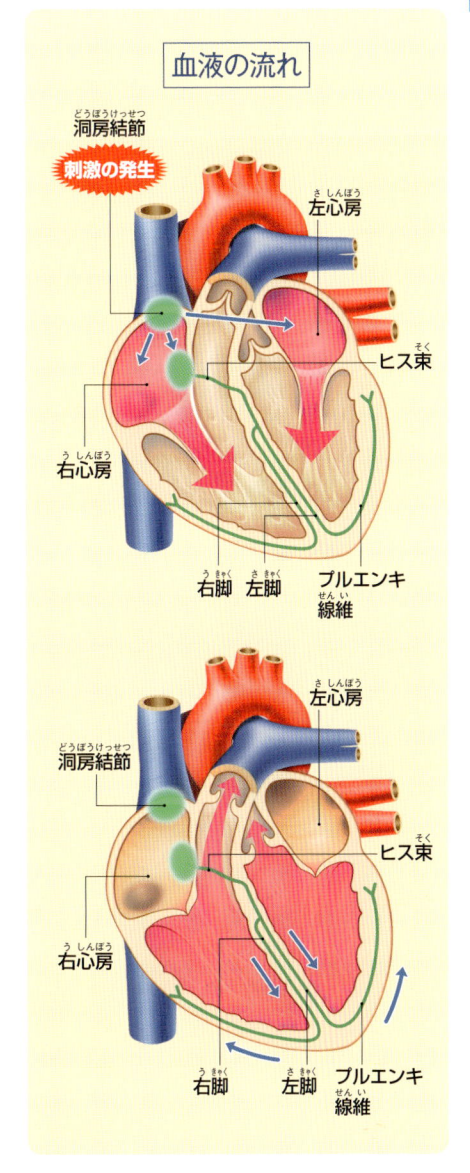

洞房結節（ペースメーカー）
一群の細胞集団で、心筋の興奮が始まるところ。右心房の上大静脈開口部のすぐ下にある。

房室結節
洞房結節と同じく一群の細胞集団。心房中隔にあり、ここで活動電位の伝導速度が低下し、その間に血液が心房から心室に流れ込む。

ヒス束
房室束とも呼ばれ、活動電位を心房から心室に伝導する役割を持つ。

- 右脚　左脚　プルキンエ線維

血液の流れ

刺激の発生

- 洞房結節
- 左心房
- ヒス束
- 右心房
- 右脚　左脚　プルキンエ線維

- 左心房
- 洞房結節
- ヒス束
- 右心房
- 右脚　左脚　プルキンエ線維

用語解説　ギャップ結合▶ 中空のコネクションによる結合であることに注意。これによって、刺激が細胞間でやり取りされる。

≫ 心臓血管系──構造

全身の動脈系と静脈系

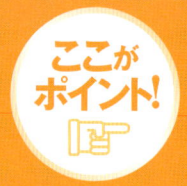

> **ここがポイント！**
> 動脈の本幹は大動脈で、上行大動脈・大動脈弓・下行大動脈（胸大動脈・腹大動脈）に分けられ、これら大動脈から動脈が分枝する。静脈の本幹は上大静脈と下大静脈である。

●全身の動脈系

大動脈は左心室から出て上に向かう上行大動脈、次に大動脈弓、そして体幹を下に向かう下行大動脈に大別される。下行大動脈は胸部にある部分を胸大動脈、腹部にある部分を腹大動脈と呼ぶ。これら大動脈から、動脈が分枝していく。

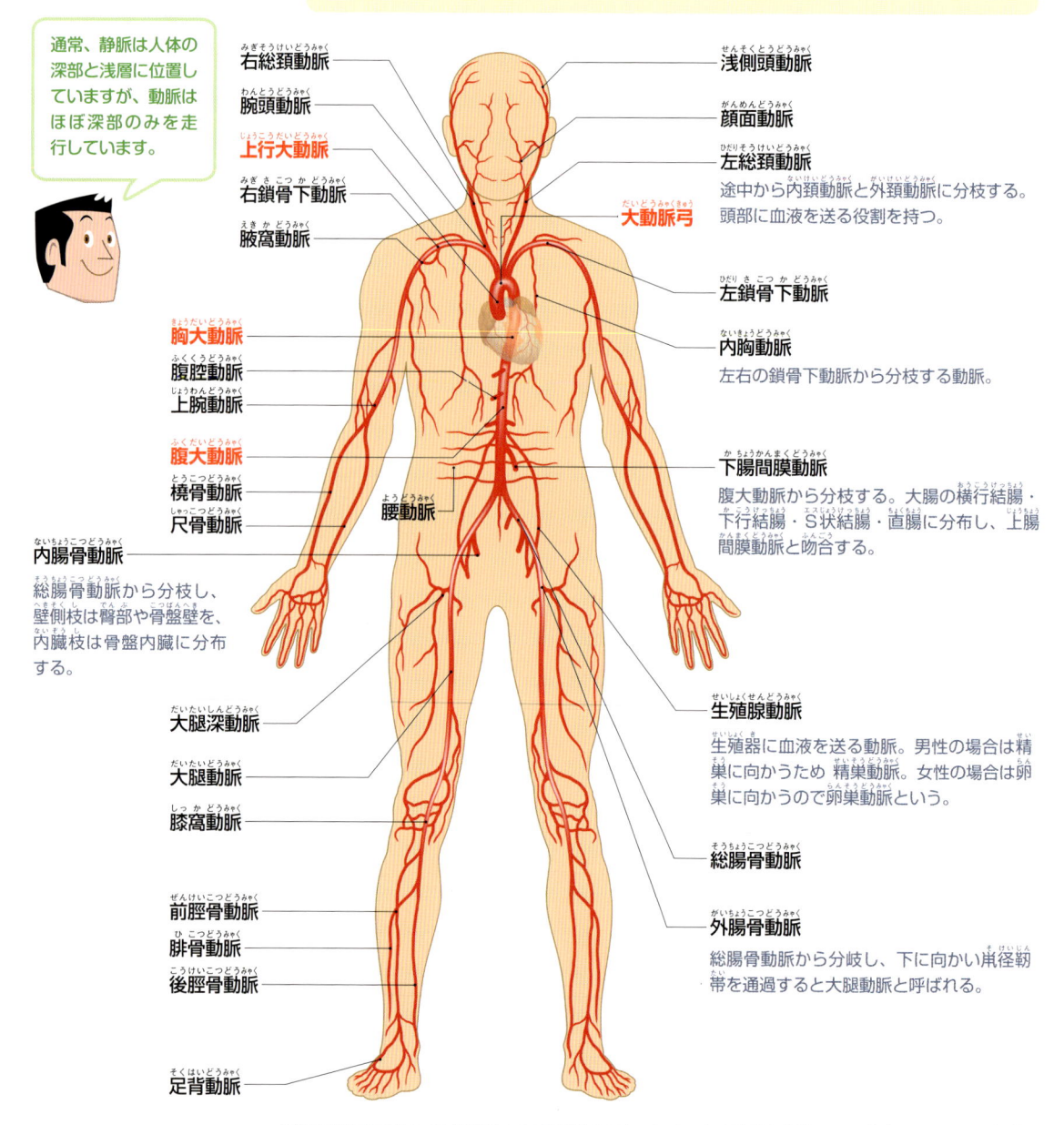

通常、静脈は人体の深部と浅層に位置していますが、動脈はほぼ深部のみを走行しています。

図の各部名称：

- 右総頸動脈
- 腕頭動脈
- 上行大動脈
- 右鎖骨下動脈
- 腋窩動脈
- 胸大動脈
- 腹腔動脈
- 上腕動脈
- 腹大動脈
- 橈骨動脈
- 尺骨動脈
- 内腸骨動脈：総腸骨動脈から分枝し、壁側枝は臀部や骨盤壁を、内臓枝は骨盤内臓に分布する。
- 大腿深動脈
- 大腿動脈
- 膝窩動脈
- 前脛骨動脈
- 腓骨動脈
- 後脛骨動脈
- 足背動脈

- 浅側頭動脈
- 顔面動脈
- 左総頸動脈：途中から内頸動脈と外頸動脈に分枝する。頭部に血液を送る役割を持つ。
- 大動脈弓
- 左鎖骨下動脈
- 内胸動脈：左右の鎖骨下動脈から分枝する動脈。
- 下腸間膜動脈：腹大動脈から分枝する。大腸の横行結腸・下行結腸・S状結腸・直腸に分布し、上腸間膜動脈と吻合する。
- 腰動脈
- 生殖腺動脈：生殖器に血液を送る動脈。男性の場合は精巣に向かうため精巣動脈。女性の場合は卵巣に向かうので卵巣動脈という。
- 総腸骨動脈
- 外腸骨動脈：総腸骨動脈から分岐し、下に向かい鼠径靭帯を通過すると大腿動脈と呼ばれる。

用語解説　吻合：複数の動脈の枝分かれが接続している部分のこと。いくつかの枝分かれは、この吻合によって同じ領域に血液を供給する迂回路を形成している。

酸素を多く含んだ血液を輸送する血管を**動脈**、酸素含有量が低下した組織からの血液を心臓に輸送する血管を**静脈**という。

動脈の中で本幹となるものは**大動脈**で、心臓の左心室から出て、途中でアーチ状に曲がり胸部・腹部へと下行していく。その直径は2～3cmで、この大動脈からいくつかの動脈が枝分かれし、各部分に動脈血を送っていく。組織に入ると動脈は**細動脈**となり、やがて組織に酸素や栄養を供給する**毛細血管**となる。

静脈はほとんどが動脈と並行して走っており、太いところでは1本の動脈に1本の静脈が並行しているが、それよりも細い動脈では動脈1本に複数の静脈が並行することが多い。

●全身の静脈系

動脈と並行する深静脈と、皮下組織という浅層を走行し動脈と並行しない皮静脈がある。上肢の皮静脈は、上肢の静脈血を運んでいる。静脈血は、横隔膜から上が上大静脈へ、横隔膜から下が下大静脈に最終的に集まる。

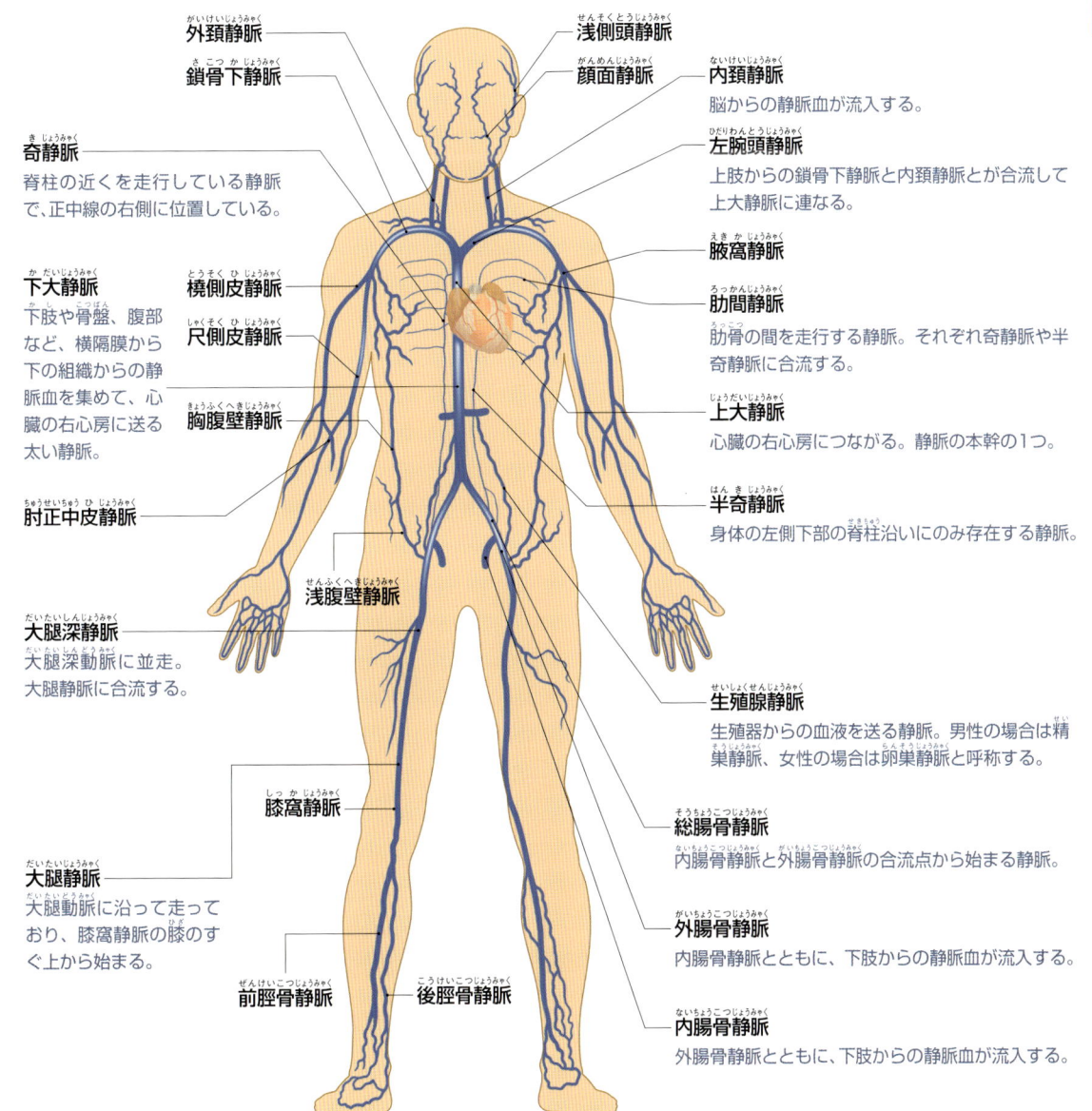

外頸静脈

鎖骨下静脈

奇静脈
脊柱の近くを走行している静脈で、正中線の右側に位置している。

下大静脈
下肢や骨盤、腹部など、横隔膜から下の組織からの静脈血を集めて、心臓の右心房に送る太い静脈。

橈側皮静脈

尺側皮静脈

胸腹壁静脈

肘正中皮静脈

浅腹壁静脈

大腿深静脈
大腿深動脈に並走。大腿静脈に合流する。

大腿静脈
大腿動脈に沿って走っており、膝窩静脈の膝のすぐ上から始まる。

膝窩静脈

前脛骨静脈

後脛骨静脈

浅側頭静脈

顔面静脈

内頸静脈
脳からの静脈血が流入する。

左腕頭静脈
上肢からの鎖骨下静脈と内頸静脈とが合流して上大静脈に連なる。

腋窩静脈

肋間静脈
肋骨の間を走行する静脈。それぞれ奇静脈や半奇静脈に合流する。

上大静脈
心臓の右心房につながる。静脈の本幹の1つ。

半奇静脈
身体の左側下部の脊柱沿いにのみ存在する静脈。

生殖腺静脈
生殖器からの血液を送る静脈。男性の場合は精巣静脈、女性の場合は卵巣静脈と呼称する。

総腸骨静脈
内腸骨静脈と外腸骨静脈の合流点から始まる静脈。

外腸骨静脈
内腸骨静脈とともに、下肢からの静脈血が流入する。

内腸骨静脈
外腸骨静脈とともに、下肢からの静脈血が流入する。

用語解説 内臓枝・壁側枝　内臓方面に枝分かれした分枝を内臓枝、人体の体壁構造に枝分かれした分枝を壁側枝という。

≫心臓血管系──構造

頸部および頭蓋外部の動脈

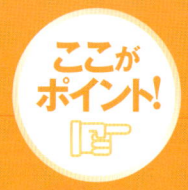

ここがポイント！
頭部に酸素や栄養素を運ぶ総頸動脈は、左総頸動脈が大動脈弓から、右総頸動脈が腕頭動脈から分枝している。総頸動脈は、頭蓋の外部に血液を送る外頸動脈と内部に血液を送る内頸動脈とに枝分かれしている。

　頭部に酸素や栄養を運ぶ動脈は総頸動脈と呼ばれ、喉頭（のどぼとけ）の外側でふれると拍動を感じることができる。総頸動脈は、頭蓋の外側の組織に血液を運ぶ外頸動脈と、脳などの頭蓋内部の組織に血液を運ぶ内頸動脈に分かれる。
　右総頸動脈は腕頭動脈から分枝して上に向かい、やがて内頸動脈と外頸動脈に分枝する。これに対し、左総頸動脈は大動脈弓から直接分枝して内・外頸動脈に分かれていく。
　次に、分枝した外頸動脈は最初に上甲状腺動脈（第1枝）を分枝し、さらに舌動脈、下歯槽動脈、顎動脈、後頭に分布する後頭動脈、最後に浅側頭動脈となり、頭蓋外側の組織に血液を運んでいる。
　また、左右の鎖骨下動脈からは椎骨動脈が分枝するが、これは内頸動脈と同様に頭蓋内部に入り、やがて脳底動脈となる。さらに、胸郭に入り胸壁に分布する内胸動脈も、左右の鎖骨下動脈から分枝している。
　頭部に向かう動脈は、大動脈弓・腕頭動脈・左右の鎖骨下動脈から枝分かれしているといえる。

●頸部に存在する動脈

総頸動脈は、右総頸動脈が腕頭動脈から、左総頸動脈は大動脈弓からおのおの分枝する。

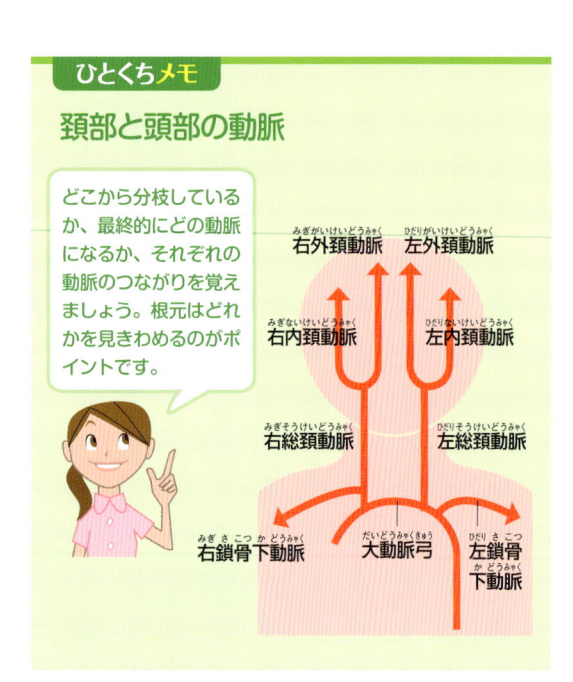

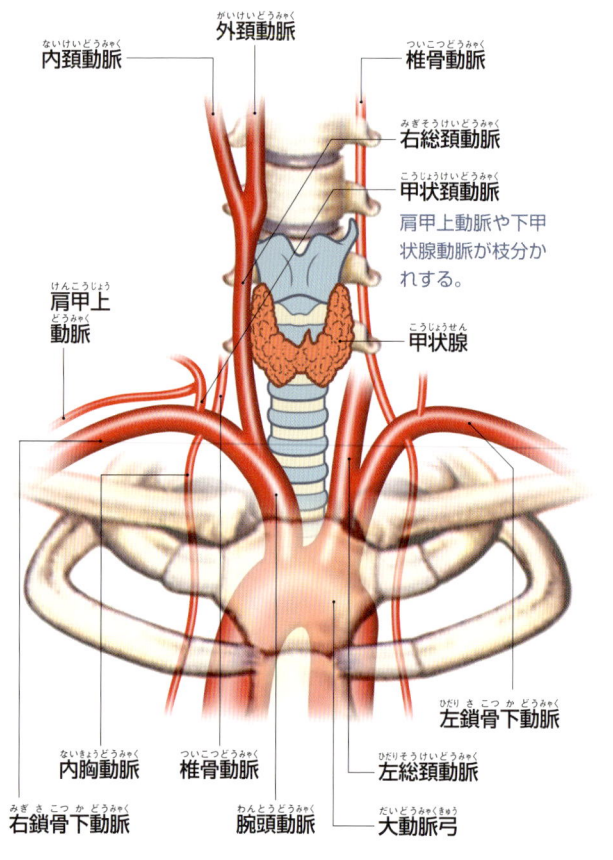

ひとくちメモ
頸部と頭部の動脈
どこから分枝しているか、最終的にどの動脈になるか、それぞれの動脈のつながりを覚えましょう。根元はどれかを見きわめるのがポイントです。

用語解説　受容器▶生物学的には、調節された身体の状態の変化をモニターする構造をいう。変化の情報を、調節を司る中枢部に送る役割を持つ。例としては、温度を感知する皮膚の終末神経などがあげられる。

●頭蓋外部と頚部の動脈

図は右側を示す。右総頚動脈は頭蓋内に向かう内頚動脈と外頚動脈に分かれ、外頚動脈は第1枝である上甲状腺動脈を分枝したあと、頚部、咽頭、歯、顔面、耳、頭部、髄膜などに分布している。特に、最終枝の浅側頭動脈はこめかみで、顔面動脈は顎の中央で脈に触れることができる。

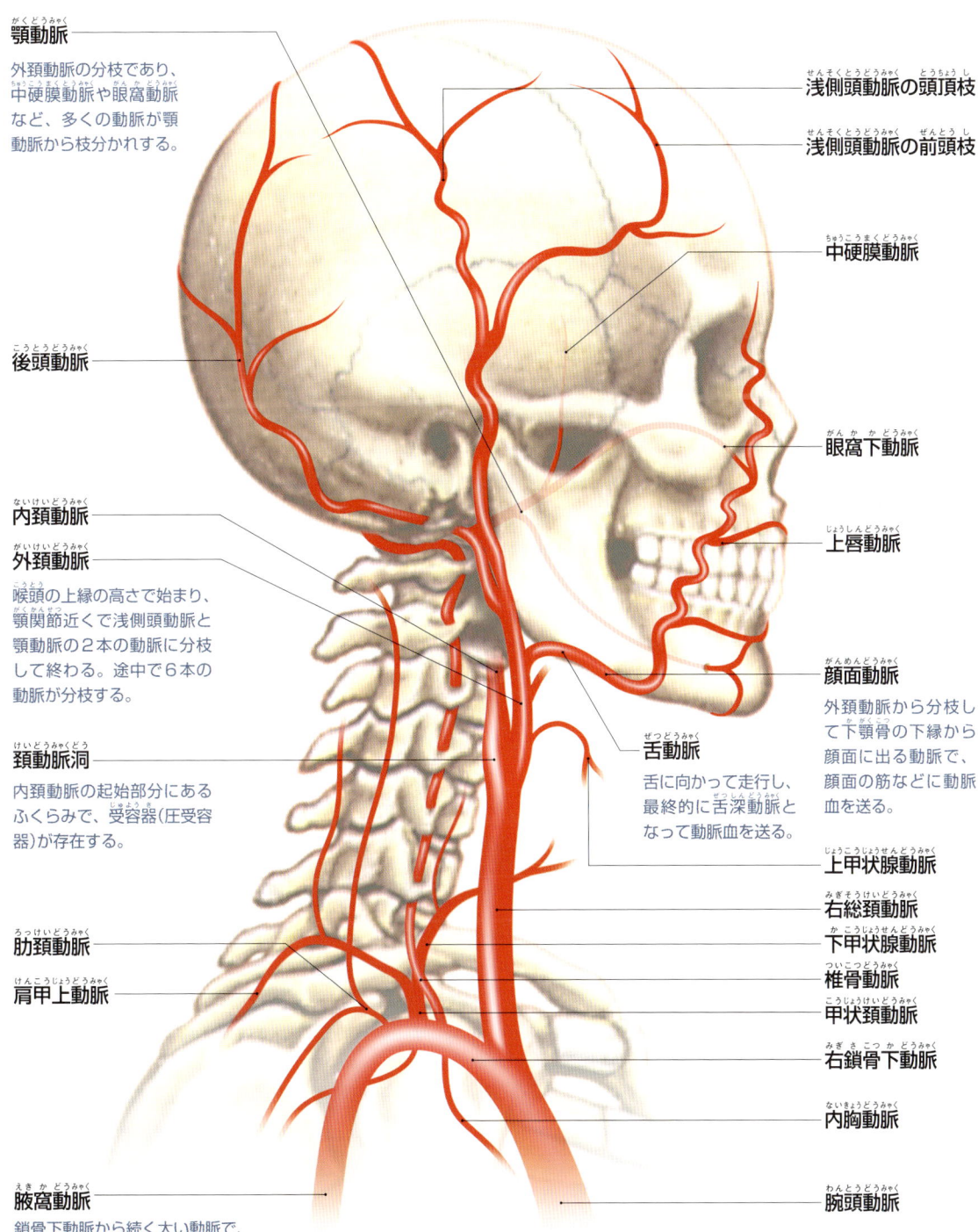

顎動脈
外頚動脈の分枝であり、中硬膜動脈や眼窩動脈など、多くの動脈が顎動脈から枝分かれする。

浅側頭動脈の頭頂枝

浅側頭動脈の前頭枝

中硬膜動脈

後頭動脈

眼窩下動脈

上唇動脈

内頚動脈

外頚動脈
喉頭の上縁の高さで始まり、顎関節近くで浅側頭動脈と顎動脈の2本の動脈に分枝して終わる。途中で6本の動脈が分枝する。

顔面動脈
外頚動脈から分枝して下顎骨の下縁から顔面に出る動脈で、顔面の筋などに動脈血を送る。

頚動脈洞
内頚動脈の起始部分にあるふくらみで、受容器（圧受容器）が存在する。

舌動脈
舌に向かって走行し、最終的に舌深動脈となって動脈血を送る。

上甲状腺動脈

右総頚動脈

肋頚動脈

下甲状腺動脈

肩甲上動脈

椎骨動脈

甲状頚動脈

右鎖骨下動脈

内胸動脈

腕頭動脈

腋窩動脈
鎖骨下動脈から続く太い動脈で、上肢に動脈血を送る本幹である。腋窩動脈の次は上腕動脈となる。

用語解説　浅側頭動脈 ▶ 前頭枝と頭頂枝の2つの大きな動脈に分かれ、後頭動脈と同じく、頭皮や頭蓋に動脈血を送る。

≫心臓血管系──構造

頭蓋内の動脈

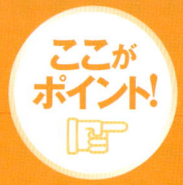

ここがポイント！ 内頚動脈と椎骨動脈は、頭蓋内に入り、脳に動脈血を供給する動脈である。これらは、結果的に前交通動脈と後交通動脈によってつながる。この連結によって形成される輪状の構造を大脳動脈輪（ウイリス動脈輪）と呼ぶ。

外頚動脈は頭蓋の外部に動脈血を輸送するが、頭蓋の内部、特に脳に動脈血を送る動脈としては、主に**内頚動脈**が存在する。

内頚動脈は、左右の総頚動脈から分枝したあと途中で枝を出さずに頭蓋底に達し、頚動脈管と呼ばれる通路を通って脳硬膜を貫き頭蓋内に入っていく。そして眼球に動脈血を運ぶ眼動脈に分枝した後に、脳に分布する。

この内頚動脈のほかに、**椎骨動脈**も頭蓋内に血液を輸送する役割を持つ。2本ある椎骨動脈は、左右の**鎖骨下動脈**から分枝したのち、第1～第6頚椎の横突孔を通って上に向かい、頭蓋の大後頭孔から脳硬膜を貫いて頭蓋内に入る。後下小脳動脈を分枝したあと、2本の椎骨動脈は脳にある**橋**の下縁のあたりで合流して脳底動脈となる。つまり、脳の血液は左右の内頚動脈と椎骨動脈の4本の動脈によって送られ、これら4本の動脈は互いに吻合して輪状の動脈、**大脳動脈輪（ウイリス動脈輪）**を形成する。

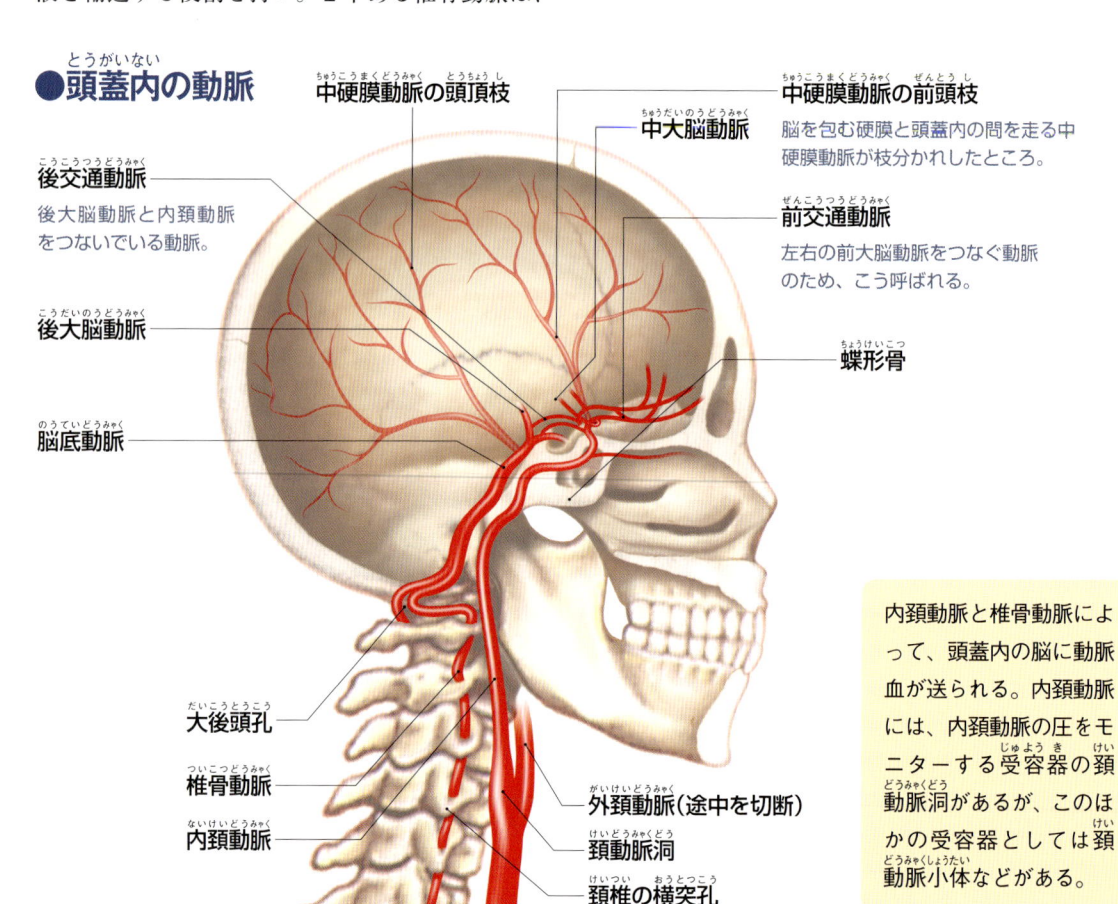

●頭蓋内の動脈

- 中硬膜動脈の頭頂枝
- 中大脳動脈
- 中硬膜動脈の前頭枝：脳を包む硬膜と頭蓋内の間を走る中硬膜動脈が枝分かれしたところ。
- 後交通動脈：後大脳動脈と内頚動脈をつないでいる動脈。
- 前交通動脈：左右の前大脳動脈をつなぐ動脈のため、こう呼ばれる。
- 後大脳動脈
- 蝶形骨
- 脳底動脈
- 大後頭孔
- 椎骨動脈
- 内頚動脈
- 外頚動脈（途中を切断）
- 頚動脈洞
- 頚椎の横突孔

内頚動脈と椎骨動脈によって、頭蓋内の脳に動脈血が送られる。内頚動脈には、内頚動脈の圧をモニターする受容器の頚動脈洞があるが、このほかの受容器としては頚動脈小体などがある。

用語解説 橋 延髄の上、小脳の前方にある組織で、脳の異なった部位の情報の橋渡しをする。

●脳の動脈と大脳動脈輪

左右の内頸動脈と椎骨動脈の4本の太い動脈によって、脳に動脈血が送られる。大脳動脈輪は、脳の前後・左右をつなぐ側副血行路の役割を果たしている。

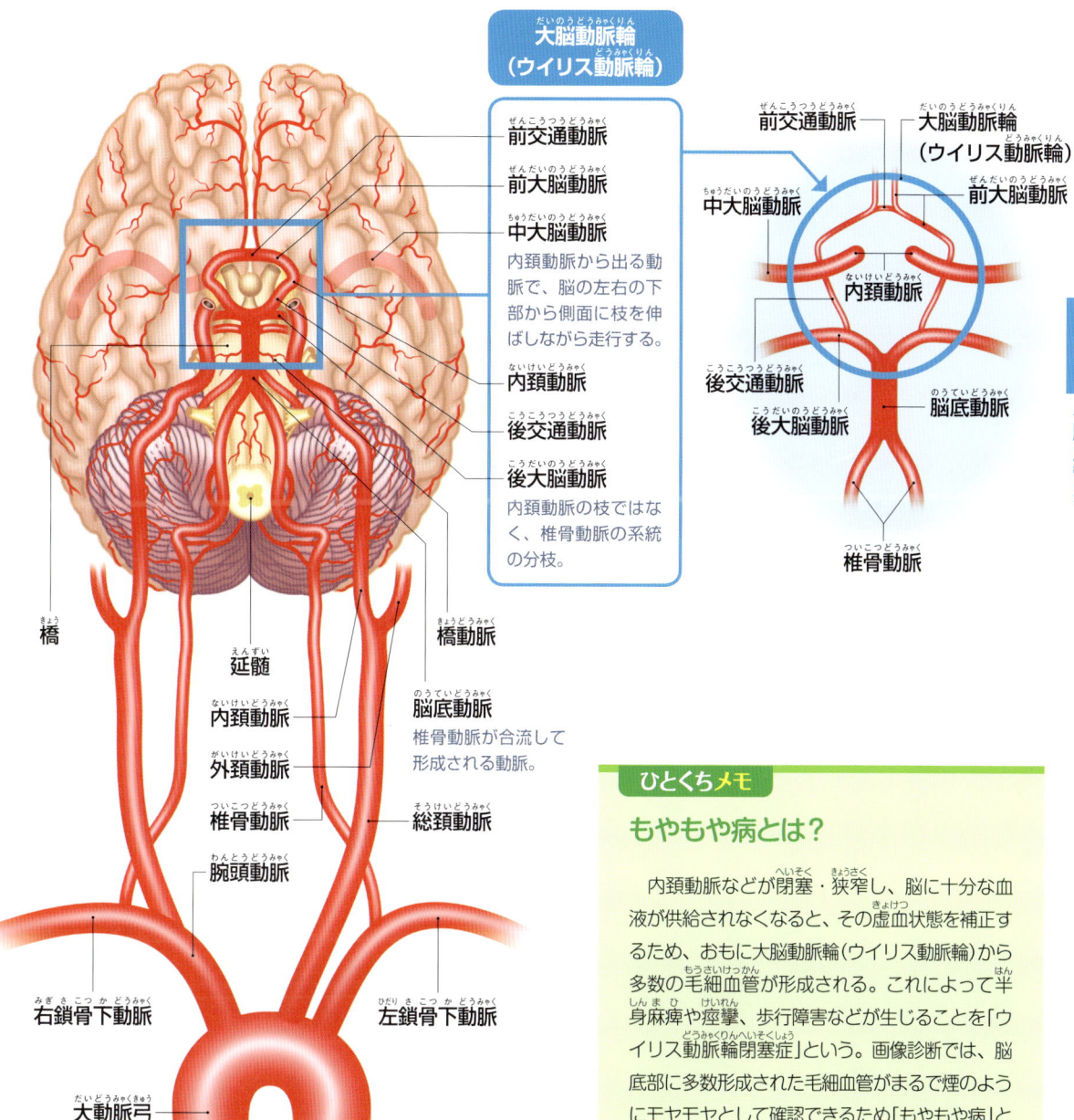

大脳動脈輪（ウイリス動脈輪）

- 前交通動脈
- 前大脳動脈
- 中大脳動脈
  内頸動脈から出る動脈で、脳の左右の下部から側面に枝を伸ばしながら走行する。
- 内頸動脈
- 後交通動脈
- 後大脳動脈
  内頸動脈の枝ではなく、椎骨動脈の系統の分枝。

右側の図の名称：
- 前交通動脈
- 大脳動脈輪（ウイリス動脈輪）
- 中大脳動脈
- 前大脳動脈
- 内頸動脈
- 後交通動脈
- 後大脳動脈
- 脳底動脈
- 椎骨動脈

脳の図の名称：
- 橋
- 延髄
- 橋動脈
- 内頸動脈
- 脳底動脈（椎骨動脈が合流して形成される動脈。）
- 外頸動脈
- 椎骨動脈
- 総頸動脈
- 腕頭動脈
- 右鎖骨下動脈
- 左鎖骨下動脈
- 大動脈弓

第5章 心臓血管系

ひとくちメモ

もやもや病とは？

内頸動脈などが閉塞・狭窄し、脳に十分な血液が供給されなくなると、その虚血状態を補正するため、おもに大脳動脈輪（ウイリス動脈輪）から多数の毛細血管が形成される。これによって半身麻痺や痙攣、歩行障害などが生じることを「ウイリス動脈輪閉塞症」という。画像診断では、脳底部に多数形成された毛細血管がまるで煙のようにモヤモヤとして確認できるため「もやもや病」とも呼ばれている。日本人に多い病気で、海外でも"Moyamoya Disease"と呼ばれている。

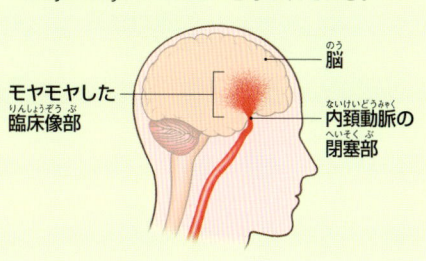

- モヤモヤした臨床像部
- 脳
- 内頸動脈の閉塞部

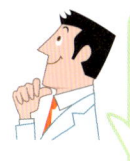

脳の重量は、成人の全体重のうち約2％にすぎません。にもかかわらず、その血流量は心拍出量（1分間に左心室から大動脈に送られる血液の量）の15％、そして酸素の消費量は全身のおよそ20％を占めます。これらの動脈は、「大食漢」の脳を満足させているんですね。

用語解説　頸動脈小体▶内頸動脈と外頸動脈が分枝するところにあり、血中の二酸化炭素の分圧や血液のpHを感知する。

≫心臓血管系──構造

頸部および頭部の静脈

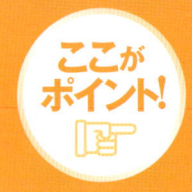

ここがポイント！
脳の硬膜内にある静脈血が通る血管を硬膜静脈洞と呼ぶ。硬膜静脈洞の最大のものは、上矢状静脈洞である。脳の静脈血は上矢状静脈洞と下矢状静脈洞から横静脈洞に、そしてS状静脈洞を経て内頸静脈に送られる。

外頸動脈、内頸動脈および椎骨動脈によって頭部に送られ酸素を消費された血液は、頭部と頸部の静脈によって心臓に戻される。

頭蓋外部の静脈血は、後頭静脈や顔面静脈などの静脈を経て外頸静脈に導入されて、鎖骨下静脈、そして腕頭静脈に流れて心臓に向かう。

これに対して、脳からの静脈血は**硬膜静脈洞**と呼ばれる太い静脈に集められる。硬膜静脈洞は脳の硬膜内にあり、頭蓋腔内面を前後に走行している上矢状静脈洞のほか、下矢状静脈洞、直静脈洞、海綿静脈洞、後頭静脈洞などがある。さらに集められた静脈血は同じく硬膜静脈洞の1つである**S状静脈洞**に入ってから内頸静脈に流れ込むしくみとなっている。

動脈とは違い、静脈血は頭蓋外部のものも頭蓋腔のものも、内頸静脈と外頸静脈によって心臓に戻されるようになっている。

●頭部外側の静脈

頭蓋の外部の静脈血は、動脈血とは違い、内頸静脈か外頸静脈のいずれかに送られて、左右の鎖骨下静脈に輸送される。

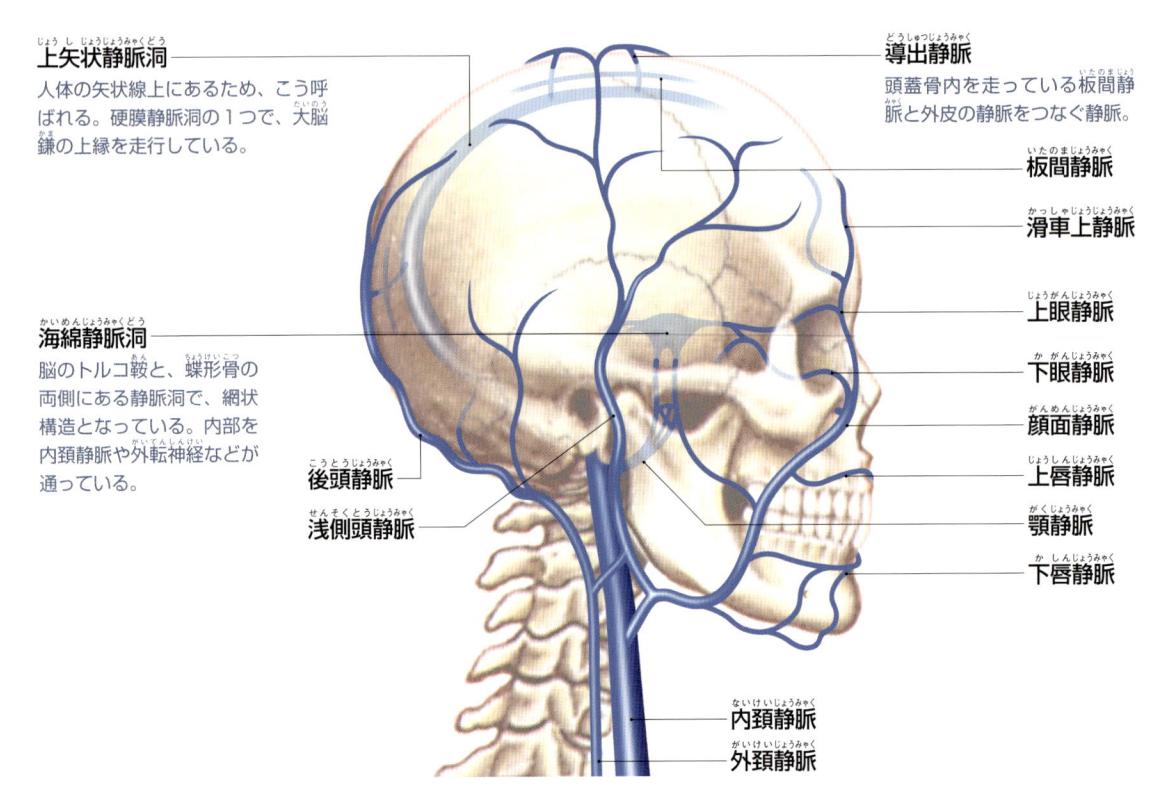

上矢状静脈洞
人体の矢状線上にあるため、こう呼ばれる。硬膜静脈洞の1つで、大脳鎌の上縁を走行している。

導出静脈
頭蓋骨内を走っている板間静脈と外皮の静脈をつなぐ静脈。

板間静脈

滑車上静脈

上眼静脈

海綿静脈洞
脳のトルコ鞍と、蝶形骨の両側にある静脈洞で、網状構造となっている。内部を内頸静脈や外転神経などが通っている。

下眼静脈

顔面静脈

後頭静脈

上唇静脈

浅側頭静脈

顎静脈

下唇静脈

内頸静脈

外頸静脈

用語解説　大脳鎌　大脳縦裂に入って左右の大脳を分ける硬膜の仕切り。横から見ると、鎌の刃のように見えることからこう呼ばれる。単に"鎌"と表記されることもある。

ひとくちメモ
上矢状静脈洞のしくみ

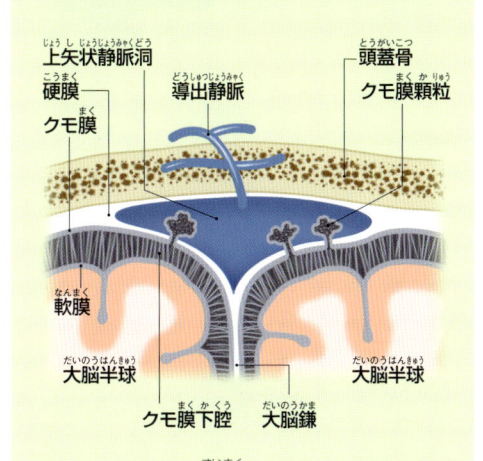

上矢状静脈洞は、髄膜の外側の膜である硬膜の外葉と内葉の間にある。この硬膜は大脳鎌となり、左右の大脳半球の間に入り込んでいる。くも膜顆粒は、脳脊髄液を血液に吸収させる役割を持っている。

●脳底から見た脳の静脈

多数の静脈は、大脳半球からの静脈血を運んで、上矢状静脈洞や下矢状静脈洞、直静脈洞に送り込む。

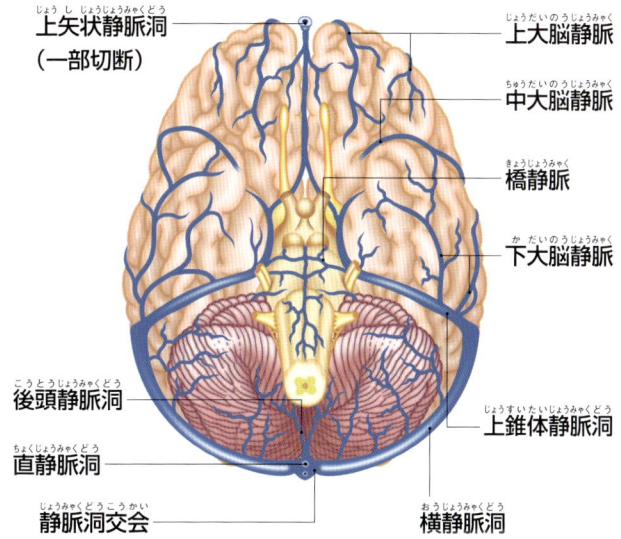

静脈洞交会：後頭静脈洞や直静脈洞などが横静脈洞と合流するところで、ここからS状静脈洞に向かって静脈血が流れて内頸静脈に向かう。

横静脈洞：直静脈洞や上矢状静脈洞、下吻合静脈などからの静脈血が流れ込む。

●頭蓋内の静脈

上矢状静脈洞や内大脳静脈などの静脈血は、静脈洞交会に集まる。また、海綿静脈洞からのものは横静脈洞、S状静脈洞を経て内頸静脈に送られる。

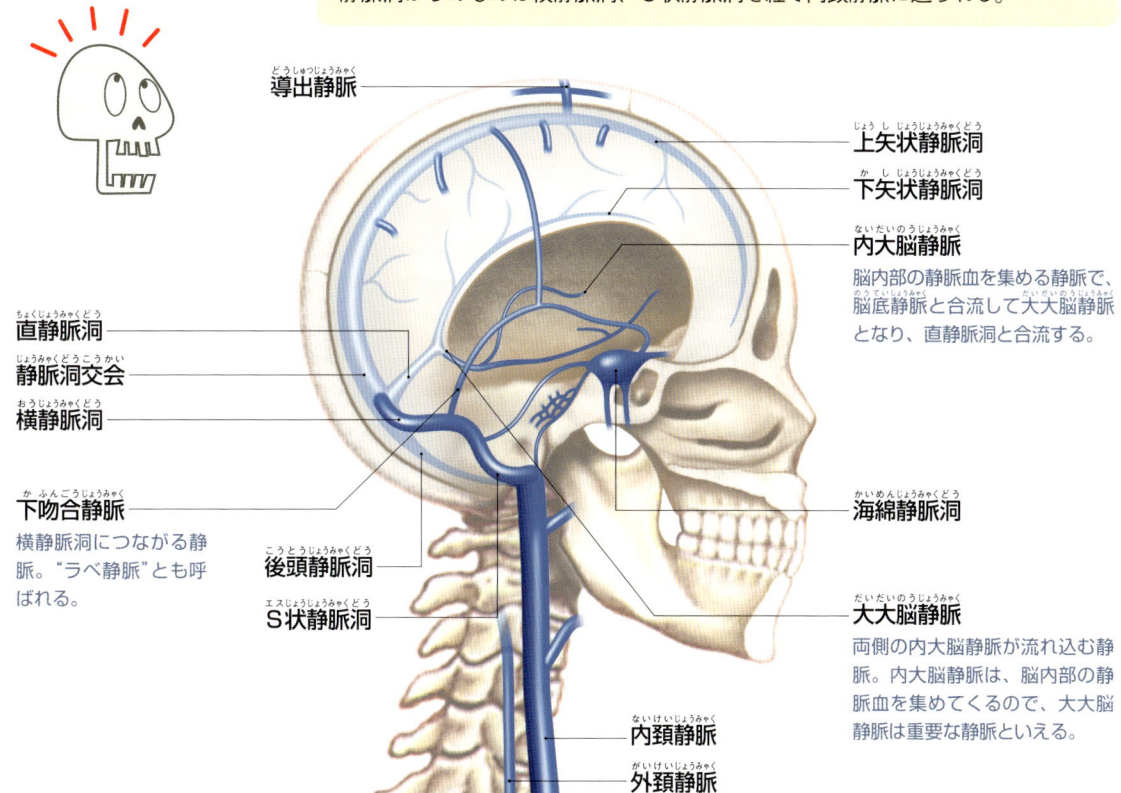

下吻合静脈：横静脈洞につながる静脈。"ラベ静脈"とも呼ばれる。

内大脳静脈：脳内部の静脈血を集める静脈で、脳底静脈と合流して大大脳静脈となり、直静脈洞と合流する。

大大脳静脈：両側の内大脳静脈が流れ込む静脈。内大脳静脈は、脳内部の静脈血を集めてくるので、大大脳静脈は重要な静脈といえる。

用語解説　髄膜 ▶ 脳と脊髄を保護する膜。内側から軟膜・クモ膜・硬膜の3層からなる。

> 心臓血管系──構造

体幹の動脈と静脈

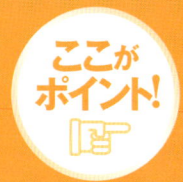

> **ここがポイント！**
> 下行大動脈は、途中から多くの動脈を分枝して各組織に動脈血を送る。静脈系では、奇静脈系の静脈が組織からの静脈血を集めて上大静脈に送り込む。肝門脈からの静脈血は、肝臓で代謝・処理されて下大静脈に送られる。

体幹（胸部・腹部・骨盤部）の動脈は、身体の中心を下行する**大動脈**から、多くの動脈が分枝して形成される。心臓から出た大動脈は、上行大動脈・大動脈弓・下行大動脈となって下に向かい、第4腰椎のあたりで左右の**総腸骨動脈**となって骨盤内と下肢に下行する。

下に向かう下行大動脈は、さらに**胸大動脈**と**腹大動脈**に分けられる。胸大動脈は約20cmの長さで、第4胸椎と第5胸椎の間から始まり、横隔膜の大動脈裂孔を通り、以降は腹大動脈となる。胸大動脈と腹大動脈は下行する途中で多くの動脈を分枝する。

胸部の多くの静脈血は、脊柱の両側を走行している**奇静脈系**（奇静脈・半奇静脈・副半奇静脈）と呼ばれる静脈によって運ばれ、最終的に**上大静脈**に送られて心臓に流れ込む。一方、腹部の内臓や腹壁、骨盤の内臓の静脈血は、**下大静脈**に集められて上行し、心臓に送られる。

ただし、胃や腸、膵臓や胆嚢、脾臓などの静脈血は、**肝門脈**と呼ばれる共通の静脈に送られ、肝臓で処理されたあと、下大静脈に送られるしくみとなっている。

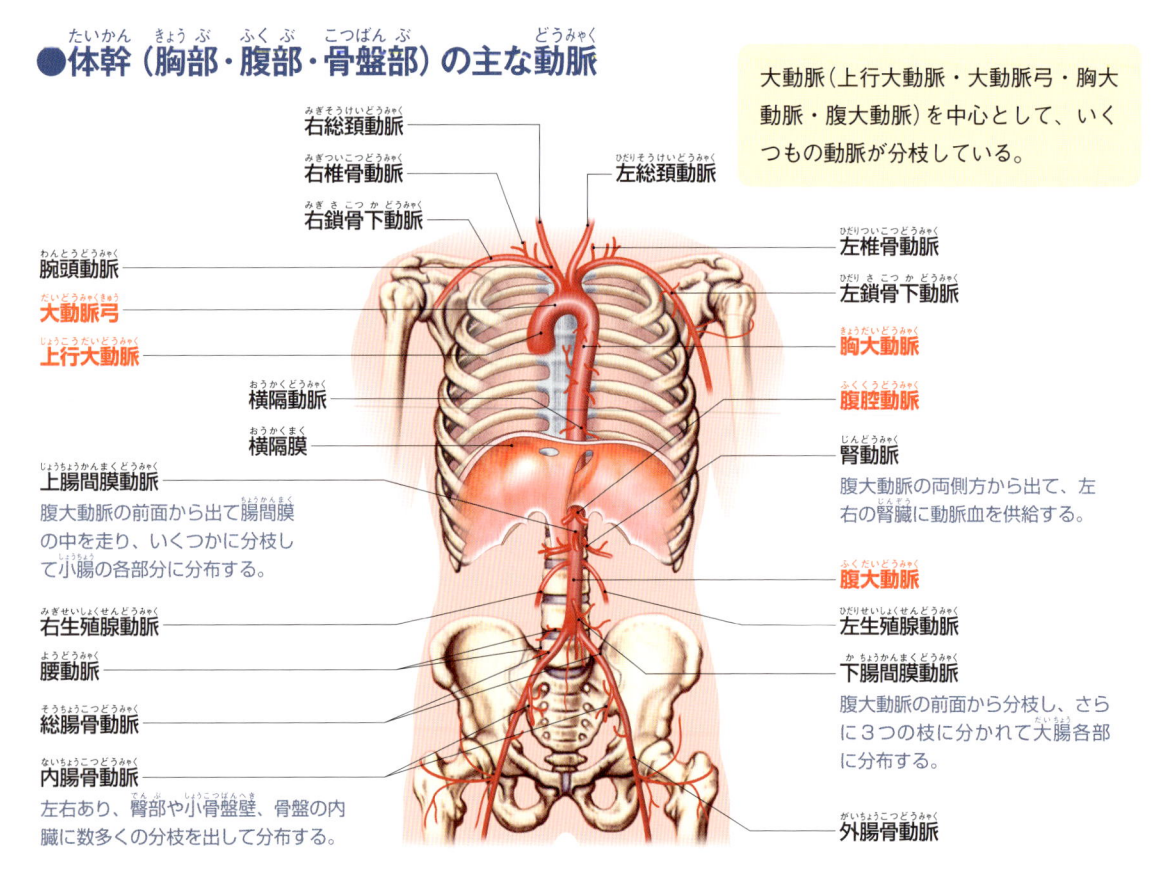

●体幹（胸部・腹部・骨盤部）の主な動脈

> 大動脈（上行大動脈・大動脈弓・胸大動脈・腹大動脈）を中心として、いくつもの動脈が分枝している。

右総頚動脈
右椎骨動脈
右鎖骨下動脈
腕頭動脈
大動脈弓
上行大動脈
横隔動脈
横隔膜
上腸間膜動脈
　腹大動脈の前面から出て腸間膜の中を走り、いくつかに分枝して小腸の各部分に分布する。
右生殖腺動脈
腰動脈
総腸骨動脈
内腸骨動脈
　左右あり、臀部や小骨盤壁、骨盤の内臓に数多くの分枝を出して分布する。

左総頚動脈
左椎骨動脈
左鎖骨下動脈
胸大動脈
腹腔動脈
腎動脈
　腹大動脈の両側方から出て、左右の腎臓に動脈血を供給する。
腹大動脈
左生殖腺動脈
下腸間膜動脈
　腹大動脈の前面から分枝し、さらに3つの枝に分かれて大腸各部に分布する。
外腸骨動脈

用語解説 生殖腺動脈 ▶ 左右ある。男性の場合は精巣動脈、女性の場合は卵巣動脈と呼び、生殖器官に動脈血を送る。

●肝門脈──特殊な静脈系

肝臓には、静脈血である門脈からと、肝動脈からの2つのルートによって血液が流入する。門脈系の静脈からは、酸素含有量は乏しいが、消化器系から吸収された栄養分が多く含まれている。

門脈系の血流量は、固有肝動脈からの動脈血のおよそ4倍にもなります。

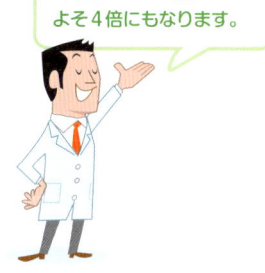

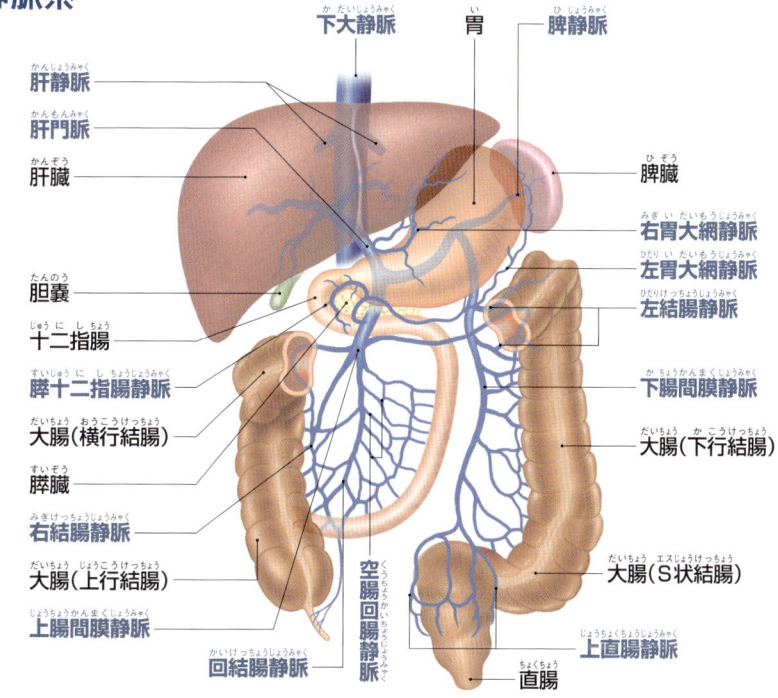

下大静脈／胃／脾静脈／肝静脈／肝門脈／肝臓／脾臓／右胃大網静脈／左胃大網静脈／胆嚢／左結腸静脈／十二指腸／膵十二指腸静脈／下腸間膜静脈／大腸（横行結腸）／大腸（下行結腸）／膵臓／右結腸静脈／大腸（上行結腸）／大腸（S状結腸）／上腸間膜静脈／空腸回腸静脈／上直腸静脈／回結腸静脈／直腸

●体幹（胸部・腹部・骨盤部）の静脈

胸部と腹部および骨盤の静脈の本幹となるのは上大静脈と下大静脈である。胸部では、主に奇静脈系の静脈が静脈血を集めている。

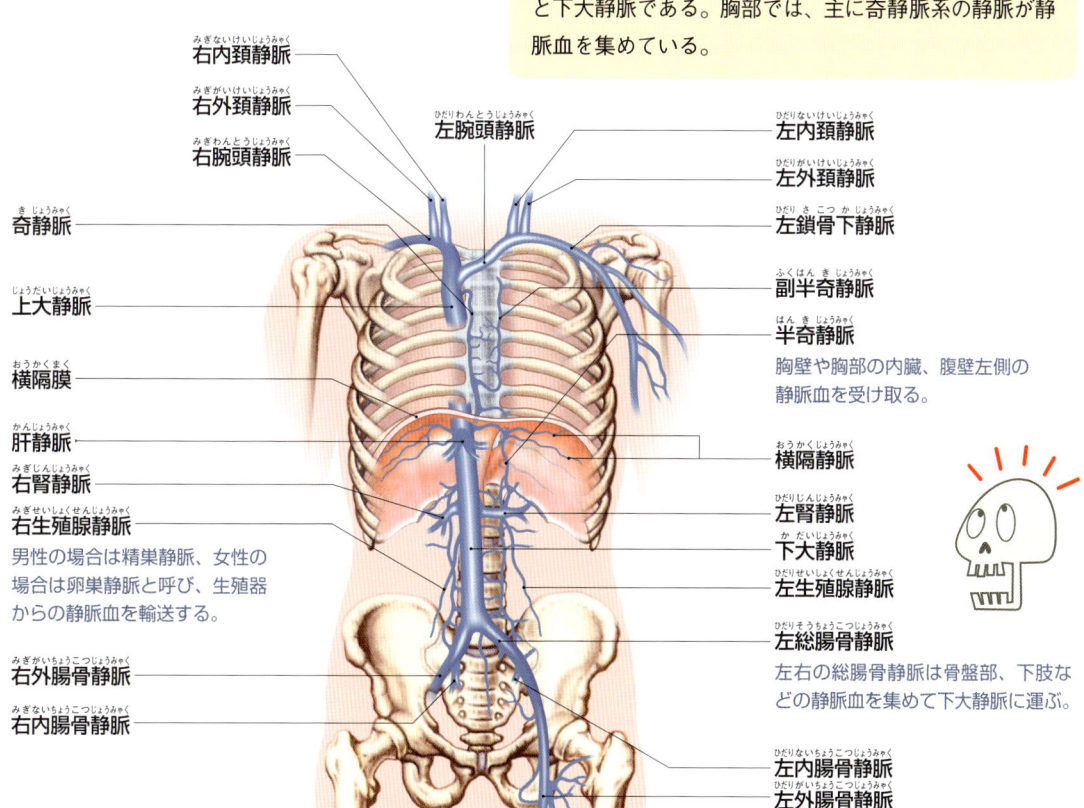

右内頚静脈／右外頚静脈／右腕頭静脈／左腕頭静脈／左内頚静脈／左外頚静脈／奇静脈／左鎖骨下静脈／上大静脈／副半奇静脈／半奇静脈

胸壁や胸部の内臓、腹壁左側の静脈血を受け取る。

横隔膜／肝静脈／横隔静脈／右腎静脈／左腎静脈／右生殖腺静脈／下大静脈／左生殖腺静脈

男性の場合は精巣静脈、女性の場合は卵巣静脈と呼び、生殖器からの静脈血を輸送する。

左総腸骨静脈

左右の総腸骨静脈は骨盤部、下肢などの静脈血を集めて下大静脈に運ぶ。

右外腸骨静脈／右内腸骨静脈／左内腸骨静脈／左外腸骨静脈

用語解説　肝臓の門脈▶ 肝動脈の血液は肝臓自体を維持するのに使われるが、門脈からの静脈血は栄養素の処理や、消化器系から入った異物の代謝などが肝臓で行われたあと、下人静脈から心臓に入る。

≫ 心臓血管系――構造

上肢・下肢の動脈と静脈

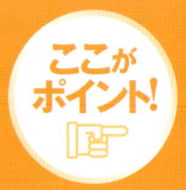

ここがポイント！ 動脈はおもに人体の深部を走行しており、上腕動脈は、肘窩のあたりで橈骨動脈と尺骨動脈に分かれる。静脈には、走行する場所によって皮静脈と深静脈があり、深静脈は動脈に沿って走っている。

●上肢の動脈と静脈

動脈は腕頭・鎖骨下・腋窩・上腕の各動脈となり、橈骨・尺骨の各動脈に分枝する。静脈では、橈側皮静脈と尺側皮静脈が、上肢の主要な皮静脈である。

> イラストはすべて右腕を表しています。
> このため、「右腋窩動脈」などの表記は、左腕の場合は「左腋窩動脈」などとなることに注意してください。

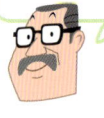

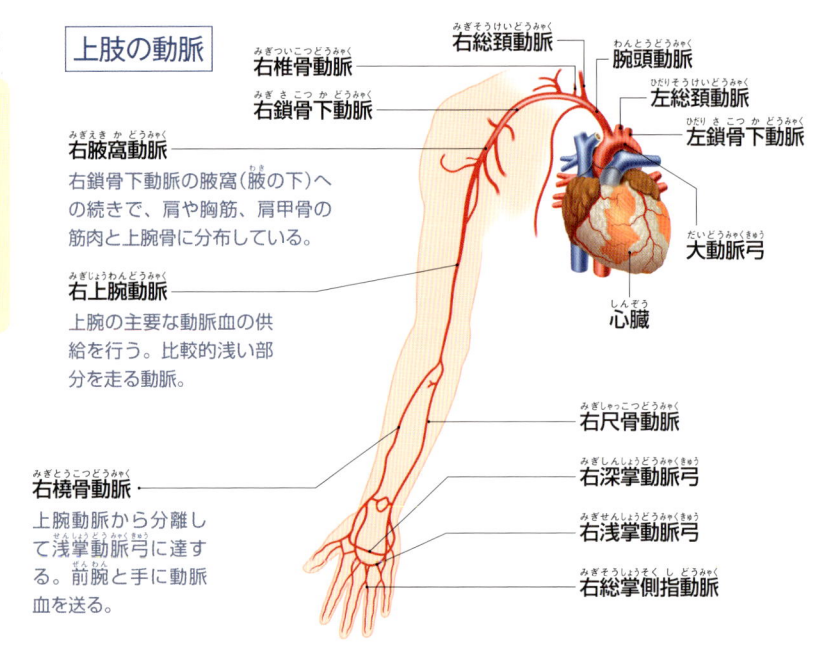

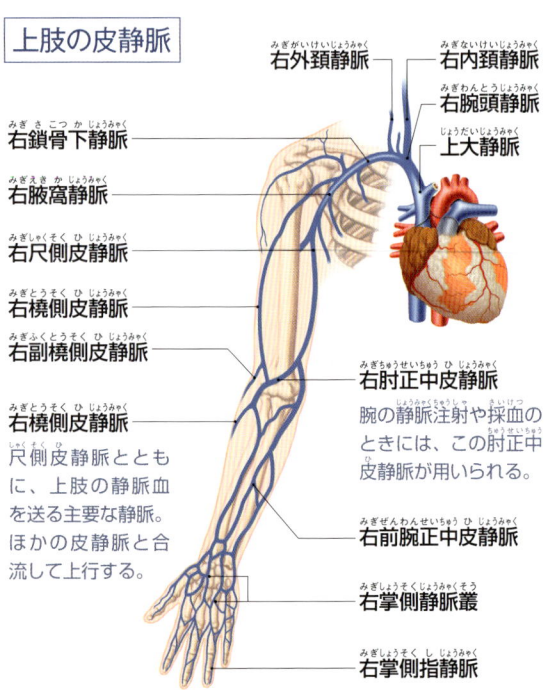

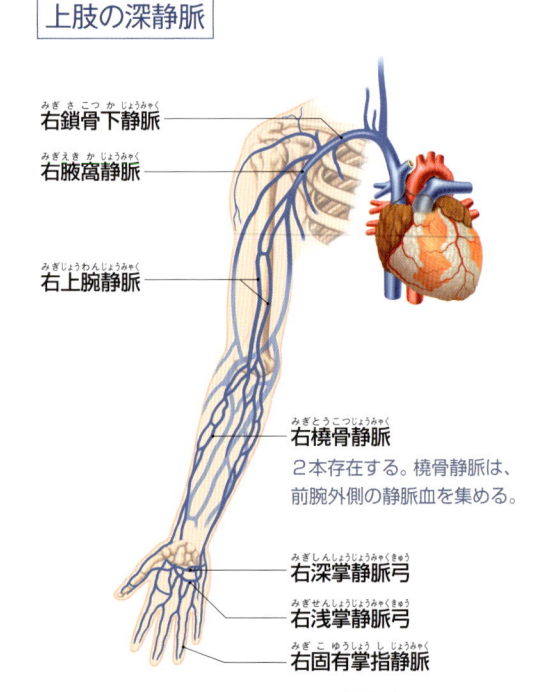

上肢の動脈

- 右椎骨動脈
- 右総頚動脈
- 腕頭動脈
- 左総頚動脈
- 右鎖骨下動脈
- 左鎖骨下動脈
- 右腋窩動脈：右鎖骨下動脈の腋窩（腋の下）への続きで、肩や胸筋、肩甲骨の筋肉と上腕骨に分布している。
- 大動脈弓
- 右上腕動脈：上腕の主要な動脈血の供給を行う。比較的浅い部分を走る動脈。
- 心臓
- 右尺骨動脈
- 右橈骨動脈：上腕動脈から分離して浅掌動脈弓に達する。前腕と手に動脈血を送る。
- 右深掌動脈弓
- 右浅掌動脈弓
- 右総掌側指動脈

上肢の皮静脈

- 右外頚静脈
- 右内頚静脈
- 右腕頭静脈
- 上大静脈
- 右鎖骨下静脈
- 右腋窩静脈
- 右尺側皮静脈
- 右橈側皮静脈
- 右副橈側皮静脈
- 右肘正中皮静脈：腕の静脈注射や採血のときには、この肘正中皮静脈が用いられる。
- 右橈側皮静脈：尺側皮静脈とともに、上肢の静脈血を送る主要な静脈。ほかの皮静脈と合流して上行する。
- 右前腕正中皮静脈
- 右掌側静脈叢
- 右掌側指静脈

上肢の深静脈

- 右鎖骨下静脈
- 右腋窩静脈
- 右上腕静脈
- 右橈骨静脈：2本存在する。橈骨静脈は、前腕外側の静脈血を集める。
- 右深掌静脈弓
- 右浅掌静脈弓
- 右固有掌側指静脈

用語解説　静脈弁▶ 静脈は血圧が低く、場合によっては逆流してしまうことがある。このため、静脈内壁には心臓方向（＝下流の方向）に飛び出たヒダが形成されており、これにより静脈血の逆流を防いでいる。

上肢の動脈は、まず左右の鎖骨下動脈から腋窩動脈へと続き、**上腕動脈**という太い動脈に至る。そのあと上腕動脈は肘窩で尺骨動脈と橈骨動脈に分かれて手のひらに入り、深掌動脈と浅掌動脈という2つの輪状の**動脈弓**となって、各指に動脈血を送る枝を出していく。

一方、上肢の静脈は2つある。動脈に沿って深いところを走行する**深静脈**と、特に動脈と伴走せずに皮下を走行する**皮静脈**で、前者は伴走する動脈とほぼ同じ名称で呼称され、つながり方も動脈と同様である。したがって、橈骨静脈と尺骨静脈が合流して上腕静脈となり、次に腋窩静脈、鎖骨下静脈そして腕頭静脈となって**上大静脈**につながっている。皮静脈は皮下を走行するため、静脈注射や点滴などの時に利用される。

下肢の動脈は、**腹大動脈**から分枝した左右の**総腸骨動脈**が内腸骨動脈と外腸骨動脈に分かれ、外腸骨動脈が鼠径靱帯の下を通って**大腿動脈**となる。大腿部の内側を走行する大腿動脈は膝の部分で膝下動脈になり、以後、前・後脛骨動脈と腓骨動脈という3本の動脈に分枝して下行していく。

下肢の静脈も**皮静脈**と**深静脈**の2つの系統に分けられる。下肢の皮静脈には**大伏在静脈**があり、足の足背静脈弓から始まって鼠径部まで続く、人体で最長の皮静脈である。

●下肢の動脈と静脈

> 腹大動脈から左右に分かれた総腸骨動脈は、内腸骨動脈、外腸骨動脈を経て大腿動脈となって下行する。一方、下肢の静脈で特徴的なのは静脈弁が非常に多いこと、人体で最長の皮静脈である大伏在静脈の存在である。

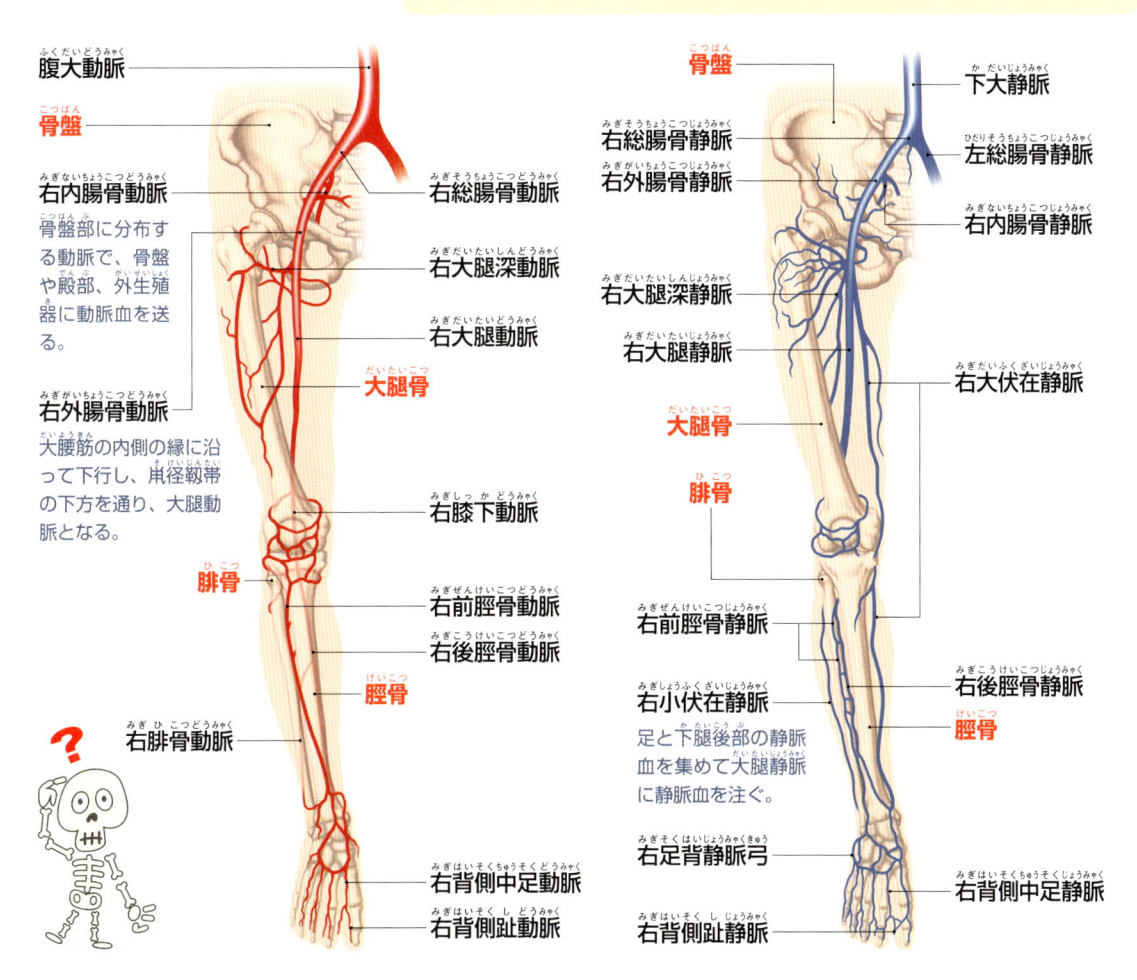

動脈側の図の注記：
- 腹大動脈
- 骨盤
- 右内腸骨動脈：骨盤部に分布する動脈で、骨盤や殿部、外生殖器に動脈血を送る。
- 右総腸骨動脈
- 右大腿深動脈
- 右大腿動脈
- 大腿骨
- 右外腸骨動脈：大腰筋の内側の縁に沿って下行し、鼠径靱帯の下方を通り、大腿動脈となる。
- 右膝下動脈
- 腓骨
- 右前脛骨動脈
- 右後脛骨動脈
- 脛骨
- 右腓骨動脈
- 右背側中足動脈
- 右背側趾動脈

静脈側の図の注記：
- 骨盤
- 下大静脈
- 右総腸骨静脈
- 左総腸骨静脈
- 右外腸骨静脈
- 右内腸骨静脈
- 右大腿深静脈
- 右大腿静脈
- 右大伏在静脈
- 大腿骨
- 腓骨
- 右前脛骨静脈
- 右小伏在静脈：足と下腿後部の静脈血を集めて大腿静脈に静脈血を注ぐ。
- 右後脛骨静脈
- 脛骨
- 右足背静脈弓
- 右背側中足静脈
- 右背側趾静脈

用語解説　大伏在静脈 ▶ 足から鼠径部に至る人体最長の静脈。静脈弁が非常に多く、10～20個もの弁が存在する。

もう一度、チェックしてみよう！（5）

解答は285ページ

☐部分の名称を入れてください。

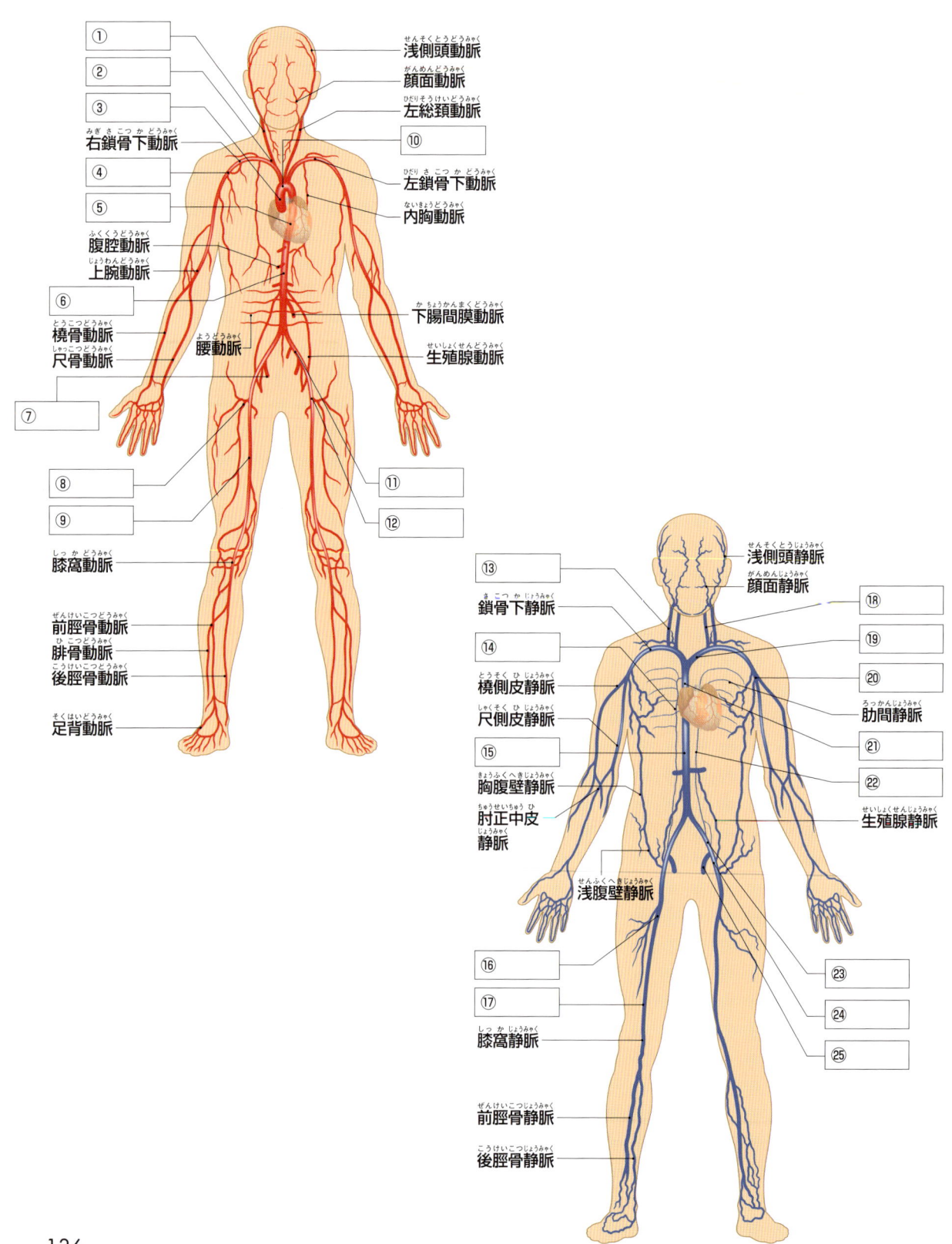

①　②　③　④　⑤　⑥　⑦　⑧　⑨　⑩　⑪　⑫　⑬　⑭　⑮　⑯　⑰　⑱　⑲　⑳　㉑　㉒　㉓　㉔　㉕

浅側頭動脈
顔面動脈
左総頚動脈
右鎖骨下動脈
左鎖骨下動脈
内胸動脈
腹腔動脈
上腕動脈
橈骨動脈
尺骨動脈
下腸間膜動脈
腰動脈
生殖腺動脈
膝窩動脈
前脛骨動脈
腓骨動脈
後脛骨動脈
足背動脈

浅側頭静脈
顔面静脈
鎖骨下静脈
橈側皮静脈
尺側皮静脈
肋間静脈
胸腹壁静脈
肘正中皮静脈
生殖腺静脈
浅腹壁静脈
膝窩静脈
前脛骨静脈
後脛骨静脈

Chapter 6

第6章 リンパ・免疫系

リンパ系はリンパ液の運搬に加え、免疫機能をかねそなえている。リンパ系は血管と同じように全身に分布しているが、心臓のようにポンプの働きをする器官は備わっていない。

- ●体液循環と生体防御を司るリンパ系 ……………… 138
- ●毛細リンパ管・リンパ管・リンパ本幹 ……………… 140
- ●リンパ組織のしくみ ……………………………… 142
- ●頭部・頚部と上肢のリンパ節 …………………… 144
- ●胸部と腹部、下肢のリンパ節 …………………… 146
- ●間質液の再吸収と脂肪の輸送 …………………… 148
- ●免疫を担当する細胞 ……………………………… 150
- ●自然免疫のしくみ ………………………………… 152
- ●獲得免疫のしくみ ………………………………… 154

リンパ・免疫系——構造

体液循環と生体防御を司るリンパ系

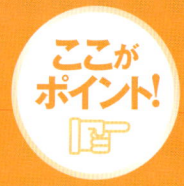

ここがポイント！ 毛細リンパ管からリンパ管、リンパ節、そしてリンパ本幹から静脈につながるリンパ系は、免疫だけでなく細胞間にある間質液の再吸収や、小腸から吸収された脂肪の輸送も行っている。

体中に張り巡らされた血管と同じく、人体には**リンパ管**と呼ばれる脈管も走行している。このリンパ管や、その中を流れている**リンパ**と呼ばれる液体、リンパ組織などを総称して**リンパ系**という。

リンパ系は末端の毛細リンパ管から、リンパ管、リンパ本幹と太くなり、最終的に静脈とつながってリンパを血液に還元している。一方、リンパ組織と総称される器官には、胸腺や脾臓、そしてリンパ節などがある。これらの組織は、後述する免疫に大きく関わっている。

そもそも人体の各組織は細胞によって構成されているが、この細胞と細胞の間は**間質液**と呼ばれる液体によって満たされている。間質液は毛細血管から漏出した血漿の一部であり、細胞にさまざまな栄養素をもたらしている。

リンパ管は、この間質液を再び血液に戻す脈管であり、リンパ管に入った間質液はリンパと呼ばれるようになる。この再吸収時には、細胞からの老廃物や異物などもいっしょにリンパ管に取り込まれる。リンパ節では、リンパ管に入ってきた病原微生物などの異物を捕らえる働きをもっている。そのほか、リンパ系は小腸から吸収された脂肪(カイロミクロン)の輸送にも携わっている。

また、リンパ系は人体の免疫と密接に関係している。赤色骨髄で生まれた幹細胞が分化したあと、リンパ球となってリンパ系に入り、外界から侵入した病原微生物や毒素、あるいは体内に生じた癌などの悪性新生物に対して**免疫反応**を行う。免疫は、リンパ系のもっとも重要な機能である。リンパ系とは下水を清浄にする施設であり、同時に身体を守る警察官の巡回ルートともいえる。

●リンパの流れ

静脈 ← 胸管・右リンパ本幹 ← リンパ本幹 ← リンパ管 ← 毛細リンパ管

間質液に含まれるもの
- 栄養素
- 血漿蛋白質
- 異物や病原体
- 代謝物および細胞の小片
- リンパ球
- マクロファージ

小腸上皮からの吸収
- カイロミクロンなど

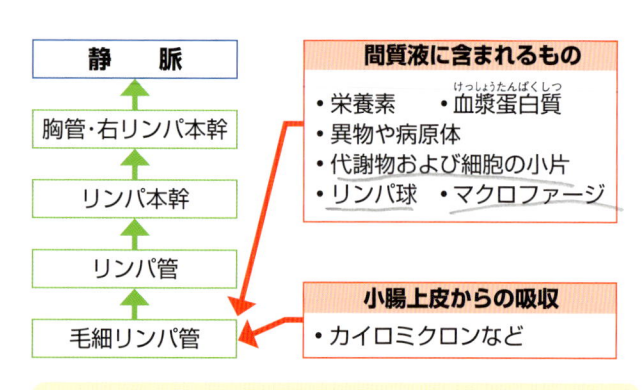

間質液にはごく少量の血漿蛋白質しか存在しないが、毛細血管から漏出した血漿蛋白質は濃度の高い毛細血管には戻らず、血漿蛋白質濃度の低い毛細リンパ管に吸収される。

ひとくちメモ
リンパ系のおもな疾患

リンパ水腫はリンパ液の貯留によって起こる腫れのこと。またリンパ管炎やリンパ節炎はそれぞれの部位に起こった炎症によって、疼痛が起こります。

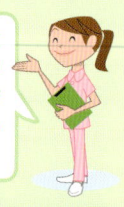

病名	部位
リンパ管炎	毛細リンパ管・リンパ本幹
リンパ節炎	リンパ節
リンパ管腫	リンパ管
リンパ水腫	リンパ系周辺の組織
悪性リンパ腫	リンパ組織・その他の組織
慢性リンパ性白血病	骨髄・末梢血

用語解説 悪性新生物▶ 組織の細胞が自律性を持ち、過剰に増殖したものを新生物(腫瘍)という。その新生物が野放図に増殖し、その個体を破壊するようなとき、悪性新生物と呼ぶ。一般的には悪性腫瘍のこと。

●全身のリンパ系

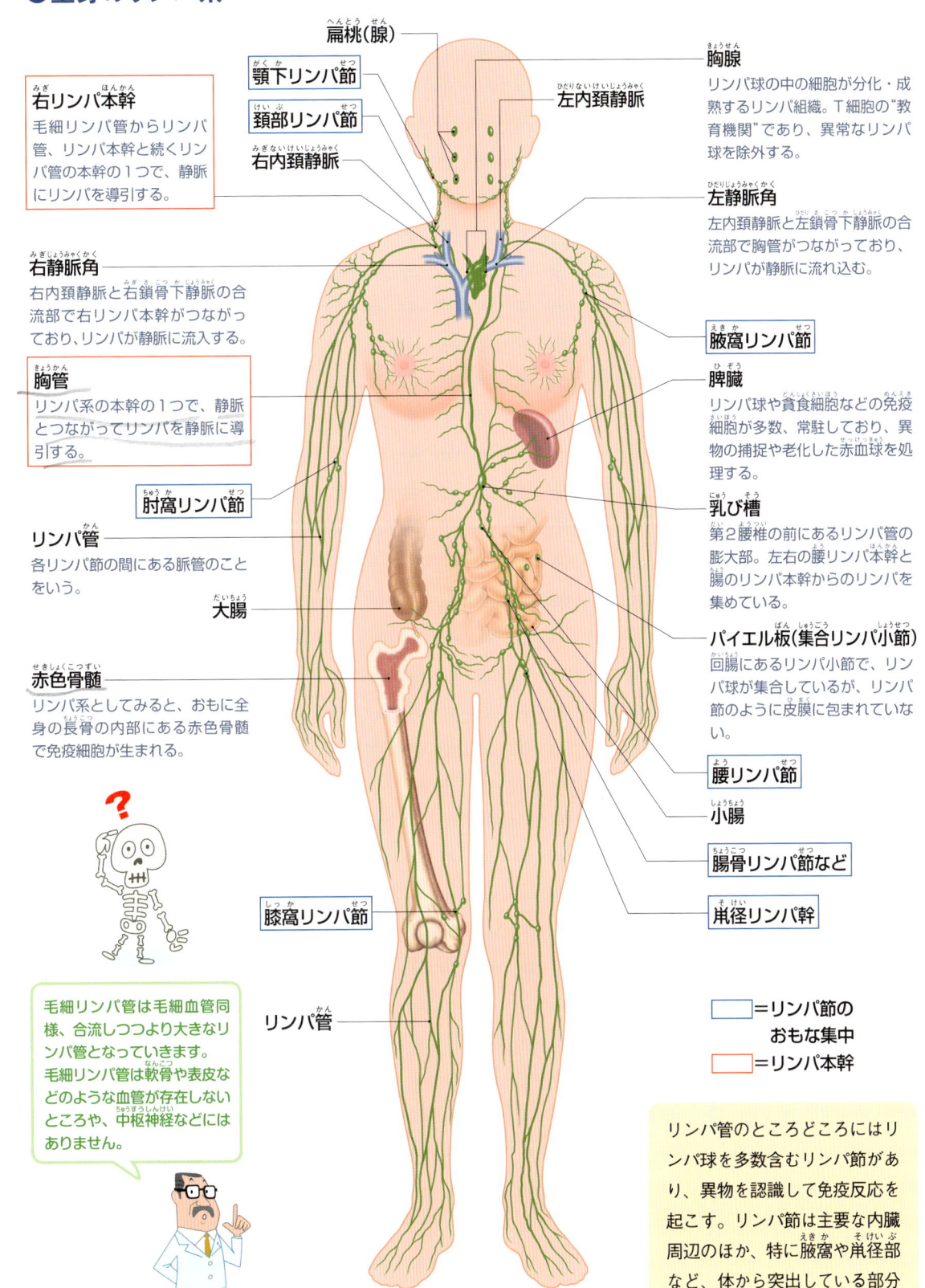

右リンパ本幹
毛細リンパ管からリンパ管、リンパ本幹と続くリンパ管の本幹の1つで、静脈にリンパを導引する。

扁桃(腺)

顎下リンパ節

頚部リンパ節

右内頚静脈

左内頚静脈

胸腺
リンパ球の中の細胞が分化・成熟するリンパ組織。T細胞の"教育機関"であり、異常なリンパ球を除外する。

左静脈角
左内頚静脈と左鎖骨下静脈の合流部で胸管がつながっており、リンパが静脈に流れ込む。

右静脈角
右内頚静脈と右鎖骨下静脈の合流部で右リンパ本幹がつながっており、リンパが静脈に流入する。

腋窩リンパ節

胸管
リンパ系の本幹の1つで、静脈とつながってリンパを静脈に導引する。

脾臓
リンパ球や貪食細胞などの免疫細胞が多数、常駐しており、異物の捕捉や老化した赤血球を処理する。

肘窩リンパ節

乳び槽
第2腰椎の前にあるリンパ管の膨大部。左右の腰リンパ本幹と腸のリンパ本幹からのリンパを集めている。

リンパ管
各リンパ節の間にある脈管のことをいう。

大腸

パイエル板(集合リンパ小節)
回腸にあるリンパ小節で、リンパ球が集合しているが、リンパ節のように皮膜に包まれていない。

赤色骨髄
リンパ系としてみると、おもに全身の長骨の内部にある赤色骨髄で免疫細胞が生まれる。

腰リンパ節

小腸

腸骨リンパ節など

鼠径リンパ幹

膝窩リンパ節

リンパ管

毛細リンパ管は毛細血管同様、合流しつつより大きなリンパ管となっていきます。毛細リンパ管は軟骨や表皮などのような血管が存在しないところや、中枢神経などにはありません。

☐ =リンパ節のおもな集中
☐ =リンパ本幹

リンパ管のところどころにはリンパ球を多数含むリンパ節があり、異物を認識して免疫反応を起こす。リンパ節は主要な内臓周辺のほか、特に腋窩や鼠径部など、体から突出している部分の根元に集まっている。

第6章 リンパ・免疫系

用語解説　カイロミクロン 直径75～800nmの血漿リポ蛋白粒子。多くは脂肪で、食事によって摂取され小腸から吸収された中性脂肪がカイロミクロンとなり、中心リンパ管からリンパ、さらに血液に入る。

139

≫リンパ・免疫系——構造

毛細リンパ管・リンパ管・リンパ本幹

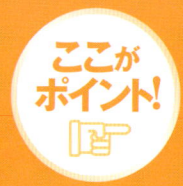

ここがポイント！
リンパ管は各リンパ本幹に合流する。最終的には右上半身を領域とする右リンパ本幹と、下半身および左上半身を領域とする胸管に集められ、左右の静脈角で静脈にリンパを流入させる。

　リンパが流れるリンパ管の起始は**毛細リンパ管**である。毛細リンパ管は末端部が閉じており（このような管を「盲管」という）、構造的には単層の内皮と、つながりが不完全な基底膜からなっている。内皮細胞間には隙間があいていて、ここから**間質液**などが内腔に入る。

　毛細リンパ管は合流を重ねていくにつれて、より太いリンパ管となっていく。リンパ管の内腔には弁が多数存在し流れる方向を決めている。一般的に、皮下組織を走っているリンパ管は静脈に、内臓の近くのリンパ管は動脈に、それぞれ沿うように走行している。

　リンパ管同士の間にある**リンパ節**は免疫担当細胞のかたまりで、皮膜によって包まれており、流れ込んでくるリンパを濾過する役割をもっている。

　さらにリンパ管は、より太い**リンパ本幹**となる。リンパ本幹には腰リンパ本幹、腸リンパ本幹、気管支縦隔リンパ本幹などがあり、最終的には右上半身のリンパを集める右リンパ本幹と、左上半身および下半身のリンパを集める胸管という2つのリンパ本幹に導引されてリンパは静脈に流れ込む。

●毛細リンパ管と間質液の流入

身体を構成する細胞は間質液に浸されているが、1日に血管から漏出する体液の総量は約20ℓにもなる。そのうちの1割以上はリンパ管に吸収され、再び血液中に戻される。リンパの1日の流量はおよそ3〜4ℓである。

組織細胞　細静脈

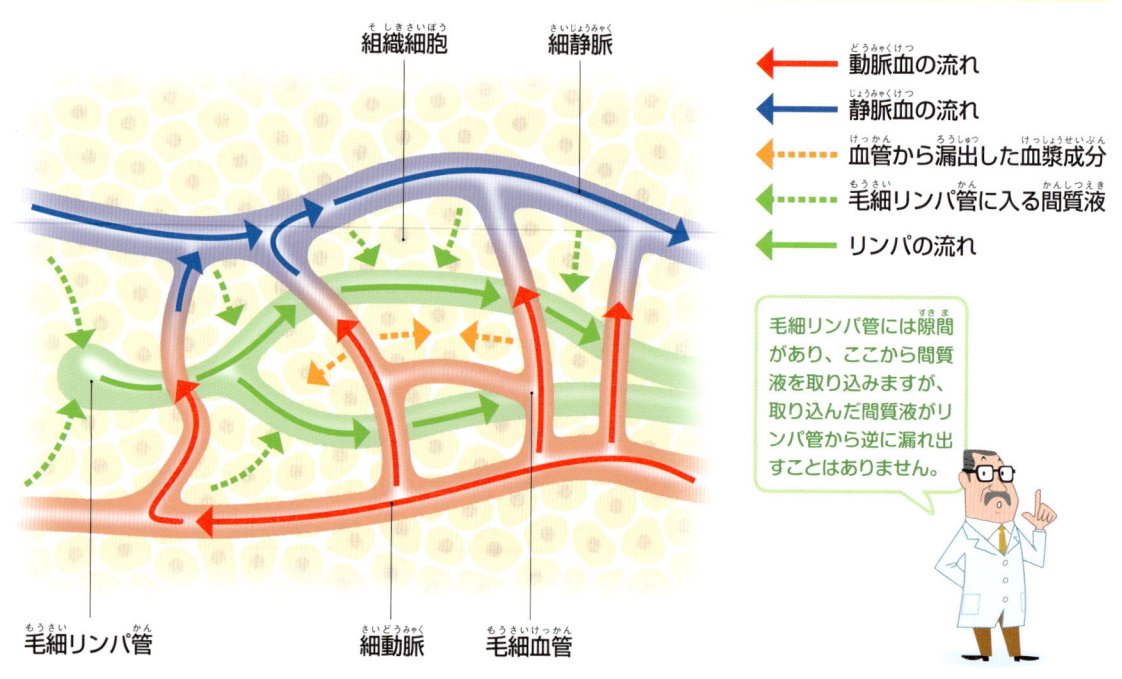

→ 動脈血の流れ
→ 静脈血の流れ
→ 血管から漏出した血漿成分
→ 毛細リンパ管に入る間質液
→ リンパの流れ

毛細リンパ管には隙間があり、ここから間質液を取り込みますが、取り込んだ間質液がリンパ管から逆に漏れ出すことはありません。

毛細リンパ管　　細動脈　　毛細血管

用語解説 ▶**乳び槽**　小腸から吸収された脂質（カイロミクロン）も取り込む。脂質を含んでいるため、乳び槽のリンパは乳白色をしている。

●おもなリンパ本幹

①右頸リンパ本幹
頭部および頚部の右側のリンパを導引してくるリンパ本幹。

②右鎖骨下リンパ本幹

右鎖骨下静脈

右リンパ本幹

③右気管支縦隔リンパ本幹

奇静脈

④右腰リンパ本幹

下大静脈

腸リンパ本幹

右静脈角
右内頚静脈
左内頚静脈
左静脈角

①左頸リンパ本幹
頭部および頚部の左側のリンパを導引してくるリンパ本幹。

②左鎖骨下リンパ本幹

左鎖骨下静脈

③左気管支縦隔リンパ本幹

胸管

半奇静脈

乳び槽
左右の腰リンパ本幹と腸リンパ本幹からのリンパをいったん集めるリンパ管のふくらみ。

④左腰リンパ本幹

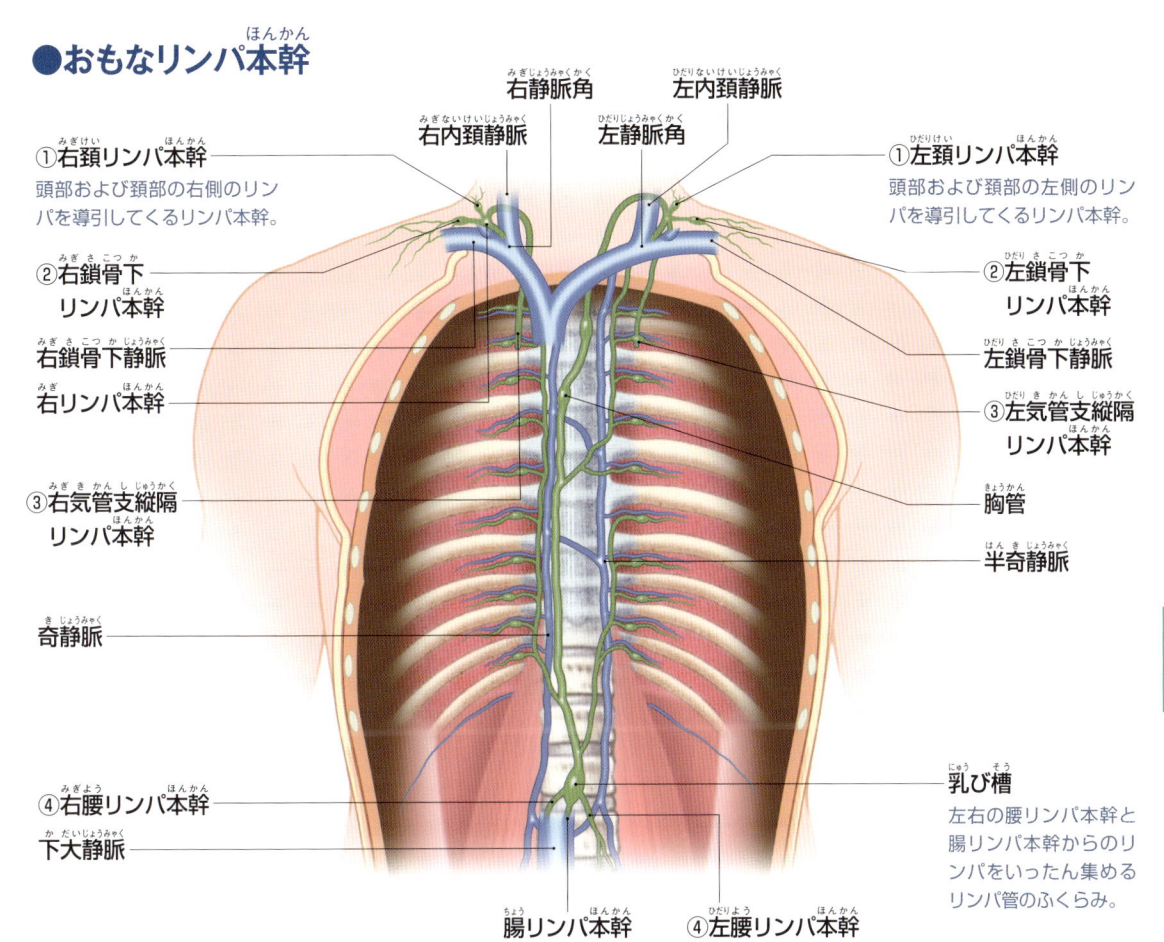

人体のリンパは、リンパ本幹に集められる。
- ①：頭部・頚部から
- ②：左右の上肢から
- ③：胸壁後部と胸腹部の内臓から
- ④：左右の下肢から

胸管は下半身のすべてと左上半身のリンパの環流を受け持つが、右リンパ本幹は上半身の右半分のリンパのみを担当する。（右図参照）

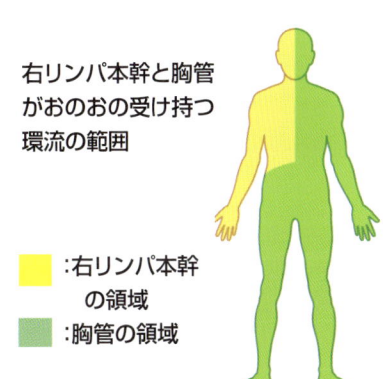

右リンパ本幹と胸管がおのおの受け持つ環流の範囲

■ :右リンパ本幹の領域
■ :胸管の領域

ひとくちメモ
胸管と右リンパ本幹のまとめ

各静脈とリンパ本幹のつながりに注意。右リンパ本幹は右内頚静脈（②）と右鎖骨下静脈（④）との合流部である右静脈角で、胸管は左内頚静脈（①）と左鎖骨下静脈（③）との合流部である左静脈角で、おのおの静脈とつながります。また、左右の頸リンパ本幹・鎖骨下リンパ本幹もそれぞれに合流します。

右頸リンパ本幹　左頸リンパ本幹
右鎖骨下リンパ本幹　左鎖骨下リンパ本幹
右リンパ本幹　胸管
右気管支縦隔リンパ本幹

用語解説 環流▶もとの流れに戻ること。

第6章　リンパ・免疫系

リンパ・免疫系──構造

リンパ組織のしくみ

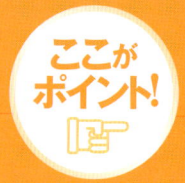

> **ここがポイント！**
> 胸腺はT細胞の成熟・分化が行われる器官であり、正常ではないT細胞はアポトーシス（プログラム細胞死）によって除去され、ここで成熟したリンパ球は血液やリンパ節に送られる。

　リンパ系は、生体防御の役割を持つ**リンパ組織**と呼ばれる器官によっても構成される。

　リンパ管の間でところどころにあるリンパ節はソラマメ形をした粟粒大の組織であり、抗原を提示する**樹状細胞**や**マクロファージ**および**リンパ球**である**T細胞**、**B細胞**といった、免疫担当細胞が集まっている。いわばリンパのフィルターといえる。

　胸腺は、縦隔最上部の胸骨の後ろに位置しており、右葉と左葉からなる。胸腺では骨髄で作られた多数の前駆リンパ球が成熟・分化する、いわば"教育機関"といえる。ここで成熟したリンパ球は血液やリンパ節に送られる。

　一方、脾臓には貪食細胞のマクロファージが老化した赤血球を破壊する赤脾髄と呼ばれる部位と、白脾髄と呼ばれるリンパ組織部分のリンパ球が密集している部分がある。

　このほか**リンパ小節**があるが、これらはリンパ球が密集して結節状態となったもので、リンパ節や胸腺、脾臓のように明確な皮膜によって包まれてはいない。リンパ小節は消化管や泌尿器、呼吸器の粘膜に多く見られる。扁桃はリンパ小節の集合したもので、咽頭とその周辺に見られる。

●リンパ節の構造

> リンパ節の表面は密性結合組織の被膜によって覆われている。その中には免疫細胞が集まっており、数本の輸入リンパ管から流入したリンパ液を濾過する。

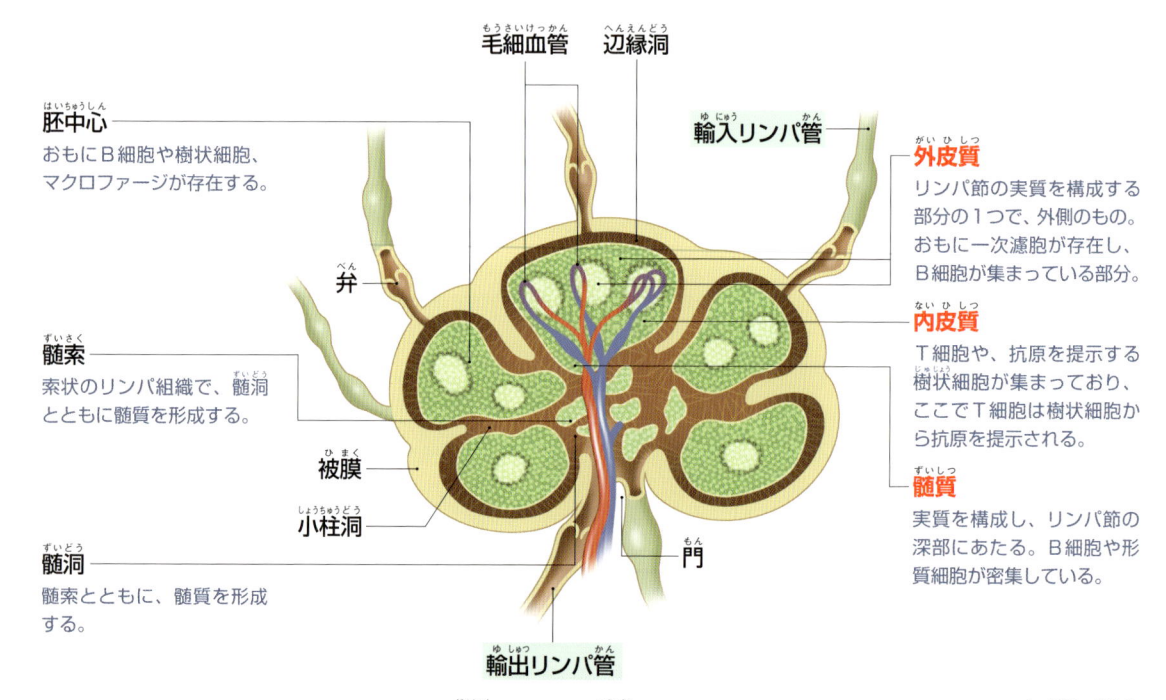

胚中心
おもにB細胞や樹状細胞、マクロファージが存在する。

髄索
索状のリンパ組織で、髄洞とともに髄質を形成する。

髄洞
髄索とともに、髄質を形成する。

毛細血管
辺縁洞
輸入リンパ管
弁
被膜
小柱洞
門
輸出リンパ管

外皮質
リンパ節の実質を構成する部分の1つで、外側のもの。おもに一次濾胞が存在し、B細胞が集まっている部分。

内皮質
T細胞や、抗原を提示する樹状細胞が集まっており、ここでT細胞は樹状細胞から抗原を提示される。

髄質
実質を構成し、リンパ節の深部にあたる。B細胞や形質細胞が密集している。

用語解説　免疫担当細胞▶ 異物を貪食して分解し、抗原を提示するマクロファージや、免疫の中心となるT細胞、形質細胞に分化して抗体を産生するB細胞などがある。詳しくは150ページ以降を参照。

●胸腺──リンパ球の成熟と分化

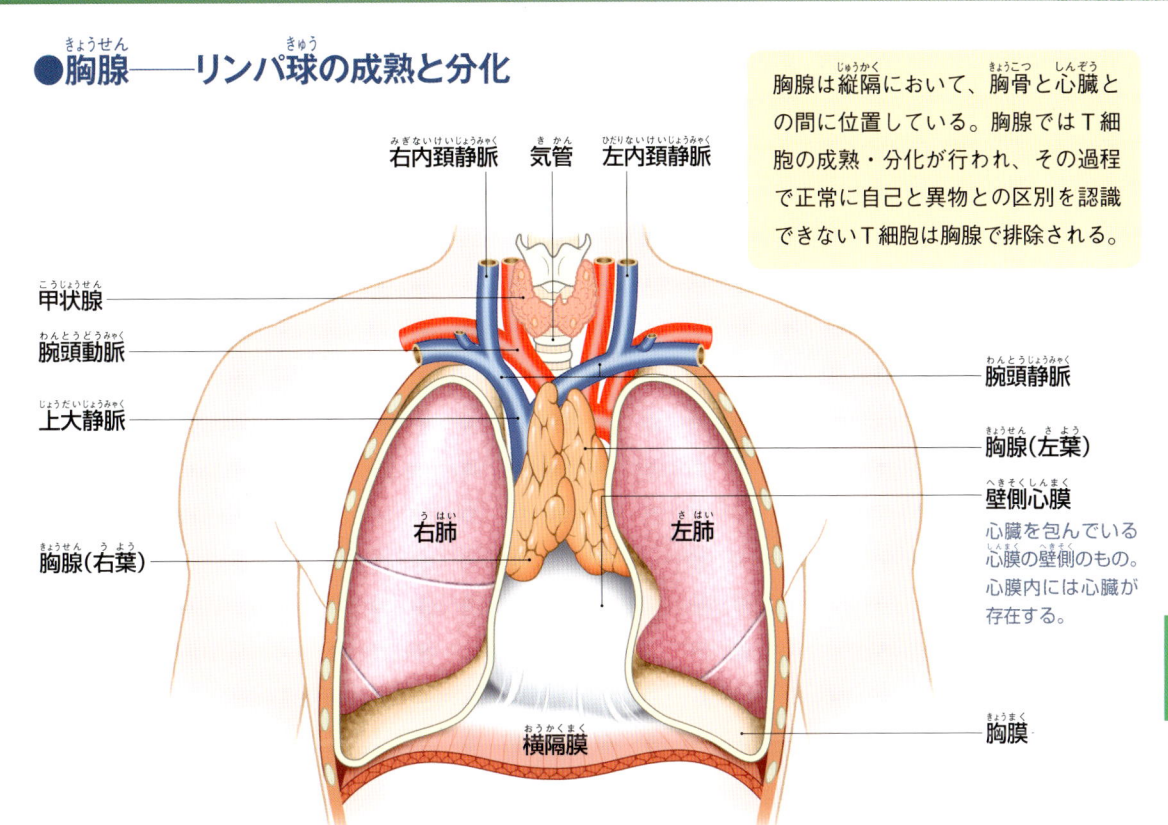

胸腺は縦隔において、胸骨と心臓との間に位置している。胸腺ではT細胞の成熟・分化が行われ、その過程で正常に自己と異物との区別を認識できないT細胞は胸腺で排除される。

図のラベル:
- 右内頸静脈
- 気管
- 左内頸静脈
- 甲状腺
- 腕頭動脈
- 上大静脈
- 胸腺(右葉)
- 右肺
- 左肺
- 腕頭静脈
- 胸腺(左葉)
- 壁側心膜：心臓を包んでいる心膜の壁側のもの。心膜内には心臓が存在する。
- 横隔膜
- 胸膜

●脾臓の構造

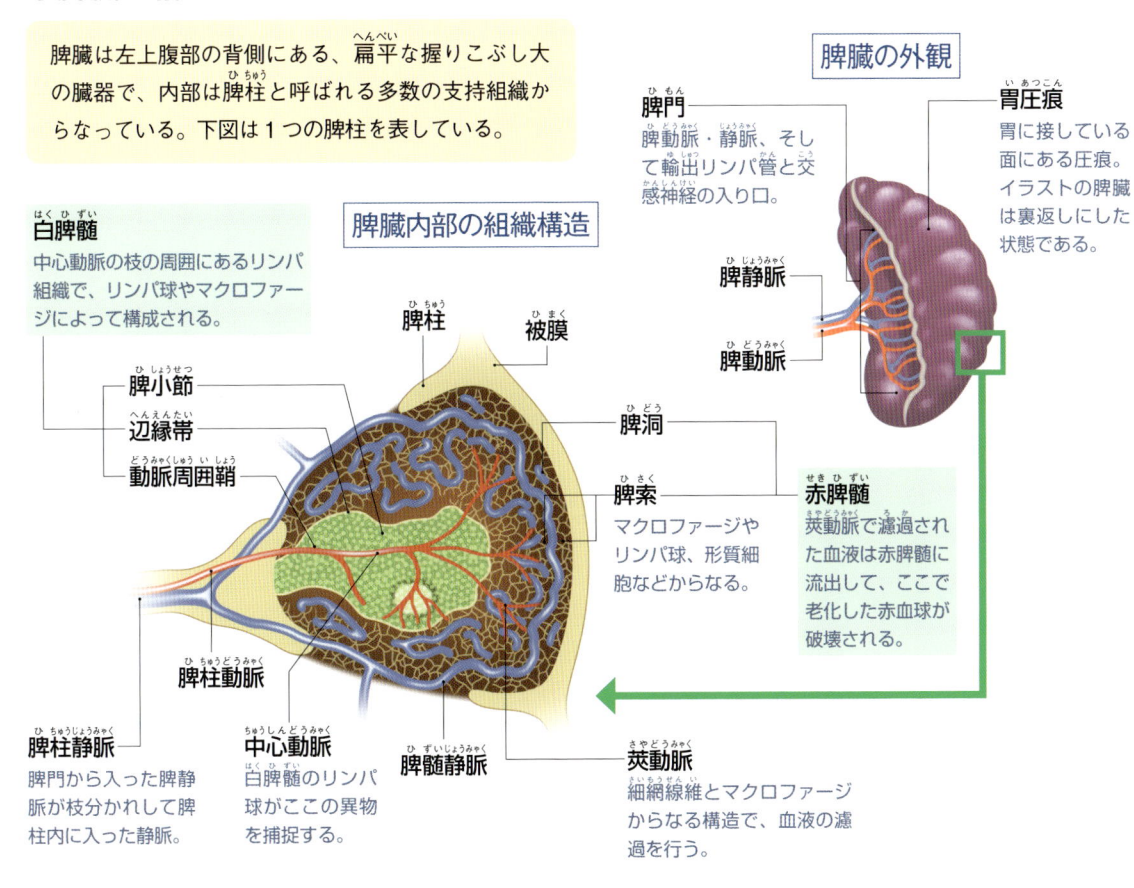

脾臓は左上腹部の背側にある、扁平な握りこぶし大の臓器で、内部は脾柱と呼ばれる多数の支持組織からなっている。下図は1つの脾柱を表している。

脾臓の外観
- 脾門：脾動脈・静脈、そして輸出リンパ管と交感神経の入り口。
- 胃圧痕：胃に接している面にある圧痕。イラストの脾臓は裏返しにした状態である。
- 脾静脈
- 脾動脈

脾臓内部の組織構造
- 白脾髄：中心動脈の枝の周囲にあるリンパ組織で、リンパ球やマクロファージによって構成される。
- 脾小節
- 辺縁帯
- 動脈周囲鞘
- 脾柱
- 被膜
- 脾洞
- 脾索：マクロファージやリンパ球、形質細胞などからなる。
- 赤脾髄：莢動脈で濾過された血液は赤脾髄に流出して、ここで老化した赤血球が破壊される。
- 脾柱動脈
- 脾柱静脈：脾門から入った脾静脈が枝分かれして脾柱内に入った静脈。
- 中心動脈：白脾髄のリンパ球がここの異物を捕捉する。
- 脾髄静脈
- 莢動脈：細網線維とマクロファージからなる構造で、血液の濾過を行う。

用語解説 リンパ節の内皮質 ▶ 実質を構成する1つで、傍皮質とも呼ばれる。一次濾胞はない。

第6章 リンパ・免疫系

≫リンパ・免疫系──構造

頭部・頚部と上肢のリンパ節

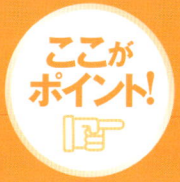

ここがポイント！ 頭部および頚部の最大のリンパ節は顎下リンパ節と深頚リンパ節、上肢で最大のリンパ節は腋窩リンパ節である。胸筋リンパ節や腋窩リンパ節では、女性において臨床上、乳癌の転移が見られる。

●頭部および頚部のリンパ節

頭部および頚部のリンパ節でもっとも大きいのが深頚リンパ節である。顔面のリンパ節や、下顎リンパ節、耳下腺リンパ節などに流れたリンパは、深頚リンパ節に排導され、左右の頚リンパ本幹に向かい、最終的に右リンパ本幹と胸管に流入する。

頭部および頚部において、もっともリンパ節が集合している部分は**顎下リンパ節**と**深頚リンパ節**である。特に浅頚・深頚リンパ節は頭部と頚部のリンパを濾過するので、重要なリンパ節といえる。顎下リンパ節は下顎骨の下縁沿いにあり、口唇や頬における感染をはじめ、虫歯や歯肉の感染で顕

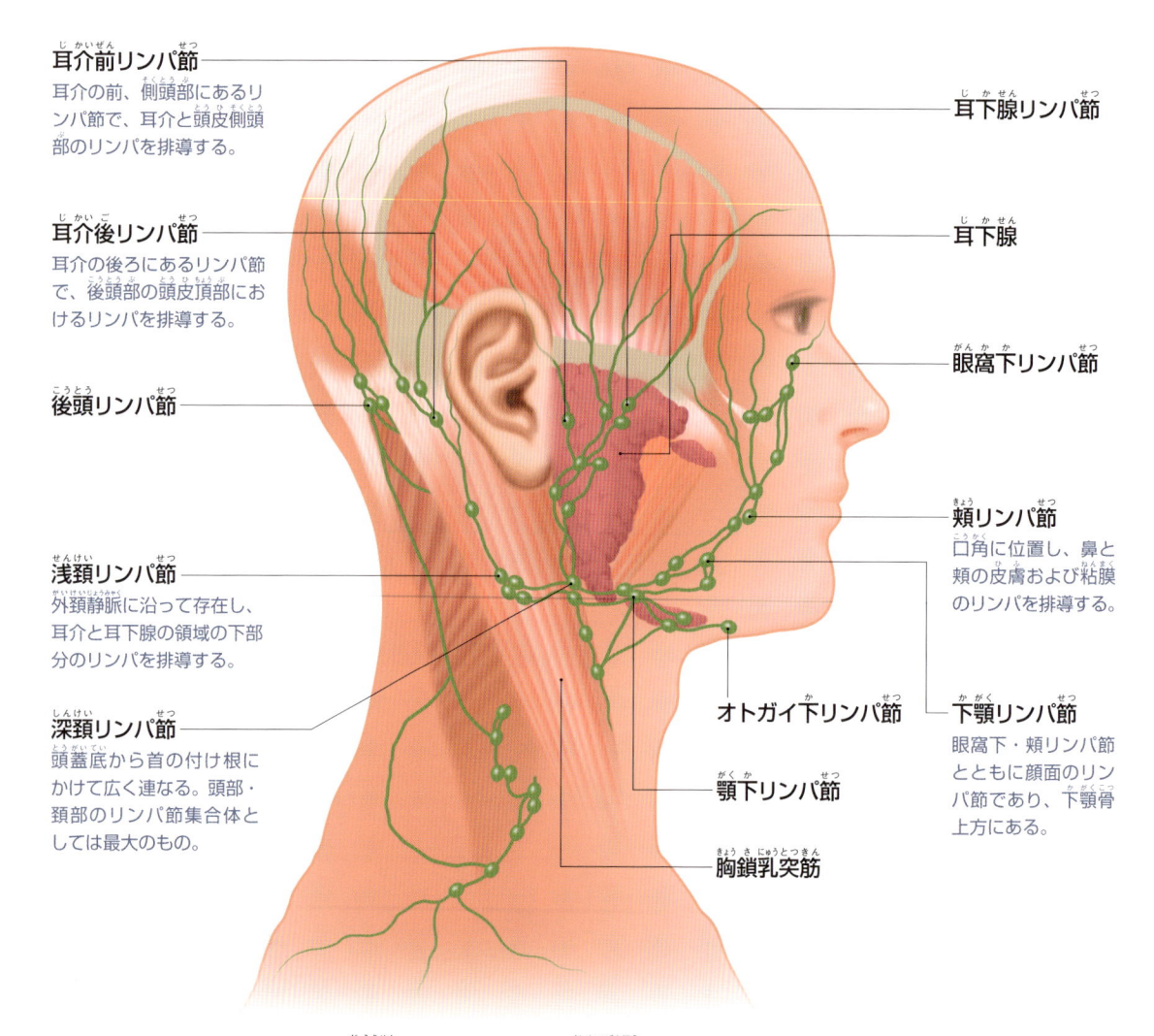

耳介前リンパ節
耳介の前、側頭部にあるリンパ節で、耳介と頭皮側頭部のリンパを排導する。

耳介後リンパ節
耳介の後ろにあるリンパ節で、後頭部の頭皮頂部におけるリンパを排導する。

後頭リンパ節

浅頚リンパ節
外頚静脈に沿って存在し、耳介と耳下腺の領域の下部分のリンパを排導する。

深頚リンパ節
頭蓋底から首の付け根にかけて広く連なる。頭部・頚部のリンパ節集合体としては最大のもの。

耳下腺リンパ節

耳下腺

眼窩下リンパ節

頬リンパ節
口角に位置し、鼻と頬の皮膚および粘膜のリンパを排導する。

オトガイ下リンパ節

下顎リンパ節
眼窩下・頬リンパ節とともに顔面のリンパ節であり、下顎骨上方にある。

顎下リンパ節

胸鎖乳突筋

144 **用語解説** 耳下腺▶ 唾液腺の中で最大の器官で、耳介前方にある。ムンプスウイルスの感染による「おたふく風邪」は、耳下腺が炎症を起こした流行性耳下腺炎である。

著に腫れる。このほか、顔面のリンパ節としておもなものとしては、**眼窩下リンパ節**や**下顎リンパ節**、**頬リンパ節**などがある。眼窩下リンパ節は眼瞼と結膜からの、頬リンパ節と下顎リンパ節は鼻や頬の皮膚および粘膜からのリンパを排導する。これらは、敏感な鼻粘膜や結膜の感染に対応するといえる。

頭部や頚部、上肢・下肢のように、リンパ節は体幹から突出している部分の接合部に多く見られるが、上肢の根元にある**腋窩リンパ節**はそうしたリンパ節の特徴をもっている。腋窩リンパ節は、上肢から体幹に流れ込むリンパを濾過する役割をもち、さらに**胸筋リンパ節**や**肩甲下リンパ節**ともつながるなど、広い範囲と関連をもっている。

臨床上、上肢の感染は、この腋窩リンパ節の腫脹として確認できる。また乳房への感染も、胸筋リンパ節が腫れることで知ることが可能である。

●上肢のリンパ節

前腕や手掌などのリンパは肘窩リンパ節を経て腋窩リンパ節に流れ込む。また、乳房からのリンパのうち、非常に多くが腋窩リンパ節に流れることから、腋窩リンパ節は上肢と表胸部のリンパ節のうち、重要なものと位置づけられている。

> 女性の場合、乳癌の癌細胞が胸筋リンパ節などに入り、腋窩リンパ節に転移することがあるので、臨床上、注意すべきです。

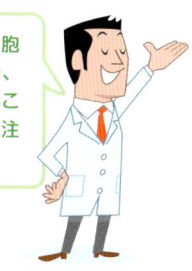

上肢と腋窩リンパ節

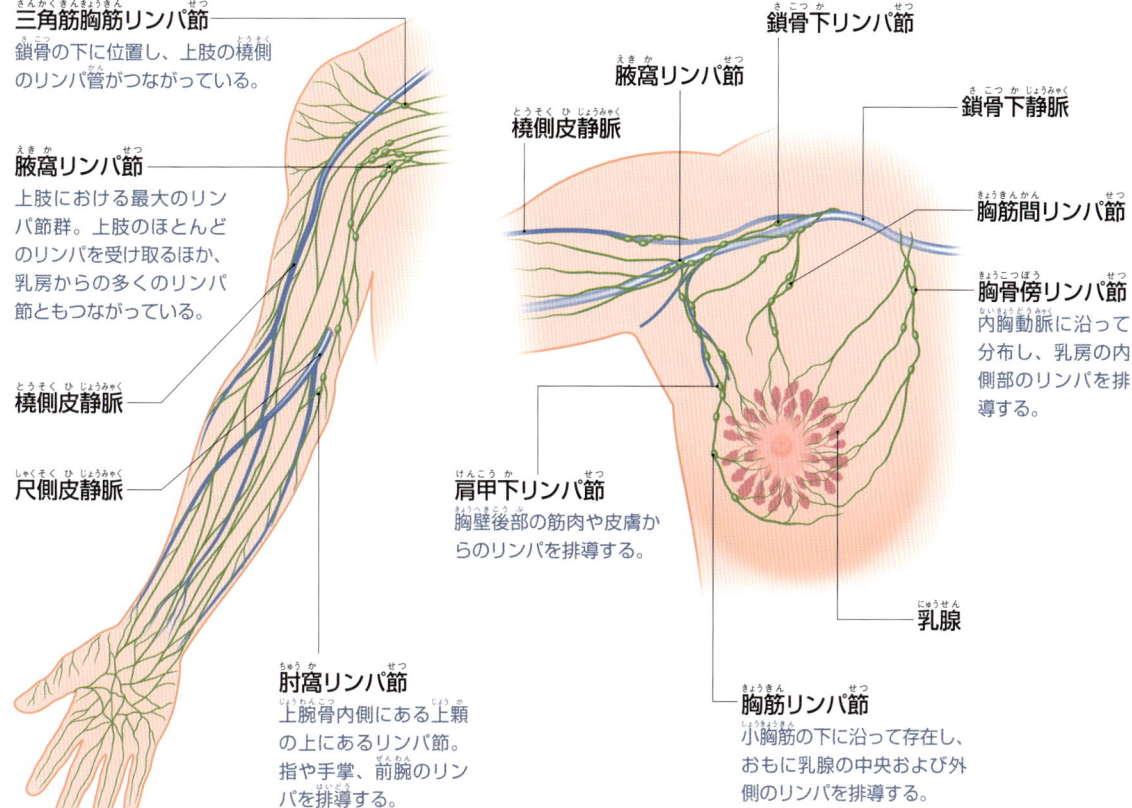

三角筋胸筋リンパ節
鎖骨の下に位置し、上肢の橈側のリンパ管がつながっている。

腋窩リンパ節
上肢における最大のリンパ節群。上肢のほとんどのリンパを受け取るほか、乳房からの多くのリンパ節ともつながっている。

橈側皮静脈

尺側皮静脈

肘窩リンパ節
上腕骨内側にある上顆の上にあるリンパ節。指や手掌、前腕のリンパを排導する。

胸部前面と腋窩リンパ節の関連

鎖骨下リンパ節

腋窩リンパ節

橈側皮静脈

鎖骨下静脈

胸筋間リンパ節

胸骨傍リンパ節
内胸動脈に沿って分布し、乳房の内側部のリンパを排導する。

肩甲下リンパ節
胸壁後部の筋肉や皮膚からのリンパを排導する。

乳腺

胸筋リンパ節
小胸筋の下に沿って存在し、おもに乳腺の中央および外側のリンパを排導する。

用語解説 転移 ▶ 腫瘍細胞が移動して他の場所に定着し、増殖すること。血管とリンパ管が主な経路となる。

≫ リンパ・免疫系──構造

胸部と腹部、下肢のリンパ節

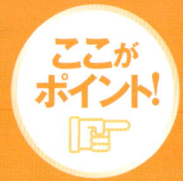

ここがポイント！ 胸部と腹部のリンパ節は、壁側リンパ節と臓側リンパ節に分けられ、リンパを排導している。下肢のリンパ節で大きな集合を形成する鼠径リンパ節は、浅鼠径リンパ節と深鼠径リンパ節に分けられる。

　胸部のリンパ節において、胸骨傍リンパ節や肋間リンパ節、横隔リンパ節などは**壁側リンパ節**と呼ばれ、胸壁や横隔膜後方、あるいは胸壁の下の一部腹壁などのリンパを排導している。

　これに対し、胸腺と心膜からのリンパを受け取る前縦隔リンパ節や、気管および気管支、肺、食道などからのリンパを受け取る気管気管支リンパ節は**臓側リンパ節**と呼ばれ、胸部の内臓のリンパを排導している。

　腹部のリンパ節も、壁側リンパ節と臓側リンパ節がある。腹部の壁側リンパ節は骨盤の内臓からのリンパを排導する総腸骨リンパ節や、腹壁の深部にあるリンパ管や大腿の内側部、膀胱、腟などからのリンパを受ける外腸骨リンパ節などがある。

　腹部の臓側リンパ節としては、胃リンパ節を含めたいくつかのリンパ節をまとめた腹腔リンパ節や、腸のリンパ節をまとめた上腸間膜リンパ節などがある（腸に関するリンパ節は149ページ参照）。

　下肢のリンパ節で大きな集合を形成しているのは**鼠径リンパ節**だが、これは浅鼠径リンパ節と深鼠径リンパ節の2つに分けられる。

●胸部のおもなリンパ節

食道

前縦隔リンパ節
胸腺と心膜のリンパを受け取る。

大動脈弓

肺動脈幹

胸骨傍リンパ節
内胸動脈に沿って存在し、乳腺の内側部、横隔膜、腹部の筋、前腹壁や胸壁の深部などのリンパを排導する。

心臓

横隔リンパ節

横隔膜

肋間リンパ節
後部肋間の隙間にある壁側リンパ節。後部胸壁の外側からのリンパを受け取る。肋間の隙間ごとにリンパ節がある。

気管気管支リンパ節

後縦隔リンパ節
臓側リンパ節。心膜後方にあり、食道や心膜、横隔膜などからのリンパを排導する。

おのおののリンパ節は排導領域が決まっているが、気管気管支リンパ節は気管や気管支、食道、肺からのリンパの排導を担当する。一方、肋間リンパ節と胸骨リンパ節は、胸部の壁側（一部、腹壁）からのリンパを排導する。

用語解説　胸骨傍リンパ節▶ このように、壁側にあるリンパ節を壁側リンパ節という。

●下肢のおもなリンパ節

鼠径リンパ節のうち浅鼠径リンパ節は浅層を走行している下肢のリンパ管のリンパを排導する。一方、深鼠径リンパ節は浅鼠径リンパ節よりも深いところにある。

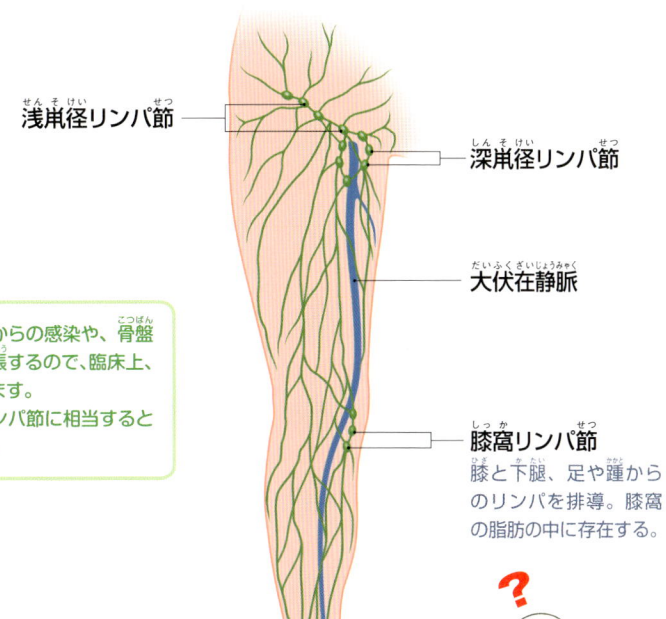

鼠径リンパ節は、下肢の外傷からの感染や、骨盤内臓の腫瘍によって明確に腫脹するので、臨床上、非常に重要なリンパ節といえます。
役目としては、上肢の腋窩リンパ節に相当するといってもよいかもしれません。

- 浅鼠径リンパ節
- 深鼠径リンパ節
- 大伏在静脈
- 膝窩リンパ節　膝と下腿、足や踵からのリンパを排導。膝窩の脂肪の中に存在する。

●腹部・骨盤のリンパ節

腹部における壁側リンパ節は、壁側腹膜の後ろに位置しており、大動脈や下大静脈などの大きな血管の周辺に存在する。一方、臓側リンパ節は腹腔動脈（イラストでは切断して省略）の、内臓側の血管分枝の周辺に存在している。

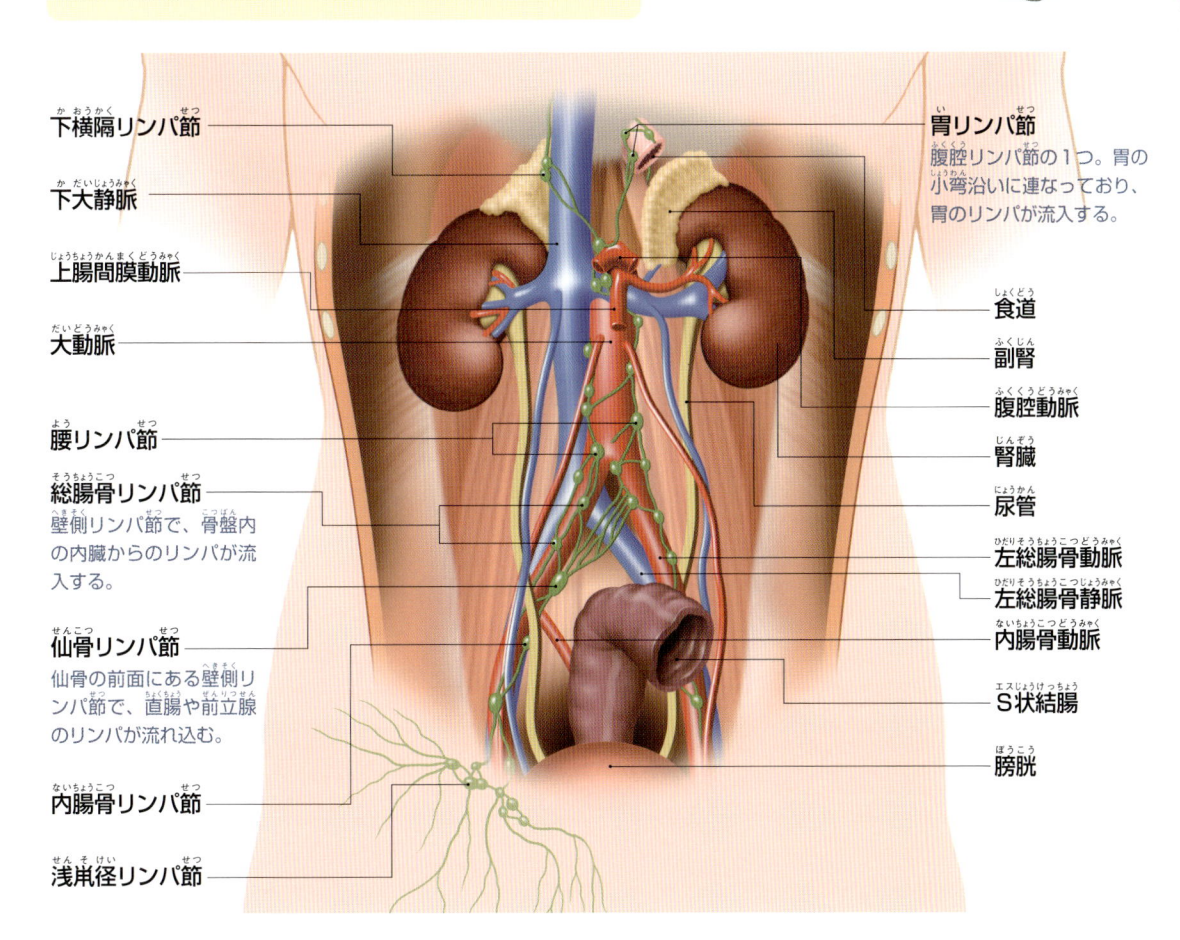

- 下横隔リンパ節
- 下大静脈
- 上腸間膜動脈
- 大動脈
- 腰リンパ節
- 総腸骨リンパ節　壁側リンパ節で、骨盤内の内臓からのリンパが流入する。
- 仙骨リンパ節　仙骨の前面にある壁側リンパ節で、直腸や前立腺のリンパが流れ込む。
- 内腸骨リンパ節
- 浅鼠径リンパ節
- 胃リンパ節　腹腔リンパ節の1つ。胃の小弯沿いに連なっており、胃のリンパが流入する。
- 食道
- 副腎
- 腹腔動脈
- 腎臓
- 尿管
- 左総腸骨動脈
- 左総腸骨静脈
- 内腸骨動脈
- S状結腸
- 膀胱

用語解説　排導 ▶ リンパ系においては、どこにリンパを運ぶか示す。

リンパ・免疫系——構造と機能

間質液の再吸収と脂肪の輸送

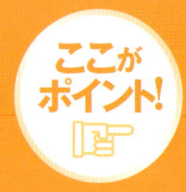

ここがポイント！ 免疫以外のリンパ系の機能は、「過剰な間質液の血管への還元」と「脂質や特定のビタミンの吸収・輸送」である。毛細リンパ管の内皮細胞には間質液を取り込む間隙がある。

リンパ系の最大の機能は**免疫機能**（＝**生体防御機能**）だが、摂取された脂質の吸収・輸送と、細胞間隙の過剰な間質液の排導も重要な機能である。

小腸からは蛋白質を分解して生成されたアミノ酸や、糖質などの栄養素が小腸上皮の絨毛から吸収され、毛細血管に入り、血液によって輸送されるが、脂質や脂溶性のビタミンA、D、K、Eなどの栄養素は、絨毛の中心リンパ管に取り込まれて輸送され、最終的に静脈に入る形式となる。

また、毛細血管から漏出した**間質液**は、毛細血管に再吸収される量よりも多く漏出する。その分は毛細リンパ管に吸収され、再び静脈に還元される。

通常、**血漿蛋白質**は分子量が大きいため毛細血管からほとんど出ず、間質液にはごく少量含まれているだけだが、リンパ系はこの漏れ出した血漿蛋白質を血流に戻す役割を有している。このようにリンパ系は、栄養の輸送と身体の恒常性の維持にも関与している。

●心臓血管系とリンパ系の関連

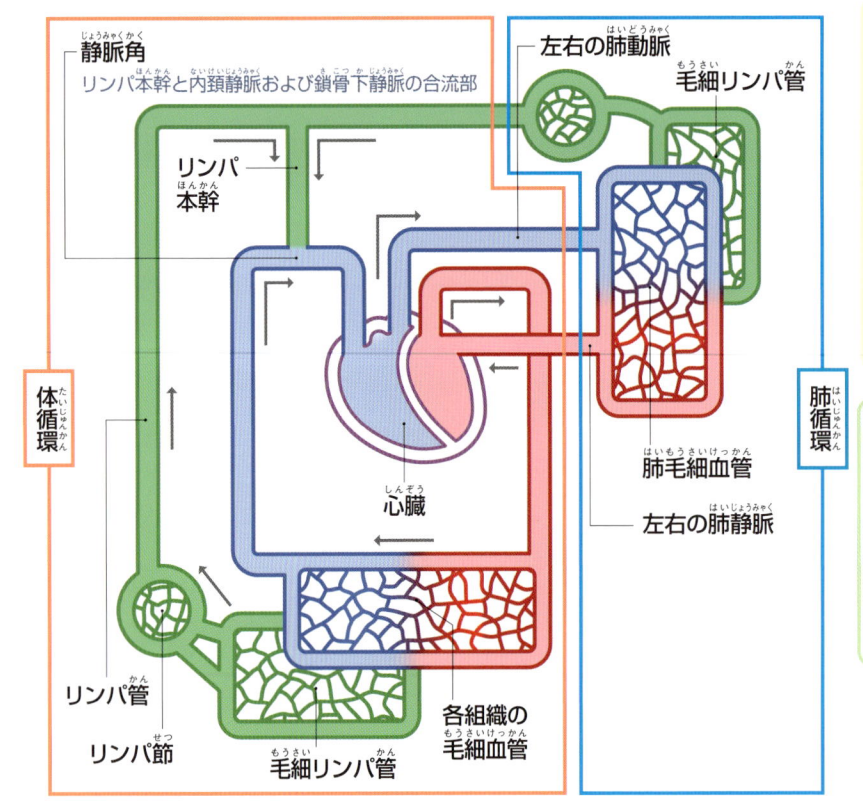

リンパ系の視点から見た体液は、まず毛細血管から細胞組織間に漏出し、その後は毛細リンパ管に取り込まれリンパ管を通り、リンパ節によって濾過され、リンパ本幹に集められ静脈角で静脈血に戻される。

肺循環は肺における血液の流れでガス交換（外呼吸）を行う場所です。一方の体循環は全身の組織に血流を送り、細胞レベルでのガス交換（内呼吸）が行われます。
この心臓血管系とリンパ系は、密接な関係を持っています。

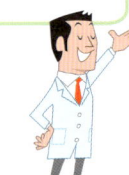

用語解説 ガス交換 ▶ 取り込まれた酸素が各組織に移行し、老廃物である二酸化炭素が排出される現象。（「呼吸器系」192ページ参照）

●脂質の輸送

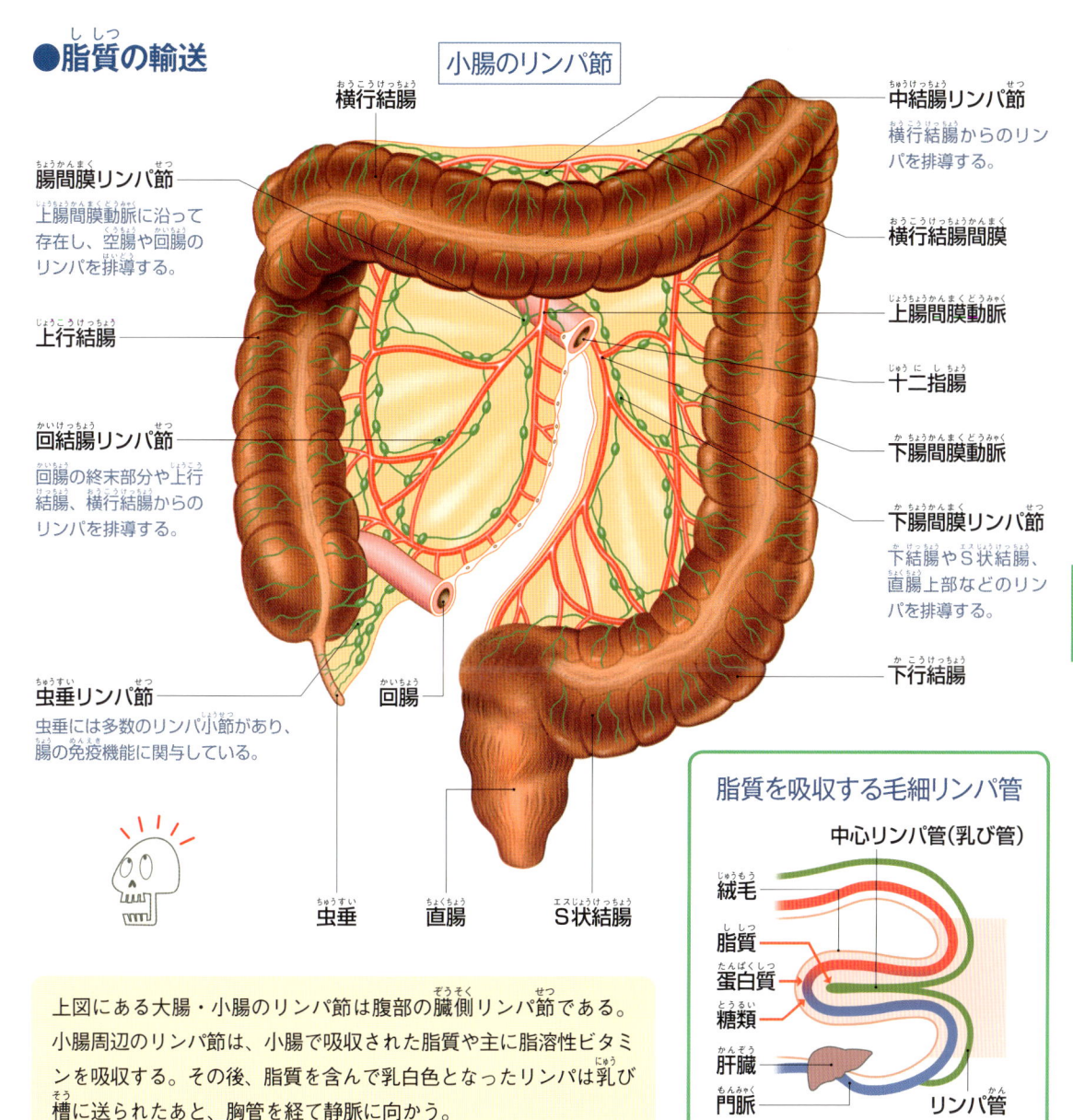

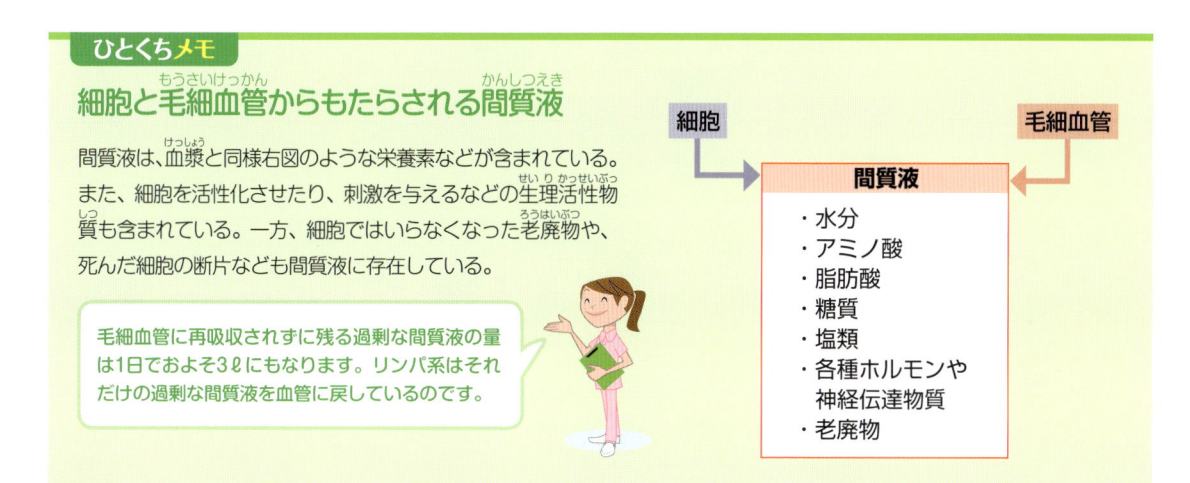

小腸のリンパ節

- **横行結腸**
- **中結腸リンパ節**：横行結腸からのリンパを排導する。
- **腸間膜リンパ節**：上腸間膜動脈に沿って存在し、空腸や回腸のリンパを排導する。
- **横行結腸間膜**
- **上行結腸**
- **上腸間膜動脈**
- **十二指腸**
- **下腸間膜動脈**
- **回結腸リンパ節**：回腸の終末部分や上行結腸、横行結腸からのリンパを排導する。
- **下腸間膜リンパ節**：下結腸やS状結腸、直腸上部などのリンパを排導する。
- **下行結腸**
- **虫垂リンパ節**：虫垂には多数のリンパ小節があり、腸の免疫機能に関与している。
- **回腸**
- **虫垂**
- **直腸**
- **S状結腸**

脂質を吸収する毛細リンパ管

- 中心リンパ管（乳び管）
- 絨毛
- 脂質
- 蛋白質
- 糖類
- 肝臓
- 門脈
- リンパ管

上図にある大腸・小腸のリンパ節は腹部の臓側リンパ節である。小腸周辺のリンパ節は、小腸で吸収された脂質や主に脂溶性ビタミンを吸収する。その後、脂質を含んで乳白色となったリンパは乳び槽に送られたあと、胸管を経て静脈に向かう。

ひとくちメモ
細胞と毛細血管からもたらされる間質液

間質液は、血漿と同様右図のような栄養素などが含まれている。また、細胞を活性化させたり、刺激を与えるなどの生理活性物質も含まれている。一方、細胞ではいらなくなった老廃物や、死んだ細胞の断片なども間質液に存在している。

毛細血管に再吸収されずに残る過剰な間質液の量は1日でおよそ3ℓにもなります。リンパ系はそれだけの過剰な間質液を血管に戻しているのです。

細胞 → 間質液 ← 毛細血管

間質液
- 水分
- アミノ酸
- 脂肪酸
- 糖質
- 塩類
- 各種ホルモンや神経伝達物質
- 老廃物

用語解説　生理活性物質▶ 生体の生理機能を活性させる物質のこと。アセチルコリンなどの神経伝達物質やホルモンなどをいい、作用は特異的である。

≫ リンパ・免疫系──機能

免疫を担当する細胞

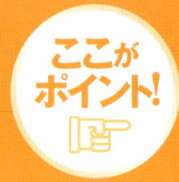

ここがポイント！ 免疫には自然免疫と獲得免疫があり、免疫を担当するさまざまな細胞は、赤色骨髄の多機能幹細胞という1種類の細胞から分化する。T細胞とB細胞は、厳しい評価を受けて選択される。

外的・内的な脅威から生体を防御するシステムを免疫といい、特定の異物に特異的に応答するものを**獲得免疫**、特異的に応答しないものを**自然免疫**という。一般に免疫を担当する細胞では白血球という呼称が知られているが、**白血球**は顆粒球や肥満細胞、単球・マクロファージ、リンパ球といった、血中に存在する免疫担当細胞の総称である。免疫担当細胞には以下のものがある。

【リンパ球】 獲得免疫に関与するものは、免疫細胞を活性化させたり、ウイルス感染した自己細胞および腫瘍細胞を破壊する役割をもつT細胞や、抗体を産生するB細胞があり、自然免疫としてはNK（ナチュラルキラー）細胞がある。

【単球・マクロファージ】 貪食細胞ともいい、異物を取り込んで分解したあと、その断片を抗原として提示する。血管内では単球だが、管外に出るとマクロファージへと成熟する。

【樹状細胞】 マクロファージ同様の抗原提示細胞で、獲得免疫の確立に重要な役割をもつ。

【顆粒球】 全白血球のうち一番多い。好中球、好塩基球、好酸球の3種類があり、特に好中球はマクロファージと並ぶ代表的な貪食細胞である。

【肥満細胞】 マスト細胞とも呼ばれる。ある種の抗体と結合することでヒスタミンを分泌し、血管の拡張や透過性を亢進させ、白血球が血管外に出ることを助ける。アレルギーの原因となる。

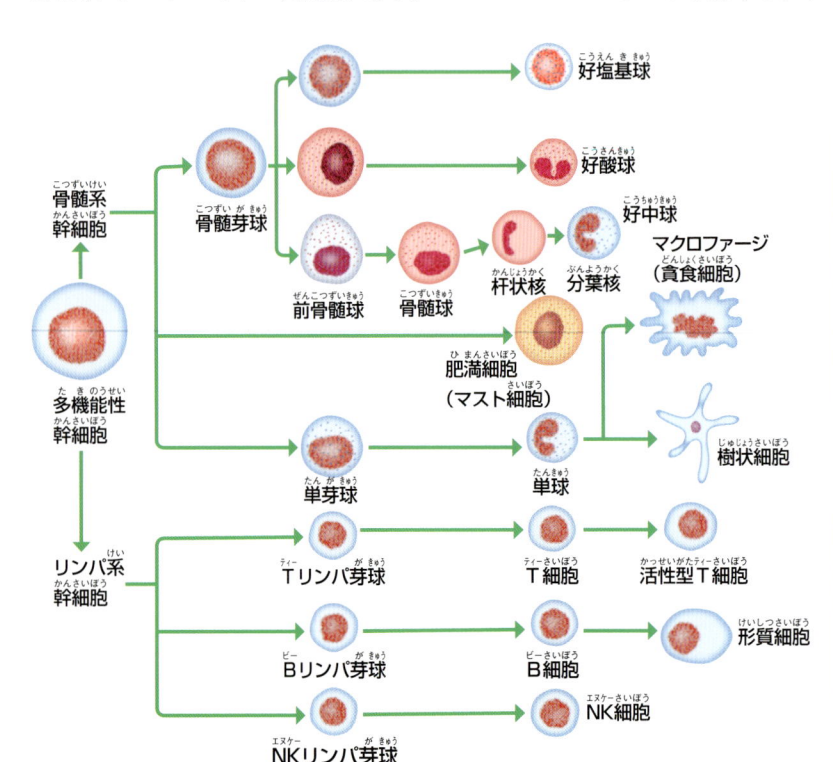

●免疫細胞の分化

すべての免疫細胞は、赤色骨髄の多機能幹細胞（造血幹細胞ともいう）から分化して生まれる。以後、リンパ系に移行するのをリンパ系幹細胞、移行しないものを骨髄系幹細胞という。

免疫細胞ではありませんが、多機能幹細胞からは赤血球や血小板などの血液細胞も分化します。

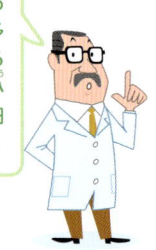

用語解説　サイトカイン 免疫系における生理活性物質。免疫細胞や、病原体の感染を受けた組織細胞などが分泌するポリペプチドであり、インターフェロンやインターロイキンなど、いくつか確認されている。

●免疫細胞の特徴と機能

	細胞名	由来	特徴	機能
	マクロファージ	骨髄系	血液中では単球と呼ばれ、血管から組織に入ると成熟してマクロファージとなる。	貪食・殺菌作用を持つとともに、T細胞に抗原を提示する。抗原提示細胞の1つ。
	樹状細胞	骨髄系	抗原をT細胞に提示する、専門の抗原提示細胞。多数の樹状突起を持つ。	異物を取り込んで分解し、抗原を提示する。
	好中球	骨髄系	3種類ある顆粒球の1つ。白血球のうち50%以上を占める。	おもに細菌や真菌に対して、貪食・殺菌作用を持つ。
	好酸球	骨髄系	顆粒球の1つ。白血球のうち数%を占める。	貪食・殺菌作用を持つが、好中球ほどではない。特に寄生虫に作用する。
	好塩基球	骨髄系	3種類ある顆粒球の1つ。顆粒球のうち、1%ほどしかない。役割が明確でない点がある。	ヒスタミン放出による活性化作用、好中球および好酸球の患部への遊走作用、血小板凝集作用。
	肥満細胞	骨髄系	マスト細胞とも呼ばれる大型の細胞で、内部に化学物質ヒスタミンなどの顆粒を有する。アレルギーの原因ともなる。	ヒスタミンなどの放出によって、免疫細胞の活性化を行う。
	NK細胞	リンパ系	ナチュラルキラー(NK)細胞。T細胞やB細胞のようにリンパ系だが、抗原特異性を持たず、自然免疫に関与する。	腫瘍細胞や、ウイルスに感染した自己の細胞を殺傷する。
	T細胞	リンパ系	細胞性免疫の中心ともいえる。おもに細胞障害性T細胞と、ヘルパーT細胞の2つに分化する。	細胞障害性T細胞は抗原特異性を持ち、腫瘍細胞やウイルス感染細胞を破壊。ヘルパーT細胞はサイトカイン分泌によって、免疫反応を強化する。
	B細胞	リンパ系	抗原を受け取ることで、形質細胞とメモリーB細胞に分化する。	形質細胞が分化すると、抗体を産出する。T細胞への抗原指示も行う。

上からNK細胞までは自然免疫担当、T細胞とB細胞は獲得免疫担当である。ただし、自然免疫を担当するマクロファージなどは抗原を提示することから獲得免疫にも密接に関与する。

●T細胞とB細胞の"教育機関"

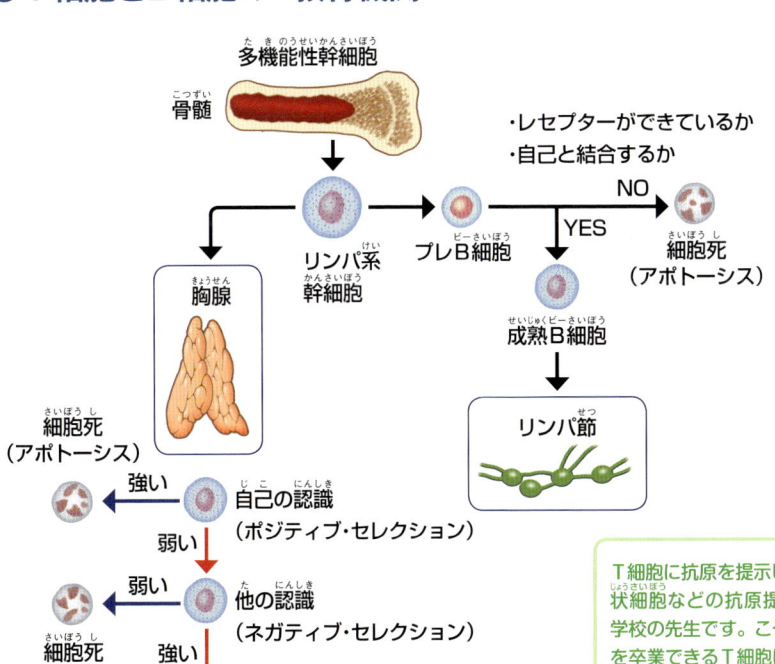

T細胞とB細胞は自己(自分の身体の組織)と他(異物)を認識しなければならない。B細胞は赤色骨髄において自己を認識できるかでふるいにかけられる。T細胞は胸腺においてポジティブ・セレクションとネガティブ・セレクションという二段階の評価を受けて血中に送り出される。

T細胞に抗原を提示して試験するのは樹状細胞などの抗原提示細胞で、いわば学校の先生です。こうして合格して胸腺を卒業できるT細胞は、もとの1%程度といわれます。まさにエリートですね。

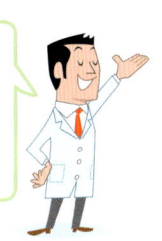

用語解説 顆粒▶ 異物を排除する細胞を顕微鏡で見ると、内部に多数の顆粒が確認できる。これらの顆粒は、活性酸素や蛋白質分解素などであり、これらによって異物を分解する。

≫ リンパ・免疫系——機能

自然免疫のしくみ

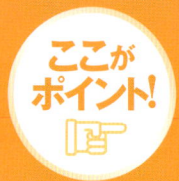

> **ここがポイント!**
> 自然免疫は、免疫系の第一防衛ライン。肥満細胞のヒスタミンによって血管の拡張と透過性が亢進し、貪食細胞が血管外に遊走する。抗原提示細胞は抗原を提示する。

●自然免疫のしくみ

この図は自然免疫のしくみを示したもの。患部にマクロファージや好中球のような貪食細胞や、樹状細胞のような抗原提示に特化した細胞が微生物などの侵入してきた異物に対処する。

免疫は、①病原体や異物を非特異的に認識する**自然免疫**、②各種抗原を特異的に認識できる**獲得免疫**に分けることができる。通常、異物の侵入における第一防御線は自然免疫、より強力な第二次防御線は獲得免疫と位置づけられる。

病原体が皮膚の外傷による傷口や、食物の摂取などによって体内に取り込まれたとき、まずマクロファージ(単球)や好中球のような**貪食細胞**や**NK(ナチュラルキラー)細胞**による非特異的防御システムが働く。

マクロファージ(単球)や好中球は、通常血管の中を血流にのって流れているが、侵入してきたウイルスや細菌によって細胞組織が損傷すると、その部位に発赤・腫脹・疼痛が起こり**炎症**が発生する。これは肥満細胞や好塩基球がヒスタミンと呼ばれる活性物質を放出するためであり、これによって血管が拡張し透過性が亢進する。そして、血

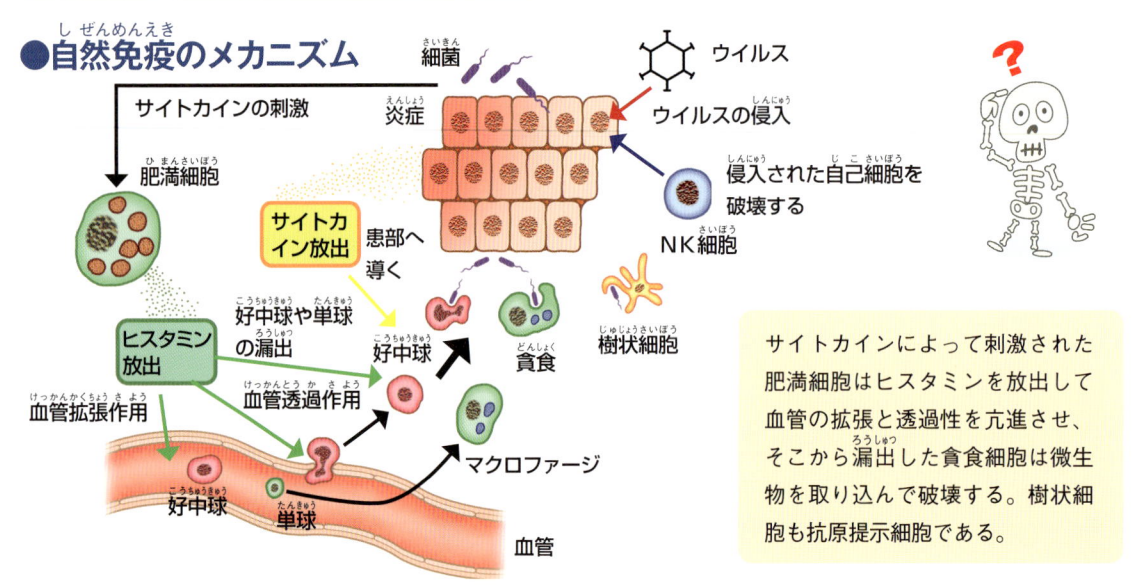

●自然免疫のメカニズム

サイトカインによって刺激された肥満細胞はヒスタミンを放出して血管の拡張と透過性を亢進させ、そこから漏出した貪食細胞は微生物を取り込んで破壊する。樹状細胞も抗原提示細胞である。

用語解説 NK細胞 NKは"ナチュラル・キラー"の略。細胞内に侵入して増殖するウイルスに対して、占領され増殖の場となってしまった自己の細胞を破壊する。

管から遊走してきた貪食細胞やNK細胞は、患部において異物の貪食を行う。

自然免疫を担当する免疫細胞が異物を認識するポイントは、抗原提示細胞がもつ**TLR（トール・ライク・レセプター）**と呼ばれる受容体にある。この受容体はおのおの細菌やウイルスの成分を認識できるもので、これを使い分けて異物を貪食しているのである。

これは特定のウイルスや細菌を特異的に認識するわけではないので、獲得免疫とはいえないが、自然免疫を担当する細胞が異物を非特異的に認識しているのである。

●抗原提示細胞としてのマクロファージ

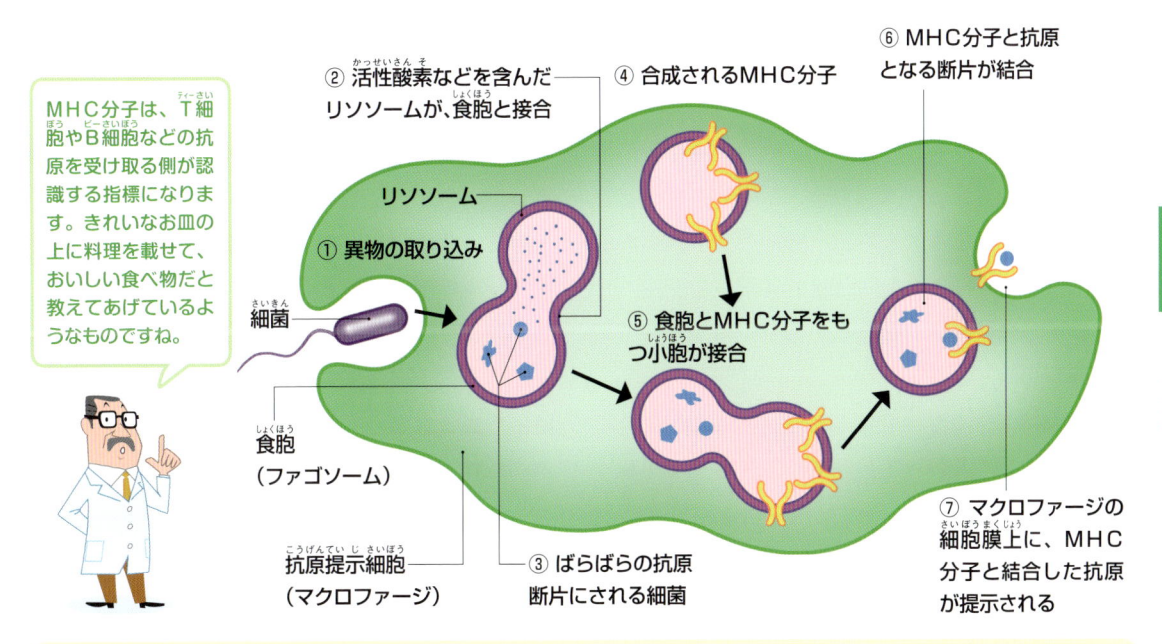

① 異物の取り込み
② 活性酸素などを含んだリソソームが、食胞と接合
③ ばらばらの抗原断片にされる細菌
④ 合成されるMHC分子
⑤ 食胞とMHC分子をもつ小胞が接合
⑥ MHC分子と抗原となる断片が結合
⑦ マクロファージの細胞膜上に、MHC分子と結合した抗原が提示される

MHC分子は、T細胞やB細胞などの抗原を受け取る側が認識する指標になります。きれいなお皿の上に料理を載せて、おいしい食べ物だと教えてあげているようなものですね。

細菌／リソソーム／食胞（ファゴソーム）／抗原提示細胞（マクロファージ）

マクロファージはその攻撃力の高さから貪食細胞と呼ばれる。取り込まれた細菌などは食胞という小胞に入れられ、リソソーム内にある、生物にとって毒性の高い活性酸素などによって破壊され、細胞膜表面に抗原として提示される。

ひとくちメモ

免疫以外の生体防御構造

人体は免疫システムのみによって守られているわけではない。口腔の唾液には、リゾチームと呼ばれる抗菌物質が含まれている。胃では強力な胃酸によって微生物が殺菌され、さらに小腸では有害ではない多数の細菌の定着によって病原微生物の増殖が抑制されている。

尿道においては、尿を排出することで細菌の定着を防いでおり、そして全身にわたって覆っている皮膚は微生物の侵入を阻んでいる。これらの防御機構が破られたとき、免疫系が立ち上がるのである。

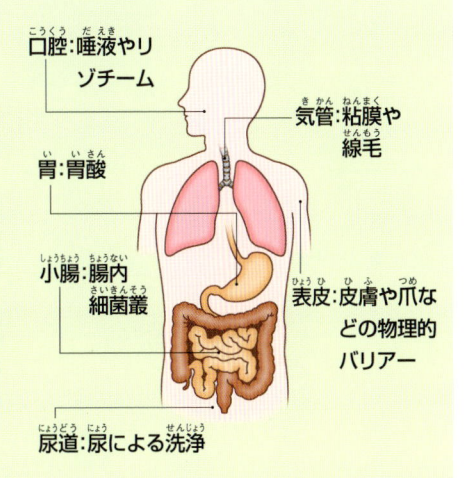

口腔：唾液やリゾチーム
気管：粘膜や線毛
胃：胃酸
小腸：腸内細菌叢
表皮：皮膚や爪などの物理的バリアー
尿道：尿による洗浄

用語解説　MHC分子　MHCは"major histocompatibility complex"の略。免疫反応を引き起こす遺伝情報部分をいう。MHC分子は、細胞内の蛋白質の断片を細胞表面に提示する膜蛋白分子である。

リンパ・免疫系――機能

獲得免疫のしくみ

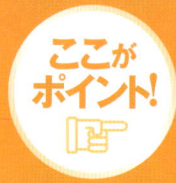

> **ここがポイント!**
> 獲得免疫の中心となるのはT細胞とB細胞。以前に接触した抗原はメモリーT細胞・B細胞に記録されている。抗体は免疫グロブリン(Ig)とも呼ばれ、蛋白質でできており、大きさや形により5種類存在する。

マクロファージや樹状細胞によって抗原を提示されたリンパ球の**B細胞**と**T細胞**は、獲得免疫の担当細胞として活動を始める。

B細胞は形質細胞に分化して、その抗原に対応する抗体を産生する。この場合、抗原が以前に接触したことがあるものならば、そのときの抗原を記憶しているメモリーB細胞が形質細胞となる。抗体は抗原に特異的に結合し、これを凝集させてしまう。

T細胞は大きく分けて2つに分化する。

その1つは**ヘルパーT細胞**で、さまざまな生理活性物質を分泌して多くの免疫細胞を活性化させ、免疫系全体を立ち上げる役割をもつ。いわば、免疫細胞に命令を発する司令官といえる。

もう1つは**細胞傷害性T細胞**といい、ウイルスに占領された自己細胞を破壊する。NK細胞と類似しているが、その特異性はNK細胞よりも優れている。このほか、ヘルパーT細胞の活動を抑制する制御性T細胞などがある。

このように獲得免疫は立ち上がるまでに時間がかかるが、その免疫応答は強力である。動員に時間はかかるものの、敵を撃退することができる強力な部隊ということができる。

●T細胞とB細胞の分化

> 注意すべきは、T細胞もB細胞もメモリー細胞があることと、抗原を提示されたあと、リンパ節などの二次リンパ組織でクローンが形成されることである。

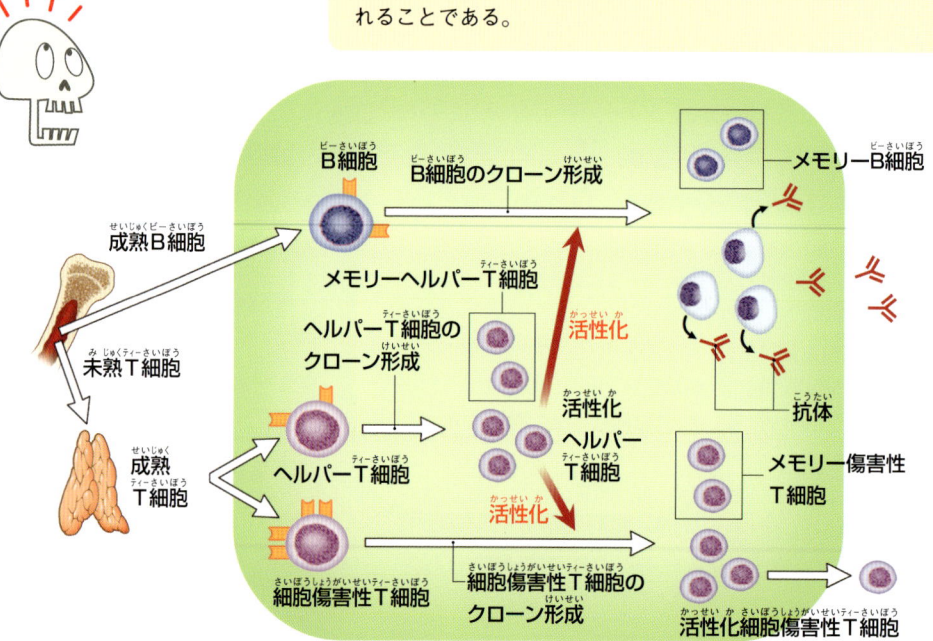

用語解説　メモリー細胞　抗原が以前に接触したものである場合は、メモリー細胞をもとにクローンが形成される。これによって、以前よりも短時間に免疫機能が立ち上がることになる。

●抗体と細胞傷害性T細胞の活動

抗原を提示されたヘルパーT細胞は、インターロイキンを放出する。インターロイキンを抗原とともに受けたB細胞は形質細胞になり、抗体を産生する。一方、細胞傷害性T細胞も活性化し、グランザイムなどの物質を放出して感染細胞を破壊する。

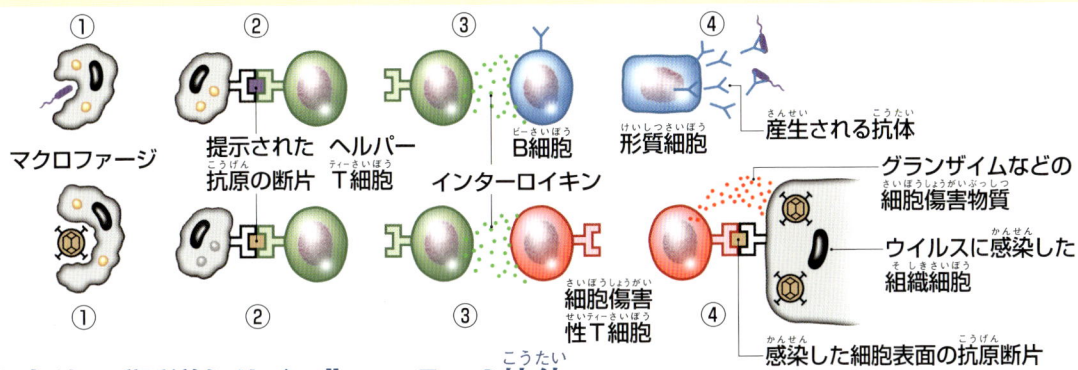

①マクロファージ
②提示された抗原の断片　ヘルパーT細胞
③インターロイキン　B細胞
④形質細胞　産生される抗体

③細胞傷害性T細胞
④グランザイムなどの細胞傷害物質　ウイルスに感染した組織細胞　感染した細胞表面の抗原断片

●身体の"誘導ミサイル"——5つの抗体

抗体の外観	名称	半減期	特徴	機能
Y	IgG	約20日	血中における抗体のうち、約80%を占めるほど多い。胎盤を通して母体から胎児にもたらされる唯一の抗体。	毒素の中和・マクロファージなどの貪食作用の活性。
(2量体)	IgA	約5日	血中における抗体のうち、約15%を占める。汗や涙、粘液、胃腸など、分泌液中に多く、管腔での免疫の主力。ストレスによって減少。	粘膜面において、細菌やウイルスの感染を防御する。
(5量体)	IgM	約6日	血中における全抗体の約5〜10%を占める。B細胞の表面でも抗原レセプターとして存在。特定の抗原に対して形質細胞から最初に産生される。	微生物の凝集・溶解作用のほか、補体の活性化も行う。
Y	IgD	約2〜3日	血中における抗体のうち、1%以下と少ない。B細胞表面に抗原レセプターとして存在する。	B細胞が抗原を受け取る際の抗原レセプターとして機能し、B細胞を活性化させる。その他の機能は不明な点が多い。
Y	IgE	約2〜3日	血中の抗体のうち、1%以下と少ない。肥満細胞などの表面に存在し、アレルギー反応に深く関与する。	急性炎症に関与する。肥満細胞との結合によるヒスタミン分泌によって、血管の拡張・透過性作用にも関与。

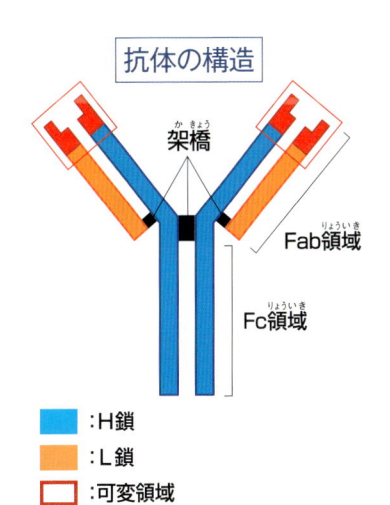

※IgA抗体は、血清中では1分子だが、分泌液中では表のような2分子が結合した構造となる。

抗体の構造

架橋　Fab領域　Fc領域
■:H鎖　■:L鎖　□:可変領域

抗体はY字形をした蛋白質で、2本のH鎖と2本のL鎖という分子構造からなっており、Fc領域の分子構造の違いから5種類の抗体がある。特定の抗原に対応可能なのは、可変領域の構造の違いによる。

ひとくちメモ

アレルギー

アレルギーはI型からIV型まである。花粉症や気管支喘息などのI型アレルギーは、抗原(この場合、アレルゲンという)を取り込んで数分後に起こることから「即時型アレルギー」という。これに対し、接触性皮膚炎やツベルクリン反応などのIV型アレルギーは発症まで1日以上かかるので「遅延型アレルギー」という。

アレルギーは、症状が致命的なものではない軽度なものから、命に関わる重篤なものまであり、注意が必要である。

●アレルギーの分類

分類	関与する抗体	発症までの時間	メカニズムおよび症例
I型アレルギー	IgE	2、3分〜30分	肥満細胞に結合したIgE抗体によるヒスタミンなどの分泌。気管支喘息や花粉症、アナフィラキシーショックなど。
II型アレルギー	IgG、IgM	5〜8時間	細胞表面の抗原に抗体が結合し、補体の活性化や、その他の細胞障害。溶血性貧血や重症筋無力症など。
III型アレルギー	IgG、IgM	2〜8時間	抗原と抗体が結合した免疫複合体が処理されず組織に沈着し、過剰な反応によって組織を傷害する。全身性エリテマトーデスや糸球体腎炎など。
IV型アレルギー	なし	24〜72時間	T細胞が抗原の刺激を受けてマクロファージなどを過剰に活性化させ、組織を損傷させる。接触性皮膚炎やツベルクリン反応など。

用語解説　グランザイム ▶ セリンプロテアーゼと呼ばれる蛋白質で、標的細胞の細胞死(アポトーシス)を引き起こす。

もう一度、チェックしてみよう！(6)

解答は285ページ

□部分の名称を入れてください。

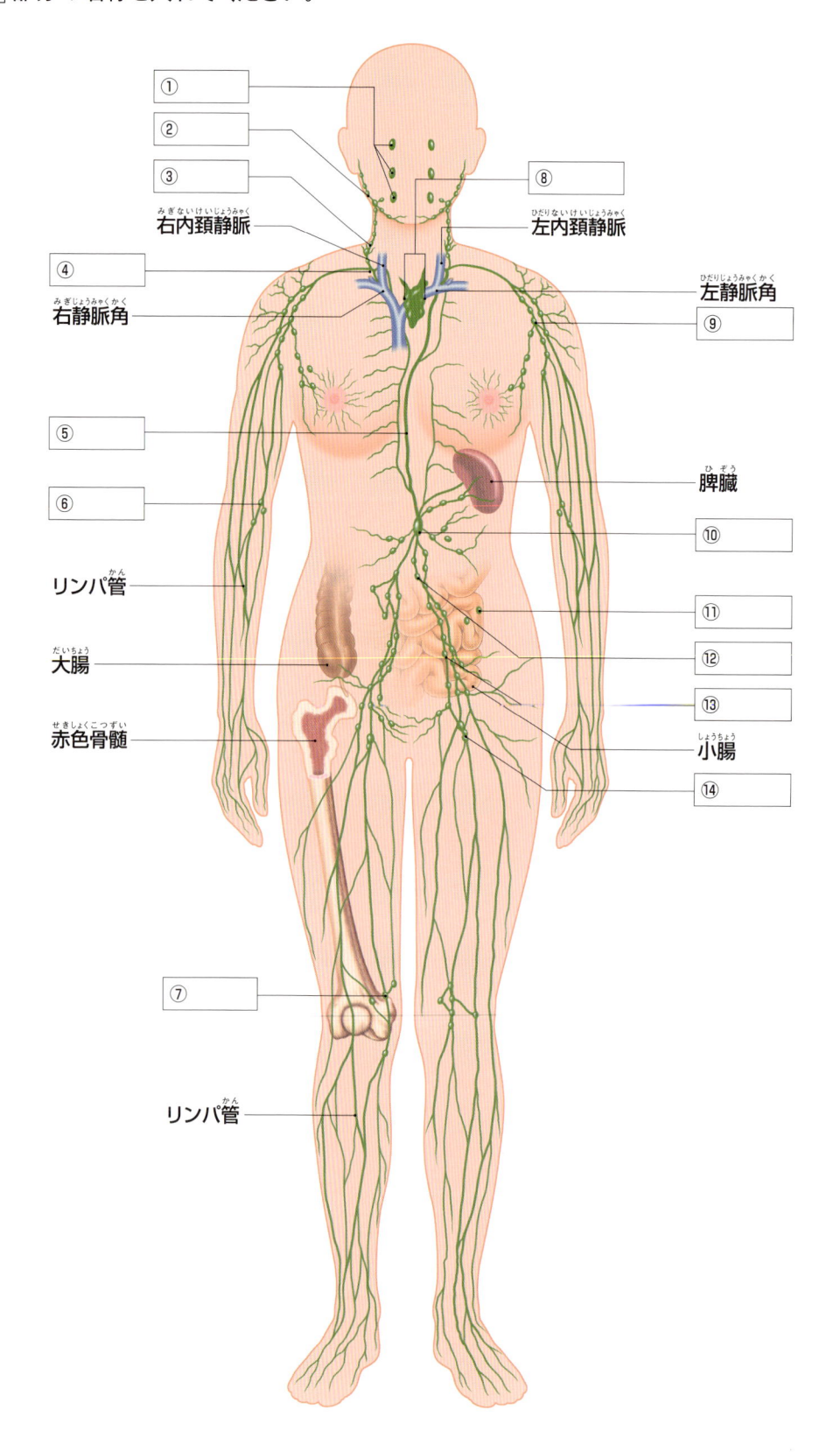

Chapter 7

第7章 消化器系

消化器は口と肛門をつなぐ1本の長い管からなっており、その間に咽頭、食道、胃、小腸、大腸があり、消化腺として肝臓や膵臓などが存在している。これらの器官は食物を消化・吸収する重要な働きをもっている。

- ●栄養を摂取する消化器系 ……………………… 158
- ●咀嚼と移送──口腔・咽頭・食道 …………… 160
- ●胃の周辺臓器と外部・内部 …………………… 162
- ●食物の消化と蛋白質の分解 …………………… 164
- ●消化管の中で最も長い小腸 …………………… 166
- ●消化管の最終器官──大腸 …………………… 168
- ●小腸と大腸の働き ……………………………… 170
- ●消化・吸収に関連する肝臓・胆嚢・膵臓 …… 172
- ●肉眼で見る肝臓と胆嚢 ………………………… 174
- ●多岐にわたる肝臓の機能 ……………………… 176
- ●さまざまな消化酵素を分泌する膵臓 ………… 178

≫ 消化器系──構造

栄養を摂取する消化器系

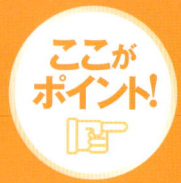

ここがポイント!
消化管は、口と肛門という開口部をもつ1本の管からなっている。消化には「機械的消化」と「化学的消化」があり、消化管の付属器官として歯や舌、唾液腺、膵臓、肝臓、胆嚢などがある。

●消化器系の全体像

消化器は、食物の摂取、混合、消化液の分泌、消化（機械的消化・化学的消化）、栄養素の吸収、そして老廃物や未消化物の排泄を行う器官である。

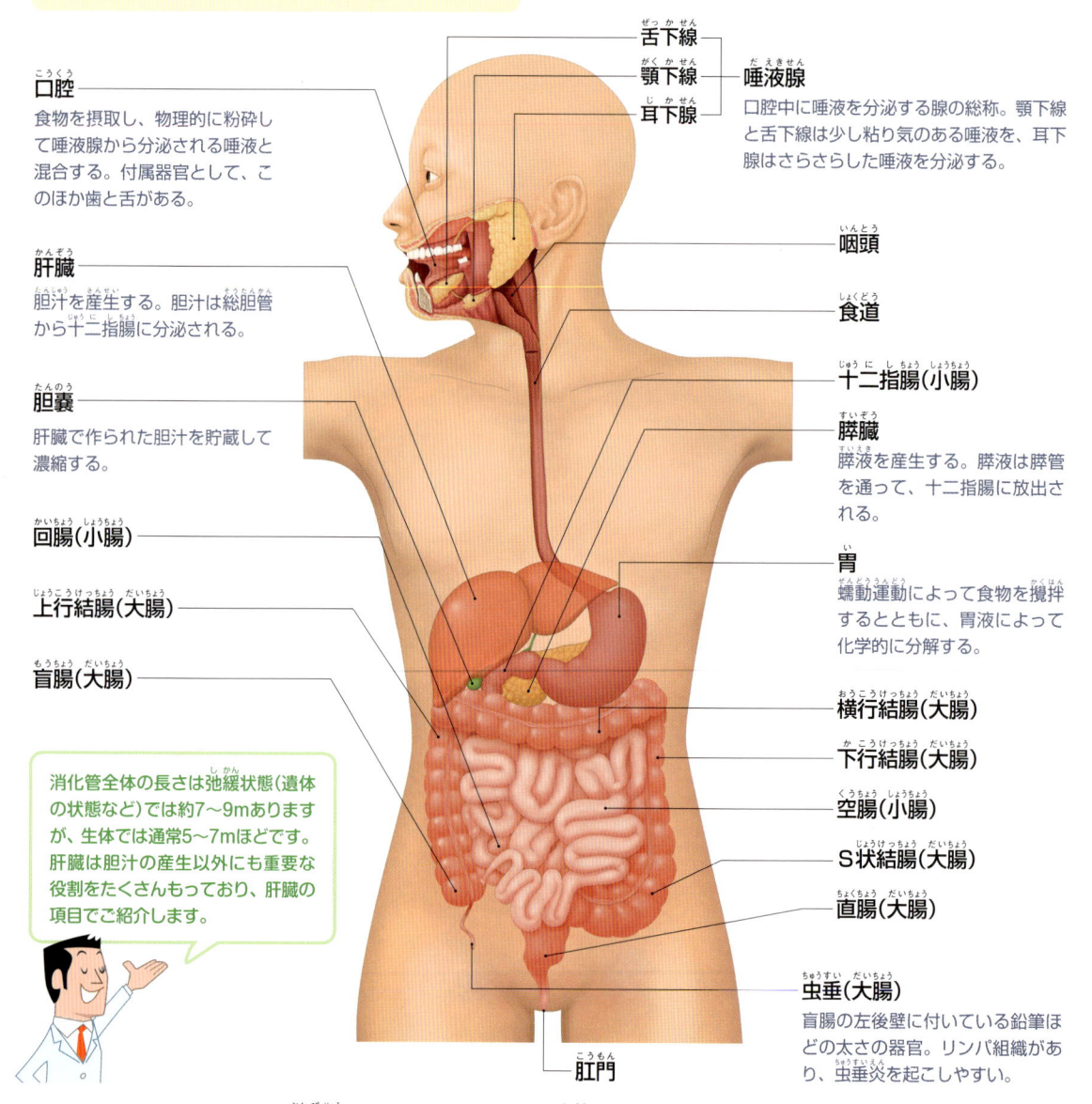

口腔
食物を摂取し、物理的に粉砕して唾液腺から分泌される唾液と混合する。付属器官として、このほか歯と舌がある。

肝臓
胆汁を産生する。胆汁は総胆管から十二指腸に分泌される。

胆嚢
肝臓で作られた胆汁を貯蔵して濃縮する。

回腸（小腸）

上行結腸（大腸）

盲腸（大腸）

消化管全体の長さは弛緩状態（遺体の状態など）では約7～9mありますが、生体では通常5～7mほどです。肝臓は胆汁の産生以外にも重要な役割をたくさんもっており、肝臓の項目でご紹介します。

舌下腺／顎下腺／耳下腺　唾液腺
口腔中に唾液を分泌する腺の総称。顎下腺と舌下腺は少し粘り気のある唾液を、耳下腺はさらさらした唾液を分泌する。

咽頭

食道

十二指腸（小腸）

膵臓
膵液を産生する。膵液は膵管を通って、十二指腸に放出される。

胃
蠕動運動によって食物を攪拌するとともに、胃液によって化学的に分解する。

横行結腸（大腸）

下行結腸（大腸）

空腸（小腸）

S状結腸（大腸）

直腸（大腸）

虫垂（大腸）
盲腸の左後壁に付いている鉛筆ほどの太さの器官。リンパ組織があり、虫垂炎を起こしやすい。

肛門

用語解説 ▶ 唾液
分泌量は1日に最大1.5ℓにもなる。食物の通りをよくする粘り気のある物質ムチンや、デンプンを分解する消化酵素α－アミラーゼ、殺菌作用のある酵素リゾチームなどが含まれている。

●4層からなる消化管

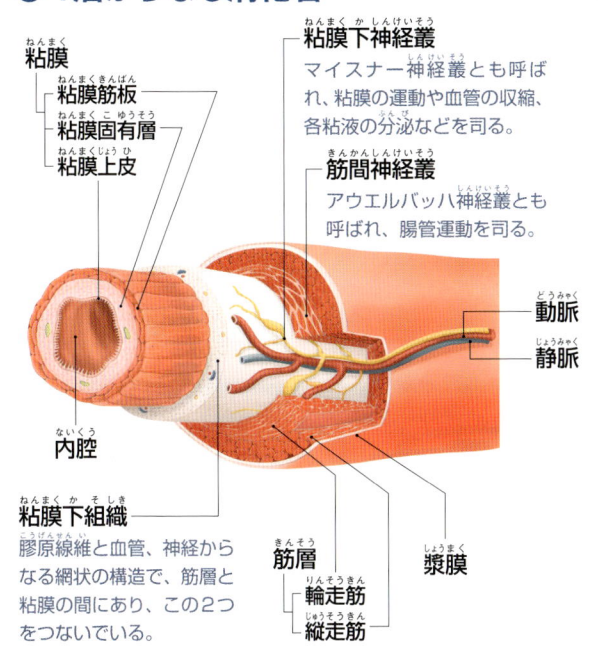

粘膜
- 粘膜筋板
- 粘膜固有層
- 粘膜上皮

粘膜下神経叢
マイスナー神経叢とも呼ばれ、粘膜の運動や血管の収縮、各粘液の分泌などを司る。

筋間神経叢
アウエルバッハ神経叢とも呼ばれ、腸管運動を司る。

動脈
静脈
内腔

粘膜下組織
膠原線維と血管、神経からなる網状の構造で、筋層と粘膜の間にあり、この2つをつないでいる。

筋層
- 輪走筋
- 縦走筋

漿膜

> 消化管は、外側から漿膜、筋層、粘膜下組織、粘膜の4つの層からなる。漿膜は漿液を分泌し、食道には存在しない。筋層は平滑筋であり、その運動によって食物の移送や粉砕、粘液との混合を行う。

> 漿膜は、疎性結合組織と単層扁平上皮からなっています。上皮の表面を覆う漿膜から分泌される漿液は、消化管同士や腹壁との摩擦を軽減させる潤滑油としても機能します。

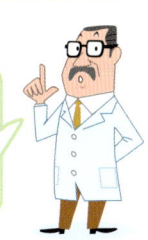

●消化管の全体的な構成

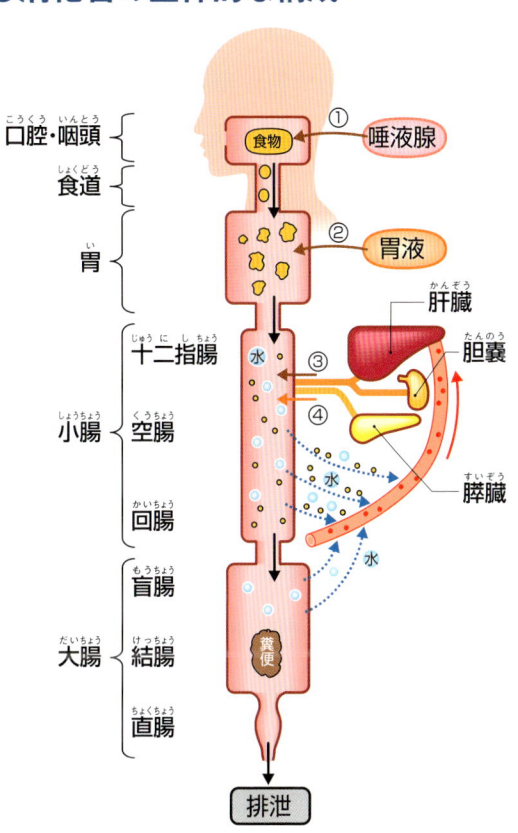

口腔・咽頭 — ① 唾液腺
食道
胃 — ② 胃液
十二指腸 — ③
小腸
- 空腸 — ④
- 回腸
大腸
- 盲腸
- 結腸
- 直腸

肝臓、胆嚢、膵臓

食物 → 水 → 糞便 → 排泄

> 食物はまず口中で①唾液腺から分泌された唾液、次に胃で②塩酸やペプシン、胃リパーゼ、そして十二指腸で肝臓や膵臓からの③胆汁や④膵液の中の消化酵素によって化学的消化を受け、小腸の粘膜から血管に吸収される。大腸では水分の残りが吸収される。

人体維持のためには、外部から食物の形で栄養素を補給しなければならない。食物を細胞膜が通過できる分子レベルにまで分解する<u>消化</u>と、その分子が血管やリンパ管に移行することを<u>吸収</u>といい、そのための器官を<u>消化器系</u>という。

消化器系の器官は口腔、咽頭、食道、胃、小腸、大腸からなる<u>消化管</u>と、肝臓や膵臓、胆嚢の消化腺、歯などの<u>付属器官</u>から構成されている。消化管は、外界に開けられた開口部である口と肛門をもった1本の管であり、消化管壁の筋の蠕動運動によって食物を攪拌しながら肛門まで運ぶ役割をもつ。その過程で食物は分解され吸収されていくが、付属器官はその流れの中で栄養素が吸収されやすいように食物をすり潰したり、さまざまな消化酵素を分泌したりしている。

消化は<u>機械的消化と化学的消化</u>の2つに分けられる。機械的消化は、口中における咀嚼や胃や腸の平滑筋による攪拌などのように、物理的な手段によって行われるもので、食物を細かく砕くとともに、消化酵素と食物をまんべんなく混合する役割をもっている。一方、化学的消化では、唾液や胃液、膵液、腸液などに含まれる消化酵素によって、食物中の蛋白質や炭水化物などが吸収されやすいように、小さな分子にまで分解することが行われる。

用語解説 ▶ **虫垂炎** 虫垂内腔の閉塞によって細菌が増殖して起こる炎症。急性と慢性がある。病状が進行して孔が空くと腹膜炎となる。

≫ 消化器系——構造

咀嚼と移送──口腔・咽頭・食道

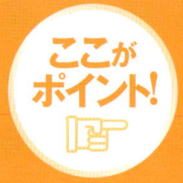

ここがポイント！
口腔で食物は咀嚼され、耳下腺・顎下腺・舌下線の唾液腺から分泌される唾液と混合される。口腔に続く咽頭は、やがて前方の喉頭と後方の食道にわかれる。喉頭蓋は、嚥下の際に誤嚥を防ぐ。

摂取される食物は、まず**口腔**（＝口中）に入り、咀嚼されて唾液と混ぜ合わされ、食道を通って胃に送られる。入り口となる口腔は、口蓋（上部）、頬（両側面）、口唇（前部）、舌（下部）、口峡（後方）に囲まれた空間で、さらに口唇から歯列の間の領域である口腔前庭と、歯列の後ろから口峡までの領域である固有口腔に分けられる。口腔には舌下腺、顎下腺、耳下腺の開口部があり、**唾液**が分泌されている。

口腔・鼻腔・喉頭の後ろには、食物と空気が通る**咽頭**がある。咽頭は上から、鼻腔の部分に当たる鼻部、口蓋から舌骨までの部分に当たる口部、舌骨から下の部分に当たる喉頭部からなる。

咽頭の鼻部と口部には、口蓋扁桃・咽頭扁桃・舌扁桃と呼ばれる**リンパ組織**が集まった器官があり、病原体の侵入から呼吸器系と消化器系を守っている。これらの扁桃は鼻部と口部を囲むように配置されているため、**ワルダイエル咽頭輪**と総称される。

喉頭部の下は**食道**と**気道**に分岐している。食道は気道の後ろにある長さ約25cmの管で、食物を胃に送り込む働きを有する。食道の上部は横紋筋、中間部は混合筋、下部は平滑筋で構成されている。

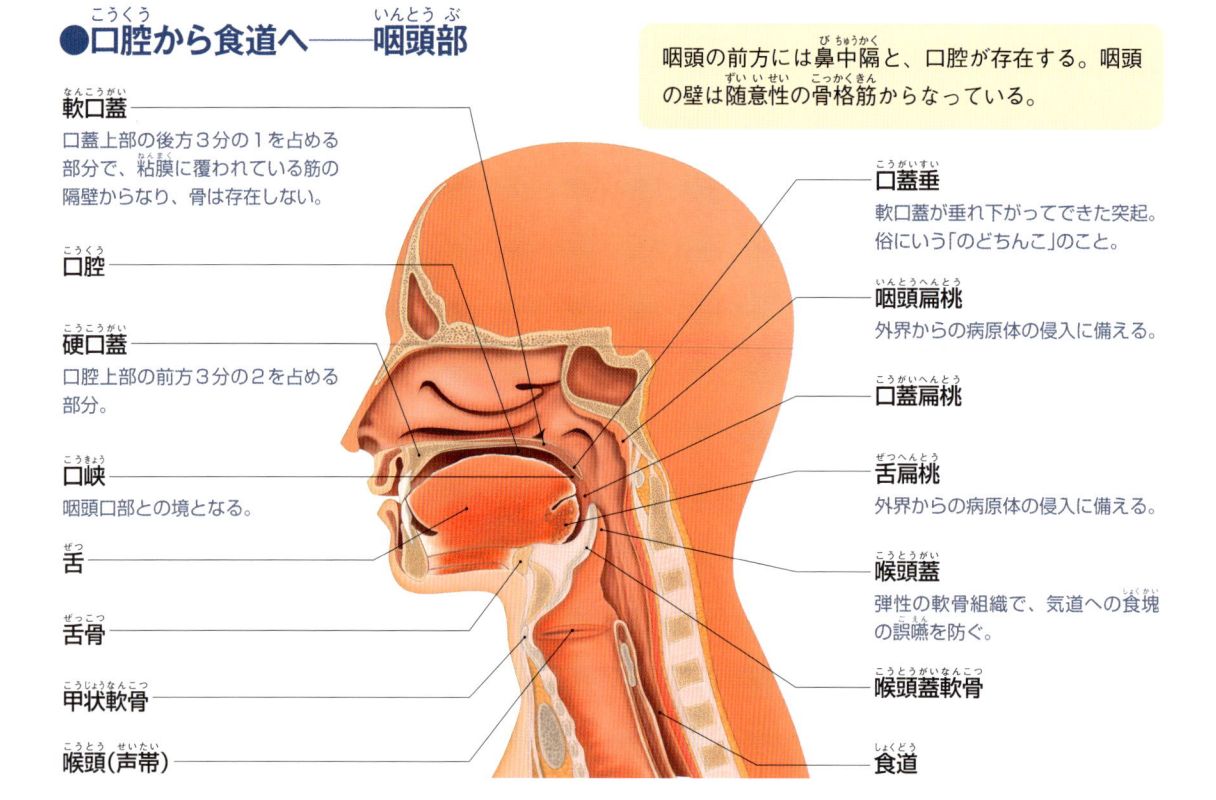

●口腔から食道へ──咽頭部

咽頭の前方には鼻中隔と、口腔が存在する。咽頭の壁は随意性の骨格筋からなっている。

軟口蓋
口蓋上部の後方3分の1を占める部分で、粘膜に覆われている筋の隔壁からなり、骨は存在しない。

口腔

硬口蓋
口蓋上部の前方3分の2を占める部分。

口峡
咽頭口部との境となる。

舌

舌骨

甲状軟骨

喉頭（声帯）

口蓋垂
軟口蓋が垂れ下がってできた突起。俗にいう「のどちんこ」のこと。

咽頭扁桃
外界からの病原体の侵入に備える。

口蓋扁桃

舌扁桃
外界からの病原体の侵入に備える。

喉頭蓋
弾性の軟骨組織で、気道への食塊の誤嚥を防ぐ。

喉頭蓋軟骨

食道

用語解説 食塊 ▶ 咀嚼などによって砕かれた食物のこと。

●口腔と唾液腺

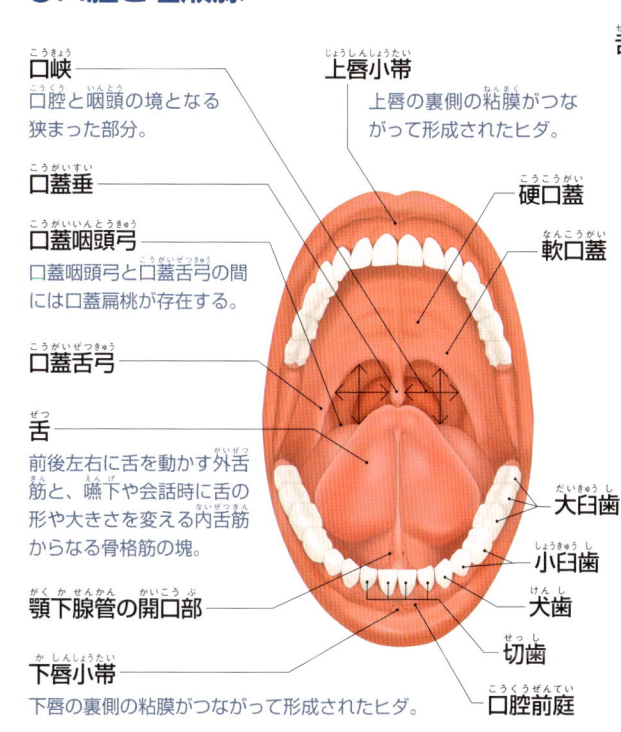

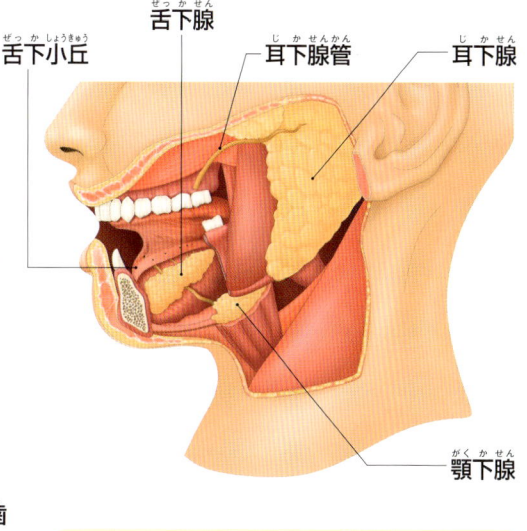

口峡
口腔と咽頭の境となる狭まった部分。

上唇小帯
上唇の裏側の粘膜がつながって形成されたヒダ。

口蓋垂

硬口蓋

口蓋咽頭弓
口蓋咽頭弓と口蓋舌弓の間には口蓋扁桃が存在する。

軟口蓋

口蓋舌弓

舌
前後左右に舌を動かす外舌筋と、嚥下や会話時に舌の形や大きさを変える内舌筋からなる骨格筋の塊。

大臼歯

小臼歯

顎下腺管の開口部

犬歯

下唇小帯
下唇の裏側の粘膜がつながって形成されたヒダ。

切歯

口腔前庭

舌下小丘 **舌下腺** **耳下腺管** **耳下腺**

顎下腺

（左図）舌は食物をこね合わせ、唾液と十分混ざるようにする。表面には舌乳頭と呼ばれる突起がたくさんあり、その一部には味覚を感じる味蕾がある。（上図）唾液腺は耳下腺、顎下腺、舌下腺の3つよりなる。

●嚥下時の動き

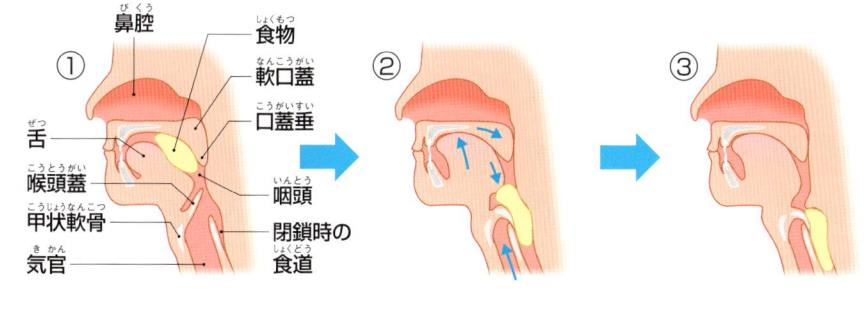

①鼻腔／食物／軟口蓋／舌／口蓋垂／喉頭蓋／咽頭／甲状軟骨／気管／閉鎖時の食道

②③

①食塊は、舌によって後方に押しやられる。軟口蓋が後方に引き上げられ、食塊が鼻腔に向かうのを防ぐ。②喉頭が上昇し、喉頭蓋が喉頭をふさぐ。③食塊は食道へ向かい、食道の蠕動運動で胃に入る。

第7章 消化器系

ひとくちメモ

食道と逆流性食道炎

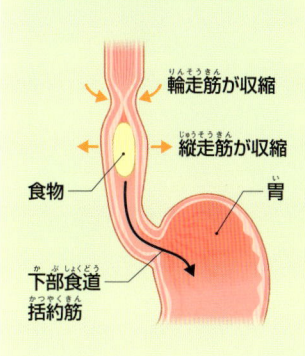

輪走筋が収縮／縦走筋が収縮／食物／胃／下部食道括約筋

食道の上半分は随意性の骨格筋、下部分は不随意性の平滑筋からなり、送り込まれた食塊を輪走筋と縦走筋によって胃に送り込む。しかしまれに、胃の内容物や胃液、十二指腸に送り込まれた内容物が逆流し、食道に戻ることでその粘膜が炎症を起こすことがある。これが逆流性食道炎であり、げっぷや胸やけ、腹部の張りなどの症状が現れる。原因としては、胃液分泌量の増加や姿勢の曲がりや肥満による腹部圧迫、胃の上昇などがある。

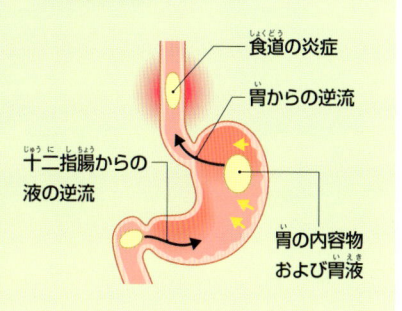

逆流性食道炎のしくみ
食道の炎症／胃からの逆流／十二指腸からの液の逆流／胃の内容物および胃液

用語解説　誤嚥▶ 食物が誤って食道ではなく気道に入ること。これに対して「誤飲」とは、食べ物や飲み物などではなく異物を飲み込んでしまうことをいう。

> 消化器系——構造

胃の周辺臓器と外部・内部

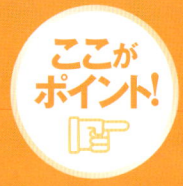

ここがポイント！
胃は位置や形状が変化する器官であり、「胃底部」「胃体部」「幽門部」の3つに大別され、「縦走筋層」「輪走筋層」「斜走筋層」の3層の筋によって構成されている。内側の粘膜はヒダに富んでおり、胃液や粘液を分泌する。

　胃は管を途中で膨らませたようなJの字型の器官で、腹腔における位置はその多くの部分が左上部にあるが、一部は臍部と左の下肋部に及んでいる。通常は第10胸椎から第3腰椎の間に位置しているが、食物を摂取すると第4腰椎にまで下がるなど、位置の変化が著しい器官といえる。

　上から**胃底部**、**胃体部**、**幽門部**に大きく分けられ、胃の入り口部を**噴門**、出口部を**幽門**という。また、胃体部の左の大きなカーブを大弯、内側のカーブを小弯と呼ぶ。

　胃の胃底部は肝臓の左葉の後ろに位置しており、小弯には肝胃間膜と肝十二指腸間膜によって形成される小網が接続している。また、大弯からは脂肪を多く含んだ大網が垂れ下がるように付いている。

　胃の外側は漿膜によって覆われているが、さらに内側に向けて**縦走筋層**、**輪走筋層**、**斜走筋層**の3つの平滑筋による層で構成されており、胃が激しく**蠕動運動**を行うのに役立っている。これらの筋層の上には、ムチン（粘液）やペプシノーゲンや塩酸を分泌する腺が存在する**粘膜**がある。肉眼で見ると、粘膜はヒダに富んでいるのが特徴的である。

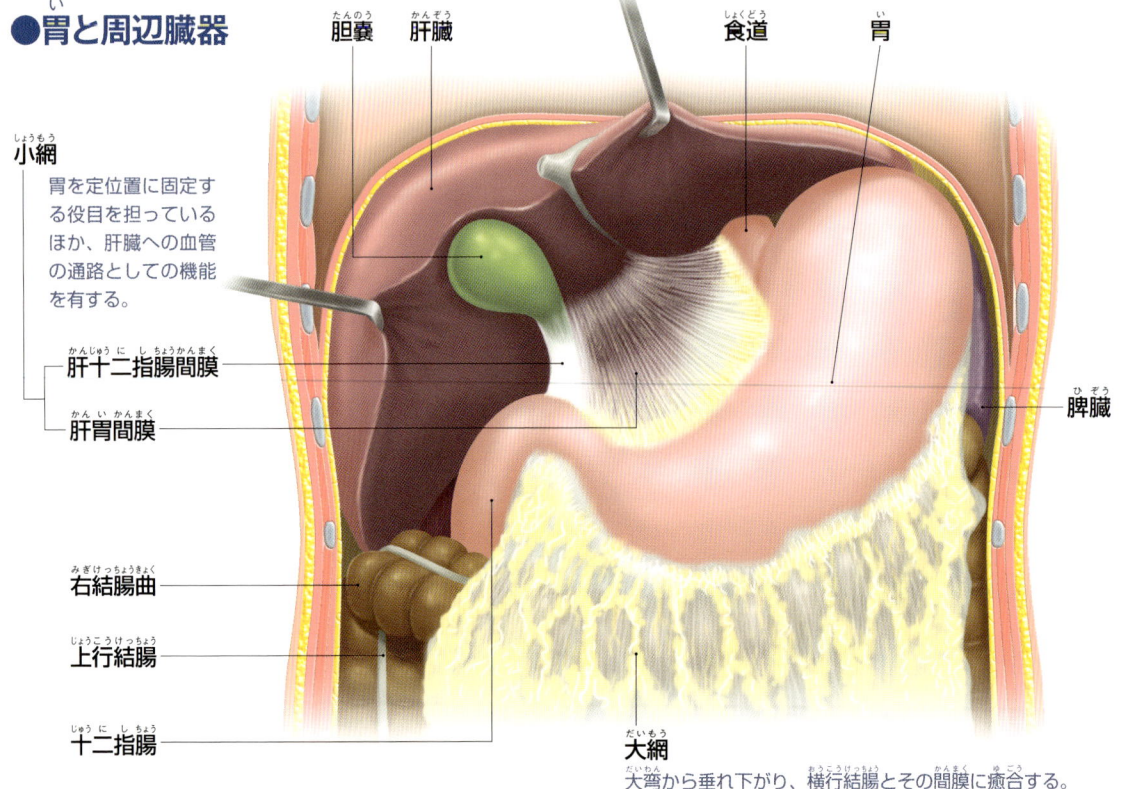

●胃と周辺臓器

（図：胆嚢、肝臓、食道、胃、小網（胃を定位置に固定する役目を担っているほか、肝臓への血管の通路としての機能を有する。）、肝十二指腸間膜、肝胃間膜、脾臓、右結腸曲、上行結腸、十二指腸、大網（大弯から垂れ下がり、横行結腸とその間膜に癒合する。多くの脂肪組織が付着し、腹腔の内臓を保護する役割を持つ。））

用語解説 ▶ **漿膜**▶胸膜・腹膜・心膜など内臓の表面をおおう薄い膜。漿液を生成・分泌する漿膜腺をもつ。

●胃の位置と胃下垂の状態

左は通常の胃の位置を表している。大弯の最低部は充満状態の直立位で臍の高さ、あるいはその下部にまで達する。しかし、さらに達して角切痕が骨盤にまで達するのを胃下垂と呼ぶ。胃下垂は女性に多く、特にやせた体形の人に起こりやすいが、問題がないならば治療する必要はない。

通常の胃の位置 / 胃下垂の状態

●胃の区分

胃は大きく分けて胃底部、胃体部、幽門部の3つに大別できる。胃底部は食道と、幽門部は十二指腸とつながる部分である。胃底部は胃体の上端部が大きく上に張り出した部分で、食道とのくびれ、つまり噴門切痕をなしている。ちなみに幽門部のくびれは角切痕と呼び、消化性潰瘍はこの部分に起こりやすい。

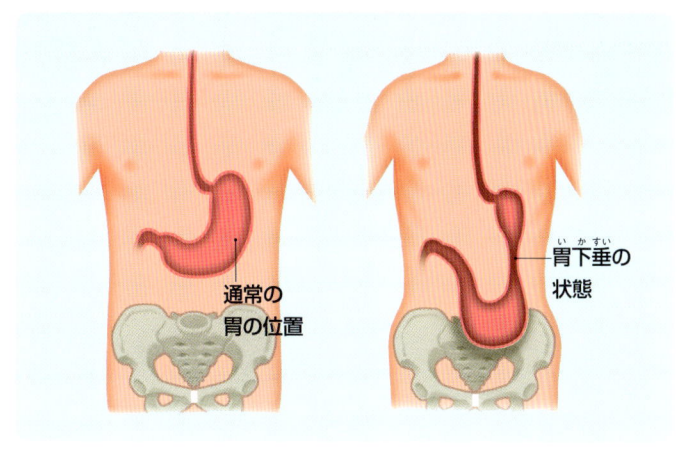

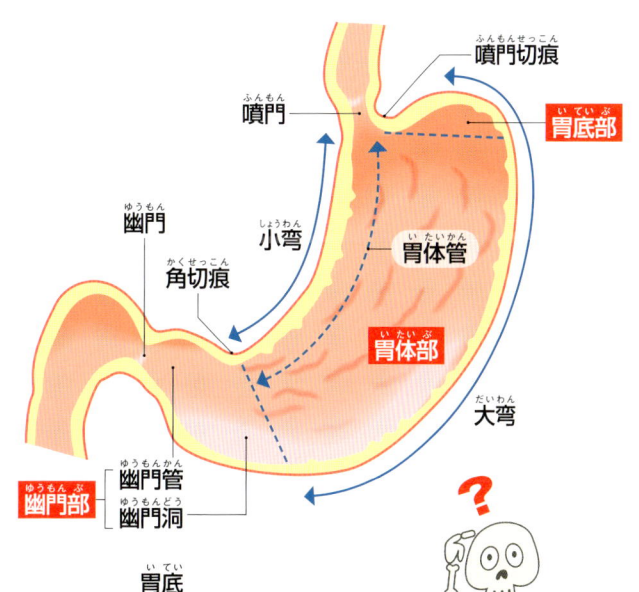

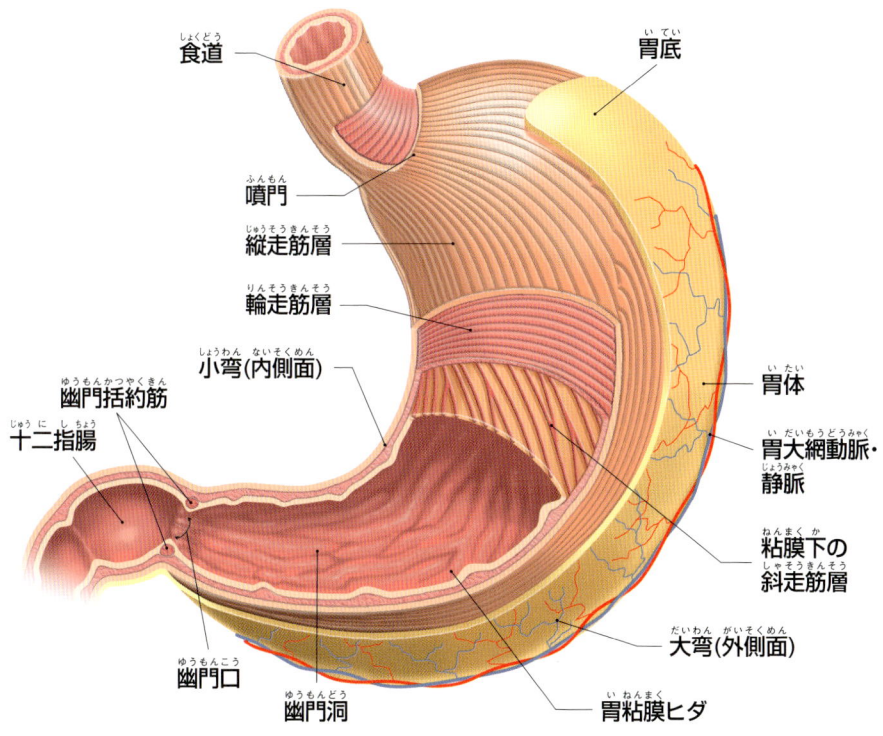

噴門切痕 / 噴門 / 胃底部 / 幽門 / 小弯 / 胃体管 / 角切痕 / 胃体部 / 大弯 / 幽門管 / 幽門洞 / 幽門部

●胃の構造

胃の構造的特徴の1つに、平滑筋の筋層が3層であることがあげられる。小腸などの臓器では輪走筋層と縦走筋層から成るが、胃ではこのほかに斜走筋層が加わる。斜走筋層は主に胃体部に存在している。これら3つの平滑筋の層は、胃の活発な食物の混合や撹拌に貢献している。

食道 / 胃底 / 噴門 / 縦走筋層 / 輪走筋層 / 小弯（内側面）/ 幽門括約筋 / 十二指腸 / 幽門口 / 幽門洞 / 胃粘膜ヒダ / 大弯（外側面）/ 粘膜下の斜走筋層 / 胃大網動脈・静脈 / 胃体

用語解説 ▶ 胃下垂 胃の位置異常で角切痕（小弯の屈曲部）が臍の高さより下垂している場合をいう。やせ型の女性に多く見られる。

> 消化器系──構造

食物の消化と蛋白質の分解

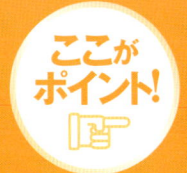

ここがポイント！ 胃の内壁は表層粘液細胞による単層円柱上皮組織で覆われている。粘膜には主に4種類の細胞からなる胃腺が存在し、ここからの分泌物によって殺菌、蛋白質の分解、胃粘膜の保護が行われる。

　胃の内腔の表面は**単層円柱上皮細胞**が覆っており、この上皮細胞と**粘膜固有層**、**胃腺**、**粘膜筋板**によって**粘膜**が構成されている。粘膜筋板の下は動脈や静脈、リンパ管がある粘膜下組織があり、さらに外側には斜走筋層、輪走筋層、縦走筋層の3層からなる厚い筋層が形成されている。

　粘膜には非常に多くの**胃腺**があり、ここから**胃液**が分泌され、これによって食物の殺菌と蛋白質の分解が行われる。この胃腺を構成する細胞は大きく分けて4つあり、その中で**主細胞**、**壁細胞**、**副細胞**の3つが分泌細胞として働いている。副細胞である表層粘液細胞は胃の内腔を覆う上皮細胞であり、そのまま胃腺の入り口にあたる胃小窩まで覆い、塩酸に溶けにくい**ムチン**などを含む粘液を分泌して粘膜表面を保護している。胃小窩の下に続く頸部には同じく副細胞の頸部粘液細胞があり、これも粘液を分泌している。

　これに対し、壁細胞は殺菌と食物の消化のための塩酸と、ビタミンB_{12}を吸収する"内因子"を分泌し、主細胞は蛋白質を分解する**ペプシン**の前駆物質である**ペプシノーゲン**を分泌する役割を持っている。

●胃壁のしくみ

胃内腔の表面を覆う粘膜は、胃腺や粘膜固有層などの複雑な組織構成となっている。この粘膜の下の粘膜筋板は非常に発達した平滑筋であり、これが収縮することで胃液の分泌がより促進される。疎性結合組織である粘膜固有層には血管やリンパ小節、マクロファージ、リンパ球、形質細胞などが豊富に存在する。

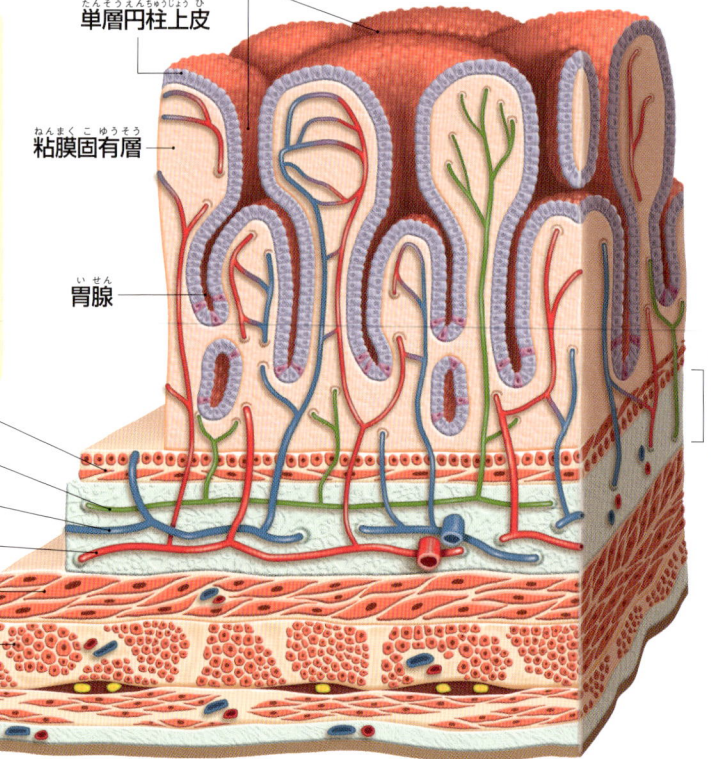

用語解説 **胃液** 胃の内側の粘膜から分泌される無色透明な、やや粘性をもった液体。1日1,500〜2,000㎖分泌される。

●胃の蠕動運動

蠕動運動によって食物は撹拌されて塩酸と混じることで消化される。胃体中央部から収縮が起こって食物が幽門部に向かい、食物の一部が十二指腸に押し出される。すると幽門括約筋が閉じられ、胃の内容物は再び胃体部に戻る。以後、この動作が反復される。

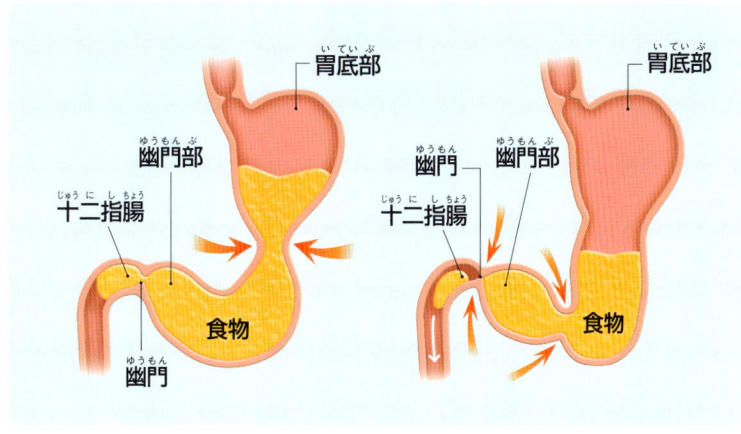

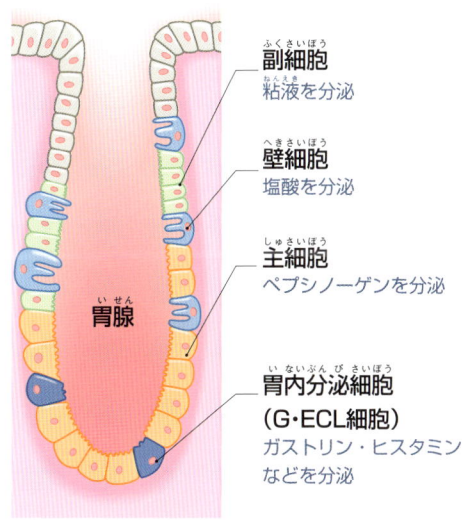

●胃腺を構成する細胞とその動き

胃液は胃粘膜の表面にあるくぼみの胃小窩と胃腺から成っている。胃腺を形成する細胞は粘膜表面を保護するムチンなどの粘液を分泌する副細胞、塩酸を分泌する壁細胞、蛋白質を分解するペプシンの前駆物質であるペプシノーゲンを分泌する主細胞、そして胃内分泌細胞がある。胃内分泌細胞は壁細胞を活発化させるガストリンやヒスタミンを血管内に放出するもので、G細胞（ガストリンを分泌）や、ECL細胞（ヒスタミンなどを分泌）など、複数存在する。

●各細胞の分泌物と分泌機序

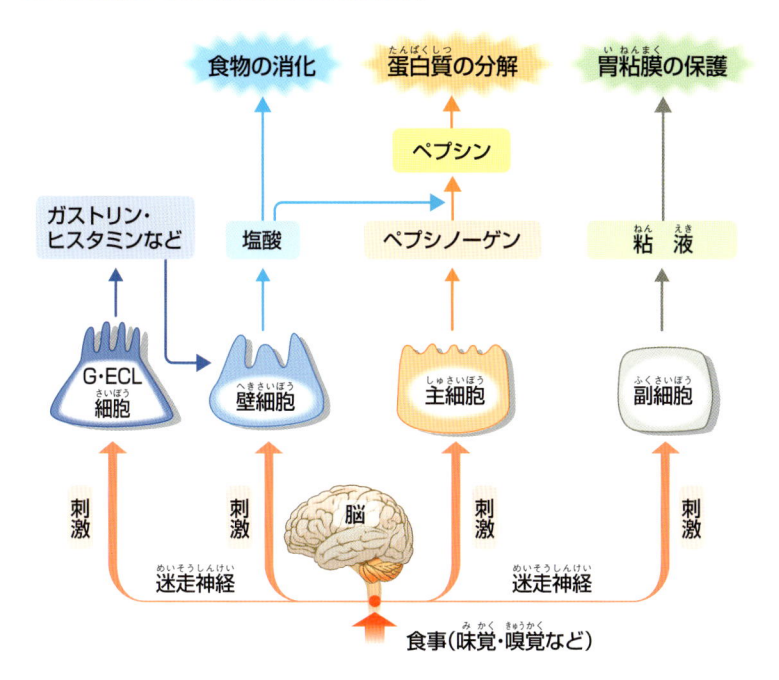

味覚や嗅覚、視覚によって食物を把握すると、延髄の迷走神経核からの神経伝達によって壁細胞に刺激が与えられ、塩酸の分泌が行われる。また、胃に食物が入ることで大量の胃液が分泌される。同時に、胃内分泌細胞にも刺激が伝えられ、壁細胞の塩酸分泌をさらに促すガストリンやヒスタミンが血管内に分泌される。一方、主細胞から分泌されたペプシノーゲンは、塩酸と接触することでペプシンに変わり、蛋白質を効率よく分解する。

用語解説 ペプシン ▶ 胃液の中に含まれる蛋白質分解酵素。

消化器系――構造

消化管の中で最も長い小腸

ここがポイント! 小腸は養分の吸収を行っている全長約6mにもなる長大な器官で、十二指腸、空腸、回腸の3つの区分からなっている。内腔は絨毛などにより表面積を大きくし、効率よく吸収できるようになっている。

小腸は直径3～4cm、長さ約6mにもおよぶ長大な管で、食物の消化と吸収において重要な役割を担っている。

小腸の構造は、上部から十二指腸、空腸、回腸という3つの領域に区分される。十二指腸は長さ約25cmのC字形をした器官で、胃の幽門部とつながっており、C字形のくぼみ部分には膵臓が収まっている。十二指腸は幽門部の方向から、上部、下行部、水平部、上行部の4つに区分されている。このうち下行部には、肝臓と胆嚢から出ている総胆管と、膵臓からの主・副膵管が合流した開口部として大十二指腸乳頭がある。そして総胆管を通って胆汁が、膵管を通って膵液が、十二指腸内部に分泌される。

空腸と回腸は腸間膜によって腹腔の後壁につながっている。十二指腸を除いた小腸の前部が空腸、後部が回腸とされるが、明確な境界はない。終末部分は右下腹部の回盲部で盲腸、すなわち大腸とつながっている。

小腸の内腔表面には輪状ヒダと絨毛が多数存在する。輪状ヒダは高さ10mmの隆起状の構造で、小腸内腔の表面積を広げることで、糜粥となった食物からの栄養の吸収効率を高めている。

輪状ヒダの粘膜にある絨毛は、長さ0.5～1mmであり、栄養を吸収する役割をもっている。1mm^{2}当たり20～40本もあり、これも小腸内腔の表面積を大きくしている。さらに、吸収上皮細胞の頂部細胞膜には長さ1μmの微絨毛がある。

●小腸と大腸の位置

小腸と大腸は、胃とともに腹部消化管とも呼ばれる。小腸は下腹部の腹腔内に収まっており、回盲部で大腸とつながる。一方、大腸は小腸をコの字型に取り巻くように走行しており、肛門で終わる。

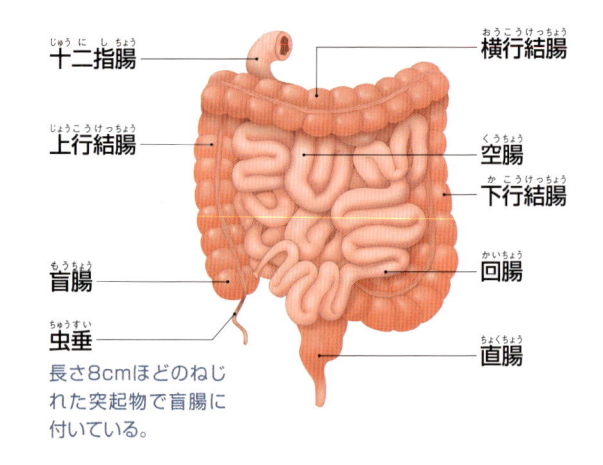

十二指腸／横行結腸／上行結腸／空腸／下行結腸／盲腸／回腸／虫垂／直腸

長さ8cmほどのねじれた突起物で盲腸に付いている。

ひとくちメモ
腸間膜

腹腔に収まっている臓器はむき出しのまま収まっているわけではなく、扁平上皮と結合組織からなる漿膜、つまり腹膜によって覆われている。腸間膜は腹腔後壁から伸びた扇型の腹膜で、小腸を包み込んで固定している。腸間膜は二層構造で、腸管につながる血管やリンパ管がこの二層の間を通っている。

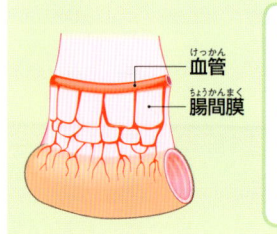

血管／腸間膜

腸間膜は小腸を固定するだけでなく、血管やリンパ管の通路の役目ももっています。

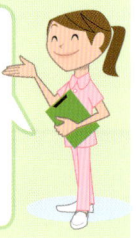

用語解説 糜粥 本来は「薄い粥」の意味。胃によって消化され、粥状になった食物のことを指す。

●十二指腸のしくみ

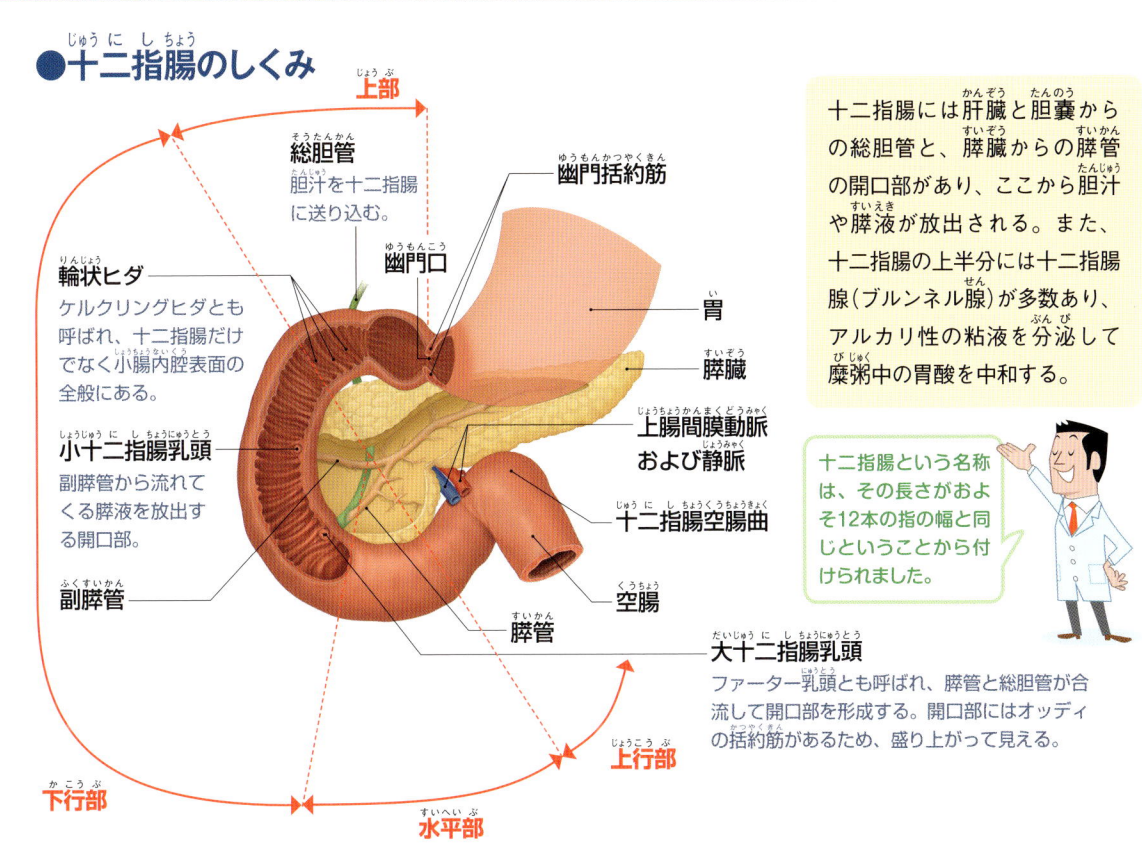

十二指腸には肝臓と胆嚢からの総胆管と、膵臓からの膵管の開口部があり、ここから胆汁や膵液が放出される。また、十二指腸の上半分には十二指腸腺（ブルンネル腺）が多数あり、アルカリ性の粘液を分泌して糜粥中の胃酸を中和する。

十二指腸という名称は、その長さがおよそ12本の指の幅と同じということから付けられました。

上部
総胆管：胆汁を十二指腸に送り込む。
幽門括約筋
輪状ヒダ：ケルクリングヒダとも呼ばれ、十二指腸だけでなく小腸内腔表面の全般にある。
幽門口
胃
膵臓
小十二指腸乳頭：副膵管から流れてくる膵液を放出する開口部。
上腸間膜動脈および静脈
十二指腸空腸曲
副膵管
空腸
膵管
大十二指腸乳頭：ファーター乳頭とも呼ばれ、膵管と総胆管が合流して開口部を形成する。開口部にはオッディの括約筋があるため、盛り上がって見える。
下行部
水平部
上行部

●小腸管壁と絨毛の構造

小腸内腔の表面には多数の輪状ヒダと呼ばれる隆起があり、小腸内という限られた空間で効率よく栄養を吸収するために内腔の表面積を拡大させている。吸収上皮細胞によって栄養が吸収され、絨毛内にある毛細静脈やリンパ管に取り込まれる。

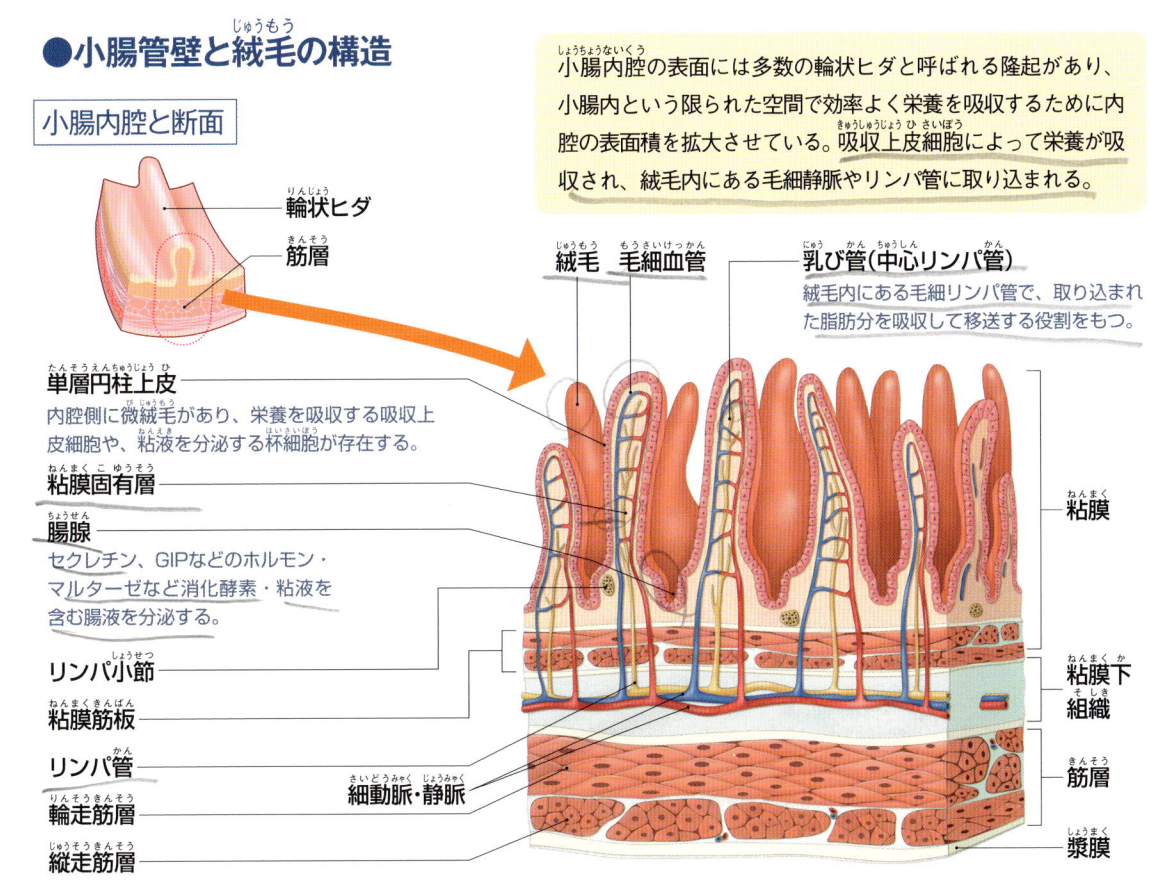

小腸内腔と断面
輪状ヒダ
筋層
絨毛
毛細血管
乳び管（中心リンパ管）：絨毛内にある毛細リンパ管で、取り込まれた脂肪分を吸収して移送する役割をもつ。
単層円柱上皮：内腔側に微絨毛があり、栄養を吸収する吸収上皮細胞や、粘液を分泌する杯細胞が存在する。
粘膜固有層
腸腺：セクレチン、GIPなどのホルモン・マルターゼなど消化酵素・粘液を含む腸液を分泌する。
リンパ小節
粘膜筋板
リンパ管
輪走筋層
縦走筋層
細動脈・静脈
粘膜
粘膜下組織
筋層
漿膜

用語解説　セクレチン▶膵臓からの重炭酸塩の分泌を促進させる作用をもつ。重炭酸塩は消化酵素の働きを弱めてしまう糜粥中の胃酸を、中和させる働きをもつ。

第7章　消化器系

» 消化器系——構造

消化管の最終器官——大腸

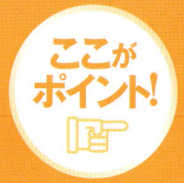

ここがポイント！ 大腸の大部分は上行結腸、横行結腸、下行結腸、S状結腸という結腸部分が占めており、小腸のような輪状ヒダや絨毛が存在しない。大腸は水分や少量のアミノ酸を除き、吸収機能はほとんどもっていない。

大腸の長さは約1.5mと小腸より短いが、盲腸は直径6.5cmと小腸よりも太くなっており、消化管の最終部位に位置づけられる。

右下腹部の盲腸から始まり、それに続く結腸は右腹部の上行結腸、上腹部の横行結腸、左腹部の下行結腸、下腹部で曲がるS状結腸に分けられ、骨盤内の直腸へと続き、最終的に肛門へと至る。

回腸から大腸への開口部には回盲弁（回盲部括約筋、バウヒン弁ともいう）があり、小腸から送られてくる内容物の大腸への流入を調節し、逆流を防いでいる。盲腸部分は長さ6〜8cmほどだが、それに続く結腸は大腸の大部分を占める。

小腸壁と同様、大腸壁も粘膜、粘膜下組織、筋層、漿膜の4層構造だが、粘膜には小腸のような輪状ヒダや絨毛がなく、単層円柱上皮の細胞はほとんどが吸収細胞と杯細胞からなっている。

また、筋層の縦走筋層の一部が厚くなり、3本の結腸ヒモを形成しており、その間の部分が膨らんで結腸膨起ができているのも大腸の外観的特徴といえる。

●大腸の構造

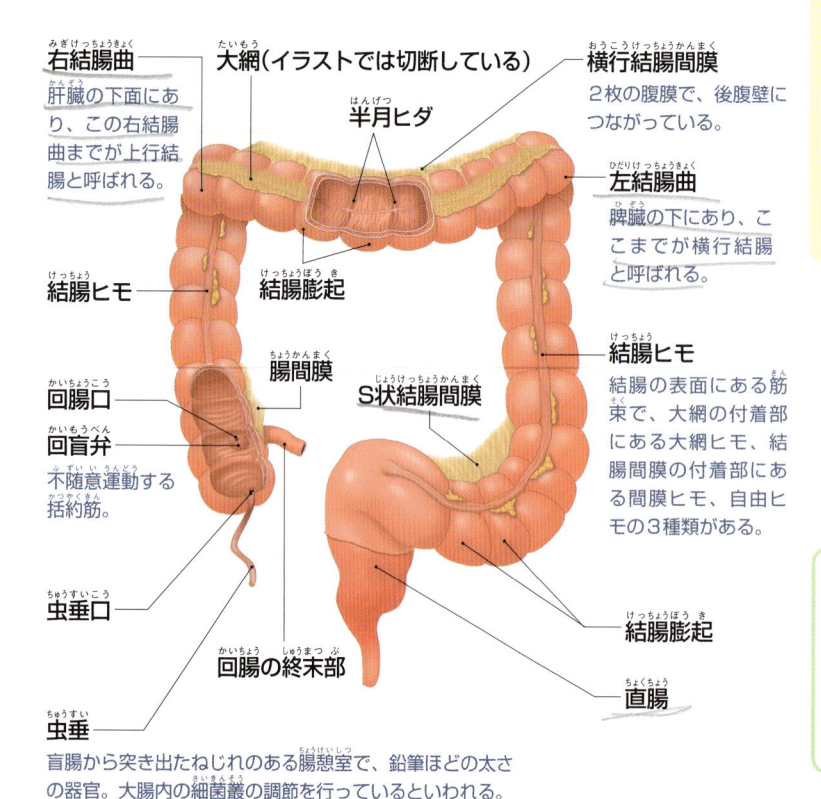

右結腸曲：肝臓の下面にあり、この右結腸曲までが上行結腸と呼ばれる。

大網（イラストでは切断している）

半月ヒダ

横行結腸間膜：2枚の腹膜で、後腹壁につながっている。

左結腸曲：脾臓の下にあり、ここまでが横行結腸と呼ばれる。

結腸ヒモ

結腸膨起

腸間膜

S状結腸間膜

回腸口

回盲弁：不随意運動する括約筋。

虫垂口

回腸の終末部

結腸ヒモ：結腸の表面にある筋束で、大網の付着部にある大網ヒモ、結腸間膜の付着部にある間膜ヒモ、自由ヒモの3種類がある。

結腸膨起

直腸

虫垂：盲腸から突き出たねじれのある腸憩室で、鉛筆ほどの太さの器官。大腸内の細菌叢の調節を行っているといわれる。

小腸からの内容物は盲腸に入る。回盲弁（＝バウヒン弁）は流入量を調節するとともに、小腸への逆流も防いでいる。上行結腸と下行結腸は後方の腹壁に固定されているが、横行結腸とS状結腸は固定されていない。

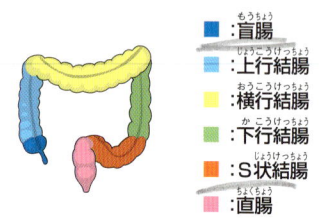

■：盲腸
■：上行結腸
■：横行結腸
■：下行結腸
■：S状結腸
■：直腸

上図は大腸の区分を表しています。大腸の大部分は結腸と呼ばれる部位で、上行・横行・下行・S状の4つの結腸に分けられています。

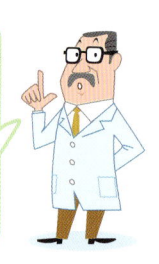

用語解説　腸憩室：憩室とは、消化管や膀胱などの袋状・管状の器官から突き出た、さらに小さな袋状構造を指す。

●大腸内腔と大腸壁の構造

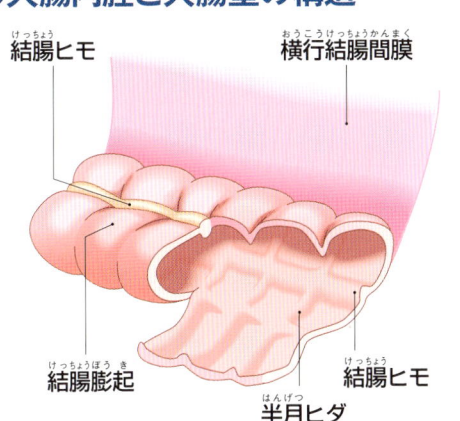

結腸ヒモ　横行結腸間膜

結腸膨起　結腸ヒモ
半月ヒダ

左図は横行結腸の内腔を表す。小腸の内腔と異なり表面自体はなめらかで、外側の結腸膨起と内腔側の半月ヒダによる規則正しい隆起が確認できる。

リンパ小節
細動脈　リンパ管
細静脈

単層円柱上皮
ほとんどが吸収細胞と、粘液を分泌する杯細胞のみで構成されている。吸収細胞は主にイオンと水分の吸収を行う。

大腸の吸収細胞の機能のほとんどは水分の吸収となっている。杯細胞は粘液を作り、腸腺から分泌する。この粘液は、結腸の内容物の通過をスムーズに行う機能をもつ。

粘膜

腸腺の開口部
腸液を放出する腸腺の開口部。

粘膜固有層
粘膜筋板
輪走筋層
縦走筋層
漿膜に近い縦走筋層はある部分で厚くなり、結腸ヒモを形成する。

粘膜下組織
筋層
漿膜

第7章 消化器系

ひとくちメモ
消化管の最終部位──直腸と肛門管

直腸の長さは約20cmで、その内面には数本のヒダがあるが、コールラウシュヒダと呼ばれる特に大きなものが肛門から約6センチのところにある。直腸の広くなったところ（直腸膨大部）から、急に細くなるところが肛門管で、その粘膜には、動脈と静脈の網目構造をもつ肛門柱という縦ヒダが走っている。
開口部である肛門には、不随意性の平滑筋である内肛門括約筋と、随意性の骨格筋である外肛門括約筋が存在する。

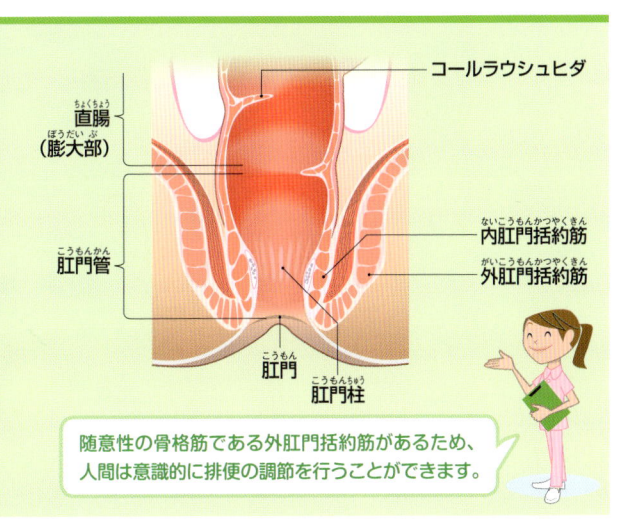

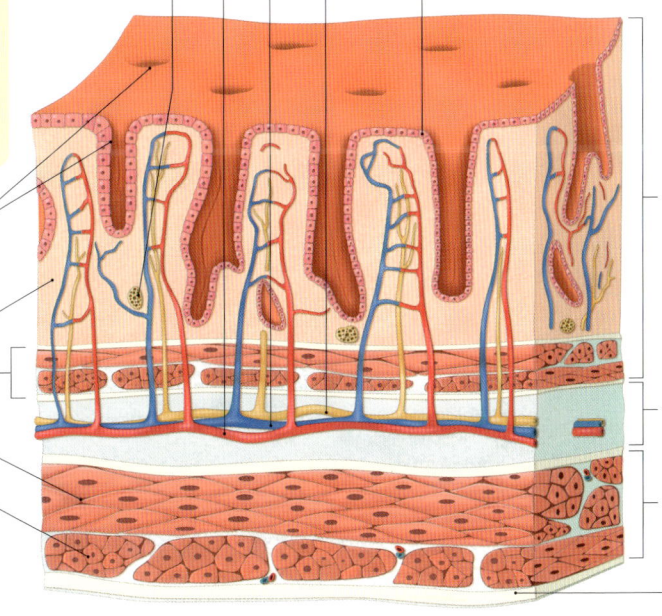

コールラウシュヒダ
直腸（膨大部）
肛門管
内肛門括約筋
外肛門括約筋
肛門
肛門柱

随意性の骨格筋である外肛門括約筋があるため、人間は意識的に排便の調節を行うことができます。

用語解説　細菌叢▶ ある特定の環境内で生育する、一群の細菌の集合。さまざまな種類の細菌の集まりで、腸内細菌叢が一般に知られている。食物の消化や吸収、物質の代謝などに関与している。

» 消化器系——機能

小腸と大腸の働き

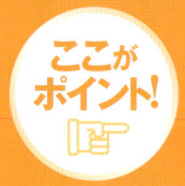

ここがポイント!
小腸は、胃液や膵液、胆汁、腸液などに含まれるさまざまな消化酵素により分解・生成された栄養素を吸収する働きや、免疫機能をもっている。
大腸は、腸内細菌叢の働きにより便の形成を行う。

●小腸の各部の役割

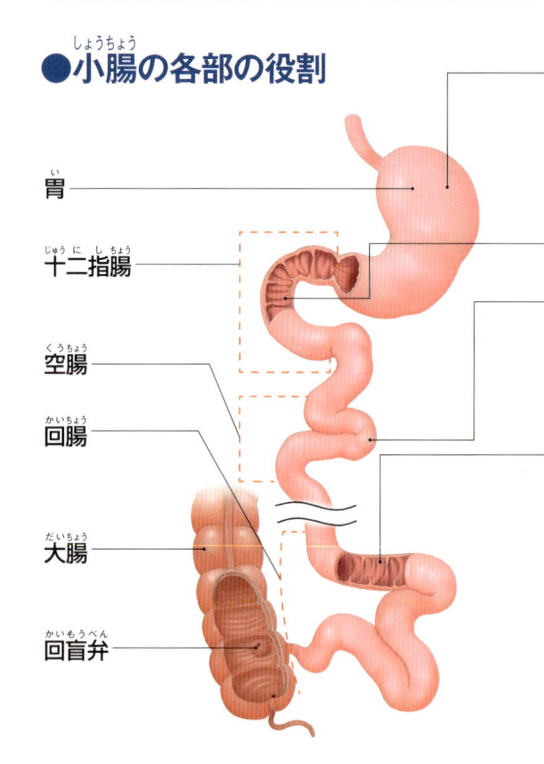

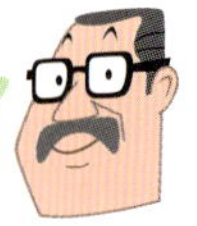

胃
十二指腸
空腸
回腸
大腸
回盲弁

胃
消化酵素のペプシンによって、蛋白質を小さなペプチドに分解する。

十二指腸
消化酵素を含んだ膵液や、脂質を乳化して消化酵素の働きを助ける胆汁が分泌される。

空腸
輪状ヒダや絨毛が豊富に存在し、栄養素の多くが空腸で吸収される。

回腸
輪状ヒダや絨毛が少なくなり、パイエル板というリンパ小節がみられる。

十二指腸内に分泌された消化酵素によって三大栄養素は分解され、輪状ヒダや絨毛が豊富に存在する空腸で主に吸収される。また、分泌される腸液にも消化酵素が含まれており、これらは主に炭水化物の分解に関与する。

回腸にリンパ小節が多いのは、腸内細菌叢の調節や、食物に含まれる病原微生物への対応のためです。

●小腸から吸収される栄養素

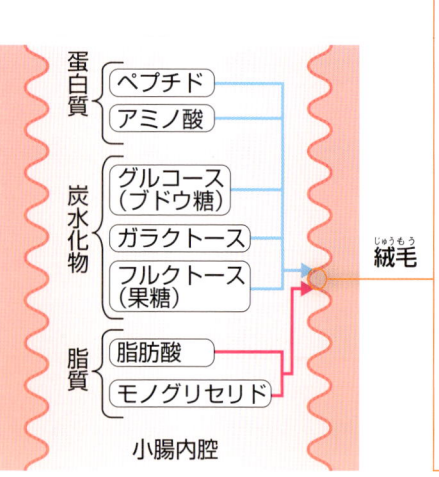

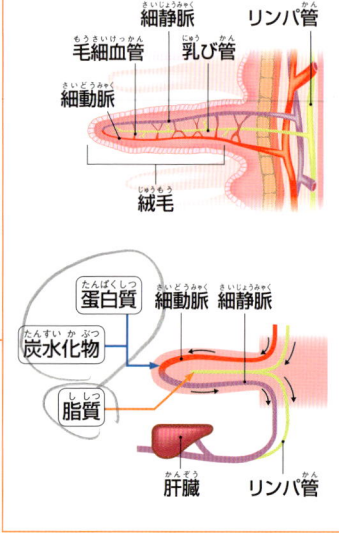

蛋白質
- ペプチド
- アミノ酸

炭水化物
- グルコース（ブドウ糖）
- ガラクトース
- フルクトース（果糖）

脂質
- 脂肪酸
- モノグリセリド

絨毛
小腸内腔

細静脈
毛細血管
乳び管
細動脈
絨毛

蛋白質
炭水化物
脂質
細動脈
細静脈
肝臓
リンパ管

消化酵素の働きで蛋白質はペプチドやアミノ酸に、炭水化物は単糖類のグルコース、ガラクトース（乳製品に含有）、フルクトース（果実やハチミツに含有）などに分解され、絨毛の毛細血管に吸収される。一方、脂質は脂肪酸とモノグリセリドに分解され、絨毛の乳び管と呼ばれるリンパ管に吸収され静脈に入る。これらは最終的に肝臓に入る。

用語解説　分節運動
小腸で起こる運動の一種。小腸で局所的な収縮・弛緩が起こることで糜粥と消化液が混和され、さらに糜粥を粘膜に押しつけることで栄養素を絨毛から吸収されやすくする。

人体を維持するために必要な栄養素の消化・吸収を行う、最も重要な器官が**小腸**である。人体に必要な栄養素は、大きく分けて**蛋白質**、**炭水化物**、**脂質**（"三大栄養素"ともいわれる）で、それらは小腸に向かう前に胃で部分的に消化されている。小腸では、膵臓からの膵液、肝臓や胆嚢からの胆汁、小腸から分泌される腸液などが作用して、これらに含まれている**消化酵素**などによって本格的な食物の消化が行われる。吸収されやすくなった栄養素は、粘膜表面の**絨毛**から吸収される。さらに水分のほとんども小腸で吸収される。

このほか、小腸は**分節運動**や**蠕動運動**によって糜粥を攪拌し、大腸へ送り出す機能をもっている。

一方、**大腸**は**便**の形成を第一の機能としている。結腸内腔に生育しているさまざまな腸内細菌が、小腸から送られてきた糜粥を発酵させ、便に変えていく。また、大腸では残った水分や若干のアミノ酸やビタミンの吸収も行われる。

●大腸の機能

タンパク質の残り → アミノ酸 → インドール／スカトール → 便中
　分解　産生　　　　　　　脂肪酸 → 肝臓 → 尿中
　腸内細菌

細菌による吸収・排泄
大腸内の細菌は残存蛋白質をアミノ酸に分解し、これをさらにインドールやスカトール、脂肪酸に変換する。また一部の細菌は、人体に必要なビタミンKやいくつかのビタミンB類も産生している。

内容物の移送
蠕動運動によって、大腸内の内容物を肛門側に向かって送り込む。食事のあとには胃への刺激と連動して（胃大腸反射）、大腸は大きな蠕動運動を起こす。朝食後の便意は、この胃大腸反射によって起こる。

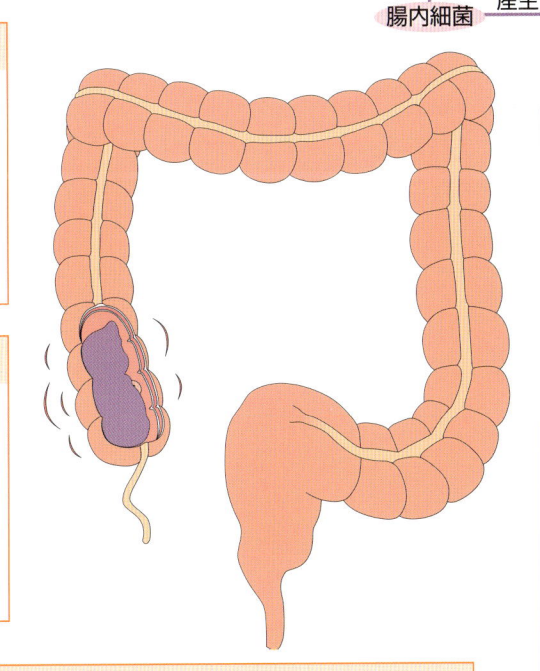

排便の準備
糜粥は大腸に3～10時間ほどとどまっているが、この間に水分が吸収されて固形・半固形の便となる。蠕動運動によって便はS状結腸から直腸に送り込まれ、その刺激によって直腸の縦走筋が収縮するとともに、内肛門括約筋が弛緩して排便が行われる。

水分とビタミンの吸収
ほとんどの水分は小腸で吸収されるが、大腸でも残りの水分が吸収される。また、ナトリウムや塩素などのイオン類や、食事から摂取されるいくつかのビタミン類も、大腸で吸収される。

大腸の機能としては、便の形成、腸内細菌による残存物質の分解、残存水分の吸収などがあげられる。細菌は残存蛋白質を分解して排泄・再吸収されやすくしている。また、人体はビタミンの生成ができないので、ビタミンを作り出す細菌の存在は不可欠な存在である。

ひとくちメモ
小腸のもう1つの役割
消化管は口腔や肛門という開放部をもち、食物を摂取するなど外部の物質を取り込むため、病原微生物に最もさらされやすい器官である。そのため、小腸は病原微生物から生体を防護する役割ももっている。小腸の粘膜にはパイエル板と呼ばれるドーム状の膨らみがあり、その下にはB細胞や樹状細胞などの免疫細胞が集まったリンパ小節があり、細菌感染から生体を防護している。このリンパ小節の集合部は、栄養素を吸収する空腸には少なく、回腸では非常に多い。

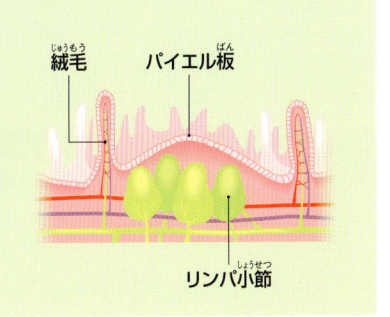

絨毛　パイエル板　リンパ小節

用語解説　蠕動運動 ▶ 吸収がほぼ終わり、分節運動が終了したころに起こるもので、糜粥を肛門側に向かって送り出す運動。

消化器系——構造

消化・吸収に関連する肝臓・胆嚢・膵臓

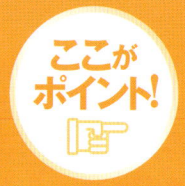

ここがポイント！ 胆汁は肝臓で作られ、胆嚢で濃縮されて総肝管や胆嚢管、総胆管を経て十二指腸に放出される。膵臓は、さまざまな消化酵素を含んだ膵液を膵管によって十二指腸に放出する。

食物は小腸で消化されて栄養素として身体に吸収されるが、そのためには炭水化物や蛋白質、脂質が吸収されやすいように分解されなければならない。そのための一部の消化酵素や、化学物質を分泌・放出する役目をもっているのが肝臓や胆嚢、膵臓である。

肝臓では胆汁が作られており、その主要成分である胆汁酸は、脂肪を小さくして水と混ざりやすくする性質がある（この働きを「乳化」と呼ぶ）。肝細胞で作られた胆汁は毛細胆管を通って集められ、最終的に総胆管に流れ込み、大十二指腸乳頭（ファーター乳頭）と呼ばれる開口部から十二指腸内に放出される。

膵臓で作られた膵液は、膵管を通って同じ大十二指腸乳頭から十二指腸内に放出されるが、途中で分かれる副膵管から放出されるルートもある。膵液にはさまざまな消化酵素が含まれており、消化・吸収に大きく関与している。これに対して胆嚢は分泌器官ではなく、肝臓が作り出した胆汁を食間時まで貯留させ、濃縮する役割をもっている。

膵臓と肝臓は、消化・吸収以外にもさまざまな役割を担っている重要な臓器だが、本章では消化器系の役割を中心に解説していく。

●肝臓・胆嚢・膵臓の腹腔内での位置

肝臓の右葉

肝十二指腸間膜
肝胃間膜とともに小網を形成。肝胃間膜と肝十二指腸間膜の明確な境はない。

胆嚢

胃の幽門部

十二指腸の上部

大網
大腸や小腸の前にエプロンのように垂れ下がっている腹膜で、脂肪に富んでいる。

上行結腸

横行結腸

十二指腸の水平部

肝鎌状間膜
2枚の腹膜からなる。

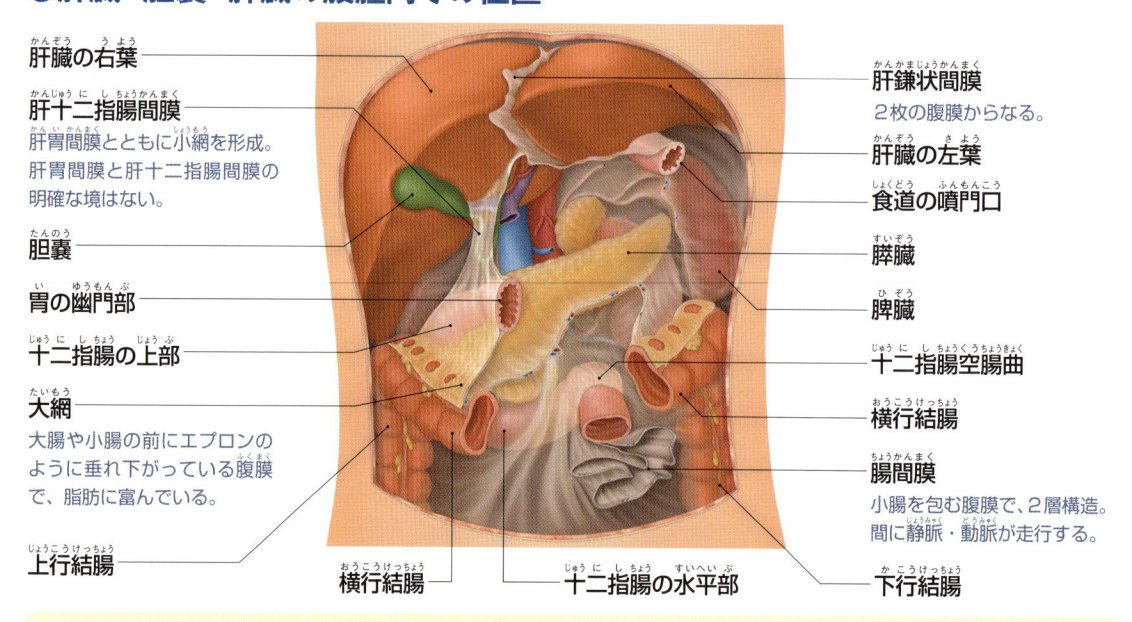

肝臓の左葉

食道の噴門口

膵臓

脾臓

十二指腸空腸曲

横行結腸

腸間膜
小腸を包む腹膜で、2層構造。間に静脈・動脈が走行する。

下行結腸

図は肝臓を上にめくりあげ、胃を取り除いた状態。膵臓は上腹部のやや右寄りに位置し、横隔膜の下に付着しており、下面は胃、十二指腸、横行結腸、右の腎臓に接している。胆嚢は肝臓の下面にあるナスの形をした臓器である。

用語解説 **小網** 肝胃間膜と、十二指腸上部および肝臓の後方をつなぐ肝十二指腸間膜からなる腹膜。

●肝臓・胆嚢・膵臓の位置と膵管および総胆管

総肝管
右肝管と左肝管から送られた胆汁は総肝管を通って胆嚢に向かう。

胆嚢管
胆嚢で濃縮された胆汁が送られる。

胆嚢

総胆管

副膵管（サントリーニ管）

小十二指腸乳頭

十二指腸

右葉　右肝管

肝鎌状間膜
肝臓を右葉と左葉に分ける膜。肝臓は一部を除いて腹膜内にある。

左葉

左肝管

肝門

膵管

膵臓

空腸

主膵管

大十二指腸乳頭（ファーター乳頭）

肝臓は、大きい右葉と左葉、そしてイラストでは見えないが、それらにはさまれて尾状葉と方形葉の4葉があり、横隔膜の下に接していることから呼吸時は横隔膜とともに上下に動く。また、肝臓の下面には左右の肝管（胆汁）、固有肝動脈（肝臓の栄養血管）、門脈（消化管からの静脈血）、リンパ管や神経の出入口である肝門がある。

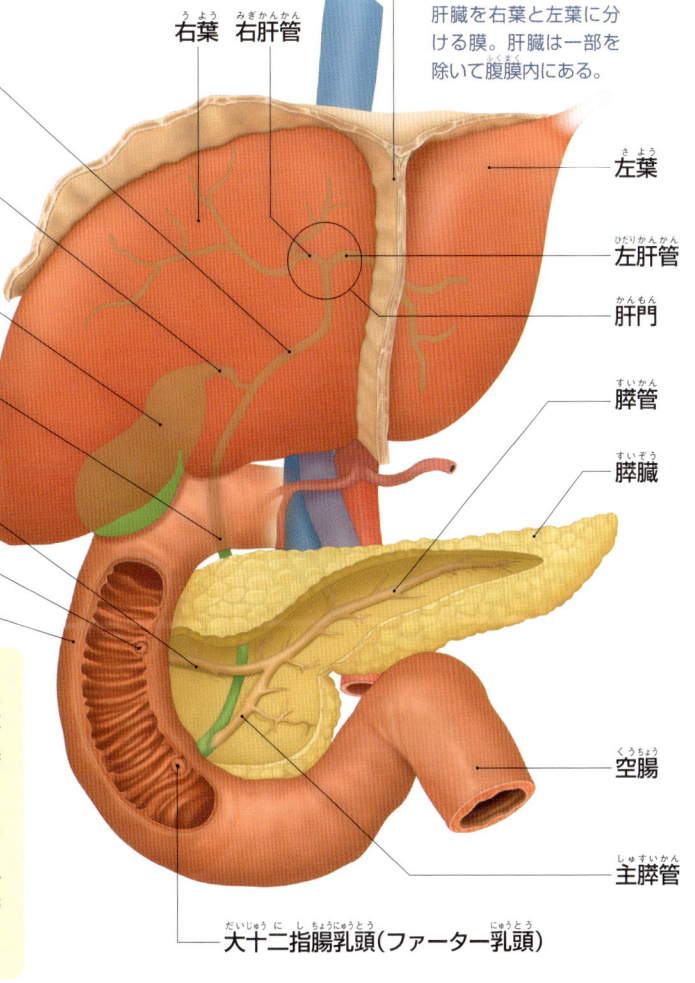

●膵液と胆汁の流れ

右肝管
肝臓
左肝管
胆嚢管
総肝管
胆嚢
総胆管
副膵管
膵臓
膵管
大十二指腸乳頭
十二指腸

→ 胆汁の流れ
→ 膵液の流れ

肝臓で作られた胆汁は総肝管に集められ、胆嚢で濃縮される。その後、胆汁は総胆管に入り、膵管から送られた膵液との共通の放出部である大十二指腸乳頭から放出される。一方、膵管は途中で分離して副膵管を形成している。

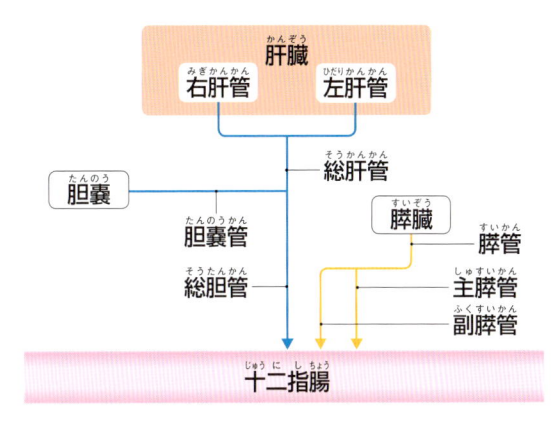

肝臓	
右肝管	左肝管

胆嚢 → 胆嚢管 → 総胆管
膵臓 → 膵管 → 主膵管・副膵管
→ 十二指腸

用語解説　大十二指腸乳頭 ▶ ファーター乳頭とも呼ばれ、オッディ括約筋があり、膵液と胆汁の流出を調節している。

第7章　消化器系

> 消化器系——構造

肉眼で見る肝臓と胆嚢

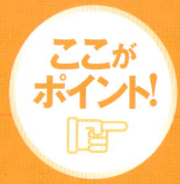

ここがポイント！
肝臓は右葉と左葉、方形葉、尾状葉の4つの葉に分けられる。肝臓に入る静脈は門脈と呼ばれ、消化管からの静脈血なので酸素は少なく栄養素が多い。胆嚢は洋梨の形をしており、胆嚢管で総肝管とつながっている。

●肝臓の外観

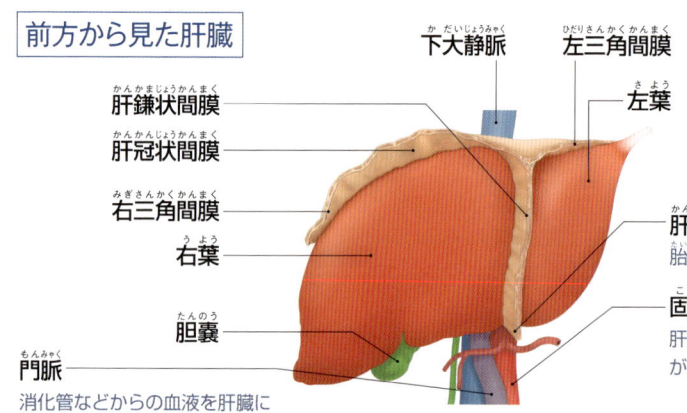

前方から見た肝臓

見た目は肝鎌状間膜をさかいに右葉と左葉に分かれており、右葉が大きい。また、下縁から胆嚢の底部が見える。三角間膜は右と左があり、その間は無漿膜野と呼ばれる。

ラベル:
- 下大静脈
- 左三角間膜
- 肝鎌状間膜
- 肝冠状間膜
- 左葉
- 右三角間膜
- 肝円索：胎生時のへその緒の名残で、臍静脈の痕跡がある。
- 右葉
- 胆嚢
- 固有肝動脈：肝臓に血液を送り込む動脈で、門脈ほど栄養素はないが酸素が豊富に含まれており、右枝・左枝に分かれる。
- 門脈：消化管などからの血液を肝臓に運ぶ静脈で、栄養素に富んでいるが酸素は乏しく、右枝・左枝に分かれる。

後方から見た肝臓

大静脈溝というくぼみには下大静脈が通っている（図のシルエット部分）。肝臓の後面と下面はⒶ右の腎臓、Ⓑ結腸、Ⓒ胃、Ⓓ十二指腸と、複数の臓器と接している。

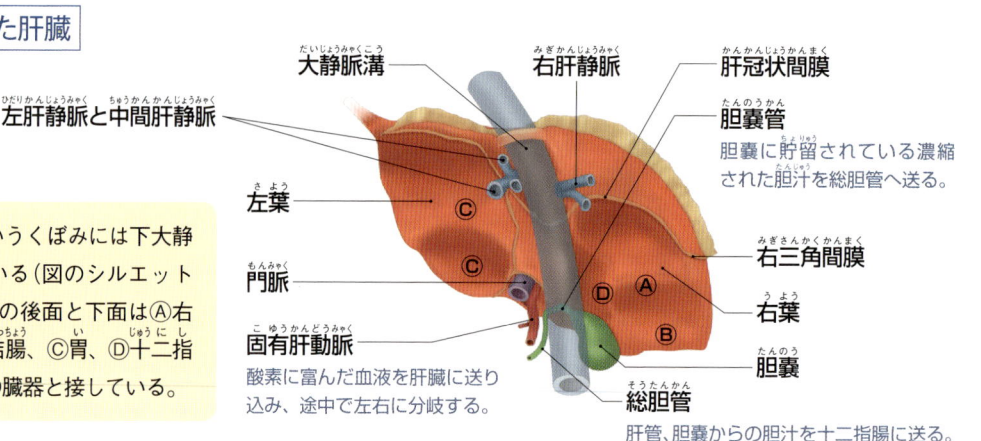

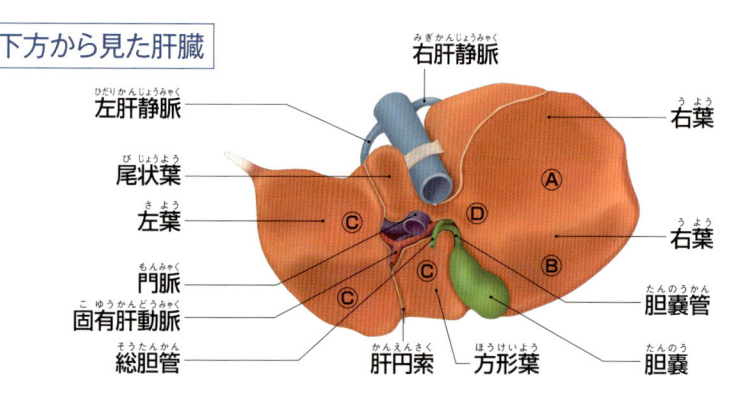

ラベル:
- 大静脈溝
- 右肝静脈
- 肝冠状間膜
- 左肝静脈と中間肝静脈
- 胆嚢管：胆嚢に貯留されている濃縮された胆汁を総胆管へ送る。
- 左葉
- 右三角間膜
- 門脈
- 右葉
- 固有肝動脈：酸素に富んだ血液を肝臓に送り込み、途中で左右に分岐する。
- 胆嚢
- 総胆管：肝管、胆嚢からの胆汁を十二指腸に送る。

下方から見た肝臓

肝臓の下面は、Ⓐ右の腎臓、Ⓑ結腸、Ⓒ胃、Ⓓ十二指腸などと接しているため、凹凸が激しい。

ラベル:
- 右肝静脈
- 左肝静脈
- 尾状葉
- 右葉
- 左葉
- 門脈
- 固有肝動脈
- 総胆管
- 肝円索
- 方形葉
- 胆嚢管
- 胆嚢

用語解説　臍静脈：胎児に胎盤から血液を送る静脈。静脈と呼ばれるが、胎盤で母体の血液から酸素と栄養素を受け取った動脈血を送り込む。

174

肝臓の平均的な重量はおよそ1.2〜1.4kgあり、体内にある器官としては最大である。肝臓は一部を除いて腹膜によって覆われており、表面は非常につややかに見える。これらを覆っている腹膜の折り返す部分は、**肝鎌状間膜**や**肝冠状間膜**、**三角間膜**と呼ばれる。肝冠状間膜は横隔膜とつながっており、肝臓を横隔膜から吊り下げている。

肝臓は肝鎌状間膜を境界に、比較的大きな**右葉**とやや小さい**左葉**に分けられる。下面には**方形葉**、後方には**尾状葉**がある。また、後方には下大静脈があり、**門脈**から肝臓に入った血液は、内部の中心静脈や肝静脈などを経て下大静脈に流入し、心臓に向かう。

胆嚢は肝臓の右葉下面にある長さ7〜10cmの洋梨形の器官で、前から見ると肝臓の下縁からつり下がって見える。袋状であり、胆嚢頸部から細くなって胆嚢管となり、総肝管につながり、総胆管となる。肝臓から独立してはいるが、膜組織によって包み込まれることで肝臓と一体化している。

●血管の分布と肝区域

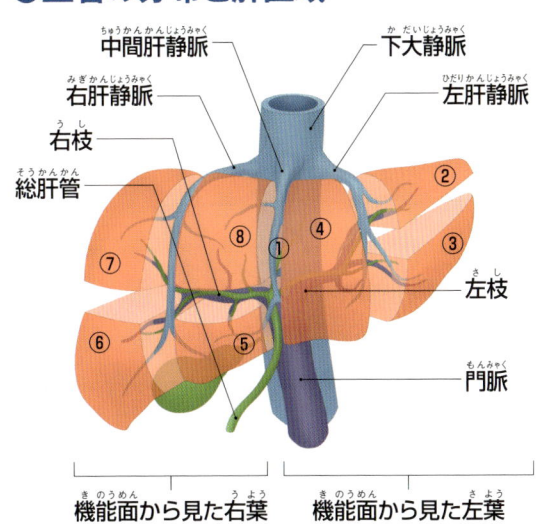

中間肝静脈　下大静脈
右肝静脈　左肝静脈
右枝
総肝管
左枝
門脈

機能面から見た右葉　機能面から見た左葉

肝臓は内部の血管の分布を基準に肝区域に分けられる。肝区域による右葉と左葉の分け方は、血管の分布による機能面からの区分なので、肉眼による右葉・左葉とは少し異なっている点に注意する。

●胆嚢のしくみと配置

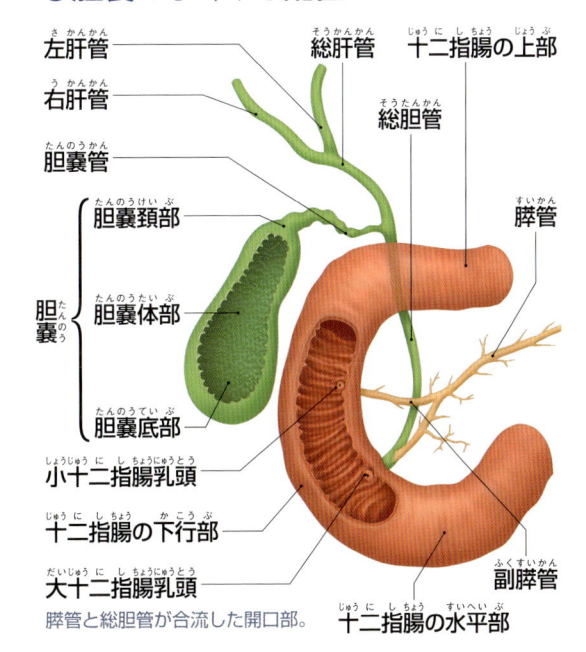

左肝管　総肝管　十二指腸の上部
右肝管　総胆管
胆嚢管　　　　　膵管
胆嚢頸部
胆嚢｛胆嚢体部
　　　胆嚢底部
小十二指腸乳頭
十二指腸の下行部
大十二指腸乳頭　副膵管
膵管と総胆管が合流した開口部。　十二指腸の水平部

胆嚢は下が幅広い洋梨型をしており、下から底部・体部・頸部と呼ばれる。頸部から胆嚢管が伸びて総肝管とつながり、総胆管となって十二指腸に胆汁を送り込む。

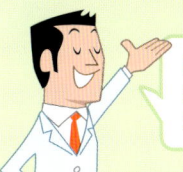

ひとくちメモ
肝硬変と胆石

肝炎ウイルスやアルコールなどで障害を受けた肝臓は、その障害を修復しようとする際に硬い膠原線維（蛋白質）を作る。これが肝臓の広範囲にできた状態を**肝硬変**と呼び、肝機能の低下によりさまざまな症状を引き起こす。治療には、ウイルスが原因の場合は抗ウイルス薬の投与、薬物療法、肝移植手術などがある。胆嚢疾患としては**胆石**がある。胆石は、胆汁酸やレシチン、コレステロールといった胆汁の成分が胆嚢の内部で固まったもので、脂っこい食物の大量摂取など食生活に関係している。治療には食事療法や、催胆薬・排胆薬などの薬物療法、摘出手術が実施される。

> 胆石の治療には、このほか音波による胆石の破砕もあります。

用語解説 ▶ 無漿膜野　肝臓は全体的に腹膜と呼ばれる漿膜におおわれているが、横隔膜に接するところで部分的に漿膜がない個所がある。このような部分を無漿膜野と呼ぶ。

≫ 消化器系——機能

多岐にわたる肝臓の機能

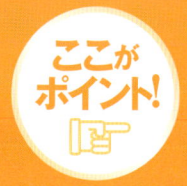

ここがポイント!
肝臓は、門脈によって運ばれてくる栄養素の貯蔵・代謝や、有害物質の解毒、鉄分や各種ビタミンなどを貯蔵するなど、さまざまな役割をもつ。また、消化液の一種である胆汁を産生する。

肝臓には酸素を多く含んだ肝動脈のほかに、消化管から吸収された栄養素を豊富に含んだ血液を運ぶ静脈である門脈が入る。門脈が運ぶ血液量は肝動脈のおよそ4倍にも達し、小腸で吸収され門脈によって運ばれた物質のほとんどは、肝臓でさまざまな作用を受ける。

まず、肝臓は小腸で吸収されたグルコースや脂質、アミノ酸の代謝を行う。血糖値が低下したときは、取り込んで貯蔵しているグリコーゲンを分解してグルコースを生成し、血液中に放出する。また脂質においては、脂肪酸を分解してATPを産生したり、リポ蛋白質やコレステロールの合成を行う。蛋白質代謝では、吸収したアミノ酸からアルブミンなどの血漿蛋白や、血液凝固因子などを合成する。

また、有害物質を解毒し、胆汁中に排泄する**解毒作用**をもっている。例えばアルコールはアルコール分解酵素によって、薬物も薬物代謝酵素シトクロームP450によって代謝(解毒)される。

赤血球の生産のために必要な鉄分をはじめ、各種ビタミンの貯蔵機能も役割の1つである。また、1日当たり800～1000mℓもの**胆汁**を産生する。

このほかにも、ビタミンDの活性化や、エストロゲン(女性ホルモン)などのホルモンの不活化、老化した赤血球や白血球を肝臓内のクッパー細胞が処理するなどの機能もある。

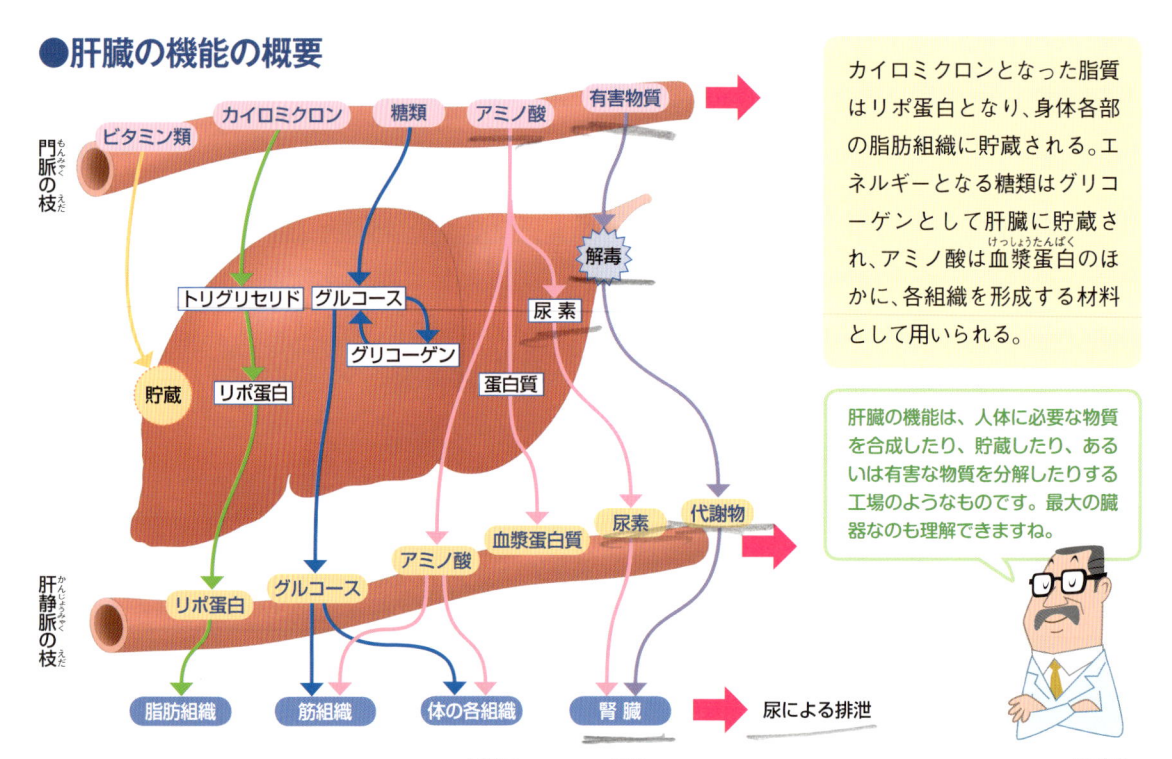

●肝臓の機能の概要

カイロミクロンとなった脂質はリポ蛋白となり、身体各部の脂肪組織に貯蔵される。エネルギーとなる糖類はグリコーゲンとして肝臓に貯蔵され、アミノ酸は血漿蛋白のほかに、各組織を形成する材料として用いられる。

肝臓の機能は、人体に必要な物質を合成したり、貯蔵したり、あるいは有害な物質を分解したりする工場のようなものです。最大の臓器なのも理解できますね。

用語解説　血漿蛋白　血液中にある蛋白質の総称で、肝臓で合成されて脂肪酸などの輸送を行うアルブミンや、免疫細胞のB細胞が合成する抗体のγグロブリン、血液凝固因子のフィブリノーゲンなどがある。

Chapter 7

●肝臓における血液の流れ──血管

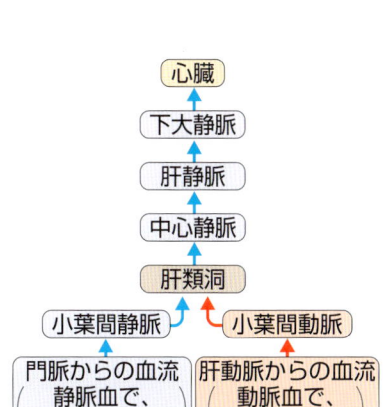

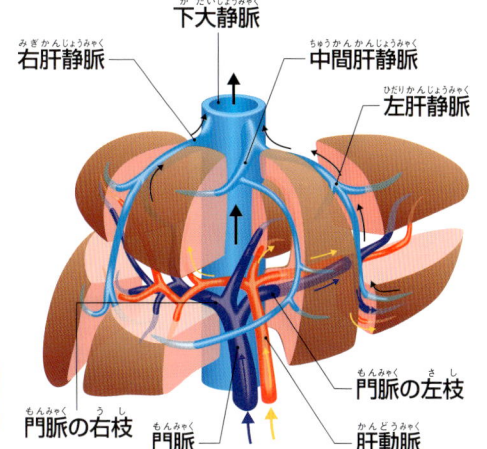

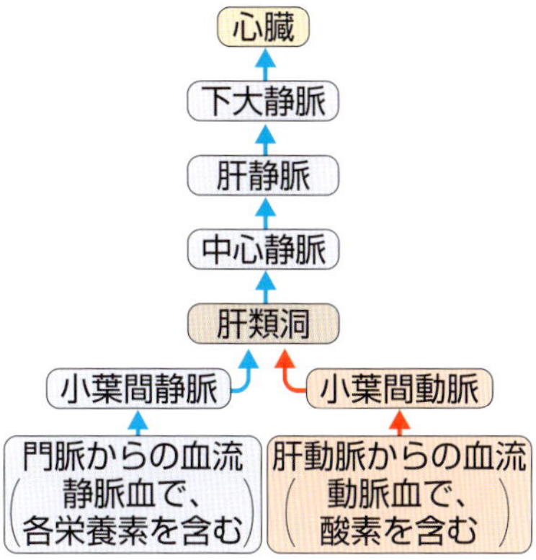

心臓
↑
下大静脈
↑
肝静脈
↑
中心静脈
↑
肝類洞
↑
小葉間静脈 ← 小葉間動脈
↑　　　　　　↑
門脈からの血流　　肝動脈からの血流
（静脈血で、　　　（動脈血で、
各栄養素を含む）　酸素を含む）

下大静脈
右肝静脈　中間肝静脈
　　　　　左肝静脈
門脈の右枝
門脈
門脈の左枝
肝動脈

肝臓への血流は、右図のように肝動脈と門脈の2系統ある。右は肝区域ごとの門脈の左右枝、肝静脈の分布の概念で、肝臓の全区域に血管が張り巡らされているのがわかる。

●肝臓における血液の流れ──肝小葉

肝細胞が不規則に並んでいるわけではなく、肝小葉という直径1mmの多面体の単位がブロックのように組み合わされて肝臓を形成している。物質の代謝・合成などを行うのは肝類洞に血液が流れているときである。

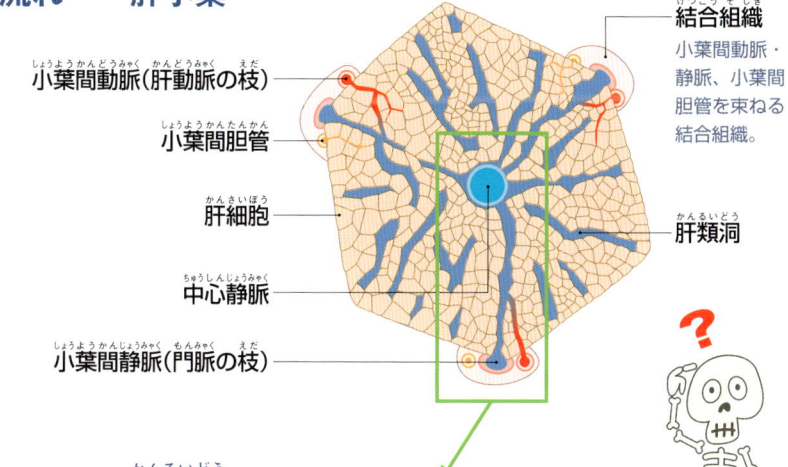

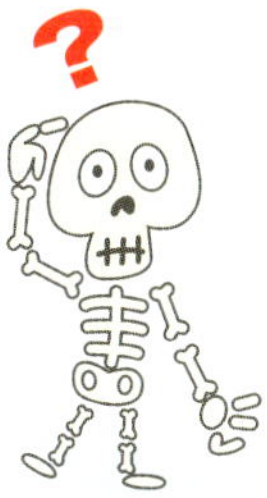

小葉間動脈（肝動脈の枝）
小葉間胆管
肝細胞
中心静脈
小葉間静脈（門脈の枝）

結合組織
小葉間動脈・静脈、小葉間胆管を束ねる結合組織。

肝類洞

●肝臓における血液の流れ──肝類洞

小葉間静脈と小葉間動脈から流れてきた血液は、両方とも肝類洞に入る。肝類洞は透過性が高く物質を通すことができるため、肝細胞は栄養素などの物質の代謝・合成を行うことが可能となる。

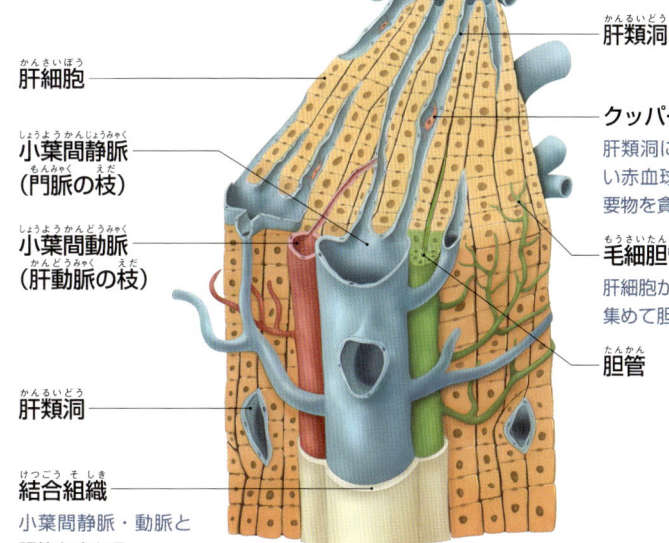

肝細胞
小葉間静脈（門脈の枝）
小葉間動脈（肝動脈の枝）
肝類洞
結合組織
小葉間静脈・動脈と胆管を束ねる。

中心静脈
肝類洞
クッパー細胞
肝類洞に流れ込んできた古い赤血球や白血球などの不要物を貪食する役割をもつ。
毛細胆管
肝細胞が産生した胆汁を集めて胆管に運ぶ。
胆管

第7章 消化器系

用語解説 カイロミクロン ▶ 胆汁の成分である胆汁酸によって乳化され、小さな小滴（ミセルという）となった脂質が、小腸の絨毛に取り込まれたあと蛋白質の袋に包み込まれた状態をいう。

≫ 消化器系──構造と機能

さまざまな消化酵素を分泌する膵臓

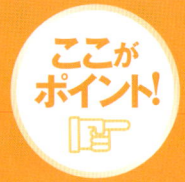

ここがポイント！
膵臓が分泌する消化酵素によって、栄養素は吸収されやすいように分解される。膵臓の小単位である小葉は、複数の外分泌腺部の腺房と、1つの内分泌腺部の膵島（ランゲルハンス島）によって形成される。

膵臓は長さ12〜15cm、重さおよそ70gの細長い形をした器官である。腹腔の後側にあり、胃の大弯の後方に位置しており、膵頭、膵体そして膵尾に分けられる。

膵頭は十二指腸のC字形に弯曲した部分にはまり込んだ部分で、他の部分と比べて肥厚している。また、下方に向けて鉤状に曲がった鉤状突起がある。この膵頭から左側に向かって伸びたところを**膵体**といい、さらに先が細い**膵尾**へと続いている。

膵臓の大部分は**腺房**と呼ばれる外分泌腺細胞によって構成されている。膵臓の99％を占める腺房は外分泌腺部を構成してさまざまな消化酵素を分泌するが、この腺房の間には**膵島**（ランゲルハンス島）と呼ばれる組織が存在する。膵島は膵臓全体のわずか1％を占めるだけだが、インスリンなどの重要なホルモンを分泌する内分泌腺である。

外分泌腺部の細胞によって作られた**膵液**は、膵臓内に張り巡らされた小さな導管に入り、より太い導管に集められて、最終的に**膵管（主膵管）**と**副膵管（サントリーニ管）**という2本の管に送られる。主膵管（ヴィルズング管）は総胆管と合流して**大十二指腸乳頭（ファーター乳頭）**に開口し、膵液と胆嚢からの胆汁を十二指腸内に放出する。一方、副膵管は**小十二指腸乳頭**に開口して、膵液を放出する。

膵液には多種類の消化酵素が含まれており、蛋白質や脂質、炭水化物の分解などを行う。

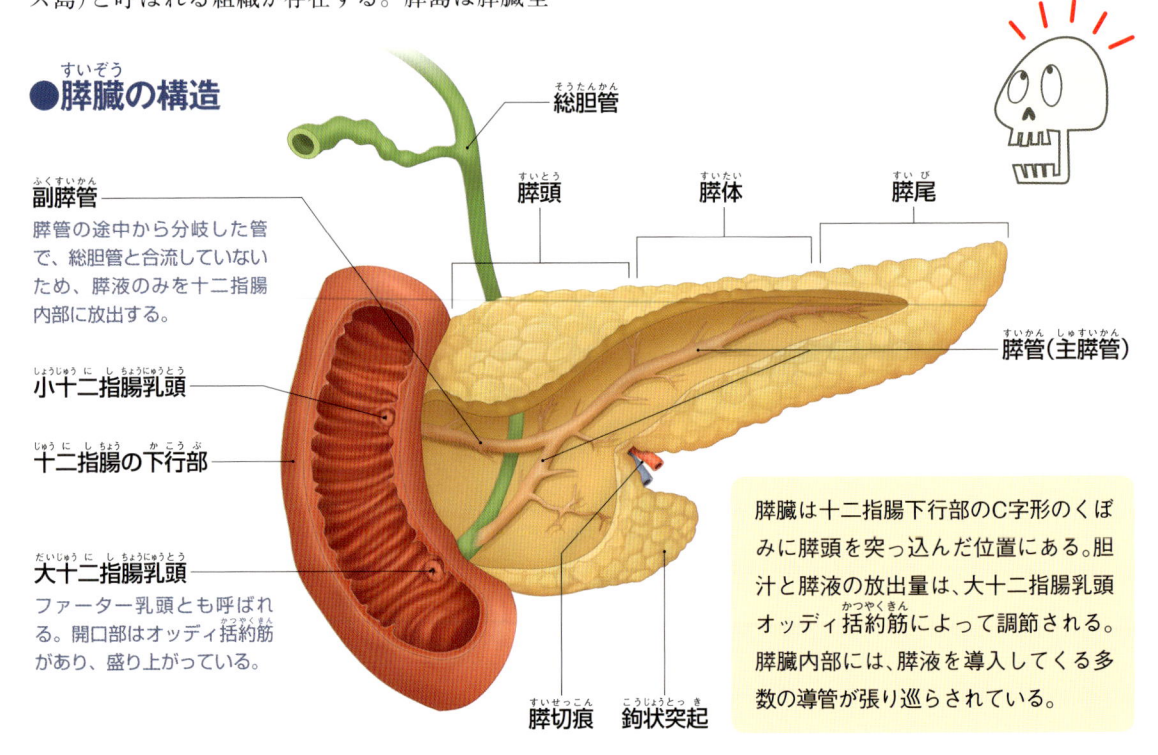

●膵臓の構造

- 総胆管
- 膵頭
- 膵体
- 膵尾
- 副膵管：膵管の途中から分岐した管で、総胆管と合流していないため、膵液のみを十二指腸内部に放出する。
- 小十二指腸乳頭
- 十二指腸の下行部
- 大十二指腸乳頭：ファーター乳頭とも呼ばれる。開口部はオッディ括約筋があり、盛り上がっている。
- 膵管（主膵管）
- 膵切痕
- 鉤状突起

膵臓は十二指腸下行部のC字形のくぼみに膵頭を突っ込んだ位置にある。胆汁と膵液の放出量は、大十二指腸乳頭オッディ括約筋によって調節される。膵臓内部には、膵液を導入してくる多数の導管が張り巡らされている。

用語解説 門脈 ▶ 毛細血管網が集まって静脈となったあと、再度、毛細血管網に分かれる血管のこと。

●膵臓を構成する小葉

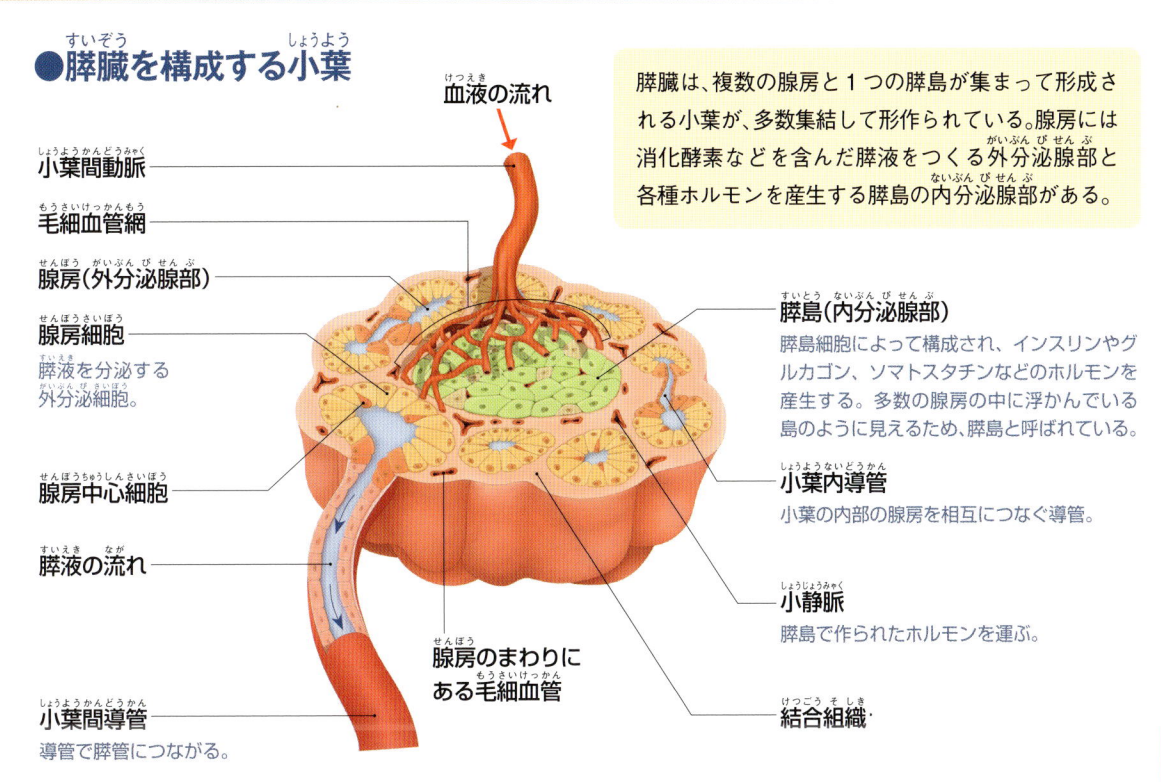

膵臓は、複数の腺房と1つの膵島が集まって形成される小葉が、多数集結して形作られている。腺房には消化酵素などを含んだ膵液をつくる外分泌腺部と各種ホルモンを産生する膵島の内分泌腺部がある。

- **血液の流れ**
- **小葉間動脈**
- **毛細血管網**
- **腺房（外分泌腺部）**
- **腺房細胞**：膵液を分泌する外分泌細胞。
- **腺房中心細胞**
- **膵液の流れ**
- **小葉間導管**：導管で膵管につながる。
- **腺房のまわりにある毛細血管**
- **膵島（内分泌腺部）**：膵島細胞によって構成され、インスリンやグルカゴン、ソマトスタチンなどのホルモンを産生する。多数の腺房の中に浮かんでいる島のように見えるため、膵島と呼ばれている。
- **小葉内導管**：小葉の内部の腺房を相互につなぐ導管。
- **小静脈**：膵島で作られたホルモンを運ぶ。
- **結合組織**

●消化酵素の作用

図と表には膵臓からの消化酵素だけでなく、小腸粘膜から分泌される主な消化酵素も含めている。糖質・蛋白質・脂質は吸収されやすいように、消化酵素によってペプチドやアミノ酸にまで分解される。各消化酵素と代謝される物質の関係に注意する。

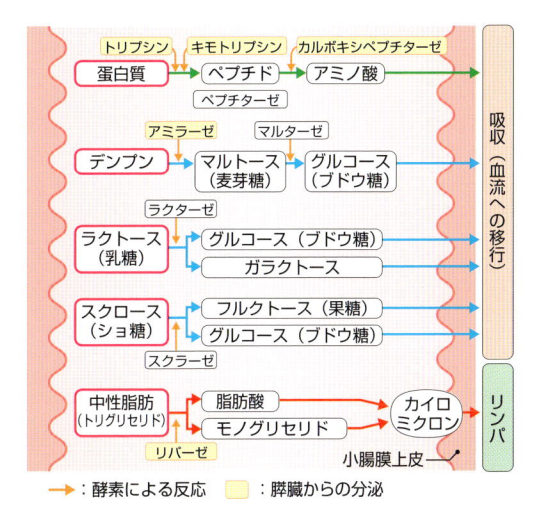

→：酵素による反応　　□：膵臓からの分泌

消化酵素の種類

	酵素	分泌器官	分解する対象物	産生物
糖質の消化	唾液・膵アミラーゼ	唾液腺・膵臓	デンプン	マルトース（麦芽糖で二糖類）、マルトトリオース（三糖類）など
	ラクターゼ	小腸	乳糖（ラクトース）	グルコース、ガラクトース
	スクラーゼ	小腸	ショ糖（スクロース）	グルコース、フルクトース
	マルターゼ	小腸	麦芽糖（マルトース）	グルコース
タンパク質の消化	トリプシン	膵臓	蛋白質	ペプチド
	キモトリプシン	膵臓	蛋白質	ペプチド
	カルボキシペプチターゼ	膵臓	ペプチド	ペプチドとアミノ酸
	ペプシン	胃	蛋白質	ペプチド
	ペプチターゼ	小腸	最終的なアミノ酸や大きなペプチド	ペプチドとアミノ酸
脂質の消化	リパーゼ	膵臓	中性脂肪（トリグリセリド）	脂肪酸とモノグリセリド
	胆汁酸塩※	肝臓	大滴の脂肪	小滴の脂肪

※胆汁酸塩は酵素ではないが、ここでは消化器系における栄養の代謝・分解に関与するという意味で表に掲載した。

用語解説　ペプチド▶約20種類のアミノ酸が決まった順番でつながっている蛋白質の小さな断片。

もう一度、チェックしてみよう！（7）

解答は285ページ

☐部分の名称を入れてください。

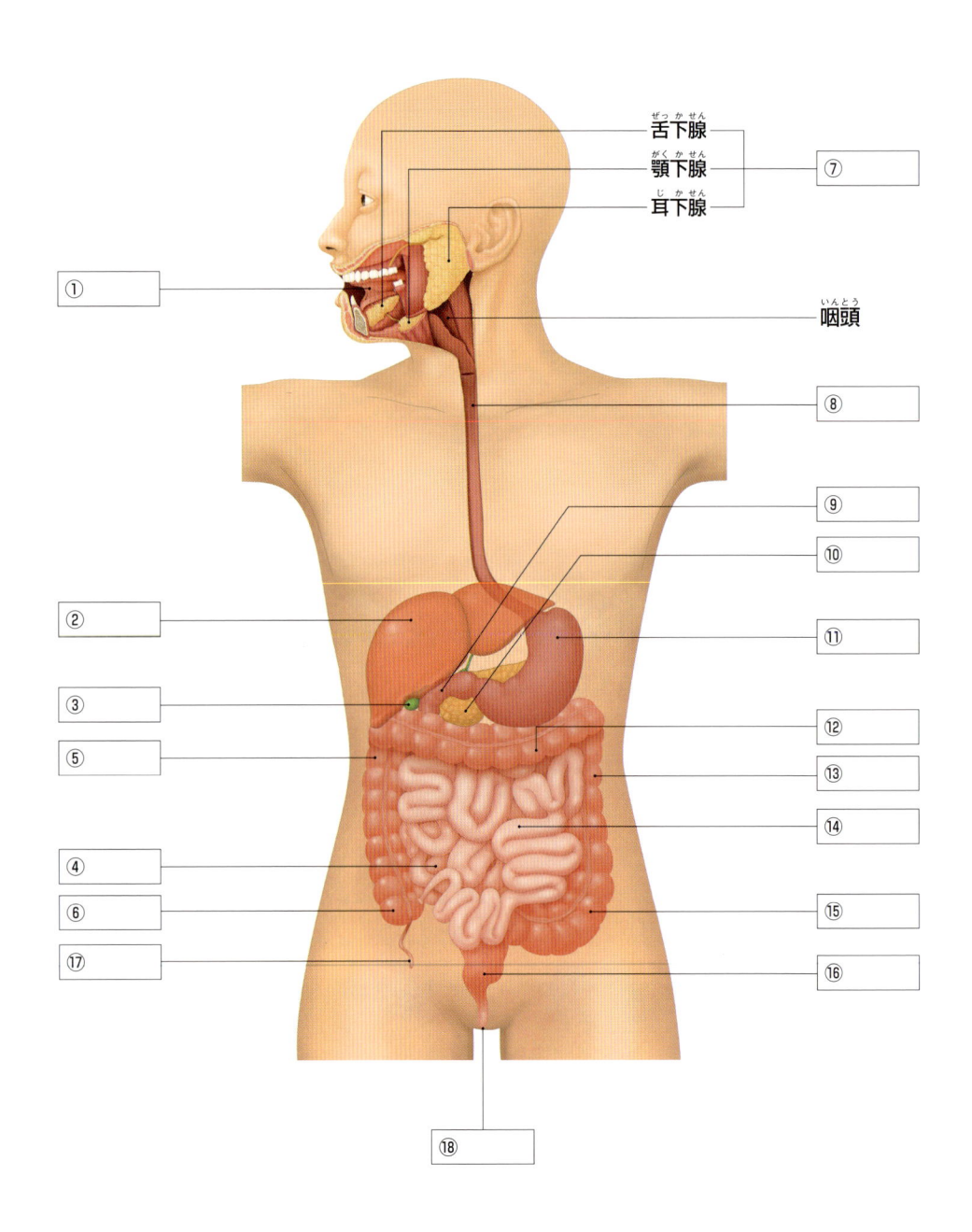

舌下腺
顎下腺　⑦
耳下腺

① 　　　咽頭

⑧
⑨
⑩
② 　　　⑪
③
⑤ 　　　⑫
　　　⑬
　　　⑭
④
⑥ 　　　⑮
⑰ 　　　⑯

⑱

180

Chapter 8

第8章 呼吸器系

呼吸器系は、気道を通って運ばれた空気から肺の肺胞が酸素をとり入れ、二酸化炭素を放出するガス交換を行う働きをしている。また、咽頭の声帯を中心に発声にも関与している。

- ●呼吸器系の概観 …………………………………… 182
- ●鼻腔のしくみ ……………………………………… 184
- ●軟骨と靱帯からなる喉頭 ………………………… 186
- ●「発声」と「分別」を行う喉頭 …………………… 188
- ●気管・気管支と肺胞 ……………………………… 190
- ●異物の排除とガス交換 …………………………… 192
- ●肺の構造①──肺の位置 ………………………… 194
- ●肺の構造②──肺の内側面 ……………………… 196
- ●肺の構造③──気管支と肺区域 ………………… 198
- ●呼吸と呼吸運動 …………………………………… 200

呼吸器系——構造

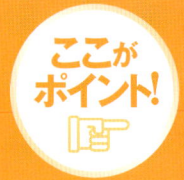

呼吸器系の概観

> **ここがポイント！**
> 呼吸器系は、酸素を取り込んで二酸化炭素を取り除くガス交換を行っており、呼吸器系と心臓血管系は、酸素の取り込みとその輸送に関して密接な関係にある。空気の通り道である気道は、上気道と下気道に大別される。

呼吸器系は外界から酸素(O_2)を取り込み、同時に体の各組織を構成している細胞からの二酸化炭素(CO_2)を体外に排出する組織全体をいう。

その中心となっている臓器は肺で、そこで取り込まれた酸素は心臓血管系の血管を介して全身に運ばれ、不要になった二酸化炭素も同じく血管によって運搬されて肺から排出されるので、呼吸器系と心臓血管系は密接な関係があるといえる。酸素を取り込んで二酸化炭素を取り除くことをガス交換といい、呼吸器系はこのガス交換の中心的組織である。

ガス交換がスムーズにいかない場合、二酸化炭素が体内に蓄積して体が酸性となり、細胞傷害が起こる。このため、呼吸器系は身体の恒常性を維持するための重要な器官といえる。

鼻腔から終末細気管支(190・191ページ参照)までは気道と呼ばれ、おもに空気を導く通路の役割を果たしている。終末細気管支以降は、実際にガス交換を行う役割を担っている。鼻腔から喉頭までを上気道、それ以降から終末細気管支までを下気道という。実際には、上気道は外鼻・鼻腔・咽頭・喉頭までをいい、気管・気管支・肺からなる

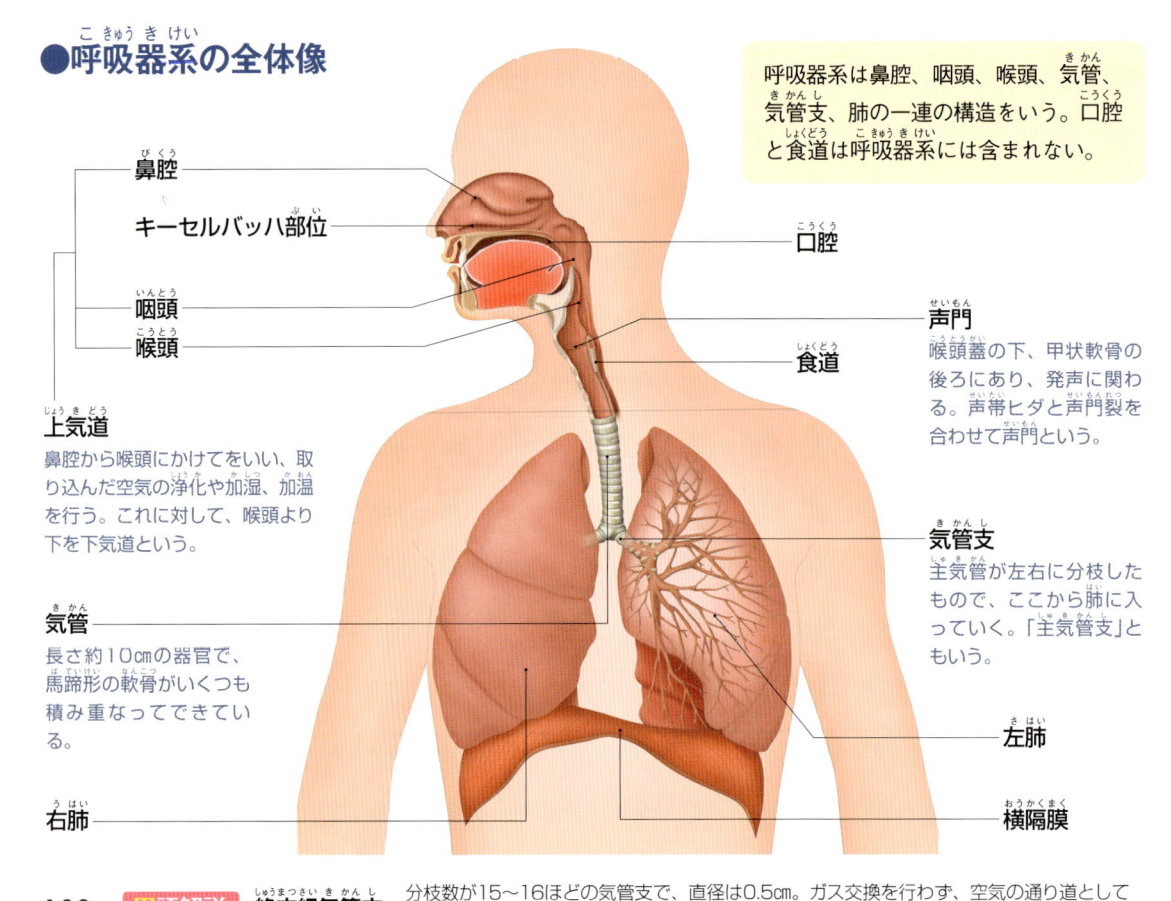

●呼吸器系の全体像

鼻腔
キーセルバッハ部位
咽頭
喉頭

上気道
鼻腔から喉頭にかけてをいい、取り込んだ空気の浄化や加湿、加温を行う。これに対して、喉頭より下を下気道という。

気管
長さ約10cmの器官で、馬蹄形の軟骨がいくつも積み重なってできている。

右肺

口腔

声門
喉頭蓋の下、甲状軟骨の後ろにあり、発声に関わる。声帯ヒダと声門裂を合わせて声門という。

食道

気管支
主気管が左右に分枝したもので、ここから肺に入っていく。「主気管支」ともいう。

左肺

横隔膜

> 呼吸器系は鼻腔、咽頭、喉頭、気管、気管支、肺の一連の構造をいう。口腔と食道は呼吸器系には含まれない。

用語解説　終末細気管支▶ 分枝数が15〜16ほどの気管支で、直径は0.5cm。ガス交換を行わず、空気の通り道としての機能を持つ。

部分が下気道となる。

気道は鼻腔から咽頭に連続しているが、この咽頭は消化器系の食道ともつながっている。喉頭と気管は食道の前方にあり、下に向かうと左右の主気管支に分かれて肺に入り、さらに細かく枝分かれしていく。

呼吸器系は空気の通り道である気道部分と、ガス交換を行う呼吸部分に分けられるといってよい。

●呼吸器系と心臓血管系の相互関係

外界の酸素（O_2）は肺で血液中に取り込まれ、肺静脈そして心臓の左心房・左心室（左心）を経てから動脈に乗って全身に送られる。逆に血液中の二酸化炭素（CO_2）は静脈を経て心臓の右心房・右心室（右心）から肺動脈そして肺に送られ、体外に排泄される。

ひとくちメモ
異物が入りやすいのは？

分岐した主気管支は左右の肺に向かっておのおの下行していくが、右主気管支は左主気管支と比べて下行の角度が急で垂直に近く、また内径も太く短くなっている。これに対し、左主気管支の角度は緩やかになっている。これは心臓の心尖が左に寄っているからだが、このため気管に入った異物は、左主気管支よりも、角度が急な右手気管支に入ることが多い。

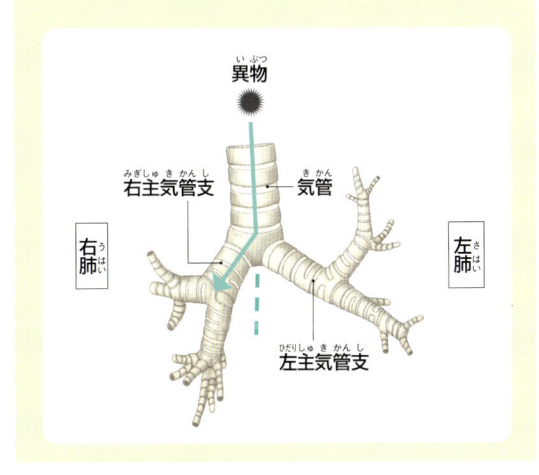

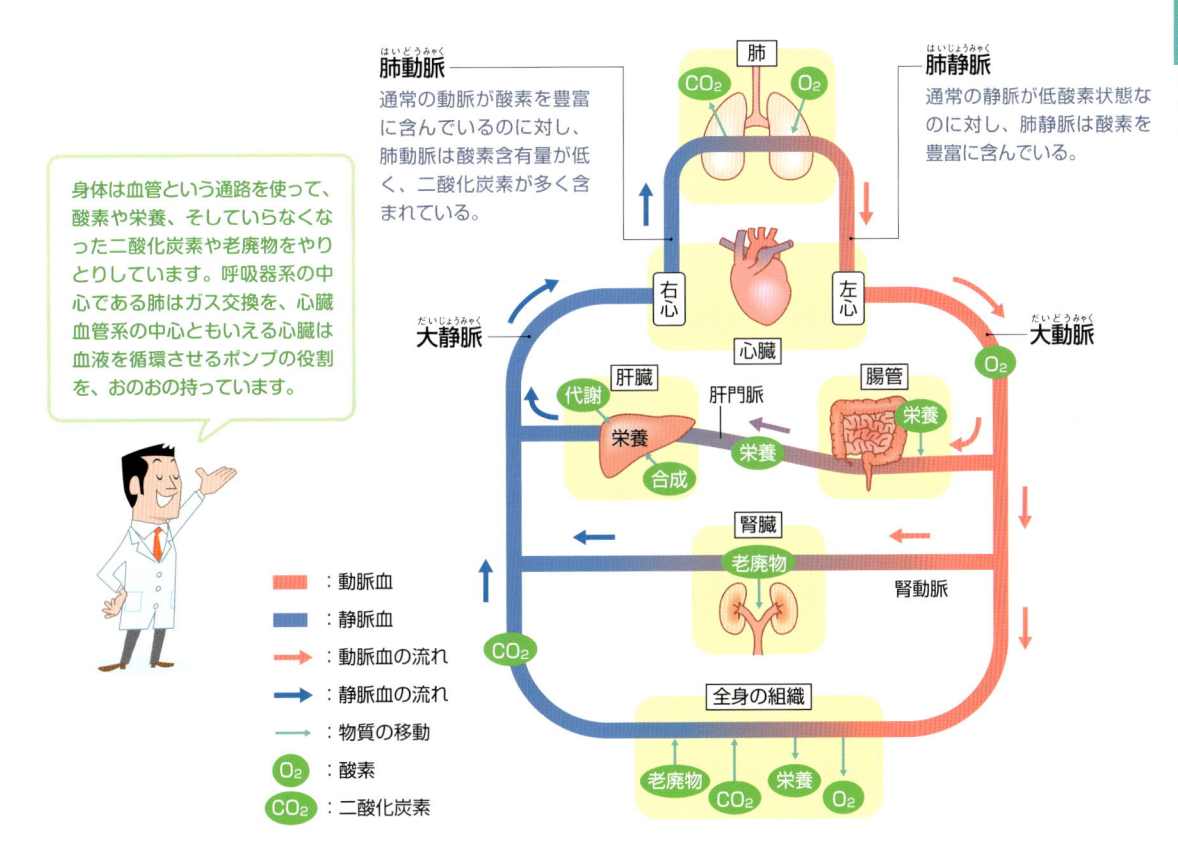

身体は血管という通路を使って、酸素や栄養、そしていらなくなった二酸化炭素や老廃物をやりとりしています。呼吸器系の中心である肺はガス交換を、心臓血管系の中心ともいえる心臓は血液を循環させるポンプの役割を、おのおの持っています。

肺動脈
通常の動脈が酸素を豊富に含んでいるのに対し、肺動脈は酸素含有量が低く、二酸化炭素が多く含まれている。

肺静脈
通常の静脈が低酸素状態なのに対し、肺静脈は酸素を豊富に含んでいる。

：動脈血
：静脈血
→：動脈血の流れ
→：静脈血の流れ
→：物質の移動
O_2：酸素
CO_2：二酸化炭素

用語解説 心尖 ▶ 心臓を斜め左下に向く円錐形と見なした場合左心室の尖端に当たる部分。

呼吸器系——構造

鼻腔のしくみ

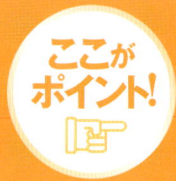

ここがポイント！
内鼻の空間である鼻腔は血管が集まっている粘膜に覆われており、とり込んだ空気を加湿・加温させる。鼻腔には、副鼻腔（上顎洞・前頭洞・蝶形骨洞・篩骨洞）と呼ばれる頭蓋骨内の空洞の開口部がある。

上気道の全体

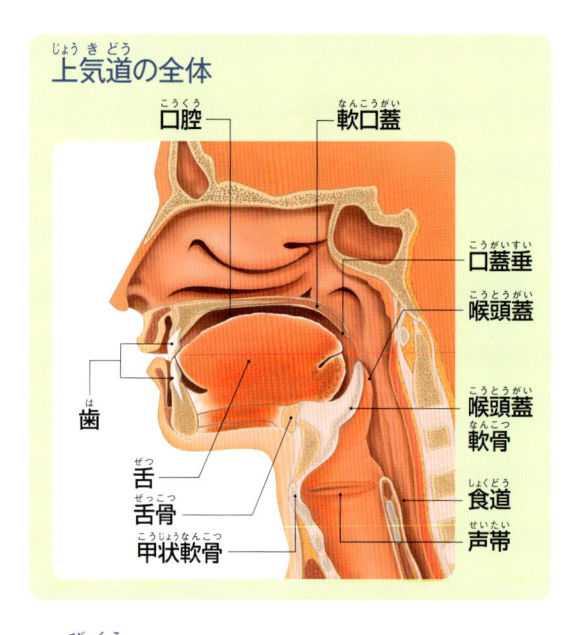

口腔／軟口蓋／口蓋垂／喉頭蓋／喉頭蓋軟骨／食道／声帯／甲状軟骨／舌骨／舌／歯

鼻は顔面に突出している**外鼻**部分と、頭蓋骨内部にある**内鼻**部分に分けられる。外鼻の左右2つの開口部は外鼻孔と呼ばれ、内鼻部分に通じている。

内鼻の空間は**鼻腔**と呼ばれ、粘膜に覆われており、鼻中隔によって左右に分けられている。この鼻中隔の外鼻孔に近い部分の粘膜には前篩骨動脈や大口蓋動脈、上唇動脈などから分枝した血管が多数、密集しているが、この部分をキーゼルバッハ部位と呼び、この部分で鼻出血が起こりやすい。

鼻中隔の反対側の鼻腔側壁には**鼻甲介**と呼ばれる張り出しが突き出ている。鼻甲介は上から上・中・下の3つがあり、鼻腔内に3つの鼻道を形成

●鼻腔の内側壁

鼻甲介
鼻腔の外側壁から張り出している突起で、上・中・下の3つがあり、上鼻道・中鼻道・下鼻道を区分している。

上鼻甲介／中鼻甲介／下鼻甲介

前頭洞
前頭骨内にある空洞で、薄い骨の中隔によって左右に分けられている。

鼻前庭
鼻前庭には鼻毛がはえている。

空気

蝶形骨洞
蝶形骨内にある空間。鼻腔の後方上部にあり、開口部によって鼻腔とつながっている。

咽頭扁桃／耳管隆起／軟口蓋

上鼻道の空気の流れ／中鼻道の空気の流れ／下鼻道の空気の流れ

図は、鼻中隔を取り除いて右の側壁を描いている。3つの鼻甲介によって空気の通り道である鼻道が形成されている。鼻道を通る空気は粘液によって加湿され、鼻粘膜の血管によって暖められる。

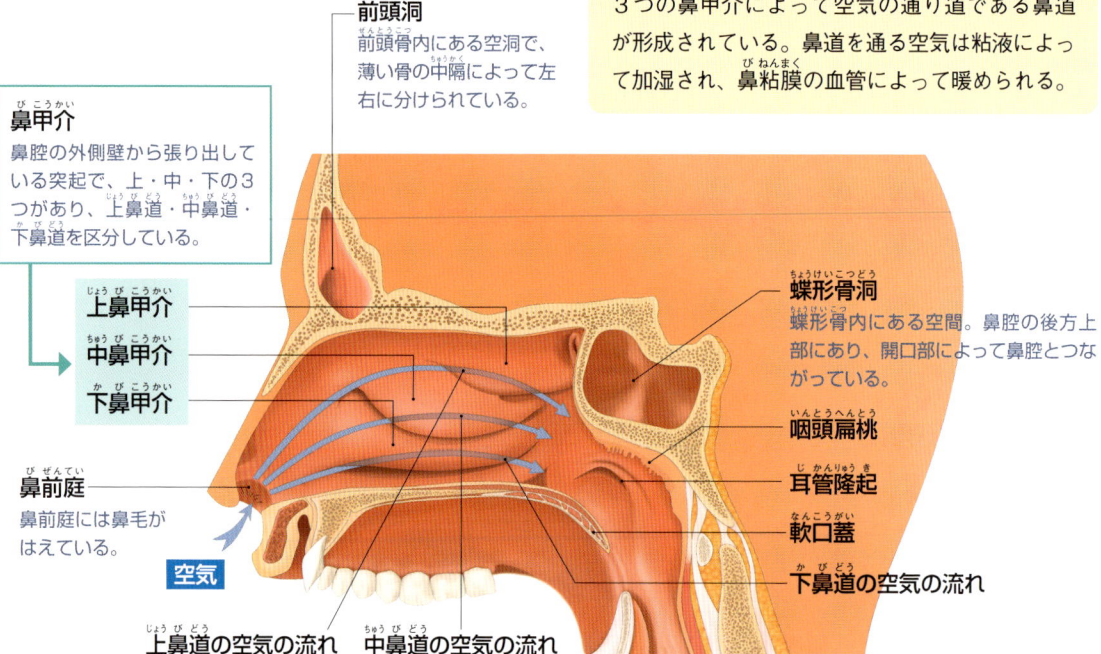

用語解説　消息子　「ゾンデ」ともいう。体腔や、腸などの管状器官を診察するときに使用される管状、あるいは棒状の器具。診察部位などによって多くの種類がある。

しており、鼻甲介と鼻腔の空間全体のことを総鼻道という。このほか、鼻腔には鼻涙管や副鼻腔との開口部などがある。

鼻腔の後方は咽頭につながっている。咽頭は耳管の開口部がある咽頭鼻部、口蓋から舌骨までの咽頭口部、舌骨から下で喉頭の後ろにある咽頭喉頭部に分けられ、咽頭鼻部の後壁上部の粘膜にはリンパ小節が集まった咽頭扁桃が存在する。

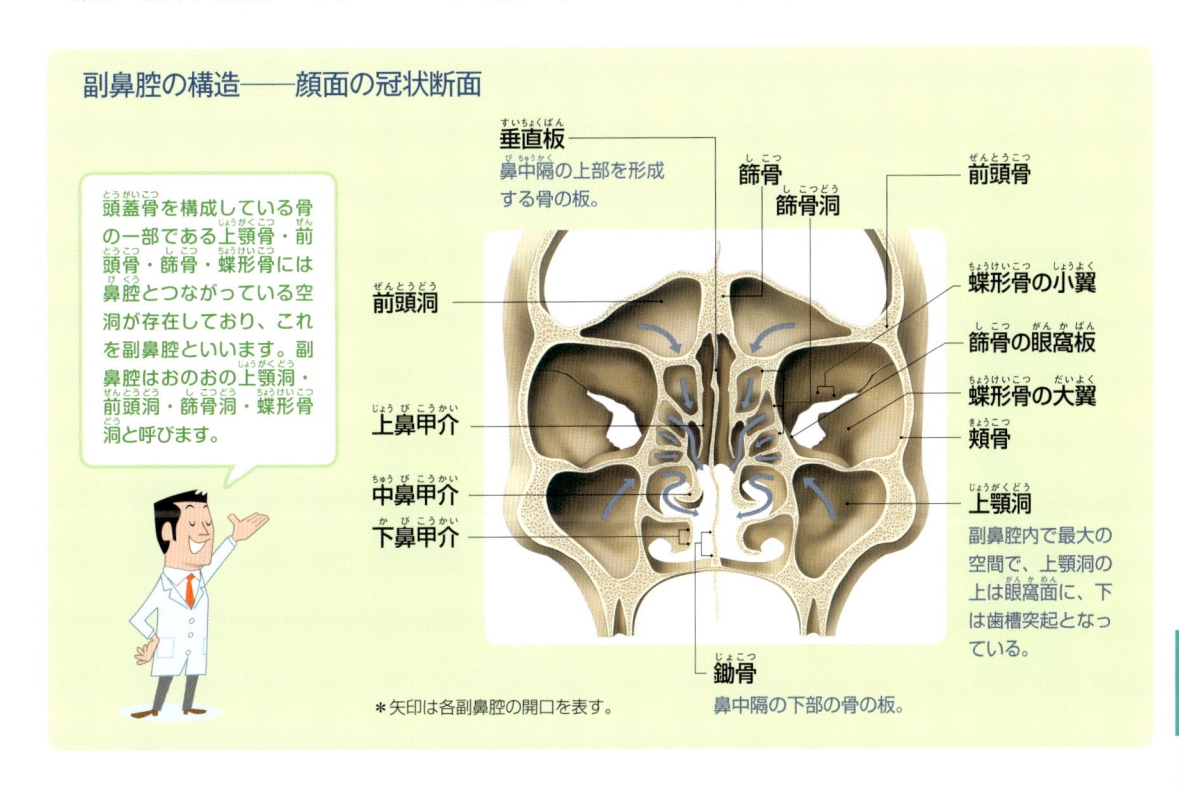

副鼻腔の構造──顔面の冠状断面

頭蓋骨を構成している骨の一部である上顎骨・前頭骨・篩骨・蝶形骨には鼻腔とつながっている空洞が存在しており、これを副鼻腔といいます。副鼻腔はおのおの上顎洞・前頭洞・篩骨洞・蝶形骨洞と呼びます。

- 垂直板：鼻中隔の上部を形成する骨の板。
- 篩骨
- 篩骨洞
- 前頭骨
- 前頭洞
- 蝶形骨の小翼
- 篩骨の眼窩板
- 蝶形骨の大翼
- 頬骨
- 上鼻甲介
- 中鼻甲介
- 下鼻甲介
- 上顎洞：副鼻腔内で最大の空間で、上顎洞の上は眼窩面に、下は歯槽突起となっている。
- 鋤骨：鼻中隔の下部の骨の板。

＊矢印は各副鼻腔の開口を表す。

●鼻腔の内側壁──副鼻腔その他の開口部

副鼻腔は頭蓋骨の重量を減らすとともに、発声時に共鳴をもたらす効果がある。また、鼻涙管は眼窩の余分な涙を鼻腔内に排出させる。

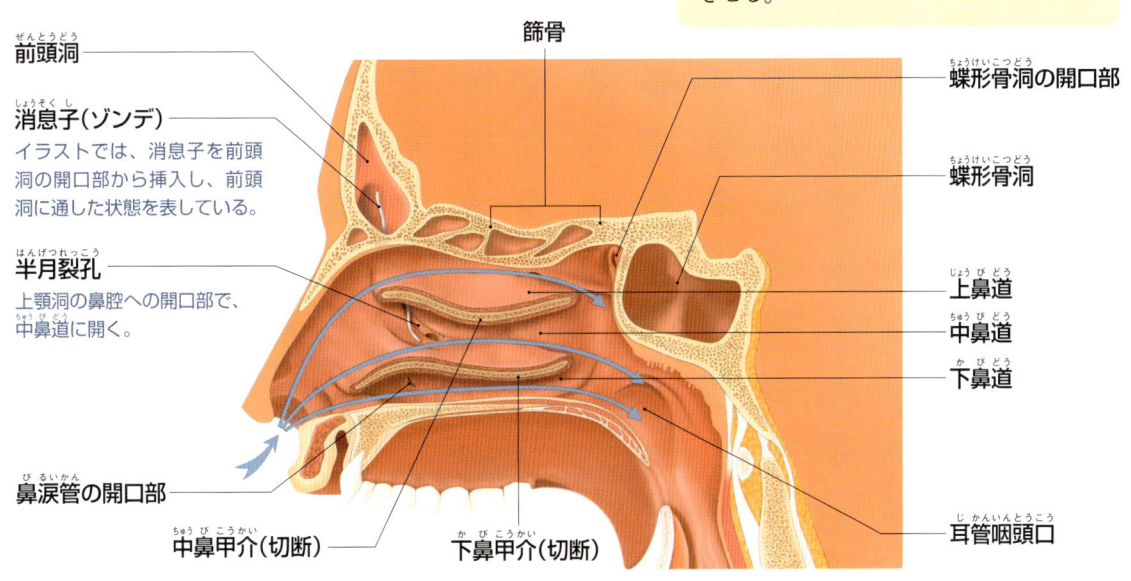

- 前頭洞
- 消息子（ゾンデ）：イラストでは、消息子を前頭洞の開口部から挿入し、前頭洞に通した状態を表している。
- 半月裂孔：上顎洞の鼻腔への開口部で、中鼻道に開く。
- 鼻涙管の開口部
- 中鼻甲介（切断）
- 下鼻甲介（切断）
- 篩骨
- 蝶形骨洞の開口部
- 蝶形骨洞
- 上鼻道
- 中鼻道
- 下鼻道
- 耳管咽頭口

用語解説　副鼻腔　副鼻腔は、開口部によって鼻腔とつながっているので細菌感染しやすく、炎症が生じることが多い。これを副鼻腔炎（蓄膿）といい、炎症で生じた膿が鼻腔内に排出される。

≫ 呼吸器系——構造

軟骨と靱帯からなる喉頭

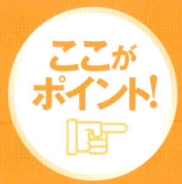

ここがポイント! 喉頭の基本構造は軟骨と靱帯から構成されており、その内腔や喉頭軟骨などを上皮組織が覆い、喉頭を可動させるための内喉頭筋と外喉頭筋が存在する。喉頭の入り口には木の葉状の喉頭蓋軟骨があり、異物が気管に入らないようにしている。

外鼻孔から入った空気は、鼻腔から咽頭を経て**喉頭**に向かう。喉頭は気管につながる長さ約5cmの管状の器官で、おもに**軟骨**と**靱帯**によって構成されている。

喉頭を形成する軟骨は、まず「のどぼとけ」として突き出ている甲状軟骨があり、その下に輪状軟骨が存在する。この輪状軟骨の後部には、三角錐の形をした一対の披裂軟骨が乗っており、輪状軟骨と関節でつながっているため可動する。甲状軟骨の上方にある半円状の骨は**舌骨**と呼ばれ、甲状舌骨膜という靱帯によって甲状軟骨とつながっている。また、喉頭の入り口に覆い被さるように存在する木の葉形の軟骨が喉頭蓋軟骨で、甲状軟骨および舌骨と靱帯でつながっている。

喉頭はこれら軟骨と靱帯を中心にして、その内腔を粘膜などが覆っているが、その内腔入り口部分には**前庭ヒダ**と**声帯ヒダ**と呼ばれる2つのヒダが甲状軟骨と披裂軟骨の間に張っている。特に声帯ヒダは発声に関わる重要な構造といえる。

●前後から見た喉頭

喉頭は図のように軟骨と靱帯によって構成されているが、その表面の多くは上皮組織に覆われている。図ではその上皮を取り除き、軟骨と靱帯からなる基本部分を描いている。

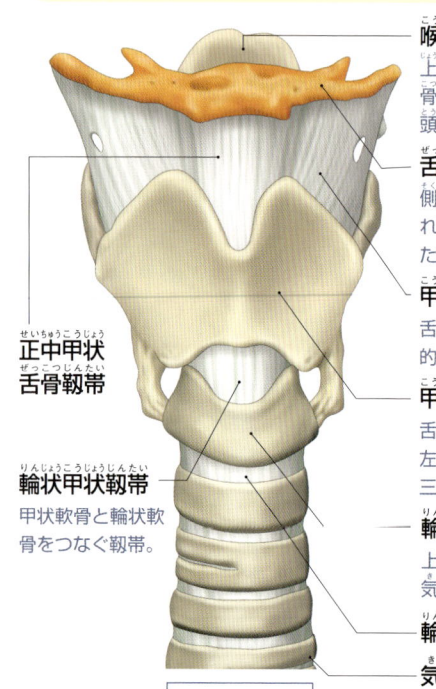

喉頭蓋軟骨（喉頭蓋）
上皮に覆われている木の葉状の弾性軟骨。食物を食道に送り込む際には披裂喉頭蓋筋の働きで喉頭を閉じる。

舌骨
側頭骨からの靱帯や筋だけで吊り下げられている。舌を支持し、喉頭を常時開いた状態にしている。

甲状舌骨膜
舌骨と甲状軟骨をつないでいる膜。基本的には弾性の靱帯である。

甲状軟骨
舌骨とともに喉頭を形成する枠組みで、左右2つの硝子軟骨板が融合してできた三角形の軟骨。

輪状軟骨
上は輪状甲状靱帯によって甲状軟骨と、下は輪状気管靱帯によって気管軟骨とつながっている。

正中甲状舌骨靱帯

輪状甲状靱帯
甲状軟骨と輪状軟骨をつなぐ靱帯。

披裂軟骨
輪状軟骨の左右後方上部につながって存在し、可動性が高く、声門の開閉に関与する。

輪状気管靱帯

気管軟骨

喉頭の前部 / 喉頭の後部

用語解説 甲状軟骨 ▶ 一般に「のどぼとけ」といい、思春期における男性ホルモンの影響で、女性よりも男性の甲状軟骨のほうが大きい。

●側面から見た喉頭

喉頭における最も大きな軟骨である甲状軟骨の後部は輪状軟骨の後部に被さるようにつながっており、いくつかの筋によって挙上などが行われる。この甲状軟骨と舌骨、甲状舌骨靱帯を取り去ってみると、いくつかの筋が軟骨をつないでいることがわかる。

喉頭部分の範囲は、上から舌骨・甲状軟骨・輪状軟骨までを指し、気管軟骨から下は気管部分になります。

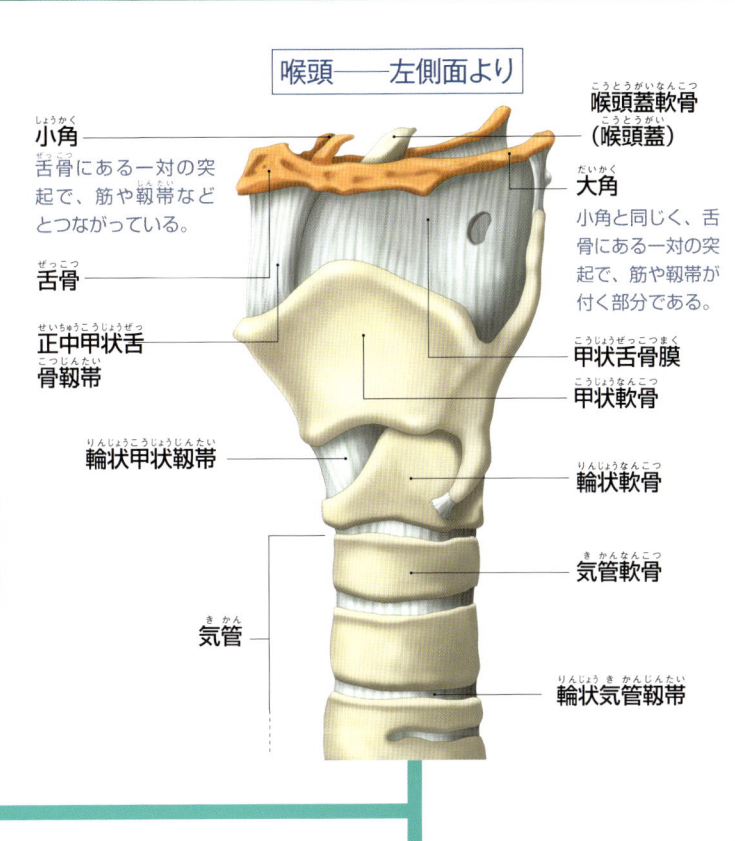

喉頭――左側面より

小角
舌骨にある一対の突起で、筋や靱帯などとつながっている。

舌骨

正中甲状舌骨靱帯

輪状甲状靱帯

気管

喉頭蓋軟骨（喉頭蓋）

大角
小角と同じく、舌骨にある一対の突起で、筋や靱帯が付く部分である。

甲状舌骨膜

甲状軟骨

輪状軟骨

気管軟骨

輪状気管靱帯

喉頭とおもな筋――舌骨および甲状軟骨の切除

喉頭蓋軟骨

甲状喉頭蓋筋

甲状披裂筋
軟骨を移動させる筋で、発声に関与している。

甲状軟骨

輪状甲状筋
可動して、甲状軟骨と輪状軟骨の位置を変えて声帯ヒダなどを緊張させる。

輪状軟骨

甲状軟骨の関節部分

輪状気管靱帯

気管軟骨

披裂喉頭蓋筋
収縮することで喉頭蓋を閉じる役割を持っている。

斜披裂筋

後輪状披裂筋

外側輪状披裂筋
甲状軟骨や輪状軟骨の位置関係を変えることで、発声に関与している。

喉頭の断面――喉頭の内側

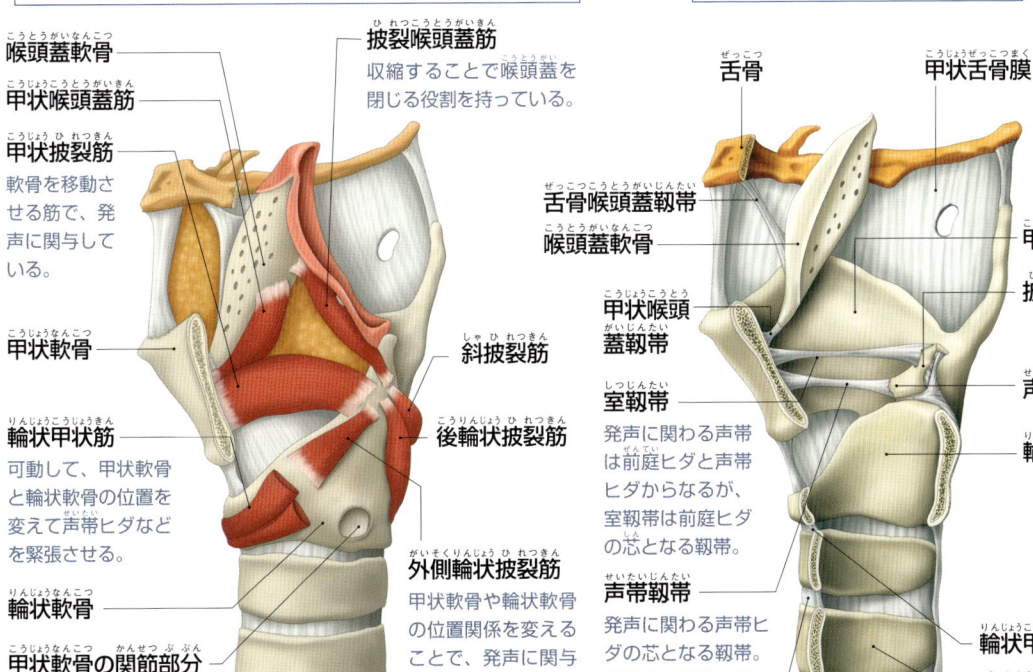

舌骨

舌骨喉頭蓋靱帯

喉頭蓋軟骨

甲状喉頭蓋靱帯

室靱帯
発声に関わる声帯は前庭ヒダと声帯ヒダからなるが、室靱帯は前庭ヒダの芯となる靱帯。

声帯靱帯
発声に関わる声帯ヒダの芯となる靱帯。横方向に開閉することで声を発するしくみとなっている。

甲状舌骨膜

甲状軟骨

披裂軟骨

声帯突起

輪状軟骨

輪状甲状靱帯

気管軟骨

輪状気管靱帯

用語解説　外喉頭筋：内喉頭筋に対する外喉頭筋と呼ばれる筋がある。外喉頭筋は、喉頭と周囲の組織をつなげる筋で、喉頭全体の上下に関与している。甲状舌骨筋や胸骨甲状筋などがある。

≫ 呼吸器系──機能

「発声」と「分別」を行う喉頭

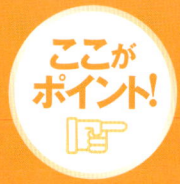

ここがポイント！ 喉頭では食物と空気の分別と、声帯による発声が行われる。声帯で生じた音を口腔や鼻腔、副鼻腔などで共鳴させたり、舌や顎、口唇などの動きによって複雑な言語に変換することを構音という。

空気と食物は、前者が鼻腔、後者が口腔から取り入れられるが、最終的に食物は食道を、空気は気道を通って体内に送られる。空気と食物は咽頭でいっしょになるが、食物を食道に送り込む(＝嚥下)際には、喉頭にある喉頭蓋が喉頭の入り口をふさぐことで食物が気道に入るのを防いでいる。このように喉頭は、食物と空気の分別を行う機能を有している。

また、喉頭には前庭ヒダと声帯ヒダという2つのヒダがあるが、発声を行う際には肺から送り出された呼気によって声帯ヒダを振動させ、音波を作っている。前庭ヒダは、閉じることによって胸腔の圧力に対して息を止める作用を有している。

声帯で作られた音波は呼気によって口腔と鼻腔に達し、副鼻腔も含めたその空洞で共鳴させられる。それと同時に、舌や顎、口唇の複雑な動きによって言語的な母音や子音が形成され、言葉となる。このように、声帯で作られた音が鼻腔や口腔で言語化されることを構音という。

●食物と空気の分別機能

咽頭に向かう食物

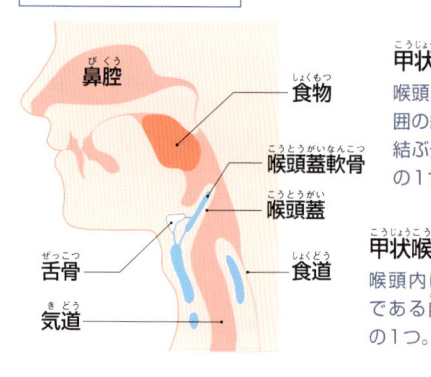

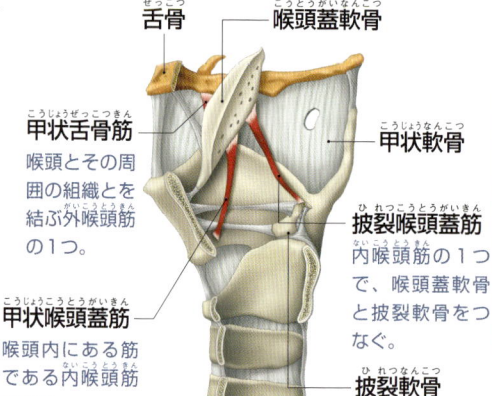

鼻腔／食物／喉頭蓋軟骨／喉頭蓋／舌骨／食道／気道

舌骨／喉頭蓋軟骨
甲状舌骨筋：喉頭とその周囲の組織とを結ぶ外喉頭筋の1つ。
甲状軟骨
披裂喉頭蓋筋：内喉頭筋の1つで、喉頭蓋軟骨と披裂軟骨をつなぐ。
甲状喉頭蓋筋：喉頭内にある筋である内喉頭筋の1つ。
披裂軟骨

舌が食物を咽頭に送り込むと、甲状舌骨筋などの筋の働きによって舌骨と喉頭全体が引き上げられる。同時に披裂軟骨が可動して喉頭蓋軟骨が引き下げられ、喉頭蓋が喉頭の入り口をふさぐ。

食道に向かう食物と喉頭蓋の動き

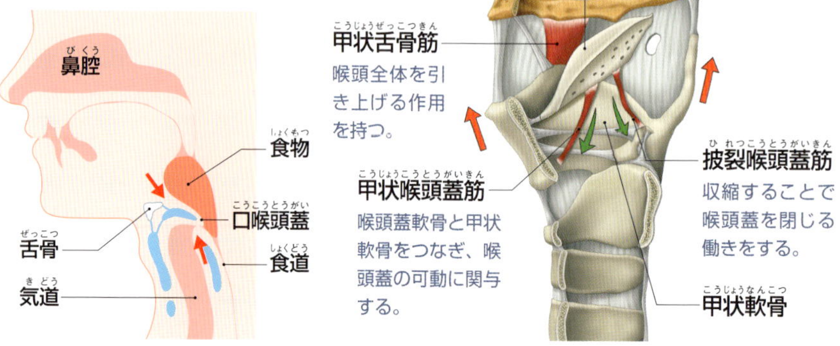

鼻腔／食物／喉頭蓋／舌骨／食道／気道

舌骨／喉頭蓋軟骨
甲状舌骨筋：喉頭全体を引き上げる作用を持つ。
甲状喉頭蓋筋：喉頭蓋軟骨と甲状軟骨をつなぎ、喉頭蓋の可動に関与する。
披裂喉頭蓋筋：収縮することで喉頭蓋を閉じる働きをする。
甲状軟骨

喉頭の軟骨を動かしている喉頭筋は、輪状甲状筋を除いてすべて迷走神経の枝である反回神経によって支配されています。

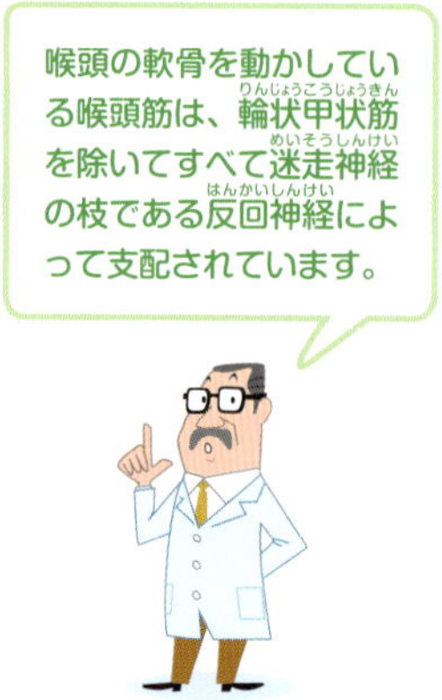

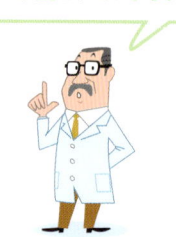

188　**用語解説** ▶ **迷走神経**：胸腹部にあるほとんどの内臓や頚部に分布する神経。咽頭や喉頭の運動および感覚や、心拍数調節、消化器の蠕動運動などに関与している。

●喉頭内腔と声帯のしくみ

上が前庭ヒダ、下を声帯ヒダという。前庭ヒダの間の隙間を前庭裂、声帯ヒダの間の隙間は声門裂といい、発声するときには、声帯ヒダを緊張させてせばめられた声門裂から呼気を出し、声帯ヒダをふるわせる。

側面から見た喉頭内腔

舌骨喉頭蓋靱帯
喉頭蓋軟骨の可動や位置の保持に関与する。

正中甲状舌骨靱帯
舌骨と甲状軟骨の正中（正面方向）はこの弾性靱帯によってつなげられている。

甲状軟骨

声帯ヒダ
喉頭内腔にある2つのヒダのうちの1つで、呼気時に開閉することで音波を発生させる。

- 舌
- 舌骨
- 喉頭蓋軟骨
- 喉頭蓋
- 前庭ヒダ（左右一対の室靱帯を重層扁平上皮が覆ってできている。）
- 声帯ヒダ
- 輪状軟骨
- 気管軟骨
- 食道
- 気管

後方から見た喉頭内腔

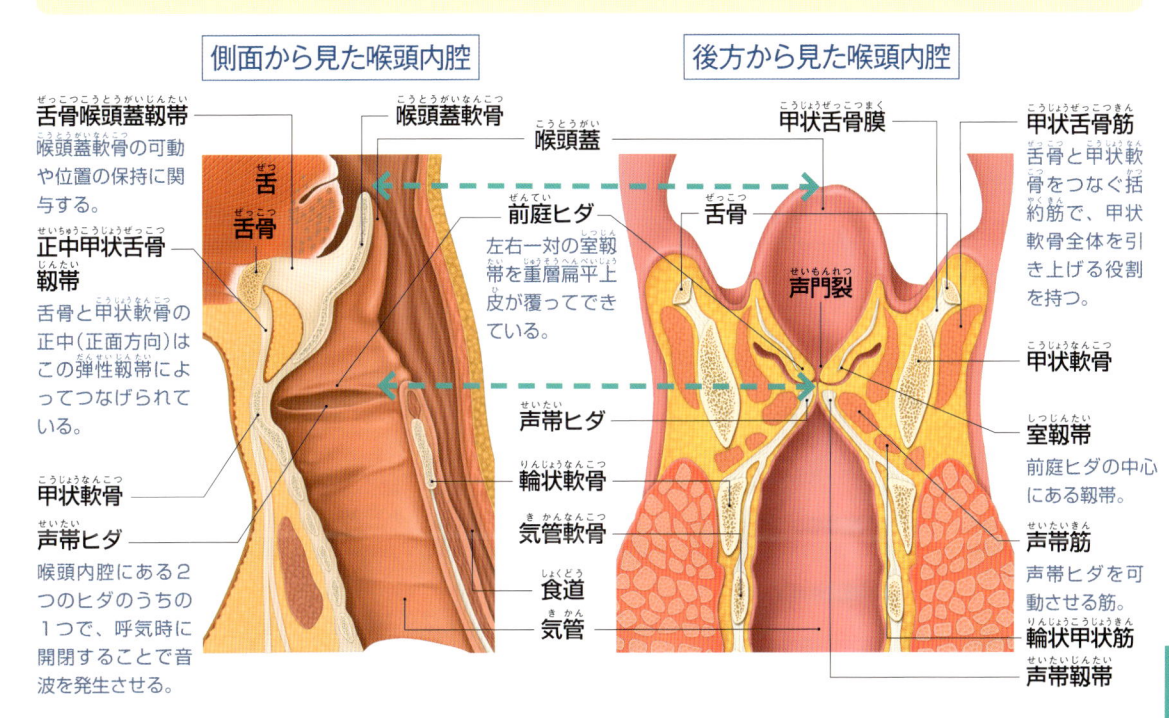

- 甲状舌骨膜
- 舌骨
- 声門裂
- 甲状軟骨
- 室靱帯
- 声帯筋
- 輪状甲状筋
- 声帯靱帯

甲状舌骨筋
舌骨と甲状軟骨をつなぐ括約筋で、甲状軟骨全体を引き上げる役割を持つ。

室靱帯
前庭ヒダの中心にある靱帯。

声帯筋
声帯ヒダを可動させる筋。

●声帯の可動のしくみ

声門裂が開くときは、後輪状披裂筋の作用によって披裂軟骨が外転する。

開いた状態の声帯（呼吸時）

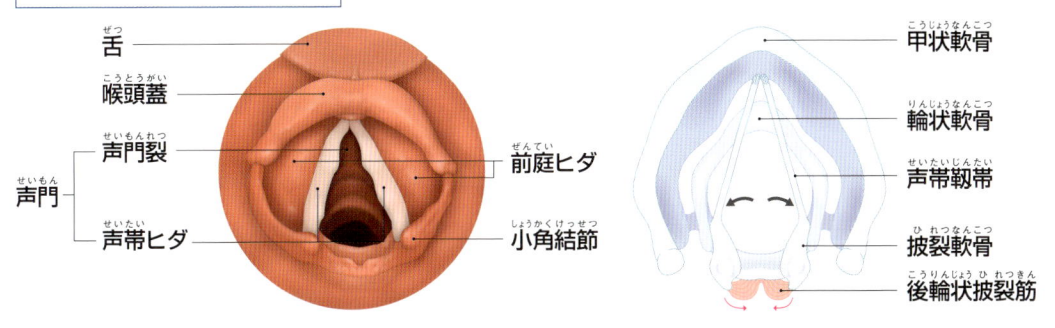

- 舌
- 喉頭蓋
- 声門裂 ｝声門
- 声帯ヒダ
- 前庭ヒダ
- 小角結節

- 甲状軟骨
- 輪状軟骨
- 声帯靱帯
- 披裂軟骨
- 後輪状披裂筋

閉じた状態の声帯（発声時）

閉じる際には、外側輪状披裂筋の作用によって披裂軟骨が内転する。
つまり、声帯靱帯の前端部を起点として開閉するしくみである。

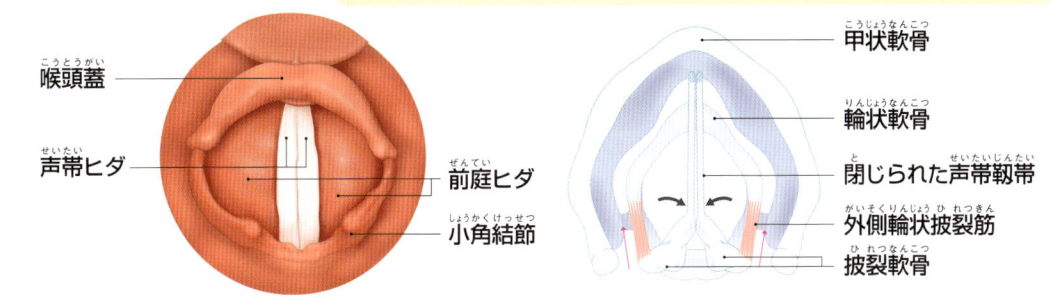

- 喉頭蓋
- 声帯ヒダ
- 前庭ヒダ
- 小角結節

- 甲状軟骨
- 輪状軟骨
- 閉じられた声帯靱帯
- 外側輪状披裂筋
- 披裂軟骨

用語解説　声帯 ▶ 声門裂と声帯ヒダを合わせたもの。

≫呼吸器系──構造

気管・気管支と肺胞

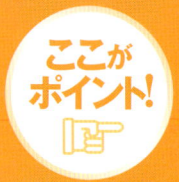

ここがポイント! 気管は途中から主気管支に分枝し、さらに細かく分枝して肺全体に分布する。気管から終末細気管支までは空気の通り道であるが、呼吸細気管支から肺胞ではガス交換が行われる。

●気管支の全体

気管から肺胞まで

	軟骨あり	平滑筋あり
気管	●	
主気管支	●	
葉気管支	●	
区域気管支	●	
細気管支		●
終末細気管支		●
呼吸細気管支		●
肺胞管		
肺胞嚢		

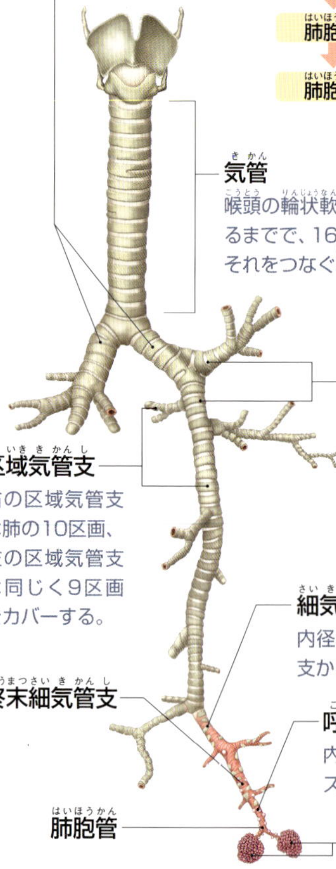

主気管支
左主気管支は長さ約4.5cm、9〜12個の軟骨からできている。これに対して右主気管支は長さ約2.5cmで6〜8個の軟骨から構成される。

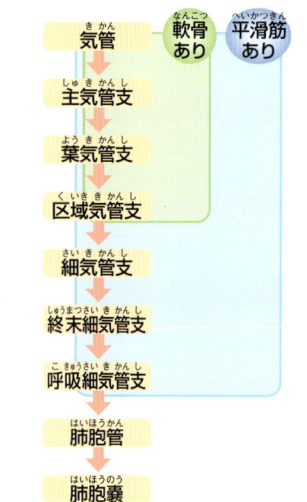

気管
喉頭の輪状軟骨下から左右に分岐するまでで、16〜20個の気管軟骨と、それをつなぐ靭帯からなる。

葉気管支
右3本、左2本に分枝する気管支。内径は約7mmである。

区域気管支
右の区域気管支は肺の10区画、左の区域気管支は同じく9区画をカバーする。

細気管支
内径約1mmの細い気管支。細気管支からは軟骨がなくなる。

終末細気管支

呼吸細気管支
内径は約0.3mmで、ここからガス交換が行われるようになる。

肺胞管

肺胞嚢
いくつもの肺胞がまとまってブドウの房のようになっている部分。ガス交換の中心的器官。

喉頭より下の下気道で、2つに分岐するところまでを**気管**、そして分岐したあとは**主気管支**となる。気管支は肺の中に入るが、肺中では分岐をくり返す。主気管および気管支は空気の通り道であり、取り込まれた空気を、ガス交換を行う肺胞にまで導引する役割をもっている。

気管は頸部と胸部を貫いて下行する長さ約10cm、太さ約2.5cmの管で、馬蹄形の硝子軟骨が水平に連なって形成されている。これら気管軟骨は密性結合組織によってつながれており、気管の後

気管は左右の主気管支に分枝したあと、さらに分枝をくり返して細くなっていくが、終末細気管支までは単に空気を通すのみであり、呼吸細気管支以降でガス交換が行われる。

肺と気管および気管支

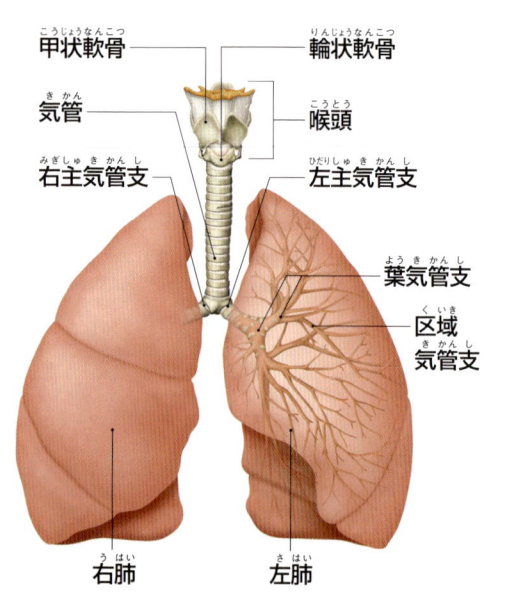

甲状軟骨・輪状軟骨・気管・喉頭・右主気管支・左主気管支・葉気管支・区域気管支・右肺・左肺

用語解説 呼気▶ 呼吸とは、胸郭と横隔膜が運動することで空気が肺に流入し、排出される機能のことをいう。呼気は、そのうちの排出を指す。

方の開いている部分には食道が密接して下行していく。

気管は第5胸椎の上端部あたりで左右に分枝し気管支となるが、この最初の大きな分枝は**主気管支**と呼ぶ。主気管支が肺に入ると葉気管支―区域気管支―細気管支―終末細気管支に順次、分岐していく。

終末細気管支までが空気の通路であり、それ以降の呼吸細気管支から肺胞までは、ガス交換を行う器官となる。**肺胞**は内壁が単層扁平上皮で覆われた直径約300μmの小胞（総面積90m²）で、外壁には多数の毛細血管が走行し、酸素と二酸化炭素のガス交換が行われる。

●ブドウの房のように集まる肺胞

肺胞壁の中には肺動脈の終末である毛細血管が網目状に分布している。この毛細血管は肺胞に入った空気から酸素を取り込み、血液中の二酸化炭素を肺胞内に放出することでガス交換をしている。

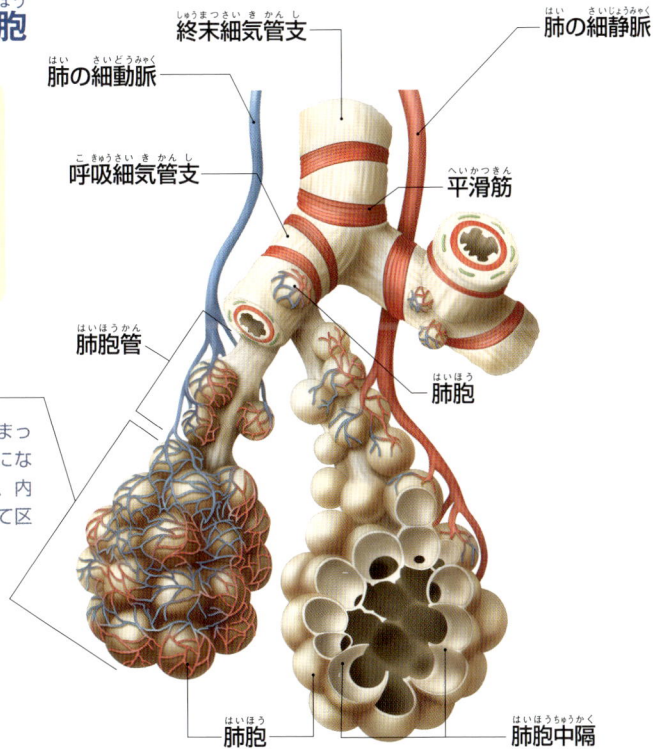

肺の細動脈は二酸化炭素を、同じく細静脈は酸素を豊富に含んでいます。

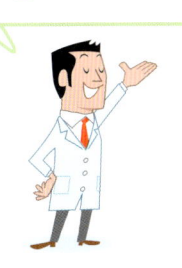

終末細気管支　肺の細静脈
肺の細動脈
呼吸細気管支　平滑筋
肺胞管
肺胞嚢
肺胞が房状に集まってひとかたまりになっている状態で、内部は中隔によって区切られている。
肺胞
肺胞中隔

ひとくちメモ
気管の平滑筋

馬蹄形の気管軟骨の後壁は、軟骨の両端をつなげるように平滑筋が横に走っている。この部分を膜性壁といい、その背後には食道の筋が接しており、食道が存在する。気管内腔表面を覆う粘膜は多列線毛上皮であり、多数の線毛が口腔に向かって線毛運動を行っている。その下には粘膜固有層が存在し、そこに血管やリンパ管が走行している。

このように、気管と食道は密接につながっており、咳はこの膜性壁が気管内腔に盛り上がることで発生する。

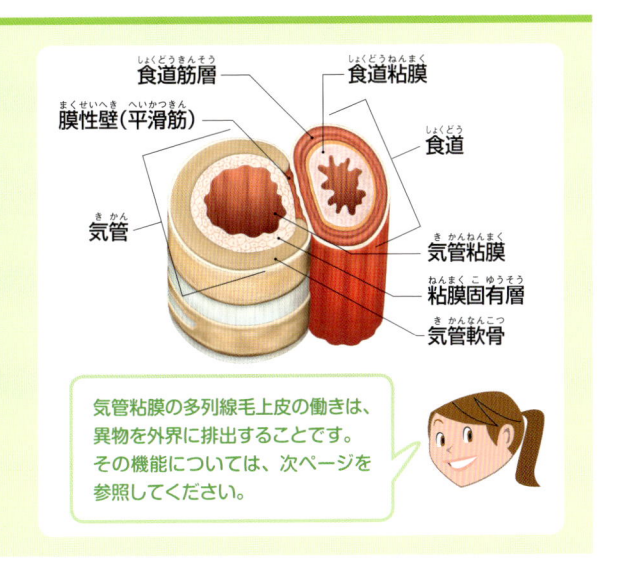

食道筋層　食道粘膜
膜性壁（平滑筋）
食道
気管
気管粘膜
粘膜固有層
気管軟骨

気管粘膜の多列線毛上皮の働きは、異物を外界に排出することです。その機能については、次ページを参照してください。

第8章 呼吸器系

用語解説 吸気 ▶ 呼吸における空気の肺への流入をいう。

≫ 呼吸器系──機能

異物の排除とガス交換

ここがポイント！ 気管および気管支の表面には粘液層と線毛が存在し、異物の除去を行っている。肺胞にはⅠ型とⅡ型の2種類の肺胞細胞があり、Ⅰ型は肺胞内でのガス交換を行い、Ⅱ型は表面活性物質を分泌している。

気管と気管支の内腔表面にある多列線毛上皮はおもに**杯細胞**と**線毛細胞**からなるが、より細い細気管支になると杯細胞が少なくなり、上皮も線毛単層円柱上皮となる。

杯細胞は**粘液**を分泌する細胞であり、また線毛細胞は気管や気管支の上皮で最も多く存在する筒型の細胞である。線毛細胞は内腔面側に多数の線毛を有しており、粘液で絡め取った異物を喉頭方向に押し出す機能をもつ。

気道から送られた酸素と、体内で生じた二酸化炭素のガス交換を行う肺胞壁には、内壁のほとんどを覆っているⅠ型肺胞細胞と、大型のⅡ型肺胞細胞が存在している。Ⅰ型肺胞細胞の細胞質は非常に薄く、酸素や二酸化炭素が拡散しやすい、ガス交換に適した構造となっている。Ⅱ型肺胞細胞は肺胞液を分泌し、細胞表面と空気に湿気を与えている。さらにこの肺胞液に含まれる**サーファクタント**が表面張力を減らし、肺胞が潰れないように維持している。

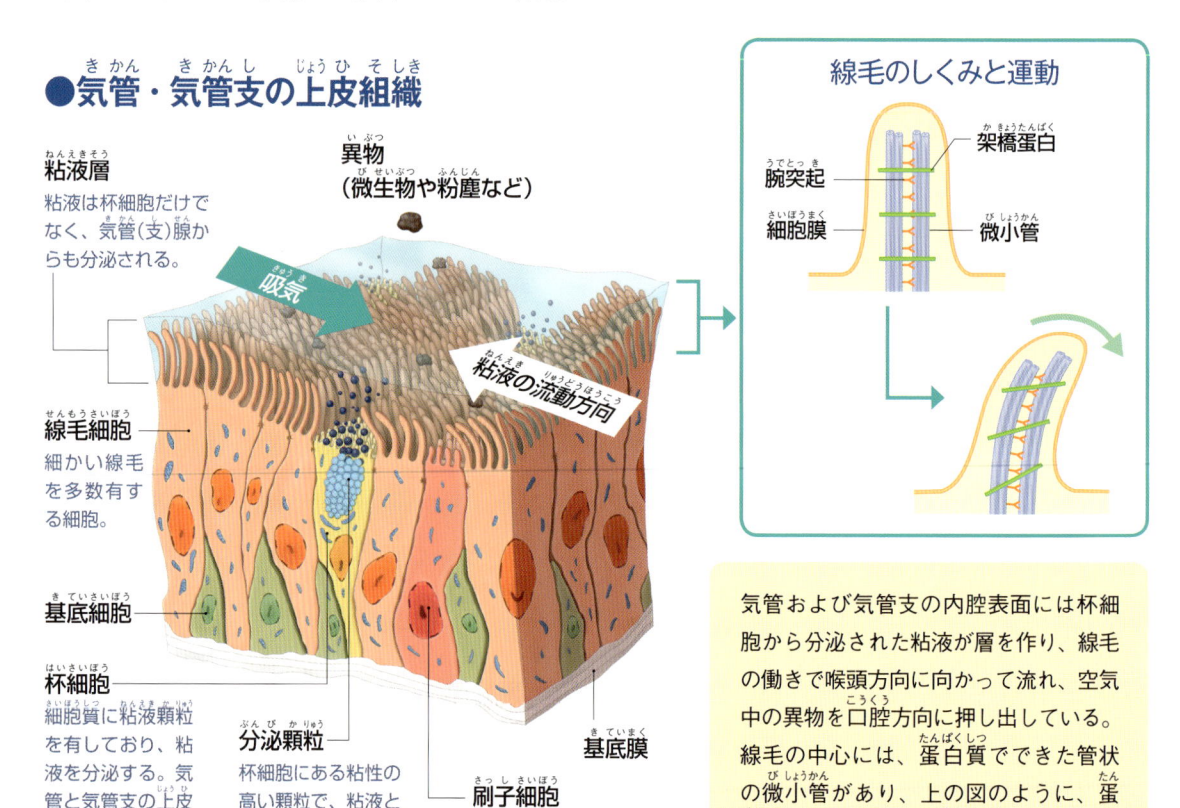

●気管・気管支の上皮組織

粘液層：粘液は杯細胞だけでなく、気管(支)腺からも分泌される。

線毛細胞：細かい線毛を多数有する細胞。

基底細胞

杯細胞：細胞質に粘液顆粒を有しており、粘液を分泌する。気管と気管支の上皮細胞の20～30%を占める。

分泌顆粒：杯細胞にある粘性の高い顆粒で、粘液となって内腔に分泌される。

刷子細胞

基底膜

異物（微生物や粉塵など）

吸気

粘液の流動方向

線毛のしくみと運動

架橋蛋白
腕突起
細胞膜
微小管

気管および気管支の内腔表面には杯細胞から分泌された粘液が層を作り、線毛の働きで喉頭方向に向かって流れ、空気中の異物を口腔方向に押し出している。線毛の中心には、蛋白質でできた管状の微小管があり、上の図のように、蛋白質ダイニンによる腕突起が滑ることで、線毛が屈曲する。

用語解説　表面張力▶液体の分子はお互いに引き合い、小さく凝集しようと表面積が最小である球形になろうとする。こうした表面積を小さくしようとする力を表面張力という。

●肺胞のしくみと機能

肺胞でのガス交換はⅠ型肺胞細胞が担っている。Ⅰ型肺胞細胞は単層扁平上皮細胞で非常に薄く、肺胞表面のおよそ95％を覆っており、毛細血管壁と呼吸膜を形成して、ここでガス交換が行われる。

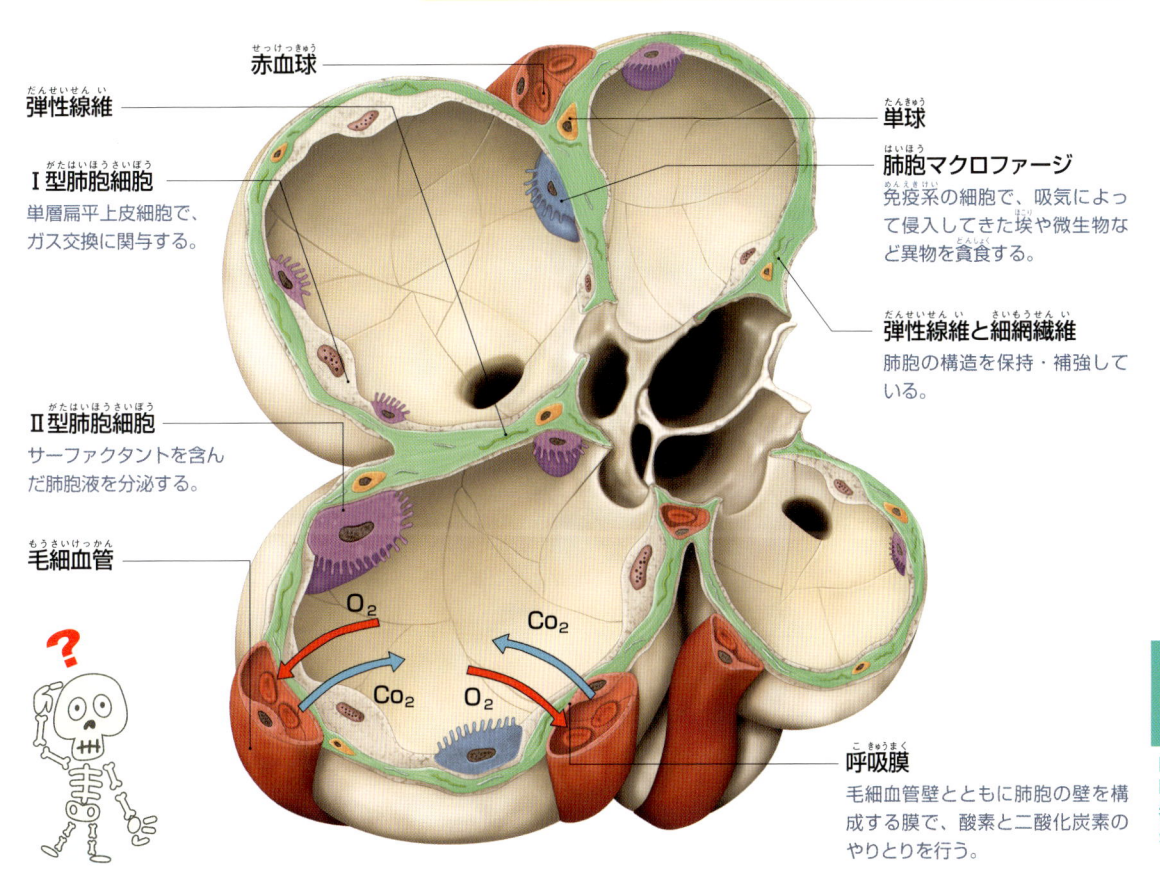

赤血球

弾性線維

Ⅰ型肺胞細胞
単層扁平上皮細胞で、ガス交換に関与する。

Ⅱ型肺胞細胞
サーファクタントを含んだ肺胞液を分泌する。

毛細血管

単球

肺胞マクロファージ
免疫系の細胞で、吸気によって侵入してきた埃や微生物など異物を貪食する。

弾性線維と細網繊維
肺胞の構造を保持・補強している。

呼吸膜
毛細血管壁とともに肺胞の壁を構成する膜で、酸素と二酸化炭素のやりとりを行う。

第8章 呼吸器系

ひとくちメモ

サーファクタント

大小異なる肺胞があると、小さい肺胞のほうは表面張力が高く、さらに肺胞の半径が大きい肺胞よりも小さいため、内圧が高くなる。こうなると、空気は小さい肺胞には入らなくなり、さらに小さくなって最終的に潰れてしまう。表面活性物質サーファクタントは、肺胞の表面張力を減少させることで内圧を減少させ、異なる大きさの肺胞の圧力差をなくす機能を持っている。

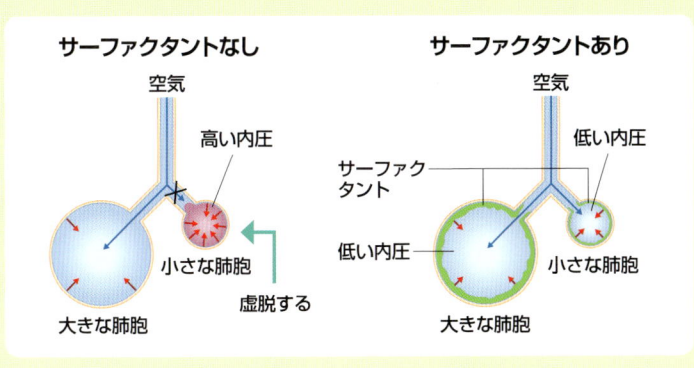

サーファクタントなし
空気 / 高い内圧 / 小さな肺胞 / 大きな肺胞 / 虚脱する

サーファクタントあり
空気 / 低い内圧 / サーファクタント / 低い内圧 / 小さな肺胞 / 大きな肺胞

肺胞が潰れることを"虚脱"といいます。肺の疾患の治療では、このサーファクタントの減少も重要視されます。

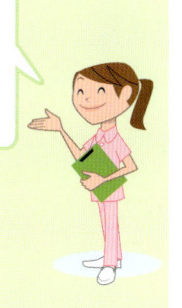

用語解説 基底細胞 ▶ 基底膜に近いところにある細胞で、杯細胞や線毛細胞、刷子細胞に分化する幹細胞であるとも考えられているが、確証はない。

> 呼吸器——構造

肺の構造①——肺の位置

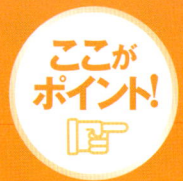

ここがポイント! 肺は胸郭の内側である胸腔に収められた大きな器官である。胸腔と腹腔を分けている横隔膜は、呼吸運動によって収縮および弛緩するので、肺の下縁の位置は一定ではない。

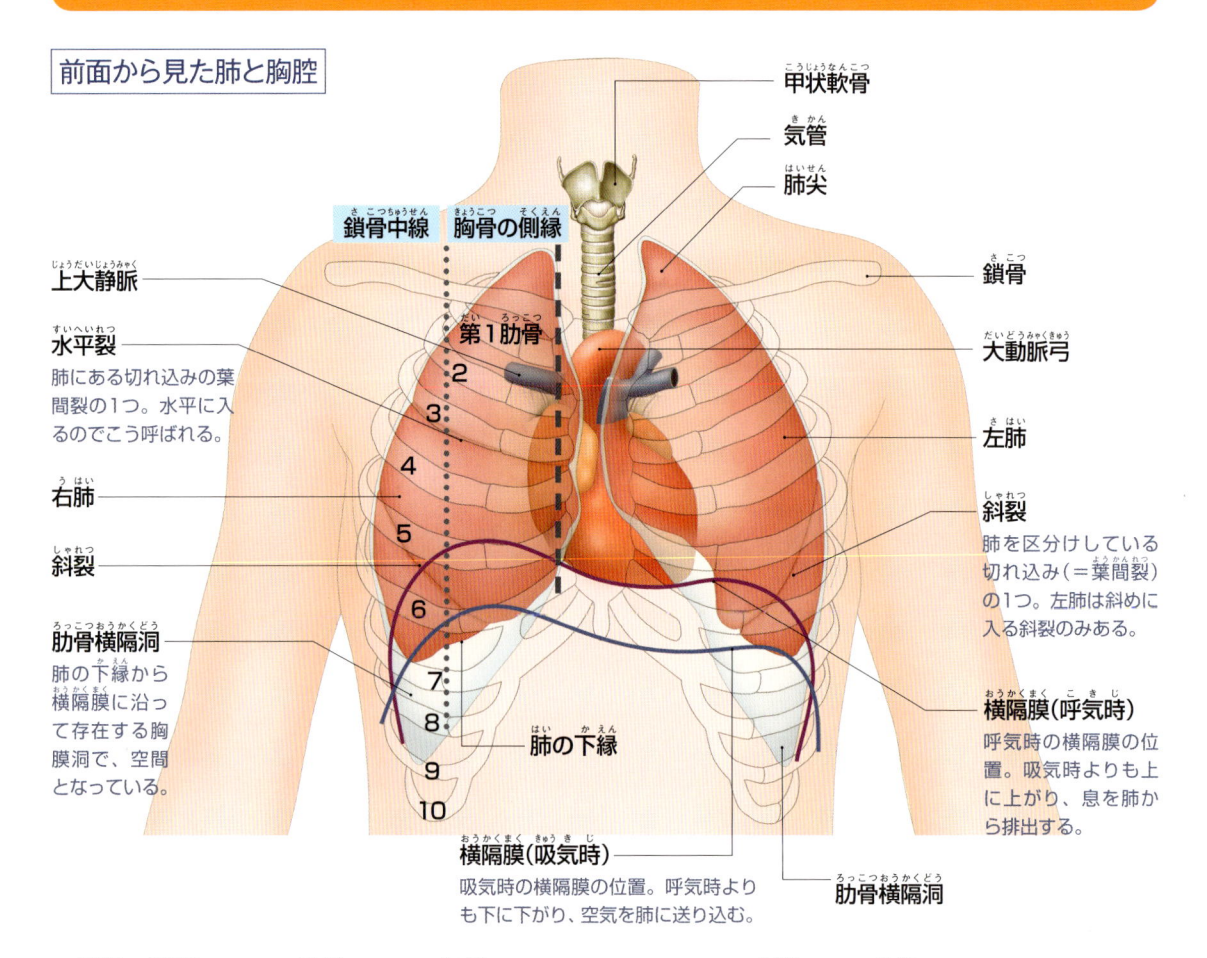

前面から見た肺と胸腔

- 鎖骨中線
- 胸骨の側縁
- 甲状軟骨
- 気管
- 肺尖
- 上大静脈
- 第1肋骨
- 鎖骨
- 大動脈弓
- 水平裂：肺にある切れ込みの葉間裂の1つ。水平に入るのでこう呼ばれる。
- 右肺
- 左肺
- 斜裂：肺を区分けしている切れ込み（＝葉間裂）の1つ。左肺は斜めに入る斜裂のみある。
- 斜裂
- 肋骨横隔洞：肺の下縁から横隔膜に沿って存在する胸膜洞で、空間となっている。
- 肺の下縁
- 横隔膜（呼気時）：呼気時の横隔膜の位置。吸気時よりも上に上がり、息を肺から排出する。
- 横隔膜（吸気時）：吸気時の横隔膜の位置。呼気時よりも下に下がり、空気を肺に送り込む。
- 肋骨横隔洞

胸郭は胸椎（後面）・胸骨（前面）・肋骨（前面・側面・後面）によってカゴのように形成される骨格のことをいい、その内側の空間を**胸腔**と呼ぶ。さらに、胸腔の中央部には心臓や食道、気管などが収まっている**縦隔**があるが、**肺**はその縦隔を挟み込むように胸腔の左右に位置している。

肺は非常に大きな器官であり、縦隔を除いたすべての胸腔を占有している。肺の形状は上部が細く、下部が広がった半円錐形をしており、ほぼ左右対称だが、縦隔内の心臓が左に張り出していることから、右肺よりも左肺のほうが小さくなっている。肺の上部は肺尖、下部は肺底という。

肺尖は、第1胸椎・第1肋骨・胸骨柄で囲まれた胸郭上口から少し突出しており、ちょうど鎖骨の高さから2cmほど上に突き出ている。

一方、**肺底**は横隔膜に接しているが、横隔膜がドーム状をしているので、肺底は半円形にくぼんだ形となっている。**横隔膜**は、肺や心臓などがある胸腔と、胃や小腸、大腸などがある腹腔を分けている。

用語解説　胸膜洞▶ 接している肺胸膜（臓側胸膜）と壁側胸膜の間隙には、肺の下縁と前縁で広くなる。この広がった間隙を胸膜洞と呼ぶ。

Chapter 8

●胸腔内における肺の位置

肺は肋骨と胸椎、そして胸骨からなる胸郭の内側、すなわち胸腔のほとんどを占めている。縦隔にある心臓が左側に突出しているため、左肺は少し小さく、形状も右肺と少々異なっている。肺は呼吸運動によって大きさが変化するので、下縁の位置は一定ではない。

> 肺の下縁は、深呼吸時で最大5cm、通常でも1cmほど上下に移動します。
> ちなみに、肺胸膜は、気管支や肺動脈、肺静脈が肺に出入りする肺門で反転して壁側胸膜に連続しています。

後面から見た肺と胸腔

- 第7頸椎
- 第1胸椎
- 鎖骨
- 肩甲骨
- 第1肋骨
- 右肺
- 左肺
- 斜裂
- 斜裂
- 水平裂
- 水平断面
- 横隔膜（呼気時）
- 横隔膜（吸気時）
- 肺の下縁
- 肋骨横隔洞
- 肋骨横隔洞
- 第1腰椎

水平断面（第7胸椎の高さ）

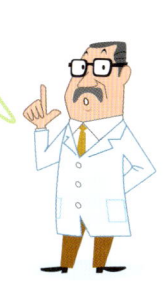

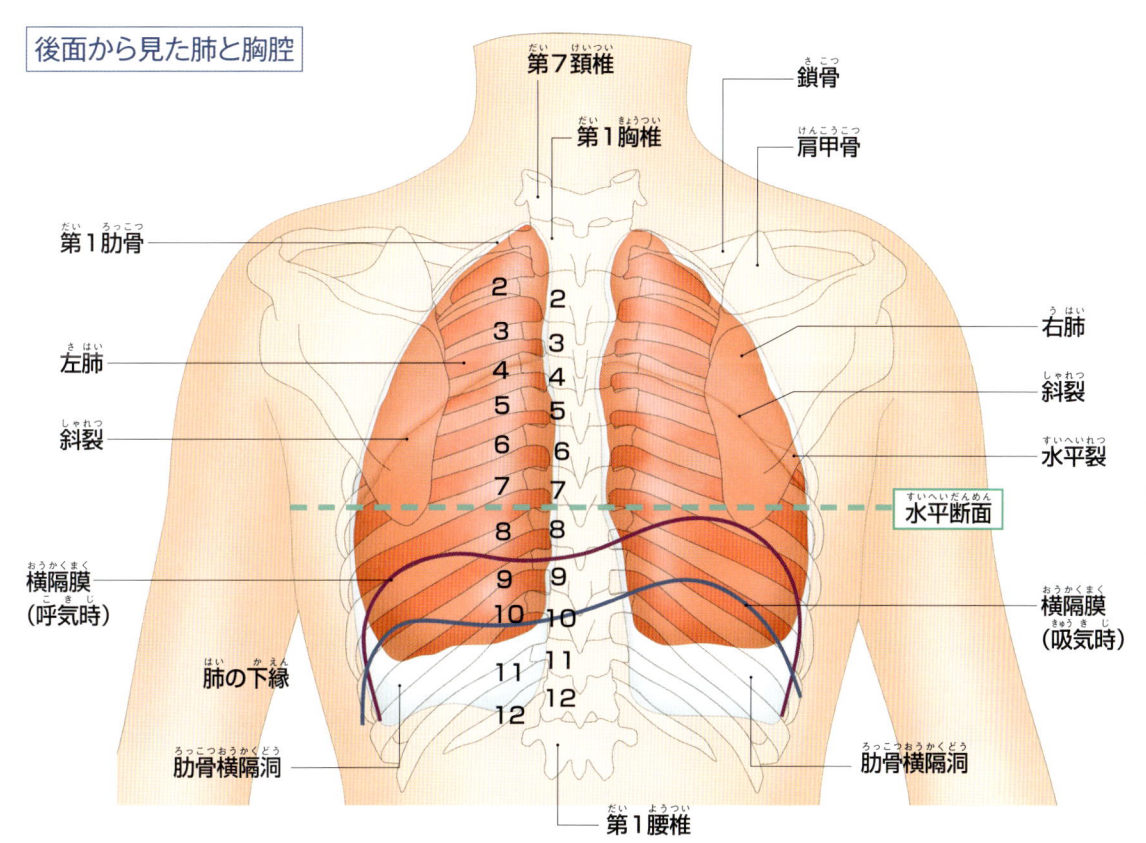

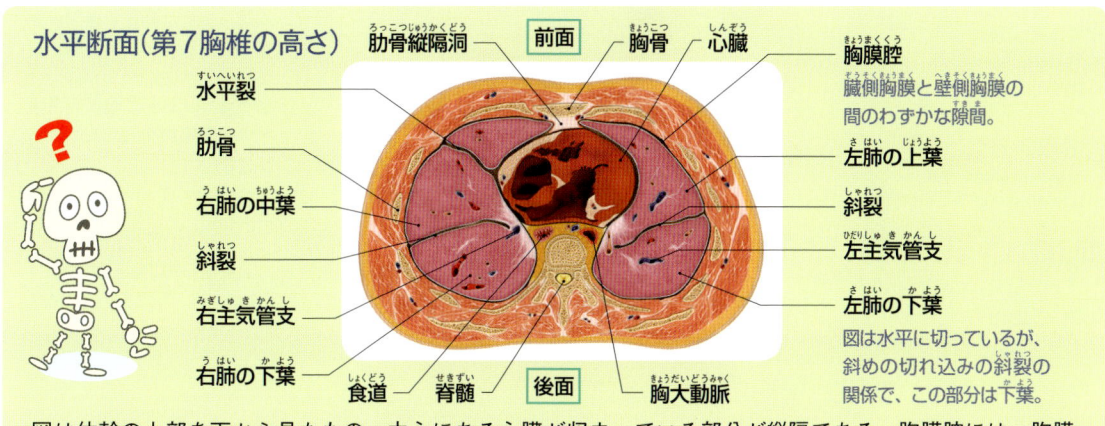

- 肋骨縦隔洞
- 前面
- 胸骨
- 心臓
- 胸膜腔　臓側胸膜と壁側胸膜の間のわずかな隙間。
- 水平裂
- 肋骨
- 左肺の上葉
- 右肺の中葉
- 斜裂
- 斜裂
- 左主気管支
- 右主気管支
- 左肺の下葉
- 右肺の下葉
- 食道
- 脊髄
- 後面
- 胸大動脈

図は水平に切っているが、斜めの切れ込みの斜裂の関係で、この部分は下葉。

図は体幹の上部を下から見たもの。中心にある心臓が収まっている部分が縦隔である。胸膜腔には、胸膜から分泌される液体があり、肺が動くときの胸膜間の摩擦を軽減し、また表面張力によって胸膜同士を接着させている。

用語解説
- **臓側胸膜**▶臓器を包む胸膜。肺を包んでいる臓側胸膜は、肺胸膜と呼ばれる。
- **壁側胸膜**▶胸壁の内側を覆っている胸膜。

第8章 呼吸器系

> 呼吸器系──構造

肺の構造② ──肺の内側面

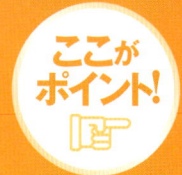

ここがポイント！
左右の肺に挟まれた胸郭中央部の空間である縦隔には、心臓、大動脈、大静脈、食道や気管などがある。さらに縦隔にある気管支や肺動静脈は肺門で肺に出入りしている。

　呼吸器系の中心臓器である肺には気管支や肺動脈、肺静脈などの血管のほかにもリンパ管や神経などが出入りしている。これらが肺内部に出入りする部分は肺門と呼ばれ、肺の内側面中央に存在する。

　肺門は第5～第7胸椎の高さにあり、右肺では心臓の右心耳上方・上大静脈後方に、左肺では大動脈弓の真下・下行大動脈の前面に位置する。

　肺に出入りする気管支や血管などの構造は胸膜と結合組織によって束ねられている。この束ねられたものを肺根と呼ぶ。肺表面を覆う臓側胸膜は肺門で反転し、この肺根を包んで壁側胸膜とつながっている。

　肺は縦隔を除いた胸腔いっぱいに収納されているので、気管支や縦隔内の心臓、大動脈などの他器官と密接に接している。このため、これら他器官による凹みがあり、特に左肺の内側面には心圧痕という、心臓が収まる大きな凹みがある。

●側面から見た縦隔の区分

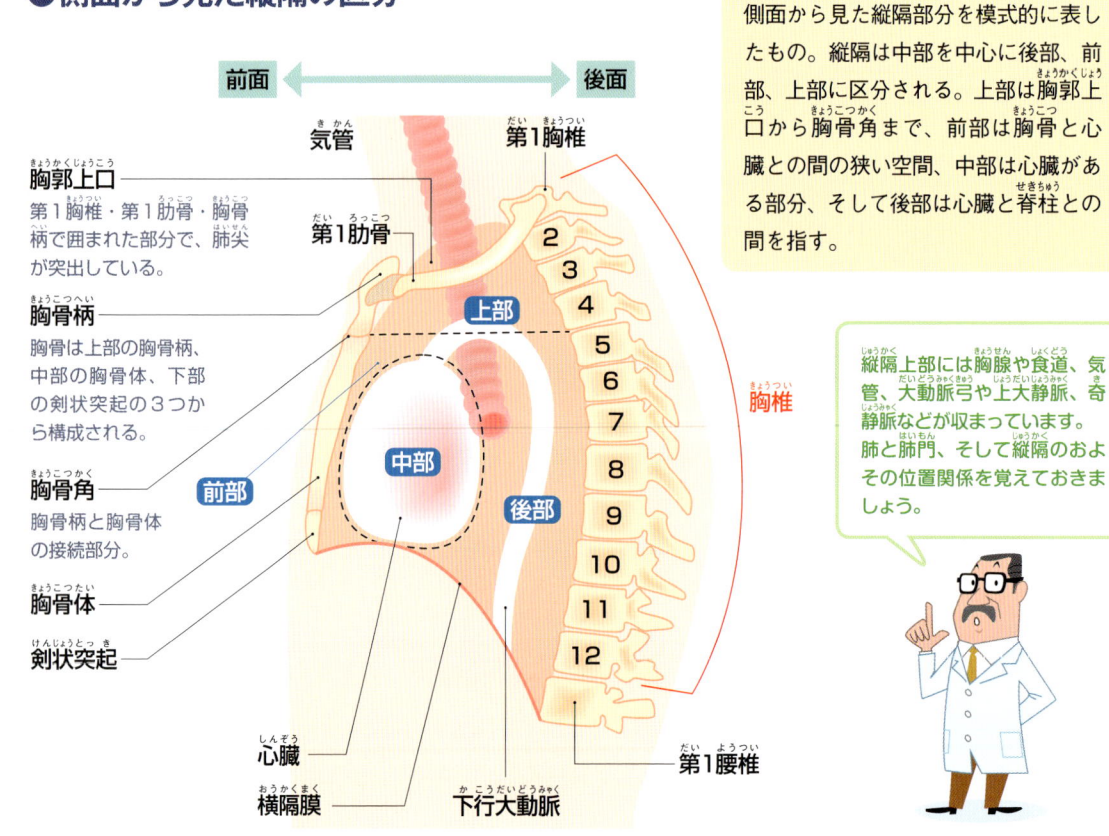

側面から見た縦隔部分を模式的に表したもの。縦隔は中部を中心に後部、前部、上部に区分される。上部は胸郭上口から胸骨角まで、前部は胸骨と心臓との間の狭い空間、中部は心臓がある部分、そして後部は心臓と脊柱との間を指す。

胸郭上口
第1胸椎・第1肋骨・胸骨柄で囲まれた部分で、肺尖が突出している。

胸骨柄
胸骨は上部の胸骨柄、中部の胸骨体、下部の剣状突起の3つから構成される。

胸骨角
胸骨柄と胸骨体の接続部分。

胸骨体

剣状突起

縦隔上部には胸腺や食道、気管、大動脈弓や上大静脈、奇静脈などが収まっています。肺と肺門、そして縦隔のおよその位置関係を覚えておきましょう。

用語解説　心膜　心臓を包む2層の膜。外層は線維性心膜、内層は漿膜性心膜で、動脈幹基部で反転し心臓の外表面を覆う心外膜となる。この漿膜間の腔所を心膜腔といい、心臓の活動を円滑にする心膜液で満たされている。

●右肺の内側面と縦隔の右側

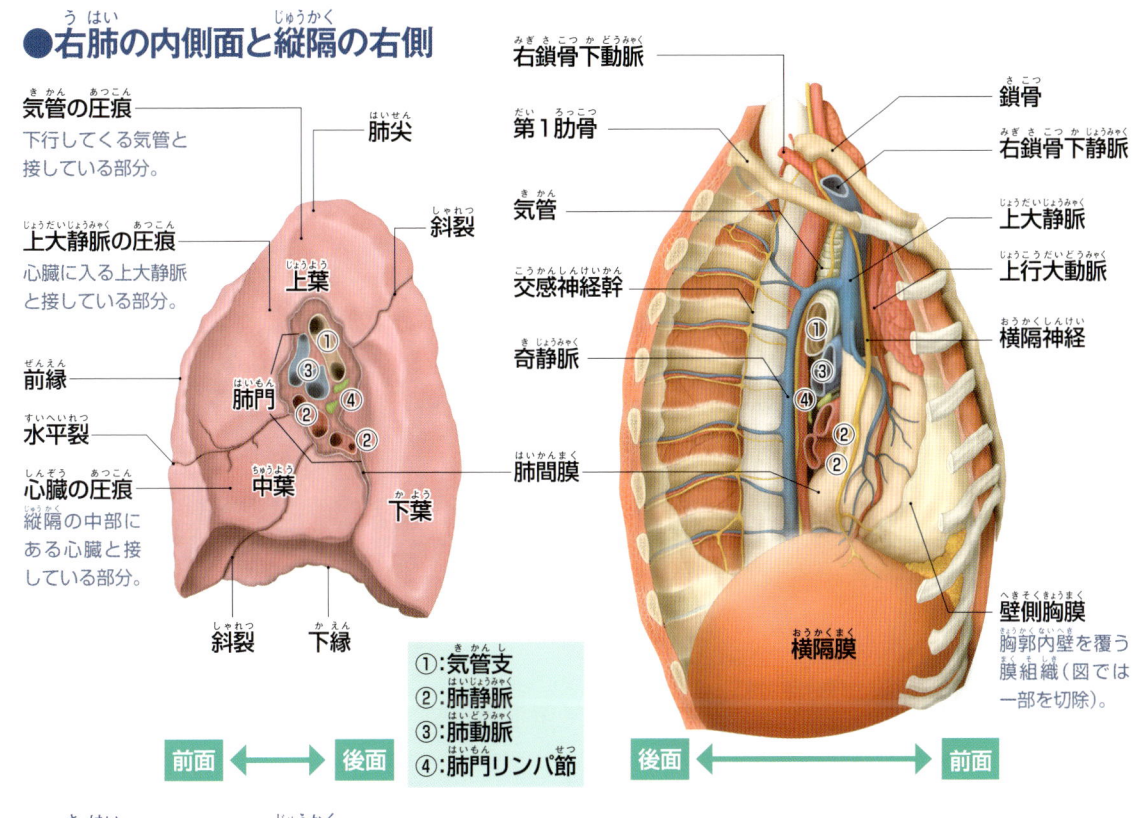

- **気管の圧痕**: 下行してくる気管と接している部分。
- **上大静脈の圧痕**: 心臓に入る上大静脈と接している部分。
- 前縁
- 水平裂
- **心臓の圧痕**: 縦隔の中部にある心臓と接している部分。
- 肺尖
- 斜裂
- 上葉
- 肺門
- 中葉
- 下葉
- 斜裂
- 下縁

①:気管支
②:肺静脈
③:肺動脈
④:肺門リンパ節

前面 ⇔ 後面

右鎖骨下動脈 / 鎖骨 / 第1肋骨 / 右鎖骨下静脈 / 気管 / 上大静脈 / 交感神経幹 / 上行大動脈 / 奇静脈 / 横隔神経 / 肺間膜 / 壁側胸膜（胸郭内壁を覆う膜組織（図では一部を切除）。） / 横隔膜

後面 ⇔ 前面

●左肺の内側面と縦隔の左側

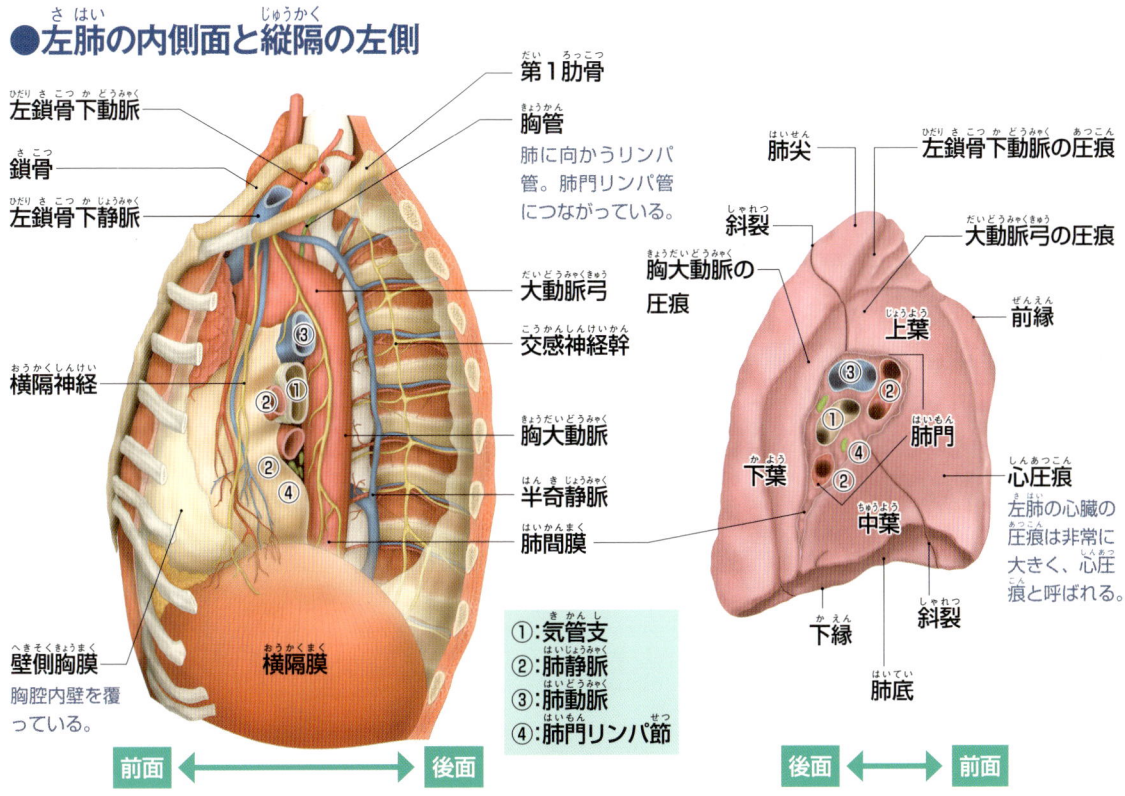

左鎖骨下動脈 / 鎖骨 / 左鎖骨下静脈 / 第1肋骨 / 胸管（肺に向かうリンパ管。肺門リンパ管につながっている。） / 大動脈弓 / 交感神経幹 / 胸大動脈 / 半奇静脈 / 肺間膜 / 横隔神経 / 壁側胸膜（胸腔内壁を覆っている。） / 横隔膜

前面 ⇔ 後面

①:気管支
②:肺静脈
③:肺動脈
④:肺門リンパ節

- 肺尖
- 斜裂
- 左鎖骨下動脈の圧痕
- 大動脈弓の圧痕
- 胸大動脈の圧痕
- 上葉
- 前縁
- 肺門
- **心圧痕**: 左肺の心臓の圧痕は非常に大きく、心圧痕と呼ばれる。
- 下葉
- 中葉
- 下縁
- 斜裂
- 肺底

後面 ⇔ 前面

右肺と左肺を胸腔から取り出し、両肺の内側を表している。肺門は血液や、酸素・二酸化炭素を出し入れする構造が肺に導引される場所で、①〜④までが肺門に出入りするもの。縦隔の番号と対応している。

用語解説 ▶ 肺間膜: 肺の前面と後面から肺を包む肺胸膜と、胸郭の内側を裏打ちする壁側胸膜が合わさって形成される細長い膜。

> 呼吸器系——構造

肺の構造③——気管支と肺区域

ここがポイント! 右肺は3葉、左肺は2葉から、それぞれ構成されている。肺は、区域気管支の分布に基づいて肺区域に分けられ、肺区域はさらに多数の小葉に分かれており、小葉には血管や終末細気管支、リンパ管などの分枝が分布している。

　肺は右肺で2つ、左肺で1つの裂と呼ばれる切れ込みによって肉眼的に区分される。右肺の場合、水平裂によって上葉と中葉に、斜裂によって中葉と下葉に分けられる。これに対し、左肺は斜裂によって上葉と下葉に分けられている。つまり右肺は3葉、左肺は2葉からなっている。

　おのおのの葉には葉気管支が入る。肺門から肺内に入った主気管支は、すぐに葉気管支に分枝するが、それぞれの葉気管支は独自の葉に入っていく。このため右肺の葉気管支は3本、左肺の葉気管支は2本存在する。

　右肺の右上葉気管支は肺に入ると右外側上方に、右中葉気管支は右外側前方に、そして右下葉気管支は主気管支の道なりに下方に、それぞれ分枝する。左肺の左上葉気管支は左外側に分枝し、左下葉気管支は左肺の底部に向かって下行し、途中で7本の気管支を分枝する。

　この、おのおのの葉気管支からさらに分枝する細い気管支のことを**区域気管支**という。右上葉気管支からは3本、右中葉気管支からは2本、右下葉気管支からは5本、合計10本の区域気管支が分枝する。これに対し、左肺の左上葉気管支からは5本、左下葉気管支も4〜5本の区域気管支が分枝している。それぞれの区域気管支が分布する肺の領域を肺区域といい、右肺は10区域、左肺は9区域に分けることができる（ただし、左肺の肺尖あたりにある2つの区域をまとめて一区域とする場合もある）。

　肺の区域を分割してとらえることは、腫瘍などのような特定の肺区域に局限される疾患の外科的な切除の際に、周囲の組織に障害をもたらさずに実施できるなどの利点がある。

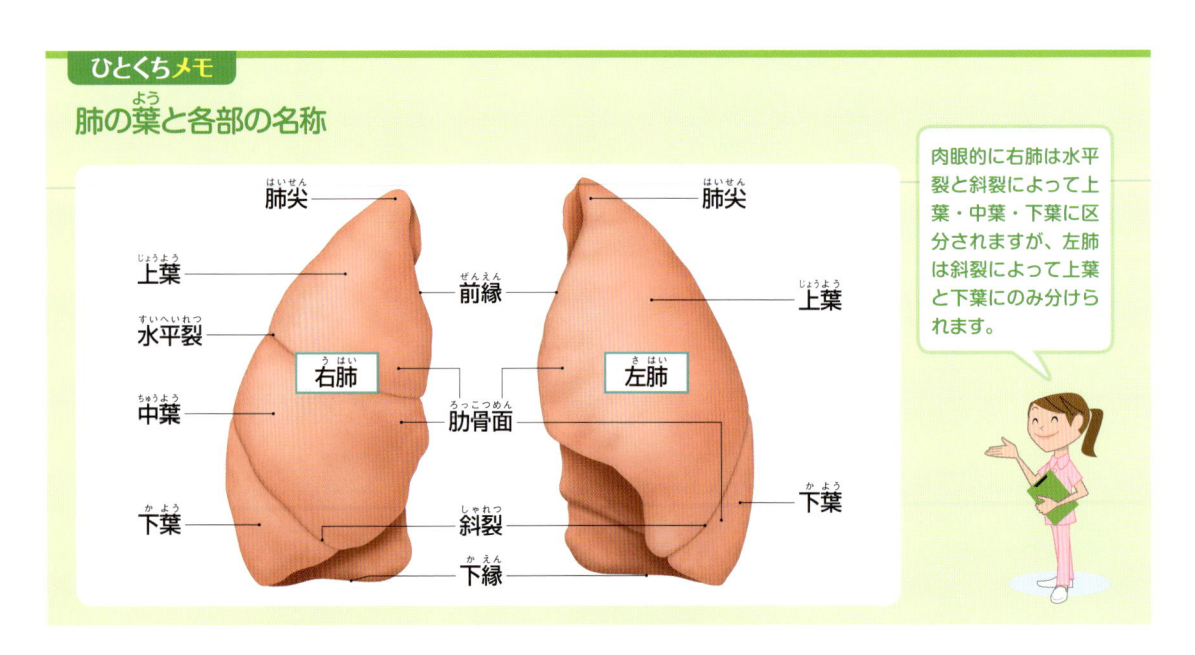

ひとくちメモ

肺の葉と各部の名称

（図：右肺・左肺の前面図。肺尖、上葉、水平裂、中葉、下葉、前縁、肋骨面、斜裂、下縁の表示）

> 肉眼的に右肺は水平裂と斜裂によって上葉・中葉・下葉に区分されますが、左肺は斜裂によって上葉と下葉にのみ分けられます。

用語解説 肺葉 ▶ 上葉や下葉など、哺乳類の肺を区分けしたときの名称をいう。

Chapter 8

●区域気管支の肺区域への分布

左右の葉気管支から分枝する区域気管支と、右肺および左肺の肺区域の分布を表している。①～⑩の区域気管支と肺区域は対応している。図ではわかりやすく①～⑩としたが、通常はそれぞれの区域気管支はB1～B10、肺区域はS1～S10と表記される。

前方から見た右肺 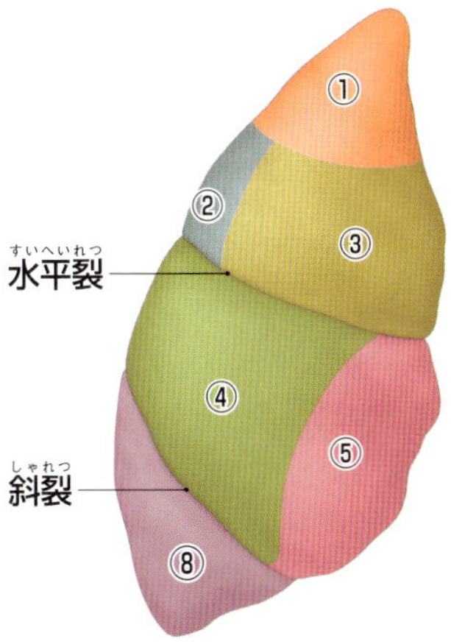 / **前方から見た左肺**

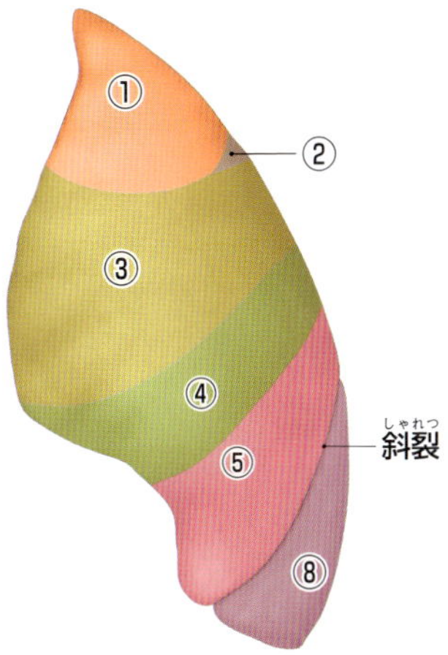

水平裂 / 斜裂

※左肺の⑦の肺区域と区域気管支は心臓が左に寄っているのでない場合が多い。

肺区域の分け方は、資料により若干異なることがあります。

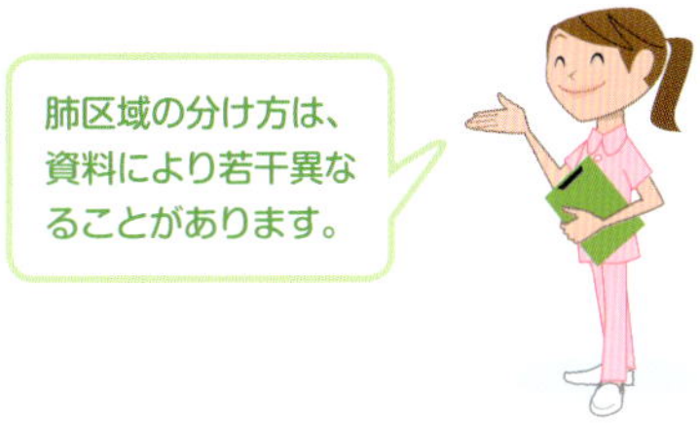

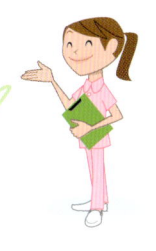

右肺の内側 / **前方から見た気管支の分枝** 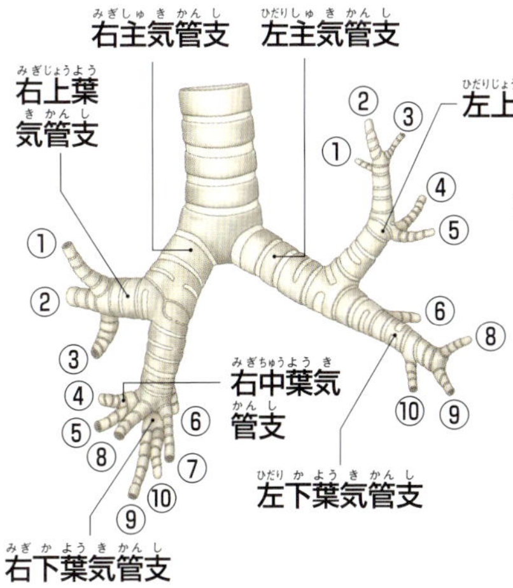 / **左肺の内側**

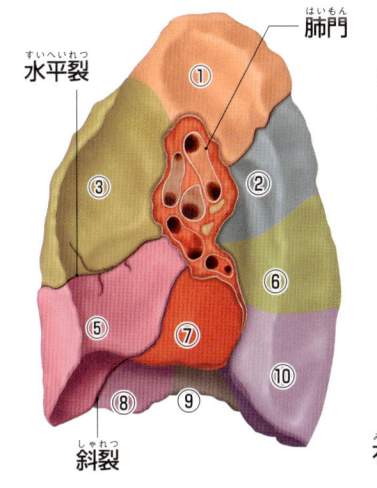

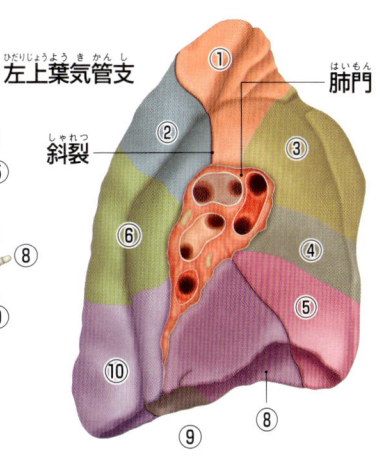

肺門・水平裂・斜裂
右主気管支・左主気管支
右上葉気管支・左上葉気管支
右中葉気管支・左下葉気管支
右下葉気管支

後方から見た左肺 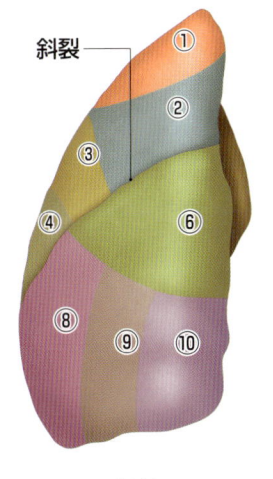 / **後方から見た気管支の分枝** 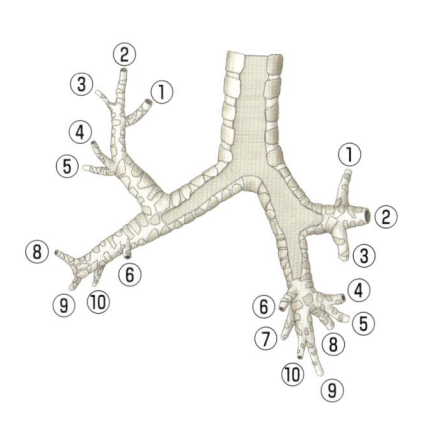 / **後方から見た右肺**

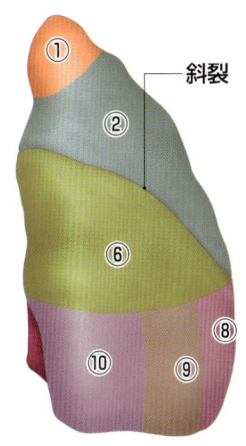

斜裂

第8章 呼吸器系

用語解説 腫瘍▶新生物ともいい、細胞が異常かつ過剰に増殖したもの。悪性腫瘍と良性腫瘍がある。

199

≫ 呼吸器系——機能

呼吸と呼吸運動

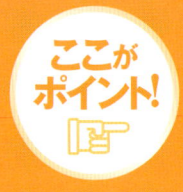

ここがポイント！ 呼吸には肺においてガス交換を行う外呼吸と、全身の細胞レベルでのガス交換である内呼吸の2種類があり、呼吸運動は横隔膜や肋間筋などの呼吸筋の動きによって行われている。

●外呼吸と内呼吸

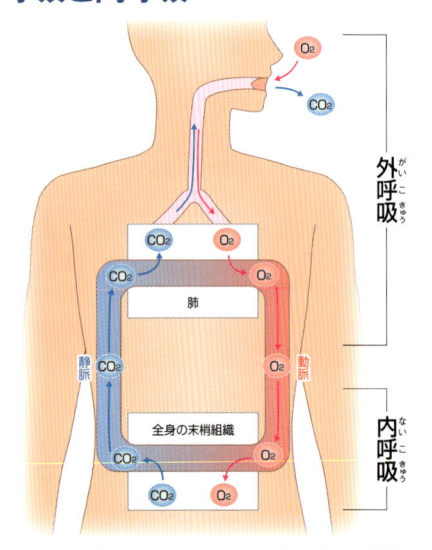

肺に空気（酸素）を取り込み、肺胞でガス交換を行うのが外呼吸。動脈で全身に酸素が運ばれ、細胞との間でガス交換を行うのが内呼吸である。

呼吸器系の役割は、酸素と二酸化炭素の交換、すなわち**ガス交換**を行うことである。その際、呼吸とは肺におけるガス交換である**外呼吸**と、全身の細胞レベルでのガス交換である**内呼吸**に分けられる。

外呼吸とは肺胞内に流入した空気から肺毛細血管内の血液への酸素の拡散、そして逆方向である血液から肺胞内への二酸化炭素の拡散のことである。これに対して内呼吸とは、全身の組織細胞と毛細血管の間における酸素と二酸化炭素の交換といえる。

こうした呼吸を行う運動は、延髄の背側部にある吸息中枢と呼息中枢という、2つの**呼吸中枢**による神経的調節によって行われる。その際には、横隔膜や肋間筋などの**呼吸筋**が活動することで呼吸が行われる。これらの筋は骨格筋（＝**随意筋**）であるので、意図的に呼吸の速度や深さを調節することができる。

●肋骨と肋間筋による胸式呼吸のしくみ

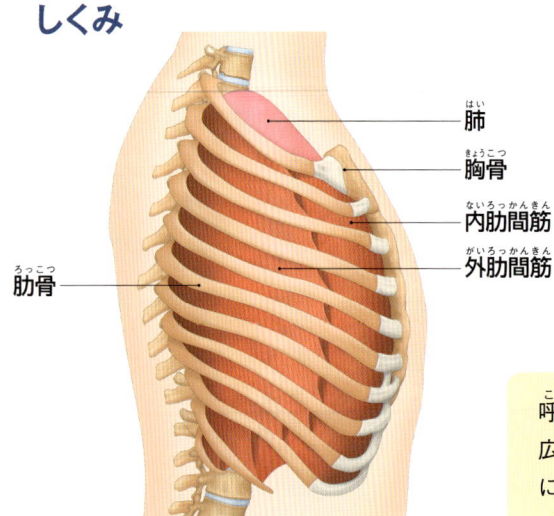

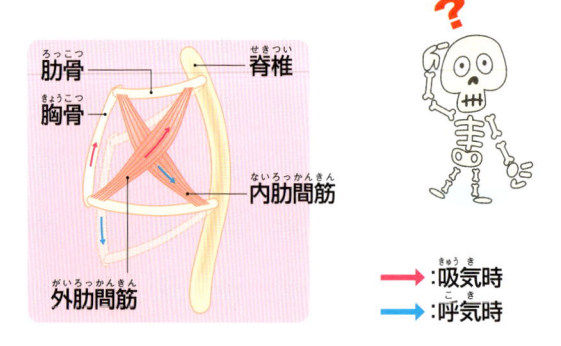

呼吸運動では、内肋間筋と外肋間筋が作用する。胸郭が広がる吸気時には外肋間筋が収縮し、胸郭が狭まる呼気時には外肋間筋が弛緩し、内肋間筋が収縮する。

→：吸気時
→：呼気時

用語解説 食道裂孔 ▶ 胸腔を下行してきた食道が腹腔に入るための横隔膜を貫く孔。

●横隔膜の構造

胸腔と腹腔を区別するドーム上の筋で、筋が収縮すると横隔膜は下がり、吸気が行われ、弛緩すると上がることで呼気が行われる。この呼吸を腹式呼吸という。

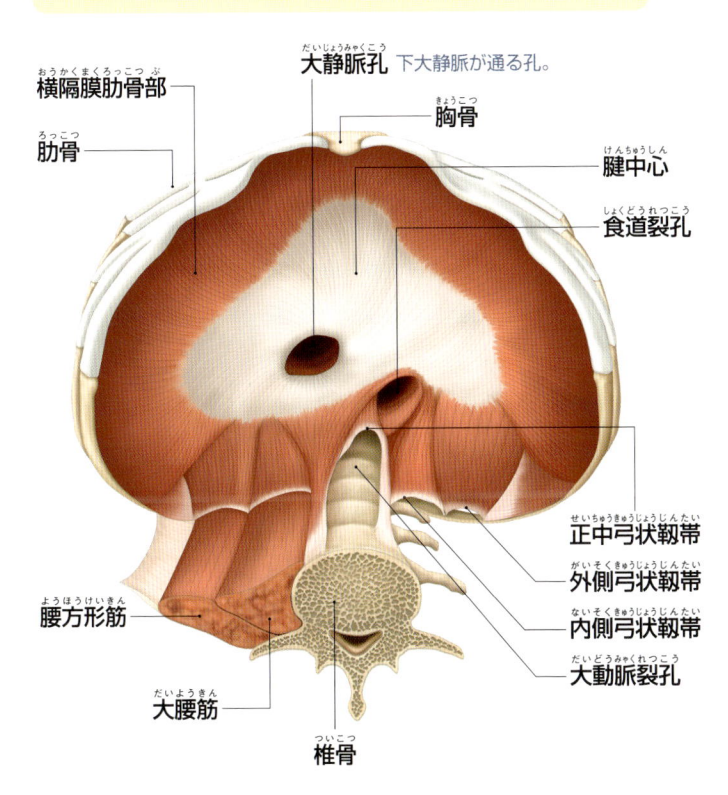

側面から見た横隔膜

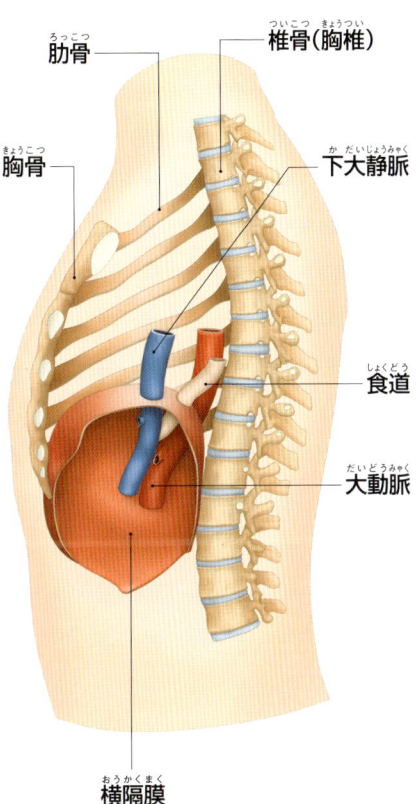

図中ラベル：
- 横隔膜肋骨部
- 肋骨
- 大静脈孔（下大静脈が通る孔。）
- 胸骨
- 腱中心
- 食道裂孔
- 正中弓状靭帯
- 外側弓状靭帯
- 内側弓状靭帯
- 大動脈裂孔
- 腰方形筋
- 大腰筋
- 椎骨
- 肋骨
- 椎骨（胸椎）
- 胸骨
- 下大静脈
- 食道
- 大動脈
- 横隔膜

●呼吸時の横隔膜と肋骨の動き

吸気時は横隔膜が収縮することで下がり、外肋間筋が収縮することで胸郭の挙上が行われ、胸腔が広がる。こうして胸腔内の圧が低くなり、肺が膨らむ。呼気時は横隔膜が弛緩することで上がり、内肋間筋が収縮することで胸腔が狭くなり、肺はしぼむ。

吸気時の動き

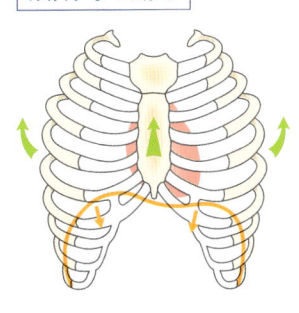

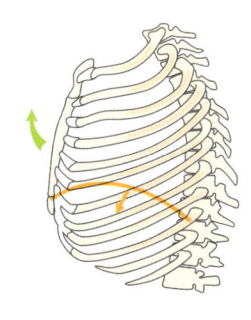

呼気時の動き

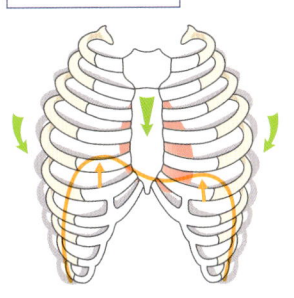

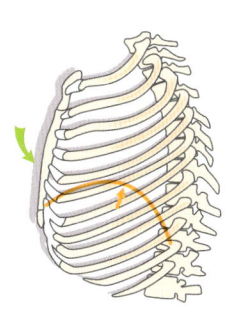

肋骨が上がることで胸骨も前にせり出してくるので、胸郭の前後の幅も広くなります。また、横隔膜の上下によっても胸腔内の上下幅が変化するとともに、胸腔内の圧力も変化して気体が肺に出入りしやすくなります。

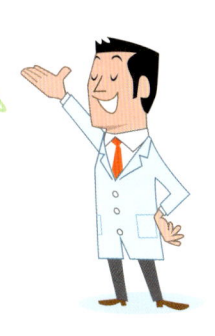

用語解説　大動脈裂孔 ▶ 大動脈が通る孔。孔の周辺は正中弓状靭帯があり、孔を維持している。

もう一度、チェックしてみよう！(8)

解答は285ページ

☐ 部分の名称を入れてください。

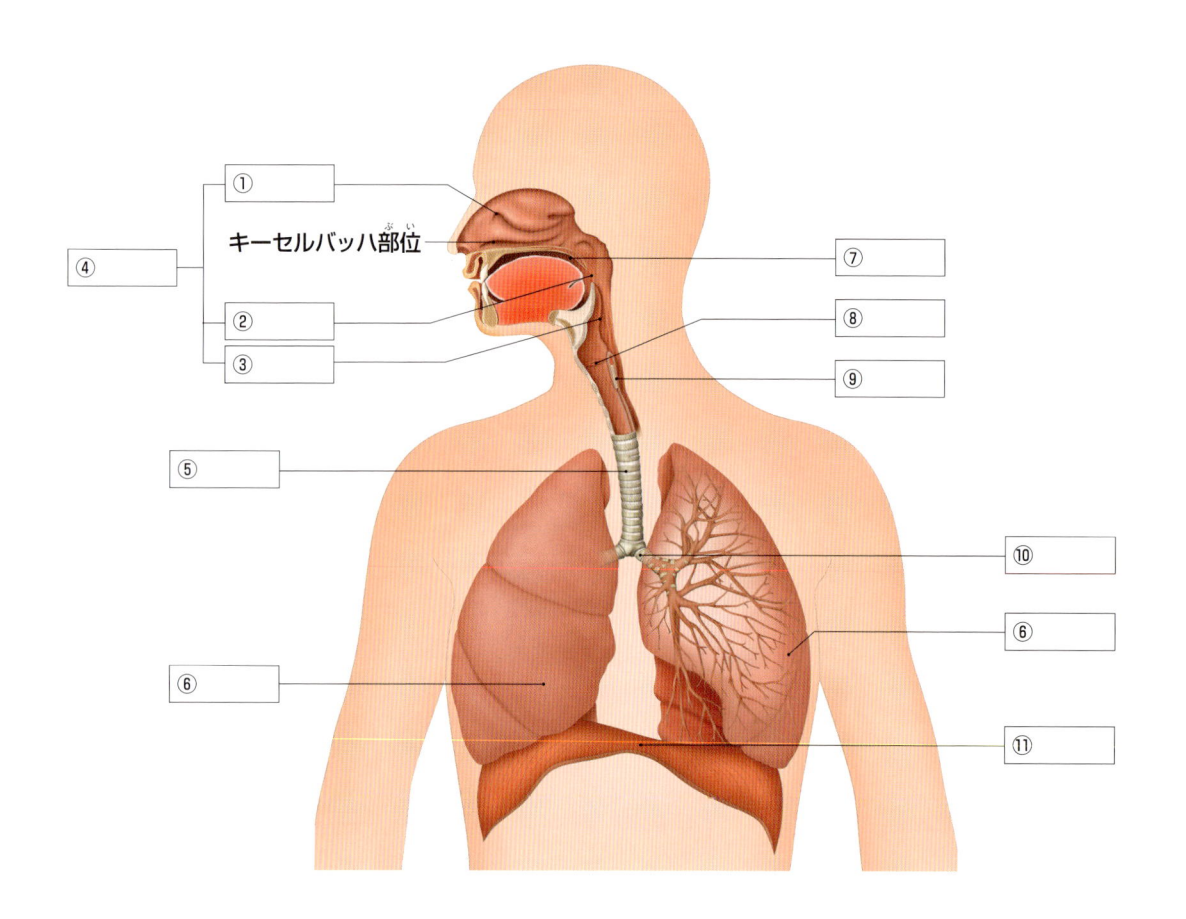

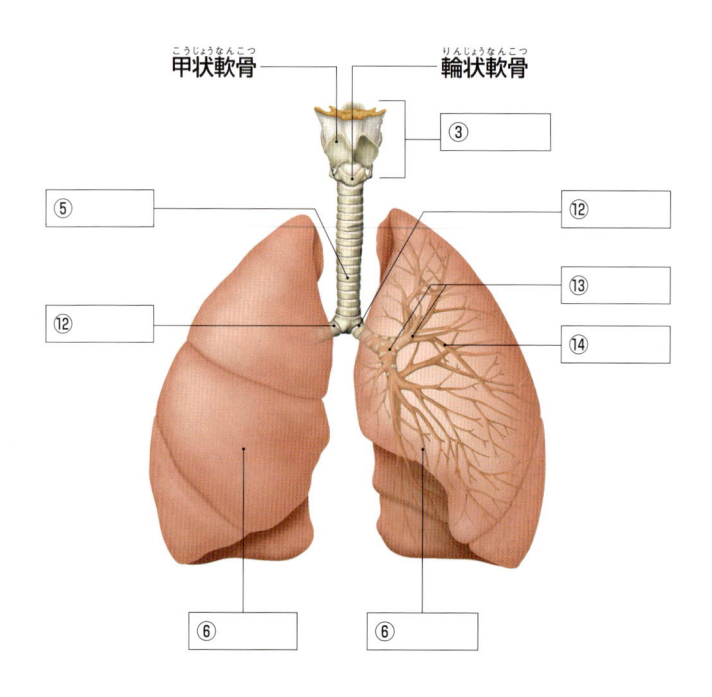

キーセルバッハ部位

甲状軟骨　　輪状軟骨

Chapter 9

第9章 泌尿器・生殖器系

泌尿器系は、腎臓・尿管・膀胱・尿道からなっており、体の老廃物を体外へ排出する働きをしている。生殖器系は、男性の場合は精子を、女性の場合は卵子を産生する役割があり、精子と卵子が受精することで妊娠が成立する。

- ●泌尿器系の全体像と腎臓 ……………………………… 204
- ●ネフロンのしくみ ……………………………………… 206
- ●糸球体とネフロン──物質の濾過と再吸収・分泌 …… 208
- ●排尿路の構造──膀胱・尿管・尿道 ………………… 210
- ●男性生殖器の構造 ……………………………………… 212
- ●子孫を残す──精子の産生 …………………………… 214
- ●外陰部および会陰と乳腺 ……………………………… 216
- ●骨盤内部におさまる女性生殖器 ……………………… 218
- ●卵子の形成と卵胞の発達 ……………………………… 220
- ●受精と着床 ……………………………………………… 222

泌尿器・生殖器系──構造

泌尿器系の全体像と腎臓

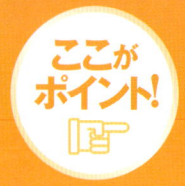

> **ここがポイント！**
> 泌尿器系は腎臓・尿管・膀胱・尿道によって構成されており、腎臓は血液を濾過することで人体の恒常性を維持している。腎臓の内部は腎皮質と腎髄質に分かれている。

泌尿器系は左右2つの**腎臓**と、1つの**膀胱**、腎臓と膀胱をつなぐ2本の**尿管**、1本の**尿道**から構成されている。

腎臓には多くの血液が流れ、その血液を濾過することで血液中のイオン組成やpHの調節、老廃物の除去、血液量の調整などを行っている。腎臓でこうした濾過機能をもっているのは腎皮質にある**腎小体**である。

濾過された液体は尿細管、次に集合管に集められるが、成分の大部分はそれらの管周辺の血管に再吸収され、残りが尿として腎杯、腎盤から尿管へと送られる。2本の尿管は膀胱につながり、ここで尿が貯留された後に尿道を通って体外に排泄される。

膀胱は平滑筋性の袋であり、尿意を感じると排尿中枢の興奮が副交感神経によって平滑筋である膀胱壁に伝わり、これを収縮させるとともに内尿道括約筋を弛緩させて**排尿**が行われる。

●泌尿器系の配置

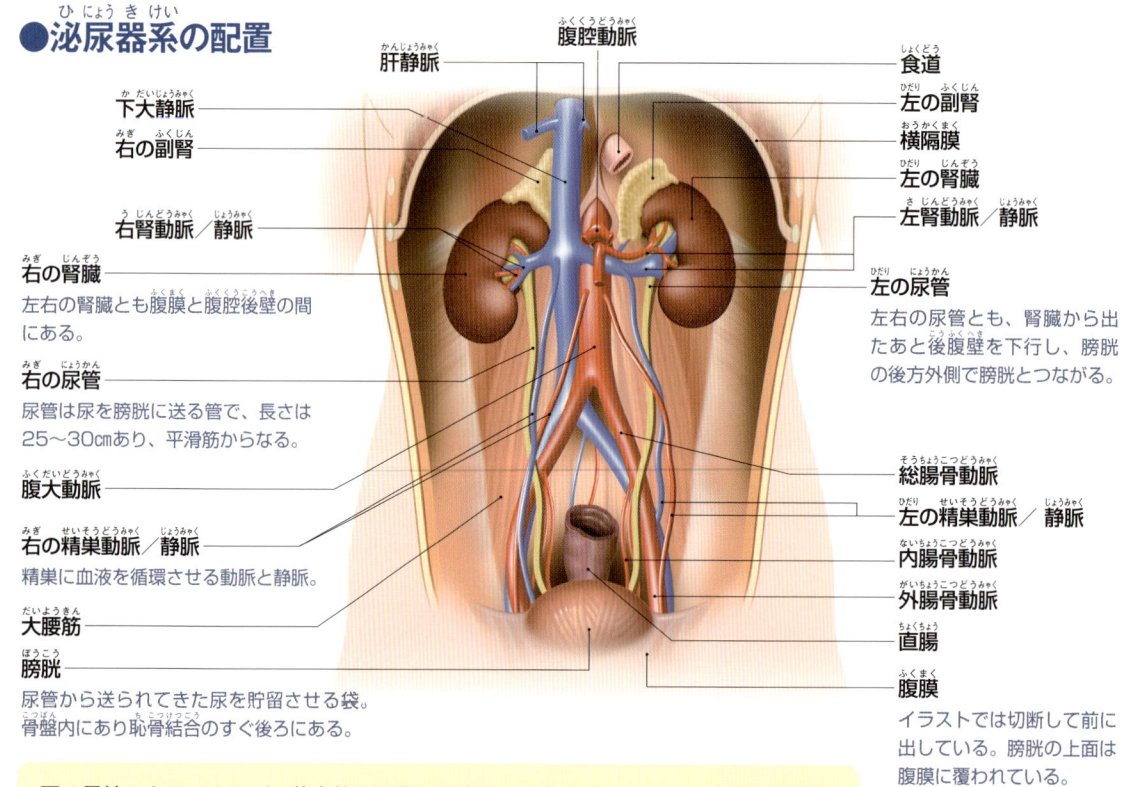

肝静脈 / **腹腔動脈** / **食道**
下大静脈 / **左の副腎** / **横隔膜**
右の副腎 / **左の腎臓**
右腎動脈／静脈 / **左腎動脈／静脈**
右の腎臓：左右の腎臓とも腹膜と腹腔後壁の間にある。
左の尿管：左右の尿管とも、腎臓から出たあと後腹壁を下行し、膀胱の後方外側で膀胱とつながる。
右の尿管：尿管は尿を膀胱に送る管で、長さは25〜30cmあり、平滑筋からなる。
腹大動脈 / **総腸骨動脈**
右の精巣動脈／静脈：精巣に血液を循環させる動脈と静脈。
左の精巣動脈／静脈
内腸骨動脈 / **外腸骨動脈**
大腰筋 / **直腸**
膀胱：尿管から送られてきた尿を貯留させる袋。骨盤内にあり恥骨結合のすぐ後ろにある。
腹膜：イラストでは切断して前に出している。膀胱の上面は腹膜に覆われている。

> 図は男性のものであるが、基本的な配置は男女間で大きな違いはない。左右の腎臓の位置関係は、厳密には右腎の上には大きな肝臓があるので、左腎のほうが右腎よりも若干上にある。尿管は腎臓の腎門のところから始まる直径が4〜7mmの管である。

用語解説　pH▶ 水素イオン指数のことで「ペーハー」と呼ぶ。水溶液中の水素イオンの濃度を表し、中性（pH=7）、酸性（pH<7）、アルカリ性（pH>7）に分けられる。

●腎臓の構造

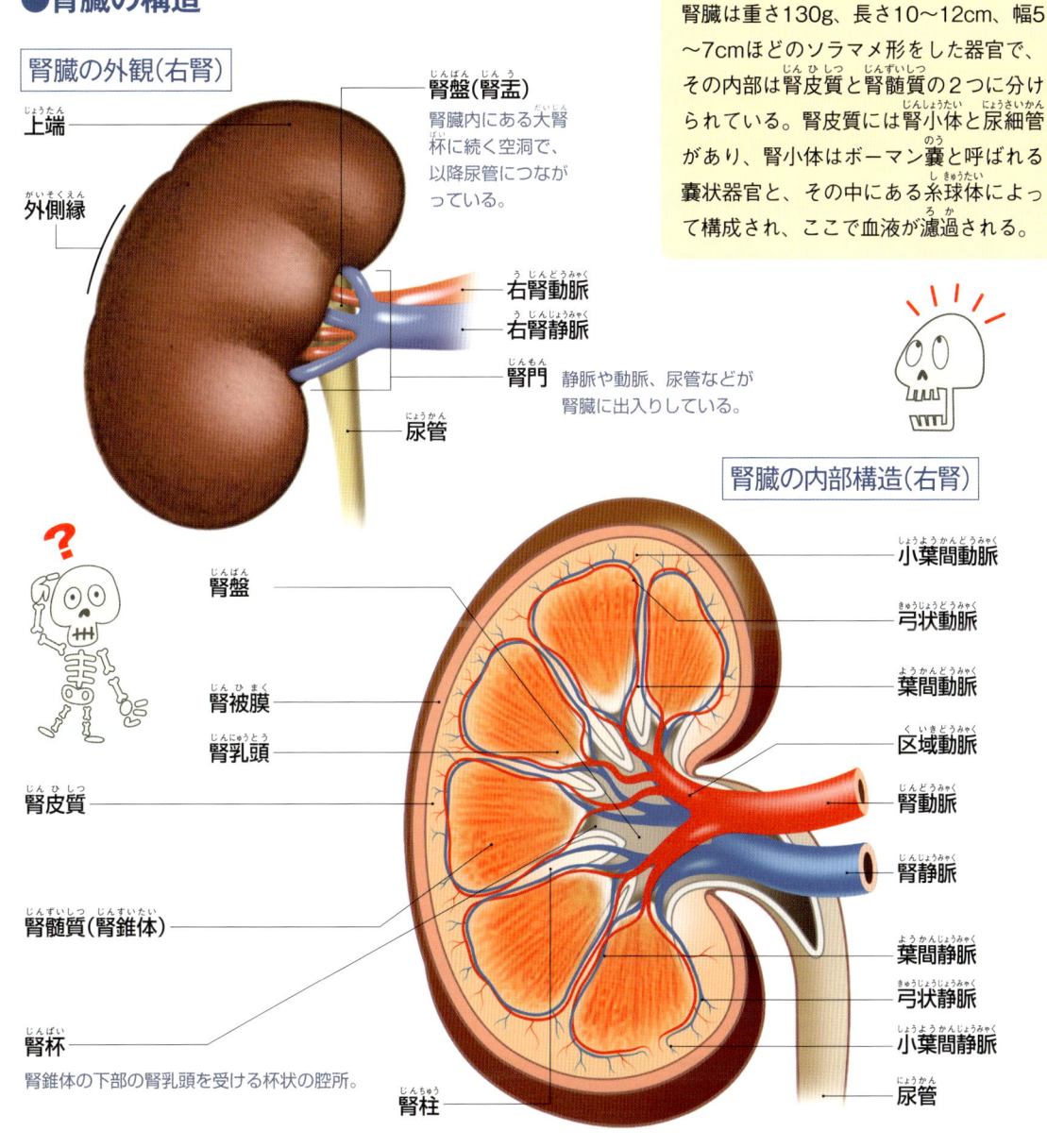

腎臓の外観(右腎)

- 上端
- 外側縁
- 腎盤(腎盂)：腎臓内にある大腎杯に続く空洞で、以降尿管につながっている。
- 右腎動脈
- 右腎静脈
- 腎門：静脈や動脈、尿管などが腎臓に出入りしている。
- 尿管

腎臓は重さ130g、長さ10～12cm、幅5～7cmほどのソラマメ形をした器官で、その内部は腎皮質と腎髄質の2つに分けられている。腎皮質には腎小体と尿細管があり、腎小体はボーマン嚢と呼ばれる嚢状器官と、その中にある糸球体によって構成され、ここで血液が濾過される。

腎臓の内部構造(右腎)

- 小葉間動脈
- 弓状動脈
- 葉間動脈
- 区域動脈
- 腎動脈
- 腎静脈
- 葉間静脈
- 弓状静脈
- 小葉間静脈
- 腎盤
- 腎被膜
- 腎乳頭
- 腎皮質
- 腎髄質(腎錐体)
- 腎杯：腎錐体の下部の腎乳頭を受ける杯状の腔所。
- 腎柱
- 尿管

第9章　泌尿器・生殖器系

ひとくちメモ

尿中に排泄される成分

腎小体での濾過量は1日に160～180ℓとされ原尿といわれるが、濾過された成分の大部分(99%)は尿細管や集合管を通って行く過程で血管に再吸収されるため、最終的に成人の1日の尿量は1～1.5ℓとなる。尿には表にあるような成分が多く含まれている。成分の中では水分が一番多く、他には尿素や各種イオン成分などが含まれている。

●各成分の1日の尿中排泄量

成分	尿中の成分量
水分	1～2ℓ
尿素	30g
塩素イオン	6.3g
ナトリウムイオン	4g
炭酸水素イオン	0.03g
カリウムイオン	2g
尿酸	0.8g
クレアチン	1.6g

※腎小体の濾過量を1日180ℓとした場合。

成分組成は個人によって若干の違いがあります。臨床現場では、尿検査によって組成の異常を探知することが重要となります。

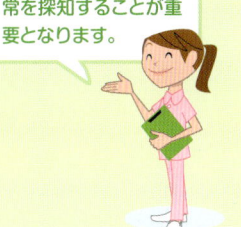

用語解説　イオン▶原子が1～数個の電子を放出することで、正の電荷を帯びた陽イオン、受けとることで陰イオンとなる。カルシウムイオン(Ca^{2+})、カリウムイオン(K^+)、塩素イオン(Cl^{2-})などがある。

≫ 泌尿器・生殖器系——構造

ネフロンのしくみ

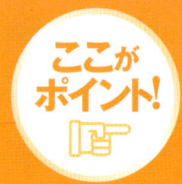

ここがポイント！ ネフロンは腎臓の機能単位で、血液の濾過を行う腎小体と、成分の分泌や再吸収が行われる尿細管からなっている。腎小体はボーマン嚢と糸球体、尿細管は近位・遠位尿細管とヘンレループからなっている。

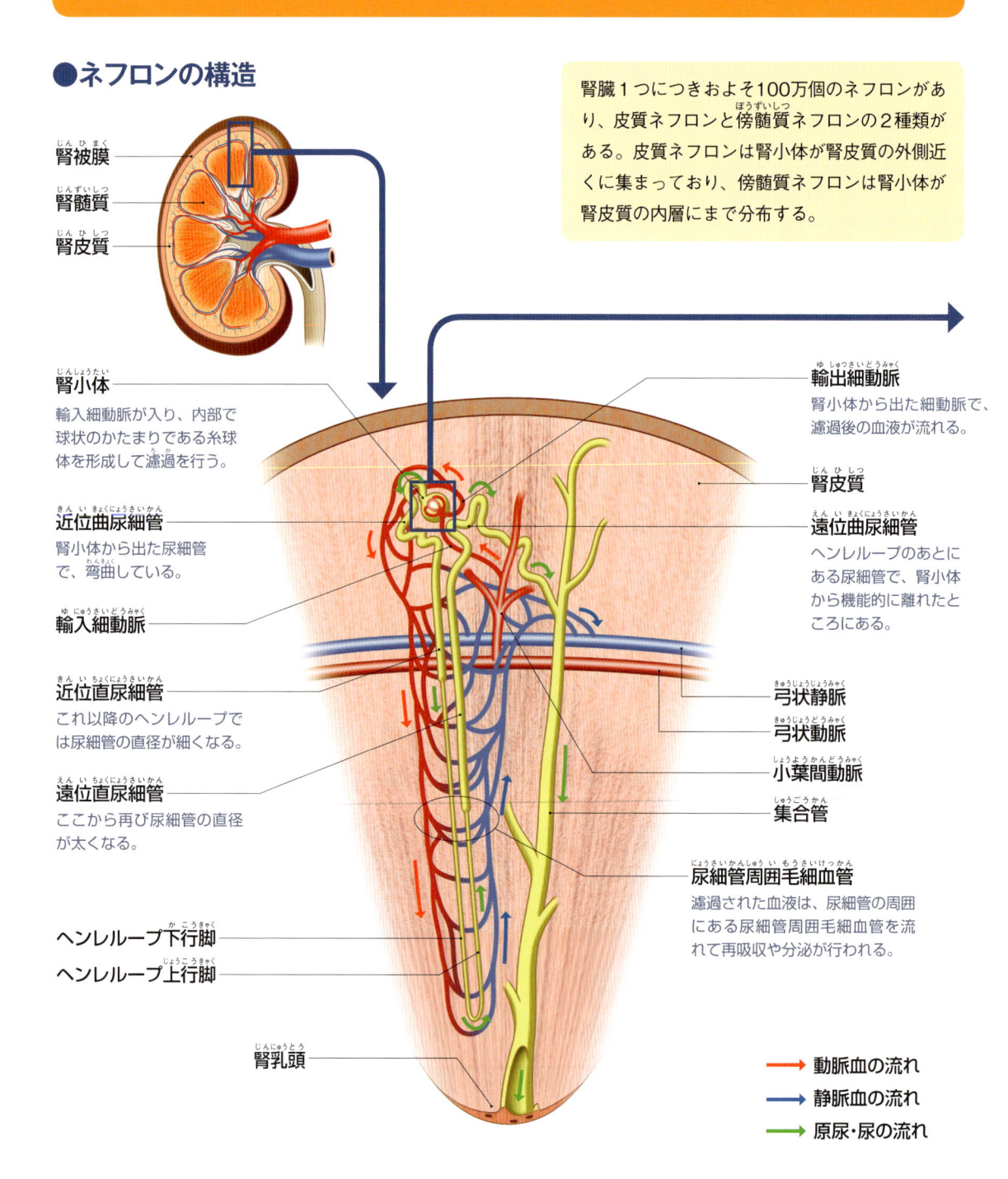

●ネフロンの構造

- 腎被膜
- 腎髄質
- 腎皮質

腎臓1つにつきおよそ100万個のネフロンがあり、皮質ネフロンと傍髄質ネフロンの2種類がある。皮質ネフロンは腎小体が腎皮質の外側近くに集まっており、傍髄質ネフロンは腎小体が腎皮質の内層にまで分布する。

腎小体
輸入細動脈が入り、内部で球状のかたまりである糸球体を形成して濾過を行う。

近位曲尿細管
腎小体から出た尿細管で、弯曲している。

輸入細動脈

近位直尿細管
これ以降のヘンレループでは尿細管の直径が細くなる。

遠位直尿細管
ここから再び尿細管の直径が太くなる。

ヘンレループ下行脚
ヘンレループ上行脚

輸出細動脈
腎小体から出た細動脈で、濾過後の血液が流れる。

腎皮質

遠位曲尿細管
ヘンレループのあとにある尿細管で、腎小体から機能的に離れたところにある。

弓状静脈
弓状動脈
小葉間動脈
集合管

尿細管周囲毛細血管
濾過された血液は、尿細管の周囲にある尿細管周囲毛細血管を流れて再吸収や分泌が行われる。

腎乳頭

→ 動脈血の流れ
→ 静脈血の流れ
→ 原尿・尿の流れ

206 **用語解説** ボーマン嚢 ▶ 発見者であるイギリスの外科医ウィリアム・ボーマン（1816～1892）にちなんで名づけられた。

ネフロンは、腎臓の腎皮質から腎髄質に存在する腎臓の機能単位であり、血液を濾過する**腎小体**と、濾過された液体が通過する**尿細管**から形成される。さらに腎小体は毛細血管網からなる**糸球体**と、それを包む**ボーマン嚢**（糸球体嚢）からなる。

腎臓に入った動脈は、区域、葉間、弓状、小葉間、輸入細動脈と分枝していき、最終的にボーマン嚢内で球状にからまった糸球体を形成する。ここで濾過された原尿は尿細管に送られる。

腎小体から出た尿細管は弯曲した近位曲尿細管を経て腎皮質から腎髄質に向かって下行し、途中で急激にループを描いて上行、同じく弯曲した遠位曲尿細管から集合管につながって原尿を輸送する。この下行・上行する尿細管部分を**ヘンレループ**といい、下行する部分をヘンレループ下行脚、上行する部分をヘンレループ上行脚という。主に近位曲尿細管とヘンレループ、遠位曲尿細管での輸送の過程で、原尿から必要な成分が毛細血管中に再吸収され、また不要なものが分泌されて、最終的に尿が生成される。

●腎小体のしくみ

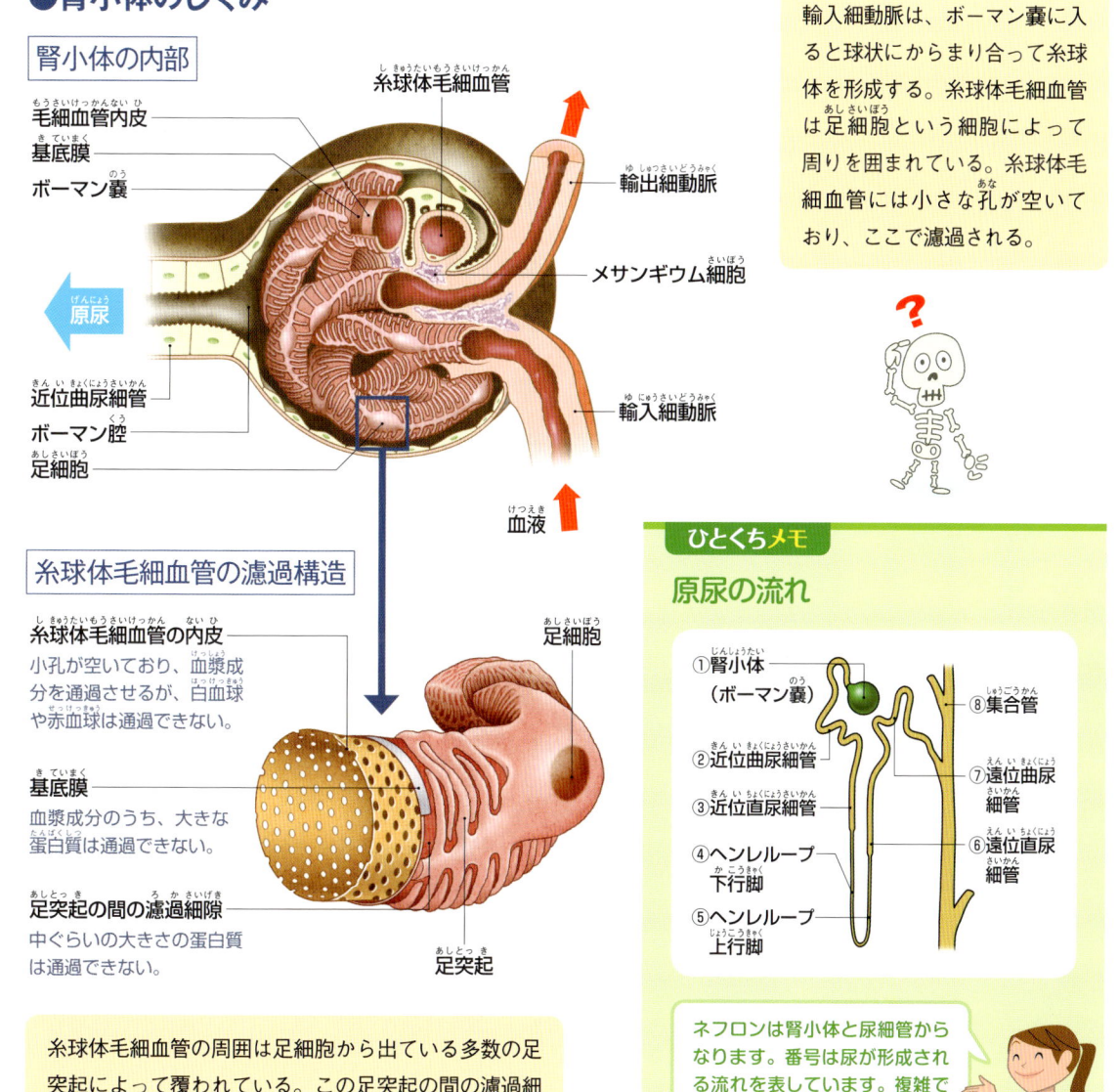

腎小体の内部

- 毛細血管内皮
- 基底膜
- ボーマン嚢
- 糸球体毛細血管
- 輸出細動脈
- メサンギウム細胞
- 輸入細動脈
- 原尿
- 近位曲尿細管
- ボーマン腔
- 足細胞
- 血液

輸入細動脈は、ボーマン嚢に入ると球状にからまり合って糸球体を形成する。糸球体毛細血管は足細胞という細胞によって周りを囲まれている。糸球体毛細血管には小さな孔が空いており、ここで濾過される。

糸球体毛細血管の濾過構造

- 糸球体毛細血管の内皮
  小孔が空いており、血漿成分を通過させるが、白血球や赤血球は通過できない。
- 基底膜
  血漿成分のうち、大きな蛋白質は通過できない。
- 足突起の間の濾過細隙
  中ぐらいの大きさの蛋白質は通過できない。
- 足細胞
- 足突起

糸球体毛細血管の周囲は足細胞から出ている多数の足突起によって覆われている。この足突起の間の濾過細隙から、濾過が行われる。

ひとくちメモ 原尿の流れ

①腎小体（ボーマン嚢）
②近位曲尿細管
③近位直尿細管
④ヘンレループ下行脚
⑤ヘンレループ上行脚
⑥遠位直尿細管
⑦遠位曲尿細管
⑧集合管

ネフロンは腎小体と尿細管からなります。番号は尿が形成される流れを表しています。複雑ですが、番号通りに覚えましょう。

用語解説 メサンギウム細胞　糸球体本体を形成する細胞で、特殊な結合組織をつくる。また、収縮などすることで、濾過の調節も担う。

≫ 泌尿器・生殖器系──機能

糸球体とネフロン──物質の濾過と再吸収・分泌

ここがポイント!
糸球体ではボーマン嚢内腔圧と糸球体毛細血管圧の関係により濾過が行われ、尿細管では再吸収と分泌が各部分で行われている。集合管では、主として各種ホルモンにより水分や成分の調節が行われている。

前述したように、腎臓の機能は、血液中のイオン組成やpHの調節を行い、また、水分の保持や尿中への排泄による血液量の調節を行っている。これらの機能は、腎臓にある**ネフロン**の濾過作用によって行われる。

ネフロンは**腎小体**（ボーマン嚢および糸球体）と**尿細管**からなり、このネフロンで濾過と再吸収・分泌が行われる。最初は腎小体における糸球体毛細血管であり、次は尿細管の周囲にある毛細血管（尿細管周囲毛細血管）において行われ、この過程で尿が作られる。

より細かくみていくと、第一段階である「糸球体濾過」では1日における濾過液量が160～180ℓにも及び、この段階では血漿中の水分と大部分の成分が濾過され、尿細管に送られる。

尿細管において二度目の濾過が行われるが、ここでは**尿細管再吸収**と**尿細管分泌**が行われる。尿細管再吸収では、濾過液の水分のうちの大部分と、必要な成分の多くが尿細管周囲毛細血管をはじめとする血管に再吸収される。

これに対して尿細管分泌は、血液中の老廃物や余分なイオン、あるいは薬物などが尿細管に分泌される。再吸収とは「血管に再吸収される」、分泌とは「血管から尿細管に分泌される」という意味をそれぞれ表している。再吸収や分泌は、尿細管だけでなく、その後に続く集合管においても行われる。

また、濾過液の水分や再吸収・分泌される成分は、近位曲尿細管、ヘンレループ、遠位曲尿細管などにおいて、種類や量が異なる。

●**糸球体濾過・尿細管再吸収・尿細管分泌の概念**

（図：輸入細動脈、輸出細動脈、ボーマン嚢、糸球体、糸球体濾過、尿細管周囲毛細血管、尿細管再吸収、尿細管分泌、血液、尿、腎小体部、尿細管および集合管部）

尿の生成過程には、糸球体での段階と尿細管および集合管における段階がある。糸球体で行われる糸球体濾過では一方通行で濾過される。これに対し、尿細管と集合管の全域では、尿細管再吸収と尿細管分泌の2つのプロセスが行われる。

このほかの腎臓の機能には、レニンという酵素を分泌することで血圧を上昇させる機能があります。つまり血圧の調節も、腎臓の重要な役割なのです。

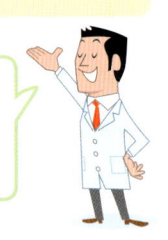

用語解説 **レニン** レニンはアンジオテンシノーゲンを分解し、アンジオテンシンに変換する。アンジオテンシンには血管収縮作用があり血圧を上昇させるため、レニンは間接的に血圧の調節に関与している。

●ネフロンの各部における濾過・再吸収・分泌

Na：ナトリウム／K：カリウム／Ca：カルシウム／HPO₄：リン酸／Cl：塩素／HCO₃：重炭酸／H：水素

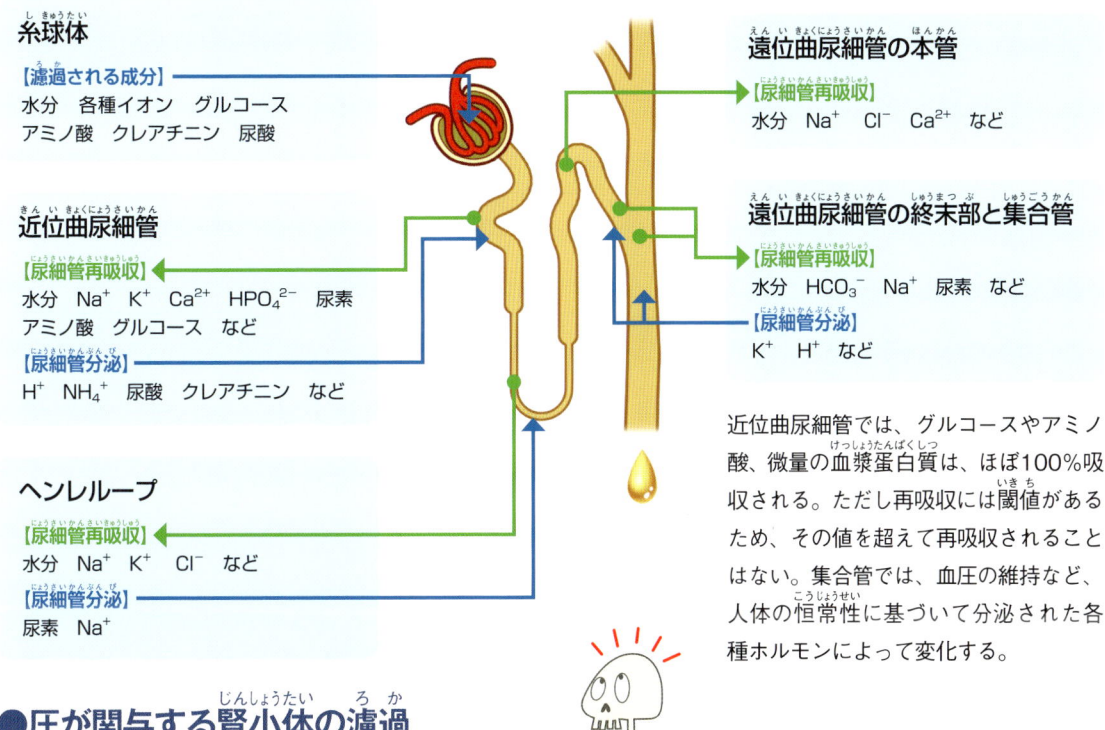

糸球体
【濾過される成分】
水分　各種イオン　グルコース
アミノ酸　クレアチニン　尿酸

近位曲尿細管
【尿細管再吸収】
水分　Na^+　K^+　Ca^{2+}　HPO_4^{2-}　尿素
アミノ酸　グルコース　など
【尿細管分泌】
H^+　NH_4^+　尿酸　クレアチニン　など

ヘンレループ
【尿細管再吸収】
水分　Na^+　K^+　Cl^-　など
【尿細管分泌】
尿素　Na^+

遠位曲尿細管の本管
【尿細管再吸収】
水分　Na^+　Cl^-　Ca^{2+}　など

遠位曲尿細管の終末部と集合管
【尿細管再吸収】
水分　HCO_3^-　Na^+　尿素　など
【尿細管分泌】
K^+　H^+　など

近位曲尿細管では、グルコースやアミノ酸、微量の血漿蛋白質は、ほぼ100％吸収される。ただし再吸収には閾値があるため、その値を超えて再吸収されることはない。集合管では、血圧の維持など、人体の恒常性に基づいて分泌された各種ホルモンによって変化する。

●圧が関与する腎小体の濾過

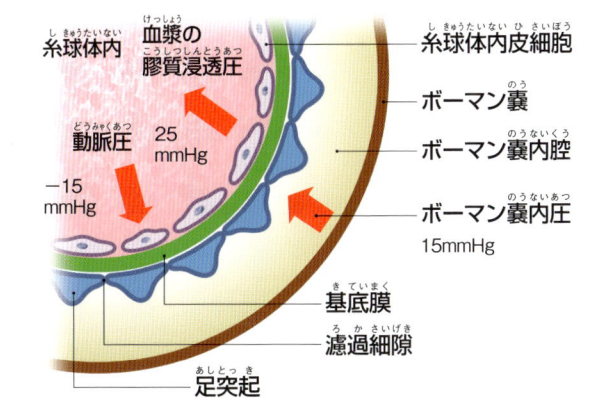

糸球体内　血漿の膠質浸透圧　糸球体内皮細胞
動脈圧　25mmHg　ボーマン嚢
－15mmHg　ボーマン嚢内腔
　　　　　ボーマン嚢内圧　15mmHg
基底膜
濾過細隙
足突起

ボーマン嚢内腔からの圧力よりも、糸球体毛細血管圧のほうが高くなければ濾過できない。そのためには15mmHg（ボーマン嚢内腔からの圧力）＋25mmHg（膠質浸透圧）以上の圧力が必要だが、腎動脈から糸球体毛細血管にいたるまでに、その圧力はおよそ15mmHg低下する。このため、糸球体毛細血管圧が15mmHg＋25mmHg＋15mmHg以上なければ濾過が行われない。

ひとくちメモ
人工透析

腎臓の機能が低下した患者は血液の濾過を行えず、尿を作ることができなくなるため、腎臓の代わりに濾過を行うのが人工透析機である。
人工透析機にはダイアライザーと呼ばれる多くの小孔が空いた毛細管状の線維をたばねた装置があり、毛細管の周囲を透析液が流れている。毛細管内を通る血液と、周囲の透析液の間で老廃物や電解質の除去・再吸収が行われるしくみである。

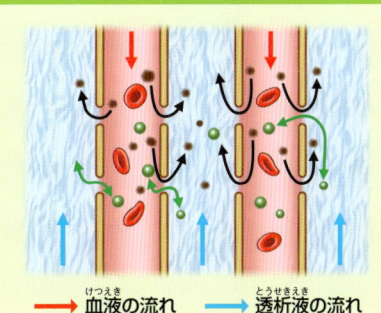

→ 血液の流れ　→ 透析液の流れ
● 赤血球　● 老廃物
● 電解質その他

赤血球などの大きなものは小孔を通れません。また、いったん通った電解質も、再吸収されるしくみとなっています。

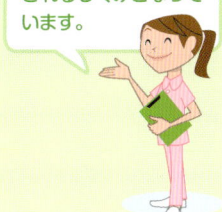

用語解説　膠質浸透圧 ▶ 液体を毛細血管内に吸い込む圧力。

» 泌尿器・生殖器系――構造

排尿路の構造――膀胱・尿管・尿道

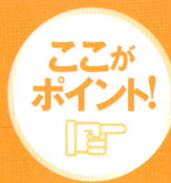

ここがポイント！
膀胱は平滑筋で構成される尿の貯留器官であり、排尿と蓄尿は平滑筋と内・外尿道括約筋の弛緩・収縮で行われている。また、男女の尿道の長さは大きく異なり、男性は16～18cm、女性は3～4cmとなっている。

集合管に送られた尿は**排尿路**である腎杯にそそがれ、腎盤（腎盂）に輸送されて尿管につらなる**膀胱**、**尿道**へと送られる。この排尿路は生成された尿を輸送し、一時貯留したあと、体外に排出するための器官である。

尿管は長さ25～30cm、内腔径4～7mmの管で、腹膜に覆われて後腹壁を下行したあと骨盤腔に入り、膀胱の後ろ外側部に達して膀胱壁につながる。尿の産生量にもよるが、1分間に1～5回の蠕動運動をすることで、尿を輸送する。

膀胱は平滑筋でできた袋であり、上面と後面を腹膜が覆っている。通常はつぶれているが、尿が送り込まれると球形となり、その容量は700～800mℓである。膀胱内腔の基底部分には、左右の尿管の開口部である尿管口と、尿道に向かう内尿道口があり、この3点を結んだ**膀胱三角**と呼ばれる部分がある。

尿道は最終的に尿を体外に排出する器官であるが、男性の尿道の長さは約16～18cm、女性は3～4cmと、男女で大きく異なっている。

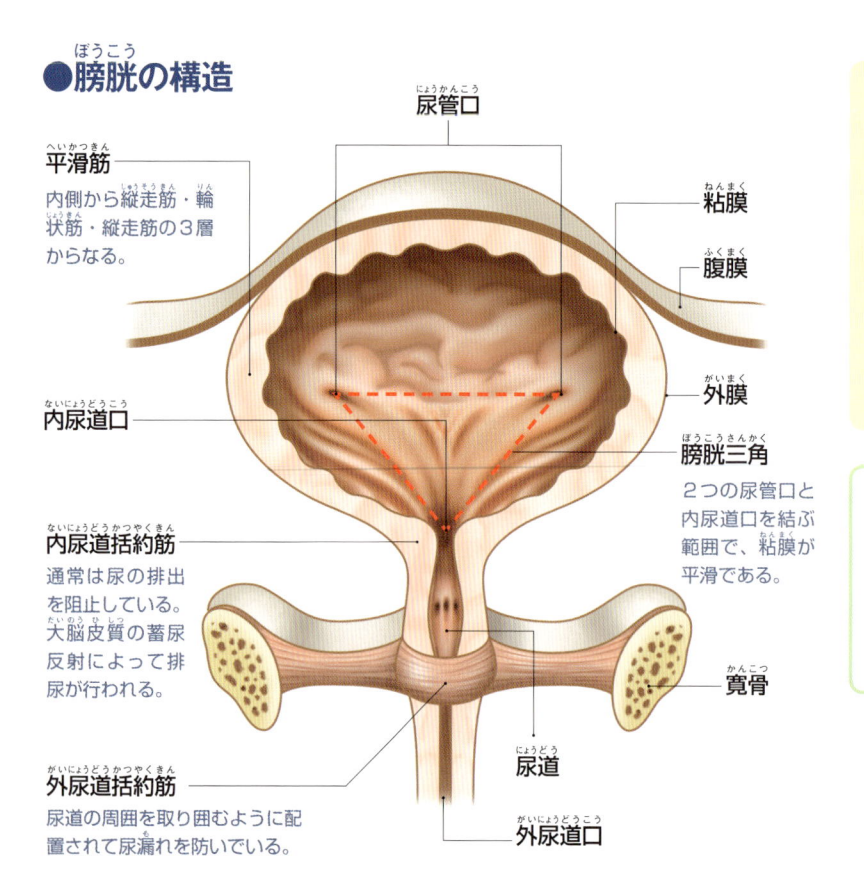

●膀胱の構造

平滑筋：内側から縦走筋・輪状筋・縦走筋の3層からなる。

尿管口

粘膜

腹膜

外膜

膀胱三角：2つの尿管口と内尿道口を結ぶ範囲で、粘膜が平滑である。

内尿道口

内尿道括約筋：通常は尿の排出を阻止している。大脳皮質の蓄尿反射によって排尿が行われる。

寛骨

尿道

外尿道括約筋：尿道の周囲を取り囲むように配置されて尿漏れを防いでいる。

外尿道口

膀胱壁は3層からなり、一番内層から粘膜、平滑筋、外膜となっている。膀胱の最大容量は700～800mℓだが、この段階では膀胱壁が過度に伸張するので痛みが走るようになる。通常は150～300mℓになると尿意を覚える。

> 膀胱に尿がたまっても逆流しないのは、尿管が膀胱壁を斜めに貫いているからです。膀胱内に尿がたまると、その内圧で膀胱壁が圧迫を受け、尿管が押しつぶされる形となって閉じるしくみです。

用語解説 **寛骨**▶骨盤の側壁および前壁を形成する骨で、恥骨・腸骨・坐骨が融合してできている。

●男性の排尿器官の構造

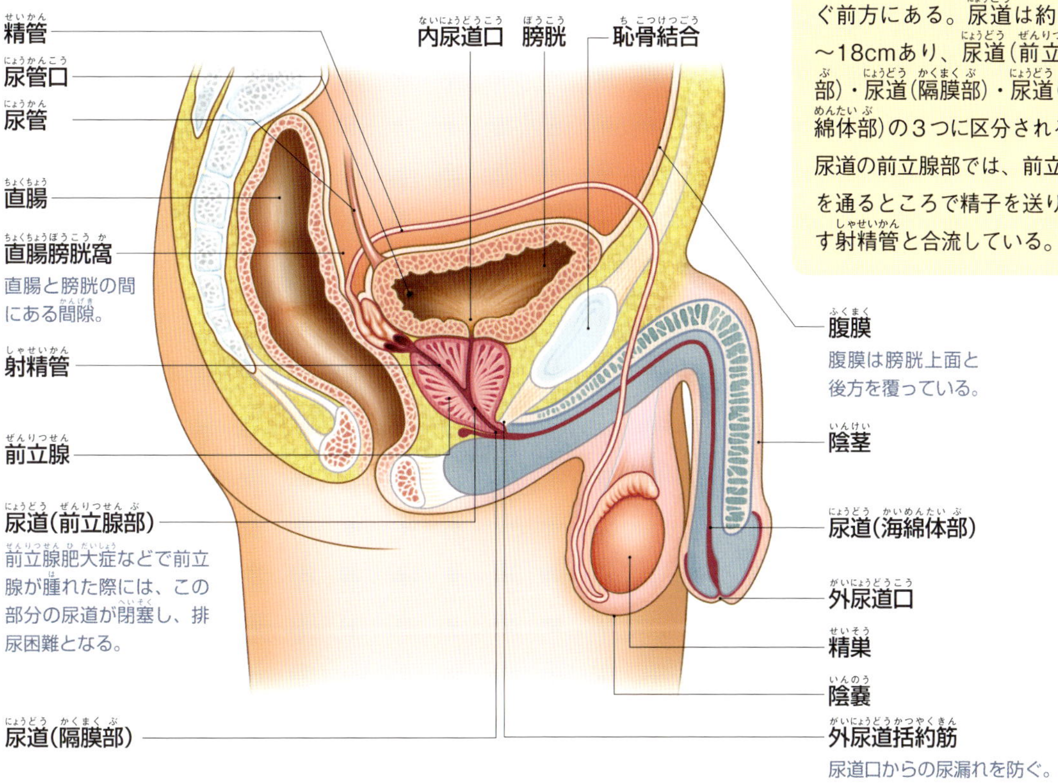
精管
尿管口
尿管
直腸
直腸膀胱窩
直腸と膀胱の間にある間隙。
射精管
前立腺
尿道(前立腺部)
前立腺肥大症などで前立腺が腫れた際には、この部分の尿道が閉塞し、排尿困難となる。
尿道(隔膜部)
内尿道口
膀胱
恥骨結合
腹膜
腹膜は膀胱上面と後方を覆っている。
陰茎
尿道(海綿体部)
外尿道口
精巣
陰嚢
外尿道括約筋
尿道口からの尿漏れを防ぐ。

男性の場合、膀胱は直腸のすぐ前方にある。尿道は約16〜18cmあり、尿道(前立腺部)・尿道(隔膜部)・尿道(海綿体部)の3つに区分される。

尿道の前立腺部では、前立腺を通るところで精子を送り出す射精管と合流している。

●女性の排尿器官の構造

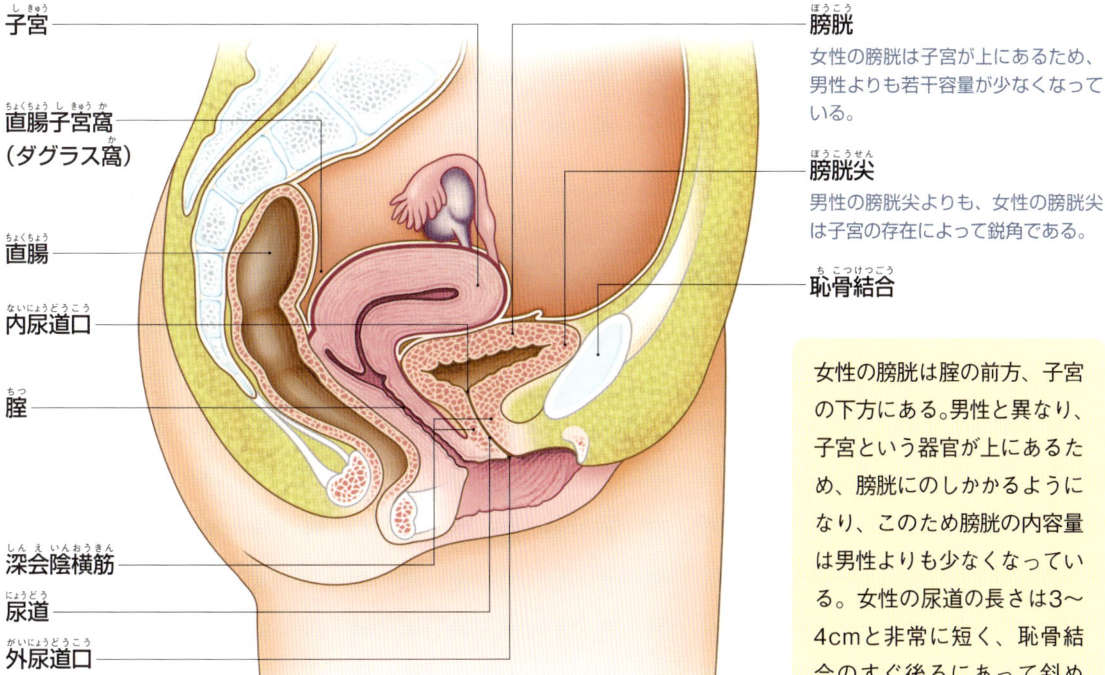
子宮
直腸子宮窩
(ダグラス窩)
直腸
内尿道口
腟
深会陰横筋
尿道
外尿道口
膀胱
女性の膀胱は子宮が上にあるため、男性よりも若干容量が少なくなっている。
膀胱尖
男性の膀胱尖よりも、女性の膀胱尖は子宮の存在によって鋭角である。
恥骨結合

女性の膀胱は腟の前方、子宮の下方にある。男性と異なり、子宮という器官が上にあるため、膀胱にのしかかるようになり、このため膀胱の内容量は男性よりも少なくなっている。女性の尿道の長さは3〜4cmと非常に短く、恥骨結合のすぐ後ろにあって斜め下・前方に向かう。

用語解説 **膀胱三角**▶ 膀胱内腔の表面は粘膜の皺に覆われているが、膀胱三角の部分には皺はなく、表面が平坦になっている。

泌尿器・生殖器系――構造

男性生殖器の構造

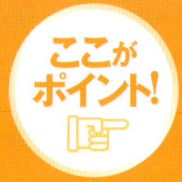

ここがポイント！ 精子は精巣でつくられ、精巣上体から精管を経て射精管により尿道に放出され外尿道口より出る。陰茎は1本の尿道海綿体と、2本の陰茎海綿体によって形成される。

男性生殖器は、**精巣**、**精巣上体**、**精管**、**射精管**、**尿道**、そして付属する**生殖器**などからなる。

精巣は重さ約10gの楕円球状をしており、睾丸とも呼ばれる。**精子**を産生するほか、男性ホルモンの分泌も行う。精巣からは精巣輸出管が出ており、精巣上体につながる。精巣上体に送られた精子は、さらに精管を通って**精管膨大部**に送られる。尿道の開始部分および射精管を取り囲む部分には精子の運動促進や生存するための液体を分泌する前立腺と、前立腺の真下にありアルカリ性の液体を分泌する尿道球腺が存在する。これらは精嚢とともに付属生殖腺器と呼ばれている。

精子をつくる精巣は2つあり、**陰嚢**と呼ばれる袋状の支持構造および精巣挙筋に収まっている。陰嚢は弛緩性の皮膚と皮下組織からなっており、**陰茎**の基部から垂れ下がるようにつながる。陰茎は海綿体を含む交接器官で、海綿体が充血・膨張することで勃起が生じる。

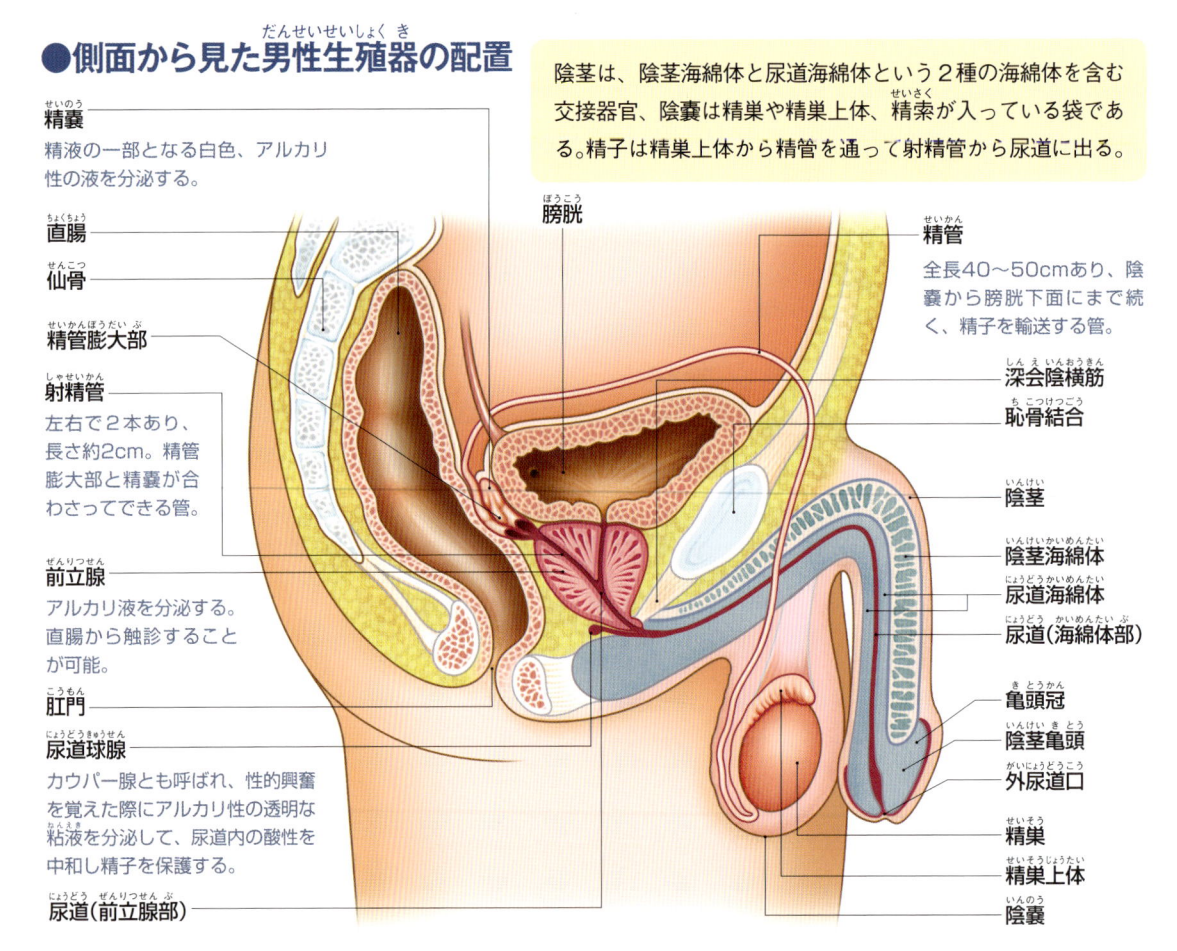

●側面から見た男性生殖器の配置

陰茎は、陰茎海綿体と尿道海綿体という2種の海綿体を含む交接器官、陰嚢は精巣や精巣上体、精索が入っている袋である。精子は精巣上体から精管を通って射精管から尿道に出る。

精嚢：精液の一部となる白色、アルカリ性の液を分泌する。

直腸

仙骨

精管膨大部

射精管：左右で2本あり、長さ約2cm。精管膨大部と精嚢が合わさってできる管。

前立腺：アルカリ液を分泌する。直腸から触診することが可能。

肛門

尿道球腺：カウパー腺とも呼ばれ、性的興奮を覚えた際にアルカリ性の透明な粘液を分泌して、尿道内の酸性を中和し精子を保護する。

尿道（前立腺部）

膀胱

精管：全長40〜50cmあり、陰嚢から膀胱下面にまで続く、精子を輸送する管。

深会陰横筋

恥骨結合

陰茎

陰茎海綿体

尿道海綿体

尿道（海綿体部）

亀頭冠

陰茎亀頭

外尿道口

精巣

精巣上体

陰嚢

用語解説　精嚢 ▶ そのほかの機能として、精子の運動を活発化するフルクトース（果糖）を供給する。

●陰嚢と陰茎

陰嚢のしくみ

- **精索**: 精管や精巣動脈、蔓状静脈叢などの血管、神経およびリンパ管をまとめ、陰嚢を引き上げる支持構造。
- 精巣動脈
- 精管
- 自律神経
- **蔓状静脈叢**: 精巣から分泌されるホルモンであるテストステロンを輸送する役割も持つ。
- 精巣鞘膜
- 内精筋膜
- 陰茎ワナ靱帯
- 鼠径管
- 陰茎堤靱帯
- 陰茎海綿体
- 尿道（海綿体部）
- 尿道海綿体
- 陰茎（断面）
- 精巣挙筋
- 陰嚢中隔
- 精巣上体
- 精巣
- 肉様膜
- 外精筋膜

> 陰嚢は陰嚢中隔によって左右に分割されている。陰茎は1本の尿道海綿体と、2本の陰茎海綿体によって形成され、丈夫な結合組織である白膜によって包まれている。各海綿体内部は多数の静脈洞があり、そこに血液が充満することで陰茎が勃起する。

陰茎のしくみ

- 膀胱
- 内尿道口
- 尿道（前立腺部）
- 精丘
- 前立腺
- 尿道球腺
- 尿道球
- 陰茎脚: 陰茎海綿体の起部で、体幹と陰茎を結合させる陰茎根を形成する。
- 尿道（膨大部）
- 尿道海綿体: 陰茎を形成する海綿体のうちの1つ。
- 尿道（海綿体部）
- **陰茎深動脈**: 海綿体内部の静脈洞への血流増大を調節する。
- 陰茎海綿体: 陰茎を形成する海綿体のうちの1つ。陰茎海綿体は2本存在する。
- 亀頭
- 外尿道口

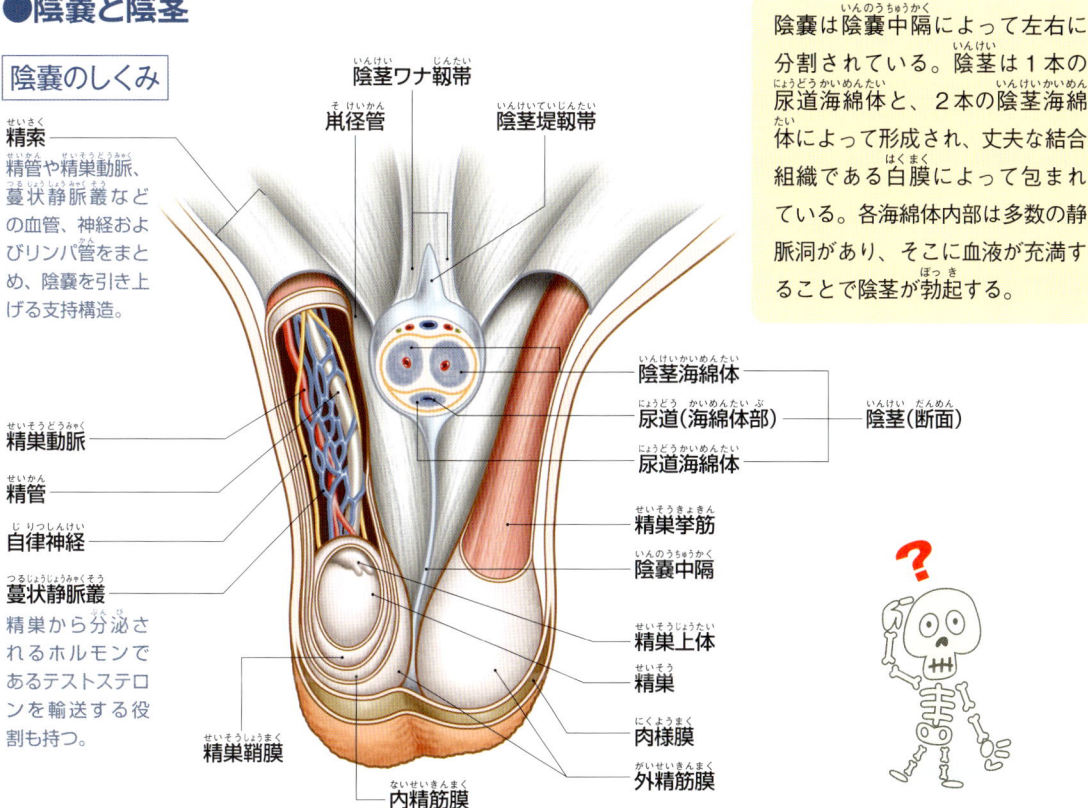

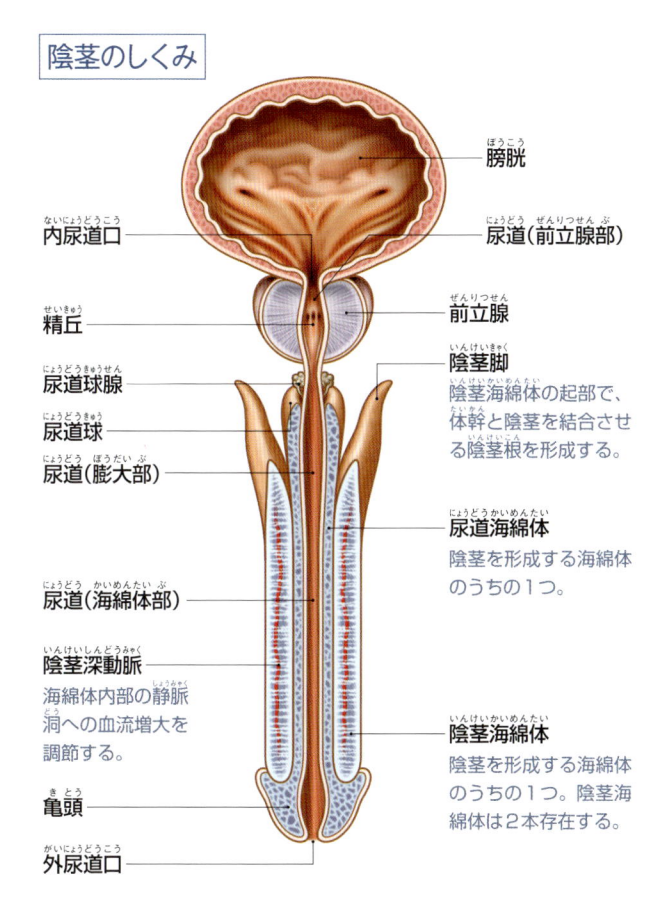

ひとくちメモ

男性生殖器のまとめ

男性生殖器は、体内にある内生殖器と体外にある外生殖器に大別できる。これは女性生殖器にも当てはまる。男性の場合、精子や精液の産生および貯蔵、それらを外生殖器に運ぶ精管などが内生殖器と呼ばれる。

> 精巣の機能には性ホルモンの産生もあることに注意しましょう。

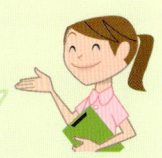

	器官	機能
内生殖器	精巣	精子とホルモンの産生
	精巣上体	精子の成熟
	精管	精子の輸送と貯蔵
	前立腺	精液の産生と分泌
	精嚢	同上
	尿道球腺	亀頭を潤す粘液を分泌
外生殖器	陰茎	交接および排尿
	陰嚢	精巣の防護
	精巣皮膜	同上
	尿道	排尿および精子と精液の輸送

用語解説　テストステロン▶ 精巣でつくられる男性ホルモンの一種。筋肉の増大や、体毛の増加などの作用がある。女性でも分泌されるが、その量は男性の1/20ほどと少ない。

>> 泌尿器・生殖器系——機能

子孫を残す——精子の産生

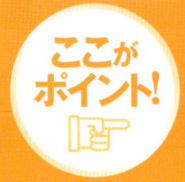

ここがポイント！ 精子は陰嚢にある精巣内の曲精細管で産生され、曲精細管→直精細管→精巣網→精巣輸送管→精巣上体管→精管の順に運ばれる。精子は幹細胞である精祖細胞から分化して誕生する。

　生物にとって、生殖は種の繁栄を維持する上で必要不可欠な機能であり、男性生殖器においては**精子の産生**がその中心となっている。精子は陰嚢にある**精巣**でつくられる。

　精巣は重さ約10gの楕円球状をしており、**睾丸**とも呼ばれる。精巣の表面は強固な結合組織による皮膜と漿膜からなり、その内部は精巣中隔によって200〜300の**精巣小葉**に区切られている。

　各精巣小葉には**曲精細管**がコイル状に弯曲して詰まっており、ここで生まれた精子は精巣上端から下縁にかけて付着している精巣上体を経て、**精管**と呼ばれる管により輸送される。そして、射精まで精管の終末にある膨大部を中心に貯蔵される。

　精巣の精細管壁には**精祖細胞**があり、これが分裂することで最終的に精子となる。精祖細胞の周りには、同細胞を支持するセルトリ細胞があるが、精細管の外の間質には男性ホルモンを分泌するライディッヒ細胞が分布している。

●精子を産生する精巣のしくみ

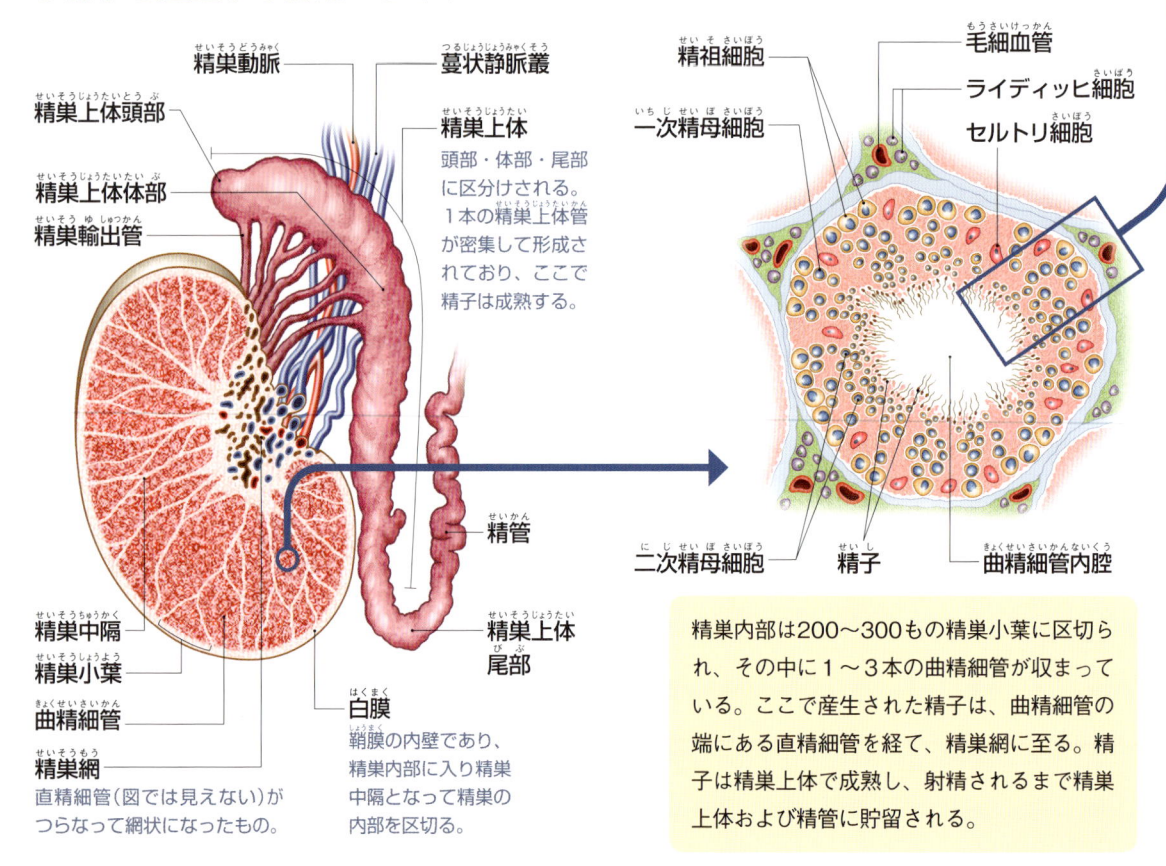

（図：精巣の構造）
- 精巣動脈
- 蔓状静脈叢
- 精巣上体頭部
- 精巣上体体部
- 精巣輸出管
- 精巣上体：頭部・体部・尾部に区分けされる。1本の精巣上体管が密集して形成されており、ここで精子は成熟する。
- 精管
- 精巣上体尾部
- 白膜：鞘膜の内壁であり、精巣内部に入り精巣中隔となって精巣の内部を区切る。
- 精巣中隔
- 精巣小葉
- 曲精細管
- 精巣網：直精細管（図では見えない）がつらなって網状になったもの。

（図：精細管断面）
- 毛細血管
- ライディッヒ細胞
- セルトリ細胞
- 精祖細胞
- 一次精母細胞
- 二次精母細胞
- 精子
- 曲精細管内腔

精巣内部は200〜300もの精巣小葉に区切られ、その中に1〜3本の曲精細管が収まっている。ここで産生された精子は、曲精細管の端にある直精細管を経て、精巣網に至る。精子は精巣上体で成熟し、射精されるまで精巣上体および精管に貯留される。

用語解説 **曲精細管** ▶精細管がコイル状に迂曲した部分で、精巣小葉にぎっしりと詰まっている。この曲精細管で精子がつくられる。

●精子の誕生とその構造

曲精細管における精子の産生

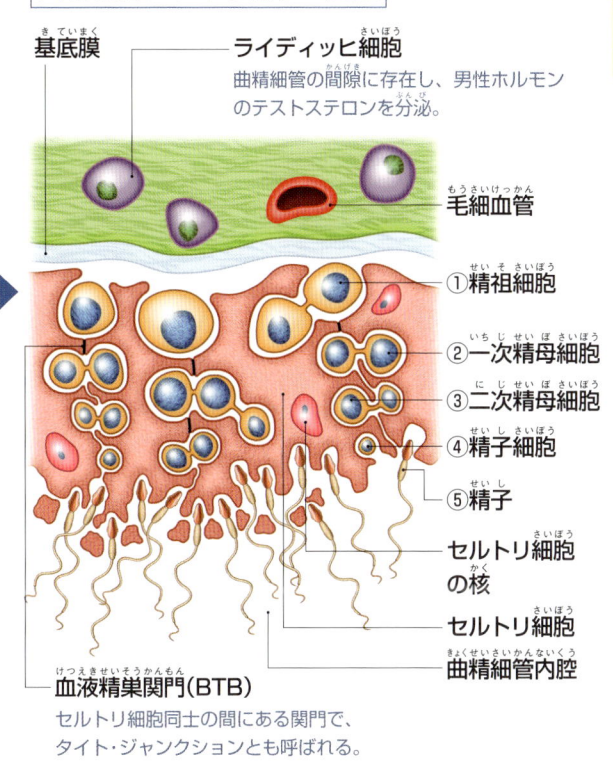

曲精細管内腔の表面にあるセルトリ細胞の間隙の基底膜側には、精子の幹細胞である精祖細胞があり、血液精巣関門(BTB)を押し分けるようにして進み、分化していく。イラストの①〜⑤の順に変化する。

- 基底膜
- ライディッヒ細胞：曲精細管の間隙に存在し、男性ホルモンのテストステロンを分泌。
- 毛細血管
- ①精祖細胞
- ②一次精母細胞
- ③二次精母細胞
- ④精子細胞
- ⑤精子
- セルトリ細胞の核
- セルトリ細胞
- 曲精細管内腔
- 血液精巣関門(BTB)：セルトリ細胞同士の間にある関門で、タイト・ジャンクションとも呼ばれる。

精子の構造

頭部：先体、核、頚部
中間部：軸糸、ミトコンドリア鞘、ミトコンドリア
尾部：線維鞘、主部、終部

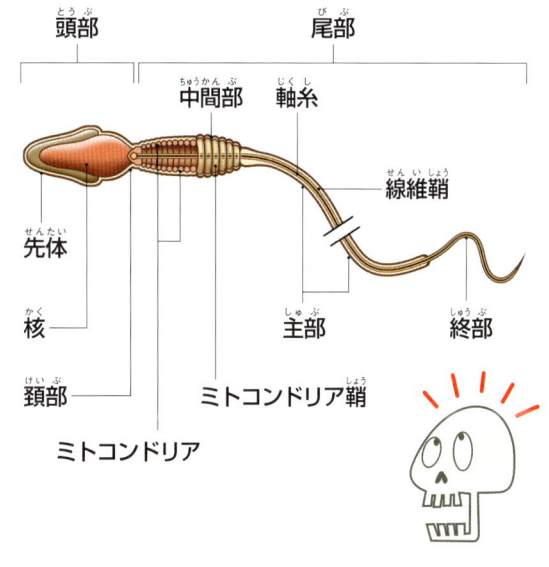

勃起と射精のメカニズム

勃起は、大脳の性的興奮や陰茎への刺激が勃起中枢である仙髄に伝わり、副交感神経が興奮して、陰茎の海綿体に多量の血液が充血することで起こる。また、大脳の性的興奮が射精の中枢である腰髄に伝わり、交感神経が興奮すると精管および付属腺の平滑筋が収縮し、精子と分泌液が尿道に放出されることで射精が起こる。

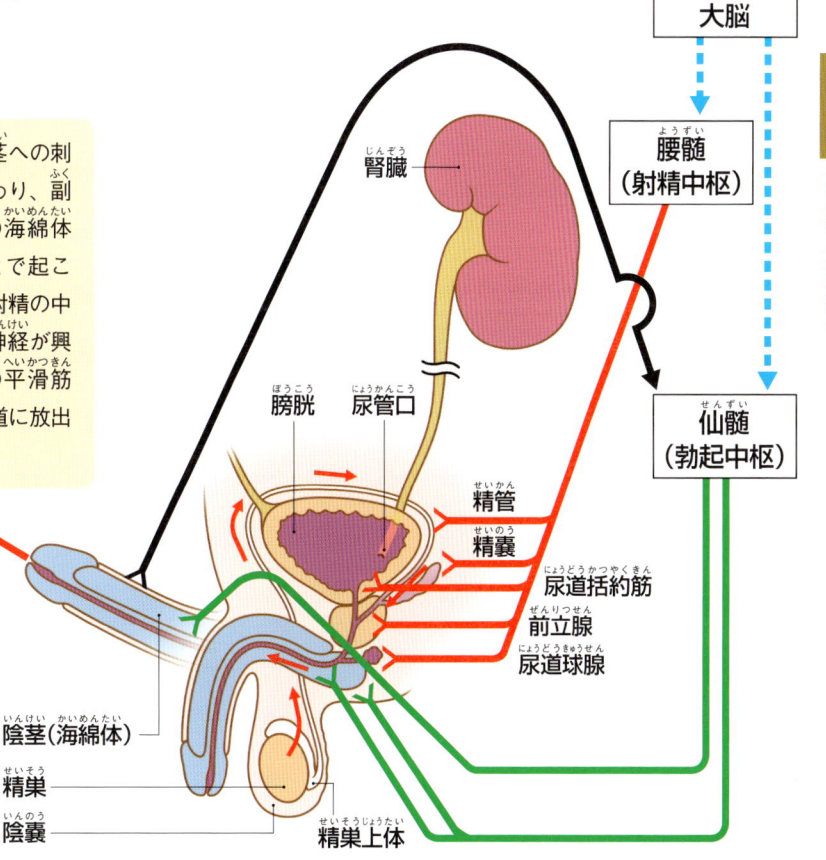

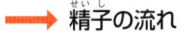

- 大脳
- 腰髄（射精中枢）
- 仙髄（勃起中枢）
- 腎臓
- 膀胱
- 尿管口
- 精管
- 精嚢
- 尿道括約筋
- 前立腺
- 尿道球腺
- 陰茎（海綿体）
- 精巣
- 陰嚢
- 精巣上体

凡例：
- → 精子の流れ
- → 求心性神経線維
- → 交感神経
- → 副交感神経
- ⇢ 脳の関与

用語解説 精管 ▶ 精巣上体から出て陰嚢を上行し、膀胱下面にまで続く精子の輸送管。全長40〜50cmで内径は0.5mm。

» 泌尿器・生殖器系——構造

外陰部および会陰と乳腺

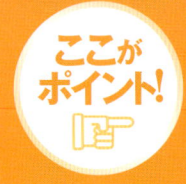

ここがポイント! 外陰部は女性生殖器の外生殖器で、恥丘、陰核、小陰唇、大陰唇、バルトリン腺の開口部、腟前庭からなる。会陰は恥骨結合から尾骨までの領域で、外陰部や肛門がある。乳腺は女性生殖器の補助器官である。

女性生殖器には**卵巣、卵管、子宮、腟**などがあるが、そのすべては骨盤内腔に収められている。ただし、女性生殖器の体壁部分を**外陰部**と呼び、女性生殖器の**外生殖器**となっている。これに対して子宮や卵巣などは**内生殖器**に分類される。

外陰部は恥丘、陰核、大陰唇、小陰唇、バルトリン腺（大前庭腺ともいう）、腟前庭からなる。大陰唇は恥丘から肛門までの左右のヒダで、小陰唇は大陰唇の内側にある左右のヒダである。この小陰唇に囲まれた面を腟前庭といい、ここに腟と尿道口が開口している。

会陰は骨盤の出口部分の構造で、恥骨結合と左右の坐骨結節、そして尾骨を結ぶ菱形部だが、狭義では外陰部と肛門の間を指す。肛門周囲には肛門括約筋があり、肛門挙筋は肛門をつり上げている。

皮膚の腺である**乳腺**は、女性生殖器の補助的な器官に含まれる。乳腺は乳頭部分に十数本あり、枝分かれして乳房の内部に広がる。乳腺がある乳房は脂肪組織に富んでおり、非常に柔軟な構造となっている。

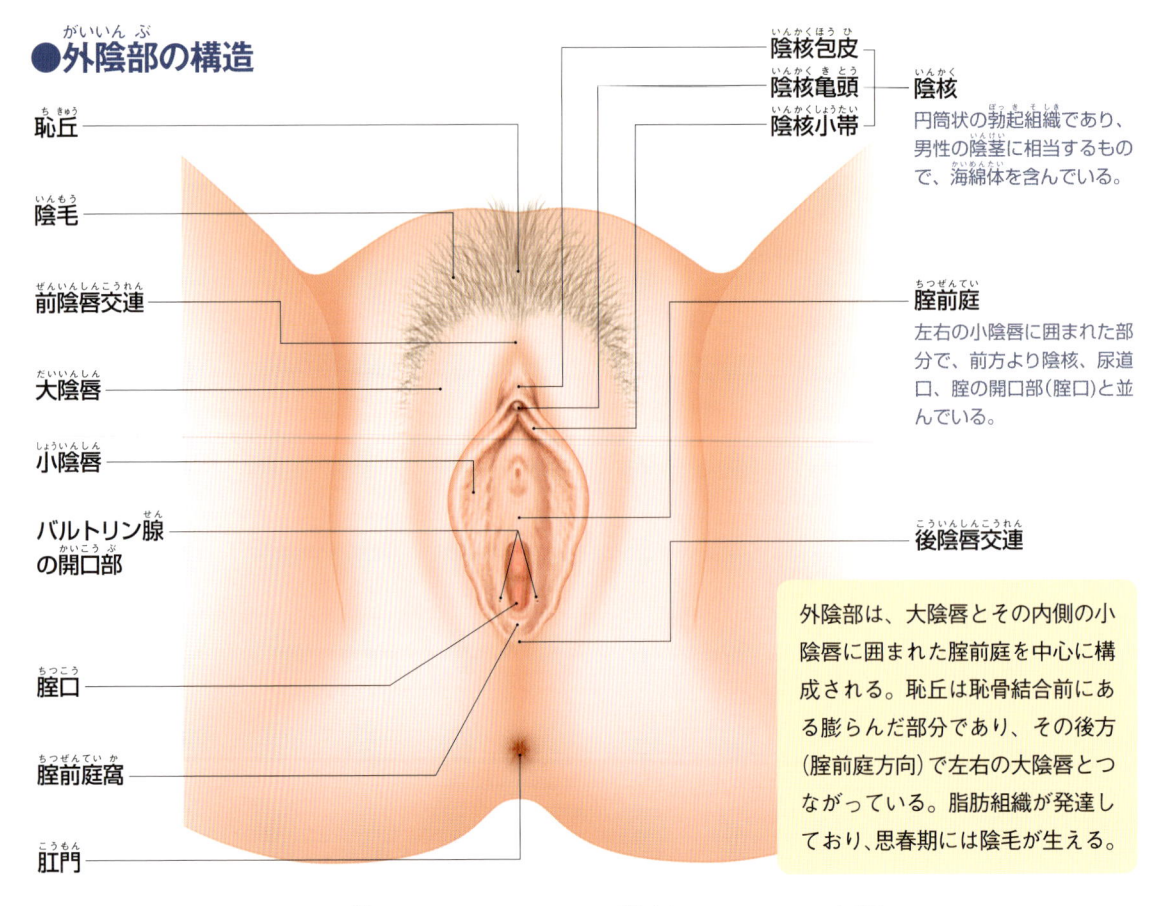

●外陰部の構造

陰核：円筒状の勃起組織であり、男性の陰茎に相当するもので、海綿体を含んでいる。

腟前庭：左右の小陰唇に囲まれた部分で、前方より陰核、尿道口、腟の開口部（腟口）と並んでいる。

ラベル：恥丘、陰毛、前陰唇交連、大陰唇、小陰唇、バルトリン腺の開口部、腟口、腟前庭窩、肛門、陰核包皮、陰核亀頭、陰核小帯、腟前庭、後陰唇交連

外陰部は、大陰唇とその内側の小陰唇に囲まれた腟前庭を中心に構成される。恥丘は恥骨結合前にある膨らんだ部分であり、その後方（腟前庭方向）で左右の大陰唇とつながっている。脂肪組織が発達しており、思春期には陰毛が生える。

用語解説 **バルトリン腺**▶大前庭腺ともいう。男性の尿道球腺に相当し、性交時に腟前庭を潤す。

●女性生殖器の補助器官——乳腺と乳房

浅筋膜内の脂肪組織
胸筋筋膜
肋間筋
乳頭 乳管の開口部が集まる。
肋骨
大胸筋
乳腺
乳輪 円形の色素沈着した部分。特殊な皮脂腺が集まっており、表面はでこぼこしている。
乳管

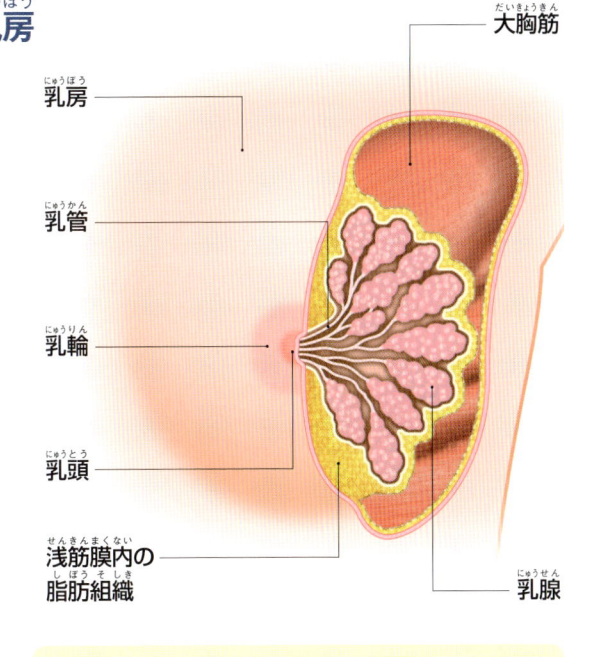

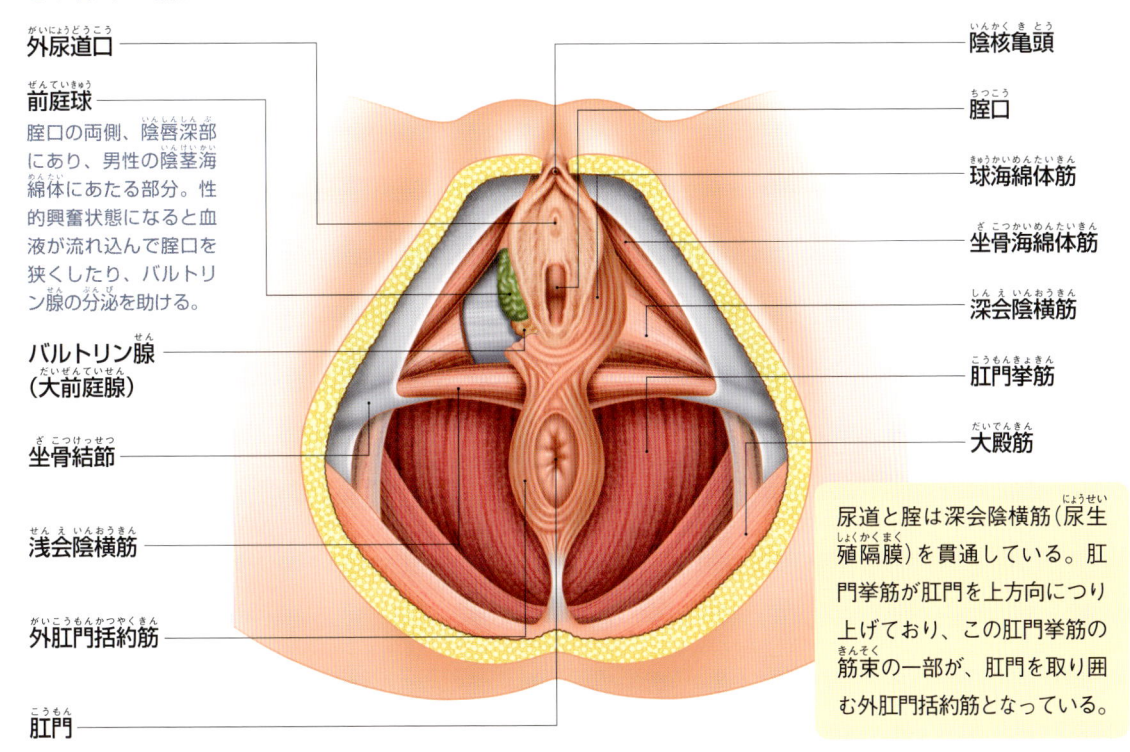

大胸筋
乳房
乳管
乳輪
乳頭
浅筋膜内の脂肪組織
乳腺

左イラストは側面から、右イラストは前面から見たもの。女性生殖器の補助器官である乳房は、大胸筋と前鋸筋の上にあり、脂肪に富んでいる。この乳房の内部には乳腺が存在する。乳腺は、もともとは汗腺が変化したもので、乳汁を分泌する機能を持つ。

●会陰の構造

外尿道口
前庭球 腟口の両側、陰唇深部にあり、男性の陰茎海綿体にあたる部分。性的興奮状態になると血液が流れ込んで腟口を狭くしたり、バルトリン腺の分泌を助ける。
バルトリン腺（大前庭腺）
坐骨結節
浅会陰横筋
外肛門括約筋
肛門

陰核亀頭
腟口
球海綿体筋
坐骨海綿体筋
深会陰横筋
肛門挙筋
大殿筋

尿道と腟は深会陰横筋（尿生殖隔膜）を貫通している。肛門挙筋が肛門を上方向につり上げており、この肛門挙筋の筋束の一部が、肛門を取り囲む外肛門括約筋となっている。

用語解説 **乳汁** ▶ 母乳のこと。グロブリンなどの免疫蛋白質も含んでいる。

》泌尿器・生殖器系——構造

骨盤内部におさまる女性生殖器

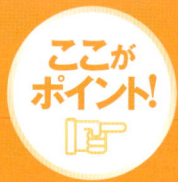

ここがポイント！
女性生殖器は卵巣・卵管・子宮・腟などからなる。子宮は上方から子宮底、子宮体、子宮頸部からなる逆三角形の器官である。卵巣は卵細胞を蓄えて成熟させるほか、女性ホルモンを分泌する。

卵巣、卵管、子宮、腟といった各器官は骨盤内におさめられている。これらの器官は、卵子を産生し、精子との受精後、妊娠および分娩の機能をもつ。

骨盤内の中央には子宮があり、その上端からは卵管が腕を広げるように左右に張り出している。卵管腹腔口と呼ばれる卵管終末部のあたりに卵巣があり、ここで生まれた卵子が卵管腹腔口に入る。卵管と卵巣は直接つながっているわけではない。

子宮は膀胱と直腸の間にあり、未産の場合は全長約7cm、底部の幅は約4.5cmとなっている。子宮の上部は広がっており、内部の子宮腔は逆三角形の形をし、下部は峡部および子宮頸管を経て、外子宮口が開いている。子宮の下には腟がつらなっており、最終的には腟口が外陰部の腟前庭に開口している。

卵細胞を蓄えて成熟させる卵巣は、縦2.5cm、横4cmほどの器官で、骨盤内腔の左右外側壁に一対ある。卵巣の中心は、血管やリンパ管などに富んだ髄質で、表面側にある結合組織の皮質には、おのおのの発育段階の卵胞や黄体などがある。このように卵巣では卵細胞の成育と排卵が行われる。

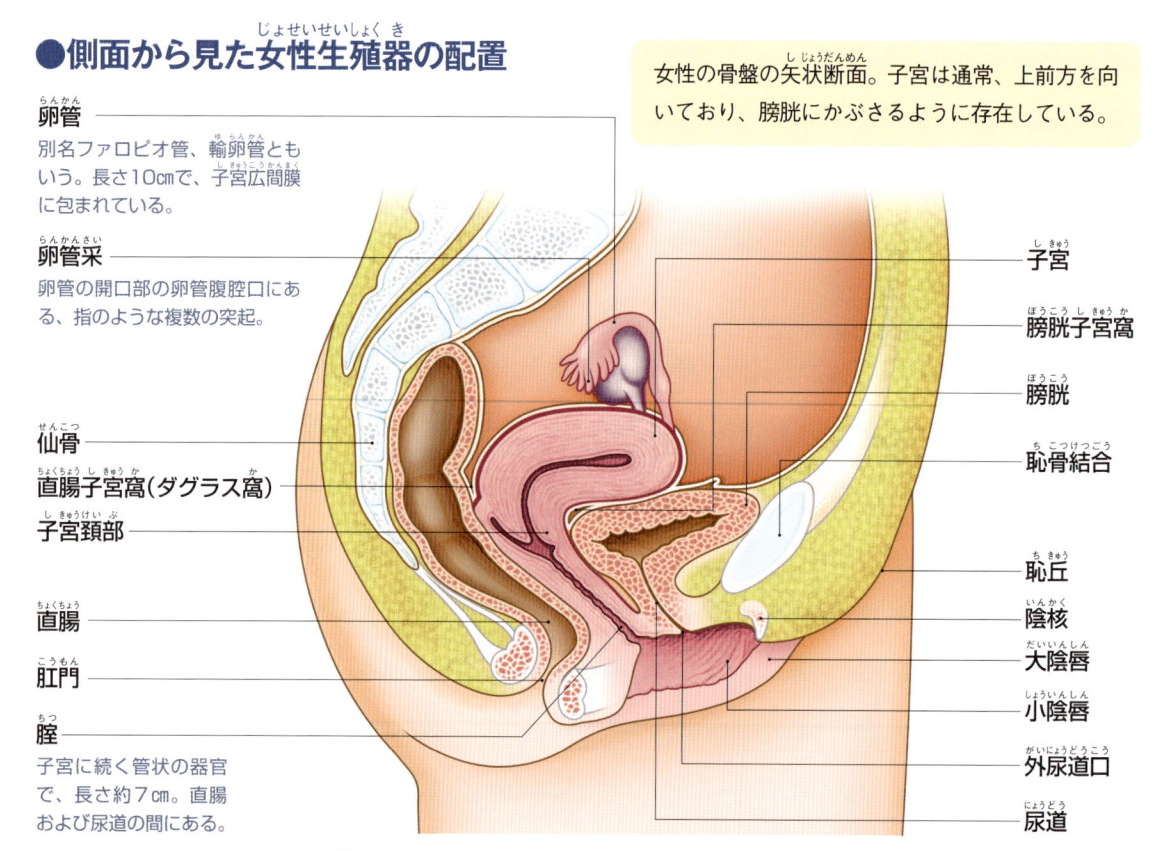

●側面から見た女性生殖器の配置

女性の骨盤の矢状断面。子宮は通常、上前方を向いており、膀胱にかぶさるように存在している。

卵管
別名ファロピオ管、輪卵管ともいう。長さ10cmで、子宮広間膜に包まれている。

卵管采
卵管の開口部の卵管腹腔口にある、指のような複数の突起。

仙骨
直腸子宮窩（ダグラス窩）
子宮頸部
直腸
肛門

腟
子宮に続く管状の器官で、長さ約7cm。直腸および尿道の間にある。

子宮
膀胱子宮窩
膀胱
恥骨結合
恥丘
陰核
大陰唇
小陰唇
外尿道口
尿道

用語解説　胎児 受精卵が発育して満8週以降から出産に至るまでを胎児という。ちなみに、受精卵が発育し、人の外観を呈するようになる満8週未満の状態は胎芽という。

●子宮および卵巣、卵管の構造

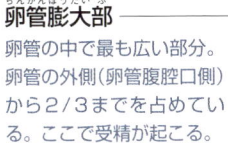

子宮は受精卵が着床し胎児が成育する場となり、ドーム状の子宮底、子宮体、子宮頚部に分けられる。子宮の壁は、内側から子宮内膜・子宮筋層・子宮外膜の3層からなり、子宮内膜は基底層と機能層に分けられる。

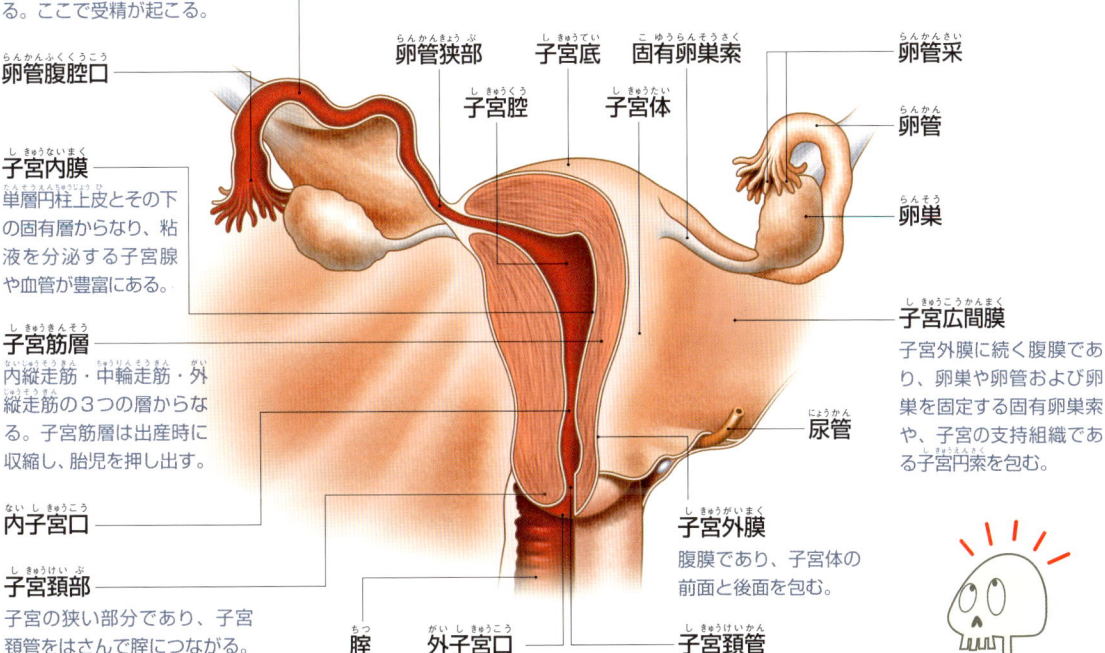

卵管膨大部
卵管の中で最も広い部分。卵管の外側（卵管腹腔口側）から2/3までを占めている。ここで受精が起こる。

卵管腹腔口

子宮内膜
単層円柱上皮とその下の固有層からなり、粘液を分泌する子宮腺や血管が豊富にある。

子宮筋層
内縦走筋・中輪走筋・外縦走筋の3つの層からなる。子宮筋層は出産時に収縮し、胎児を押し出す。

内子宮口

子宮頚部
子宮の狭い部分であり、子宮頚管をはさんで腟につながる。

（図中ラベル：卵管狭部、子宮底、固有卵巣索、卵管采、卵管、卵巣、子宮腔、子宮体、尿管、子宮広間膜、子宮外膜、腟、外子宮口、子宮頚管）

子宮広間膜
子宮外膜に続く腹膜であり、卵巣や卵管および卵巣を固定する固有卵巣索や、子宮の支持組織である子宮円索を包む。

子宮外膜
腹膜であり、子宮体の前面と後面を包む。

●卵巣のしくみ

卵巣は卵子をつくる器官で、①〜⑦の数字は卵子の形成過程を表している。卵巣の中心は血管やリンパ管などがある卵巣髄質で、表面層は不規則緻密結合組織の卵巣皮質となっている。

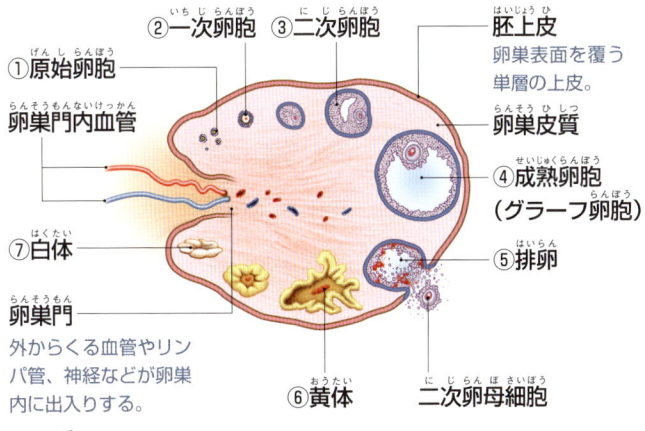

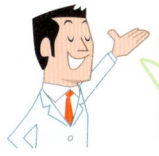

（図中ラベル：①原始卵胞、②一次卵胞、③二次卵胞、④成熟卵胞（グラーフ卵胞）、⑤排卵、⑥黄体、⑦白体、胚上皮、卵巣皮質、二次卵母細胞、卵巣門内血管、卵巣門）

胚上皮
卵巣表面を覆う単層の上皮。

卵巣門
外からくる血管やリンパ管、神経などが卵巣内に出入りする。

> 卵胞の成熟段階は一時期にたくさん行われるわけではなく、イラストは1回の排卵における成熟段階を表しています。

ひとくちメモ

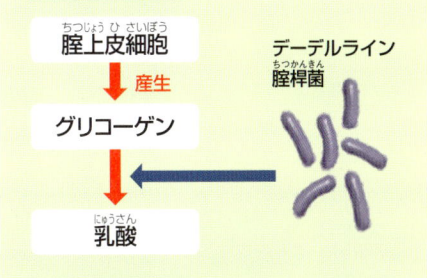

腟上皮細胞 →（産生）→ グリコーゲン →（デーデルライン腟桿菌）→ 乳酸

腟は開口部が広く、雑菌が入り込む可能性が高いため自浄機能をもち、病原微生物などの侵入を防いでいる。

腟の上皮細胞が作り出すグリコーゲンを、腟の常在細菌であるデーデルライン腟桿菌が分解して乳酸を作り出す。これにより内部の酸性度が上昇し、微生物の侵入・増殖を抑制している。

> 常在細菌は通常病気を起こしませんが、免疫力の低下などにより起こすことがあり、これを「日和見感染」と呼びます。

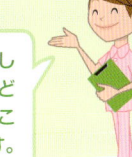

用語解説　卵胞 ▶ おのおのの成熟段階にある卵母細胞と、それを囲む細胞からなる。詳細は次項参照。

≫泌尿器・生殖器系——機能

卵子の形成と卵胞の発達

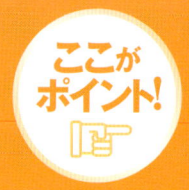

ここがポイント！ 女性は胎児の段階で数百万個の卵母細胞をもっており、卵母細胞は卵胞に包まれて成熟していく。性周期と呼ばれる卵母細胞の成熟期間では、女性ホルモンの影響により卵巣と子宮に大きな変化が起こる。

女性はまだ生まれていない胎児の段階で、すでに一次卵母細胞をもっている。**卵母細胞**は胎児期の卵巣内に100万〜200万個あり、卵胞細胞に取り囲まれた原始卵胞が形成されている。**卵胞**とは卵子（卵母細胞）を囲む細胞集団のことで、ここで卵胞ホルモンが作られる。

思春期までに卵母細胞は30万個〜40万個までに減少する。この卵母細胞が成熟して二次卵母細胞となり、卵巣から排出されることを排卵という。卵巣は28日周期で一生のうち400〜500回排卵を繰り返すが、排卵できないものは順次変性していき、卵母細胞がなくなった時点で閉経となる。

28日間の周期は性周期または妊娠準備期間と呼ばれ、卵巣周期と月経周期に分類される。卵巣周期はホルモンにより**卵巣**で起きる変動で、下垂体が分泌するFSH（卵胞刺激ホルモン）と、卵胞が分泌するエストロゲンによって始まる。

月経周期は**子宮**の変動で、エストロゲンの分泌による子宮内膜の増殖（増殖期）、黄体からのプロゲステロン分泌による子宮内膜の血管や子宮腺発達（分泌期）、エストロゲンとプロゲステロンの減少による子宮内膜の脱落（月経期）が起こる。

●卵胞の形成と排卵

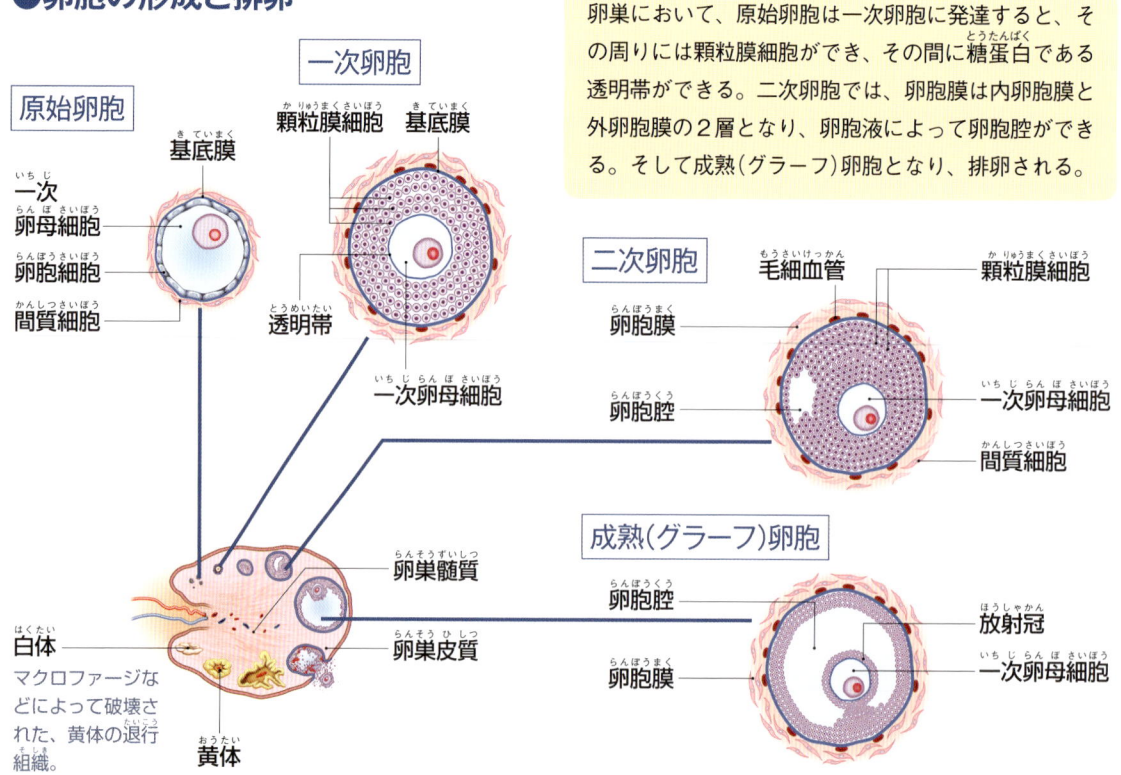

卵巣において、原始卵胞は一次卵胞に発達すると、その周りには顆粒膜細胞ができ、その間に糖蛋白である透明帯ができる。二次卵胞では、卵胞膜は内卵胞膜と外卵胞膜の2層となり、卵胞液によって卵胞腔ができる。そして成熟（グラーフ）卵胞となり、排卵される。

原始卵胞：基底膜／一次卵母細胞／卵胞細胞／間質細胞

一次卵胞：顆粒膜細胞／基底膜／透明帯／一次卵母細胞

二次卵胞：毛細血管／顆粒膜細胞／卵胞膜／卵胞腔／一次卵母細胞／間質細胞

成熟（グラーフ）卵胞：卵胞腔／卵胞膜／放射冠／一次卵母細胞

卵巣髄質／卵巣皮質／黄体／白体（マクロファージなどによって破壊された、黄体の退行組織。）

用語解説　黄体▶卵胞が破裂して排卵したあとに形成される内分泌組織。プロゲステロン（黄体ホルモン）とエストロゲン（卵胞ホルモン）を分泌する。

●性周期のプロセス

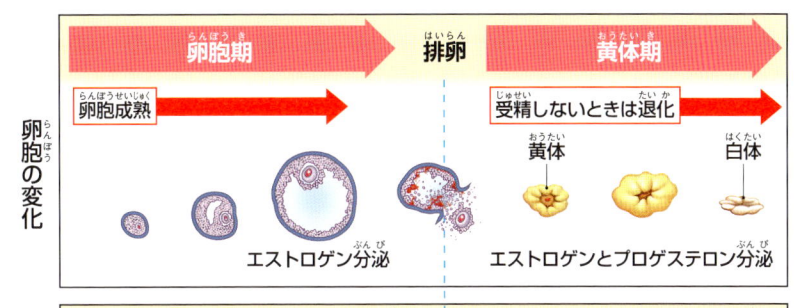

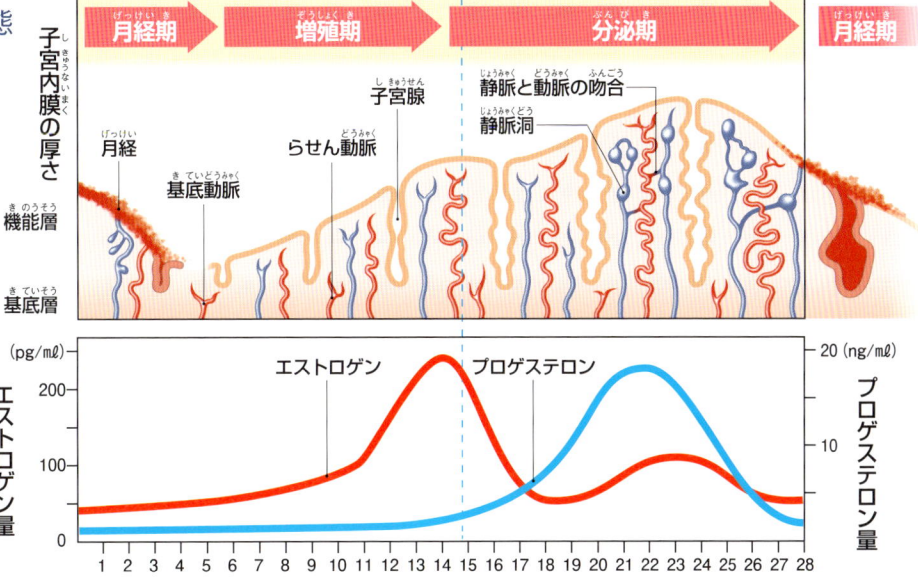

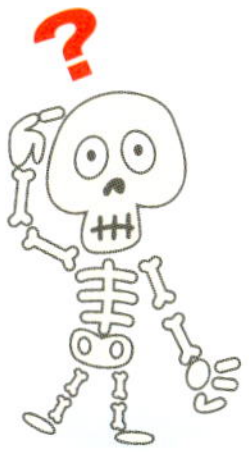

卵巣の状態（卵巣周期）

卵胞期 → 排卵 → 黄体期
卵胞成熟　　　受精しないときは退化
　　　　　　黄体　　白体
エストロゲン分泌　　エストロゲンとプロゲステロン分泌

子宮内の状態（月経周期）

月経期 → 増殖期 → 分泌期 → 月経期

子宮内膜の厚さ：月経、基底動脈、らせん動脈、子宮腺、静脈と動脈の吻合、静脈洞、機能層、基底層

（pg/mℓ）エストロゲン量／プロゲステロン量（ng/mℓ）

エストロゲン、プロゲステロン

1 2 3 4 5 6 7 8 9 10 11 12 13 14 15 16 17 18 19 20 21 22 23 24 25 26 27 28

卵胞が成熟しエストロゲンの分泌が増加すると、血管や子宮腺がある機能層が増殖する。排卵後、黄体からプロゲステロンが分泌され、子宮腺が増加し分泌液が増える。その後、黄体の白体化によってホルモン分泌がなくなり、月経となる。

●卵子の成育

一次卵母細胞のもとである卵祖細胞の染色体の数は2n（人では46本）であり、これを二倍体と呼ぶが、思春期以後一次卵母細胞が分裂を行うと、染色体数がnに半減する。これを減数分裂と呼び、これによって卵子も精子も半分の染色体を持つことになる。

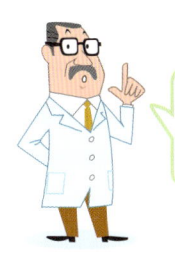

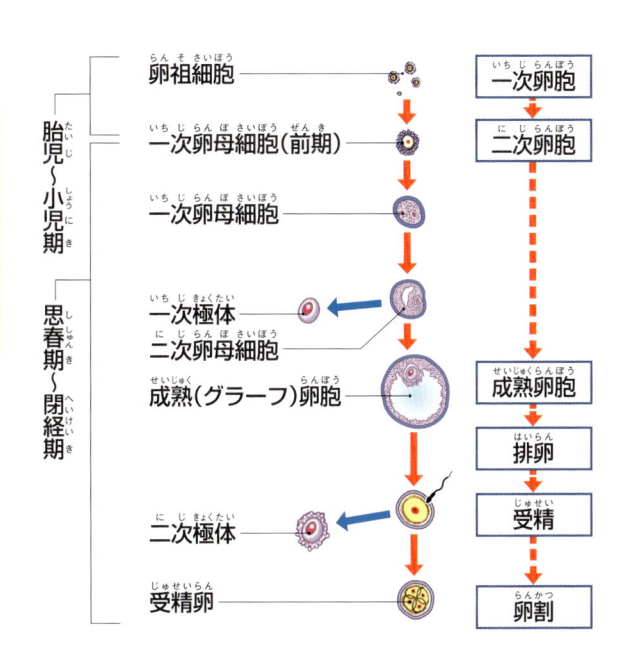

減数分裂については、第1章の「総論」も参考にしてください。

胎児〜小児期：卵祖細胞 → 一次卵母細胞（前期）→ 一次卵母細胞
思春期〜閉経期：一次極体、二次卵母細胞 → 成熟（グラーフ）卵胞 → 二次極体 → 受精卵

一次卵胞 → 二次卵胞 → 成熟卵胞 → 排卵 → 受精 → 卵割

用語解説 原始卵胞 ▶ 平坦な卵胞細胞に囲まれ、さらに卵巣皮質の間質細胞と膠原線維がこれを囲んでいる。

第9章　泌尿器・生殖器系

>> 泌尿器・生殖器系──機能

受精と着床

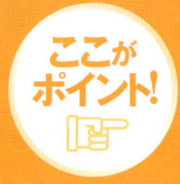

> **ここがポイント！**
> 精子は特殊な酵素で卵子の周囲にある透明帯などを消失させ、二次卵母細胞へと進み受精を行う。受精は卵管膨大部で行われ、その後は分裂を繰り返し、最終的に子宮内膜に着床する。

卵子（二次卵母細胞、卵娘細胞）は排卵されると卵管腹腔口から取り込まれる。一方、腟内に射精された精子は外子宮口から入って子宮頸部、そして子宮腔を通り、卵管へ入る。卵子と精子は卵管膨大部で出会い、ここで受精が行われる。受精に際しては、精子頭部の尖体から特殊な酵素が分泌されて、卵子を覆っている顆粒膜細胞（放射冠）と透明帯を溶解し、精子が侵入する。

受精後の卵子は第二次減数分裂を開始して極体を放出し、受精卵となる。その後、分裂するにもかかわらず大きくならず、これを卵割という。細胞分裂を繰り返し、受精卵はやがて桑実胚から胞胚となり、卵管を移動して子宮腔に達する。胞胚は子宮内膜の粘膜内に取り込まれて着床が成立する。その後、受精卵の周囲にある栄養膜が増殖し、周囲から栄養を吸収するようになる。

●受精と着床のプロセス

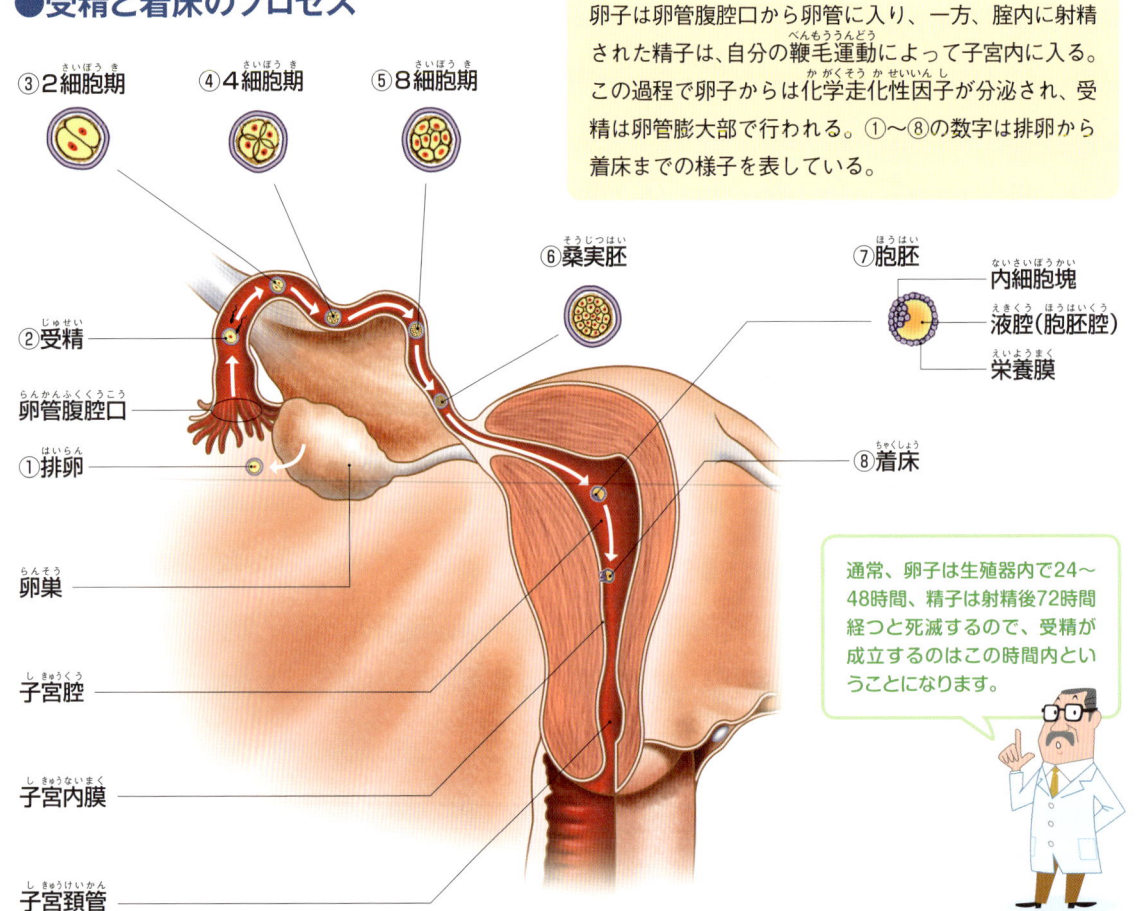

> 卵子は卵管腹腔口から卵管に入り、一方、腟内に射精された精子は、自分の鞭毛運動によって子宮内に入る。この過程で卵子からは化学走化性因子が分泌され、受精は卵管膨大部で行われる。①〜⑧の数字は排卵から着床までの様子を表している。

③ 2細胞期
④ 4細胞期
⑤ 8細胞期
⑥ 桑実胚
⑦ 胞胚
　内細胞塊
　液腔（胞胚腔）
　栄養膜
② 受精
卵管腹腔口
① 排卵
卵巣
子宮腔
子宮内膜
子宮頸管
⑧ 着床

> 通常、卵子は生殖器内で24〜48時間、精子は射精後72時間経つと死滅するので、受精が成立するのはこの時間内ということになります。

用語解説　鞭毛運動　細菌や原虫、あるいは精子などの表面にある線維状・毛状の蛋白質を鞭毛という。鞭毛は運動機能を持ち、これを動かすことで微生物や精子は移動することができる。

●卵子に侵入する精子

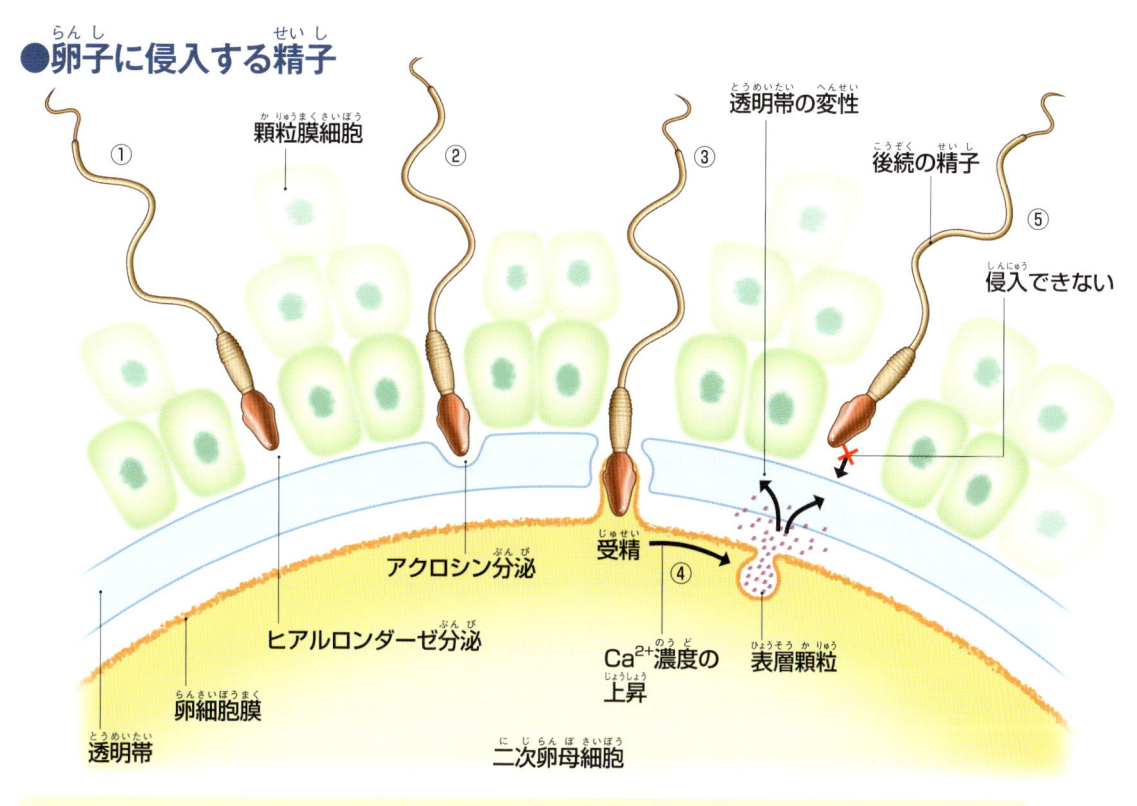

①精子が分泌する酵素ヒアルロニダーゼで顆粒膜細胞が消失。②精子が分泌する酵素アクロシンにより透明帯が溶解。③二次卵母細胞に1つの精子が達し受精すると、④カルシウムイオン(Ca^{2+})濃度が上昇し、表層顆粒が化学物質を分泌。⑤透明帯の構造が急速に変性し、後続の精子は受精できなくなる。

●着床と胞胚の育成

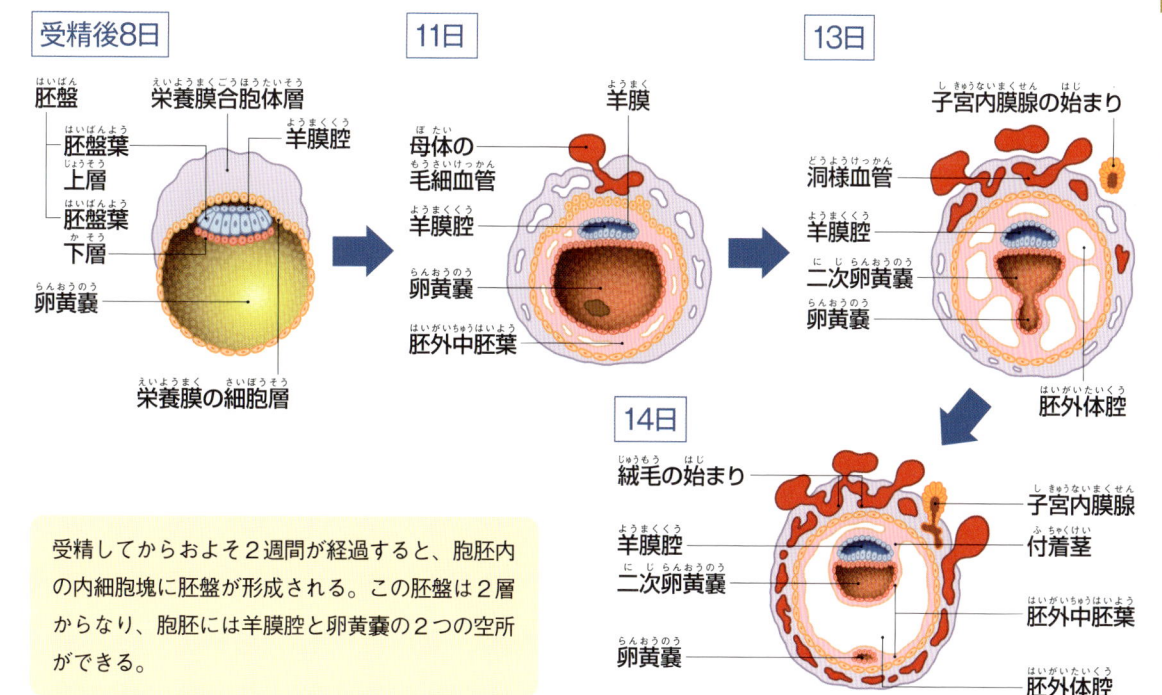

受精してからおよそ2週間が経過すると、胞胚内の内細胞塊に胚盤が形成される。この胚盤は2層からなり、胞胚には羊膜腔と卵黄嚢の2つの空所ができる。

用語解説 化学走化性因子▶ ある特定の化学物質の濃度の高いほうに、生物が移動する現象を走化性という。化学走化性因子は、その特定の化学物質のことをいう。

もう一度、チェックしてみよう！(9)

解答は285ページ

□部分の名称を入れてください。

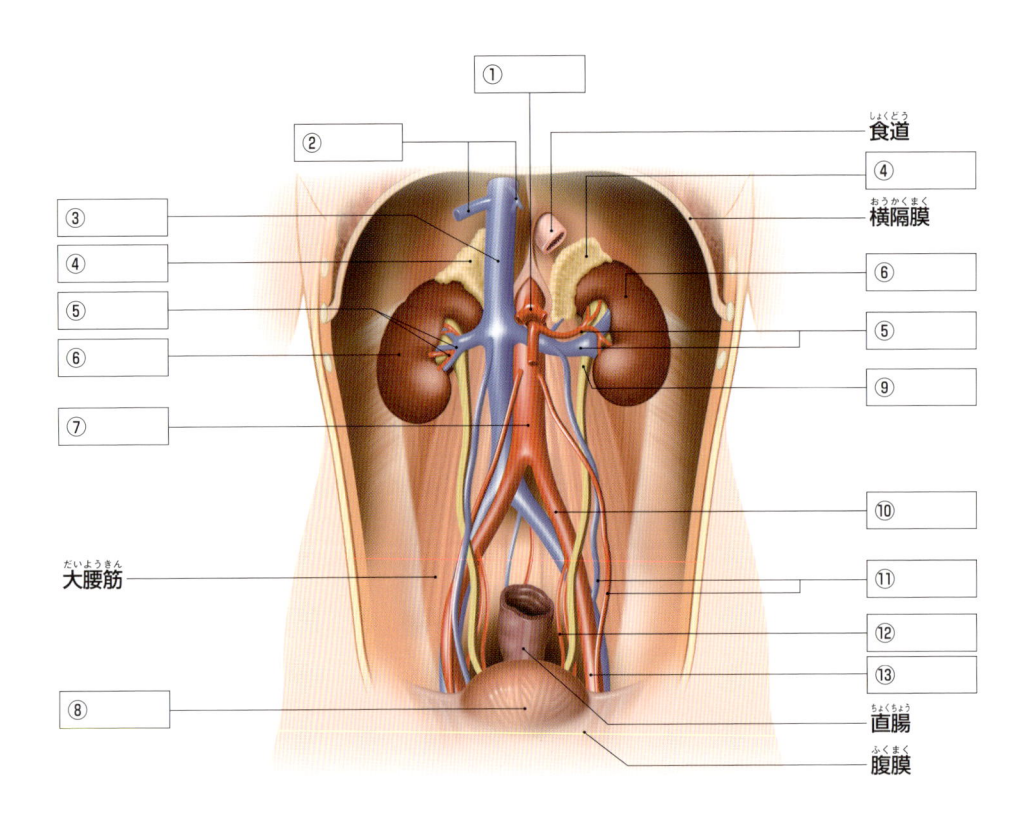

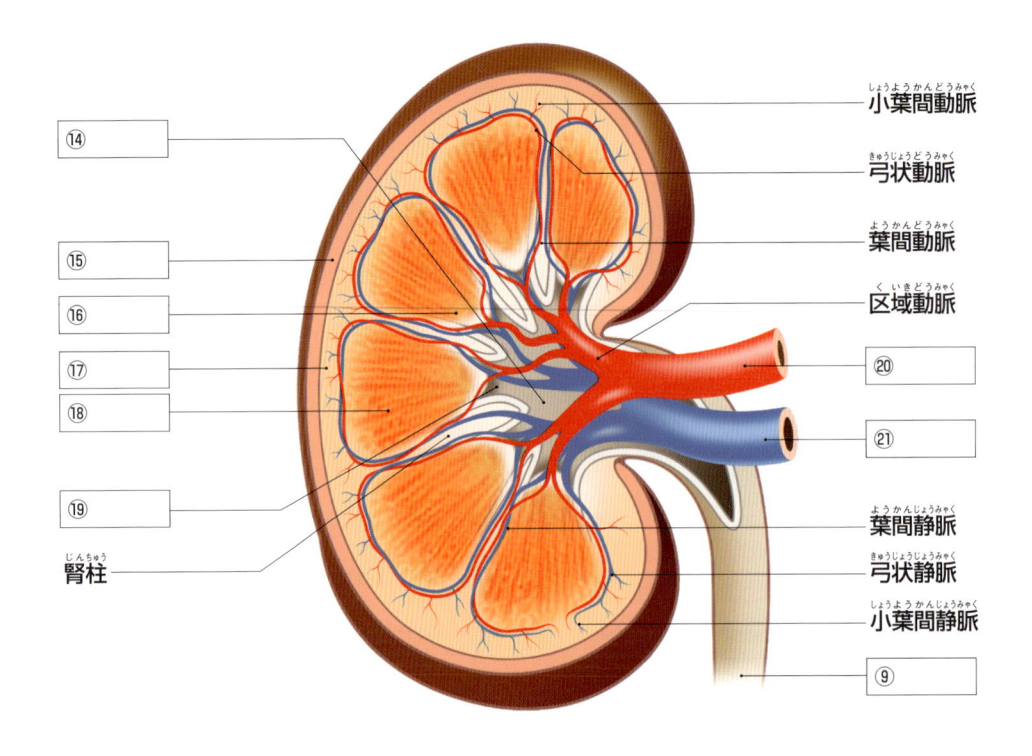

① ②③④⑤⑥⑦⑧⑨⑩⑪⑫⑬

食道
横隔膜（おうかくまく）
直腸（ちょくちょう）
腹膜（ふくまく）
大腰筋（だいようきん）

⑭⑮⑯⑰⑱⑲⑳㉑

小葉間動脈（しょうようかんどうみゃく）
弓状動脈（きゅうじょうどうみゃく）
葉間動脈（ようかんどうみゃく）
区域動脈（くいきどうみゃく）
葉間静脈（ようかんじょうみゃく）
弓状静脈（きゅうじょうじょうみゃく）
小葉間静脈（しょうようかんじょうみゃく）
腎柱（じんちゅう）

224

Chapter 10

第10章 内分泌系

内分泌系は、ホルモンを分泌することで、人体の組織や器官などの恒常性を保ったり、成長や代謝を促進させたりしている。ホルモンは下垂体や甲状腺など、人体のさまざまな部分から分泌されている。

- ●全身の機能の調節を行う内分泌系……………………226
- ●視床下部・下垂体のホルモン…………………………228
- ●甲状腺と分泌されるホルモン…………………………230
- ●皮質と髄質からなる副腎………………………………232
- ●身体の恒常性維持に不可欠な副腎ホルモン…………234
- ●膵臓と性腺──その他のホルモン……………………236

内分泌系——構造

全身の機能の調節を行う内分泌系

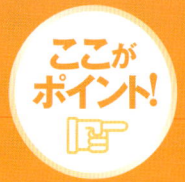

ここがポイント！ ホルモンは、人体の機能や恒常性の維持などを調節する役割をもっている。ホルモンは作用機序の観点から脂溶性と水溶性に分けることができる。また、化学構造の観点から3種類に分類できる。

人体は、組織および複数の組織が組み合わさって形成される器官によって成り立っている。各器官は一定の働きをもっており、これらの働きが互いに協力することで、人体は恒常性を保つことができる。こうした人体の複雑な機能を調節しているものの1つが神経系であり、もう1つがホルモンによって調節を行う内分泌系である。

そもそも分泌とは物質を合成して外部へと放出することだが、この放出する器官のことを腺と呼ぶ。腺は大きく外分泌腺と内分泌腺に分けられる。外分泌腺は、合成された分泌物を血液を介さずに導管を経て臓器の内腔や体表に分泌するもので、たとえば胃酸を胃の内表面に分泌させる胃腺、汗や皮脂を体表面に分泌させる汗腺や皮脂腺などがあげられる。

これに対し、傍分泌などの例外を除いて、内分

●内分泌腺と分泌ホルモン

図の視床下部から多くの放出・抑制ホルモンが分泌され、これが下垂体の分泌細胞を刺激して各分泌線を刺激するホルモンが分泌される。

視床下部
バソプレシン、オキシトシンの産生
各種の放出・抑制ホルモン

松果体
メラトニン

下垂体
下垂体前葉より
ACTH（副腎皮質刺激ホルモン）
TSH（甲状腺刺激ホルモン）
GH（成長ホルモン）
FSH（卵胞刺激ホルモン）
LH（黄体化ホルモン）
PRL（プロラクチン）など
下垂体後葉より
バソプレシン
オキシトシン

甲状腺の上皮小体
パラソルモン

胸腺
サイモシン

心臓
ANP（心房性ナトリウム利尿ペプチド）

消化管
ガストリン
GIP（グルコース依存性インスリン分泌刺激ペプチド）
セクレチンなど多種

甲状腺
サイロキシン（T4）
トリヨードサイロニン（T3）
カルシトニン
パラソルモン（上皮小体ホルモン）

副腎
副腎皮質より
糖質コルチコイド（コルチゾールなど）
鉱質コルチコイド（アルドステロン）
アンドロゲン（男性ホルモン）
副腎髄質より
アドレナリン
ノルアドレナリン

膵臓
インスリン
グルカゴン

性腺
精巣より（男性）
テストステロン
インヒビン
卵巣より（女性）
エストロゲン
プロゲステロン
インヒビン

腎臓
レニン
エリスロポエチン

用語解説　傍分泌 ▶ 分泌細胞からの分泌物が間質液に放出されることで、近傍の細胞に作用を及ぼすことをいう。疼痛・炎症物質であるプロスタグランジンなどが例としてあげられる。

泌腺は分泌物を血液に向かって放出し、血液にのって目的とする組織に運搬され作用する。内分泌腺で分泌される物質は**ホルモン**と呼ばれ、約50種類ほどある。ホルモンは化学構造の違いによって、ペプチドホルモン、ステロイドホルモン、アミン型ホルモンの3種類があり、内分泌細胞によって産生・分泌される。また、ホルモンは非常に微量で効果を発現できるのが特徴で、たとえば甲状腺ホルモンは1dℓ中に1ngで効果を発揮する。

ホルモンの作用は、①成長と代謝の促進、②適応力の増進や恒常性の維持、③本能的な行動、④その他の内分泌腺機能の調節に分けられる。

①は甲状腺ホルモンや下垂体から分泌される成長ホルモンなど、②は血中のグルコース濃度を調節するインスリンや腎臓に作用して水分排泄量を調節するバソプレシンなど、③は女性の性周期を維持する性ホルモンなど、そして④は下垂体から分泌されるホルモンなどが当てはまる。

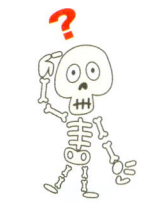

●ホルモンによる作用のしくみ

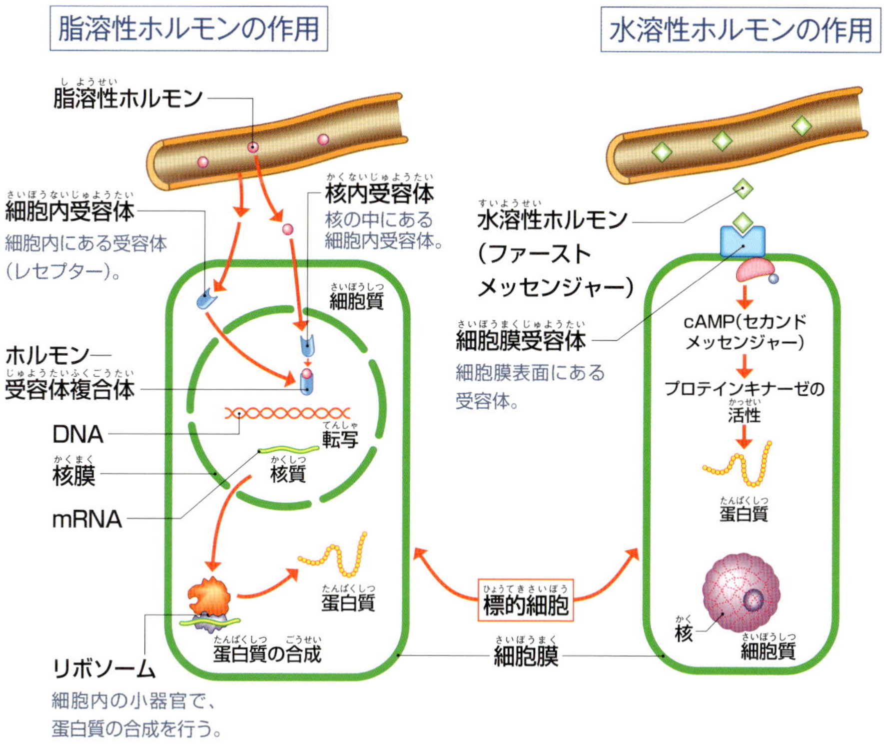

脂溶性ホルモンの作用

- 脂溶性ホルモン
- 細胞内受容体：細胞内にある受容体（レセプター）。
- 核内受容体：核の中にある細胞内受容体。
- 細胞質
- ホルモン-受容体複合体
- DNA
- 核膜
- 核質
- 転写
- mRNA
- リボソーム：細胞内の小器官で、蛋白質の合成を行う。
- 蛋白質の合成
- 蛋白質
- 標的細胞
- 細胞膜

水溶性ホルモンの作用

- 水溶性ホルモン（ファーストメッセンジャー）
- 細胞膜受容体：細胞膜表面にある受容体。
- cAMP（セカンドメッセンジャー）
- プロテインキナーゼの活性
- 蛋白質
- 核
- 細胞質

ホルモンは、細胞への作用機序の観点から脂溶性と水溶性に分けられる。脂溶性ホルモンは脂質の二重層からなる細胞膜を透過でき、細胞内および核内の受容体に結合してmRNAの転写を促す。水溶性ホルモンは細胞膜受容体と結合し、セカンドメッセンジャーを介して生理作用を発現させる。

ひとくちメモ

化学構造によるホルモンの分類

ステロイドホルモン

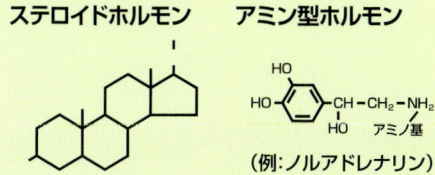

アミン型ホルモン
HO-〔ベンゼン環〕-CH-CH₂-NH₂ / OH
（例：ノルアドレナリン）
アミノ基

ペプチドホルモン
アミノ酸A — アミノ酸B — アミノ酸C — アミノ酸D — アミノ酸E — アミノ酸F — アミノ酸G — アミノ酸H — アミノ酸I

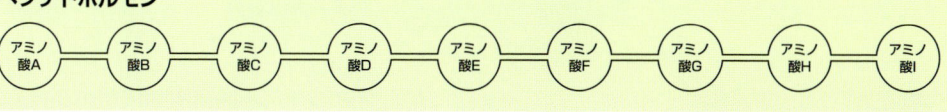

ステロイドホルモンはステロイド核と呼ばれる化学構造をもつ脂肪の一種で、性ホルモンと副腎皮質ホルモンがこれにあたる。アミン型ホルモンは、アミノ基（NH_2）と呼ばれる構造をもち、ノルアドレナリンのほかに甲状腺ホルモンなどがある。ペプチドホルモンは、アミノ酸がいくつか連なったペプチドによって形成されたもので、視床下部ホルモンや下垂体ホルモン、すべての消化管由来のホルモンがこれに含まれる。

用語解説　ペプチド▶ 2個以上のアミノ酸が結合したものをペプチドという。アミノ酸の個数によって名称が異なり、2～10個でオリゴペプチド、10～50個でポリペプチド、50個以上結合したものを蛋白質と呼ぶ。

≫ 内分泌系―構造・機能

視床下部・下垂体のホルモン

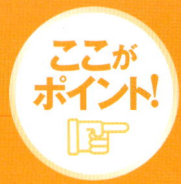

ここがポイント！
視床下部からは放出・抑制ホルモンが放出され、下垂体前葉の内分泌細胞に刺激を与える。下垂体前葉は各種の刺激ホルモンの分泌を行い、下垂体後葉はバソプレシンとオキシトシンの貯蔵・分泌を行う。

視床下部は視床とともに間脳を形成しており、脳や内臓からの入力を受け、その他の内分泌器官へ影響を与えるホルモンを分泌する、いわば神経系と内分泌系をつなぐ器官といえる。

視床下部の6種類の放出・抑制ホルモンは下垂体前葉の内分泌細胞に刺激を与え、下垂体からの各種ホルモンの分泌量を調節している。このほか、視床下部の室傍核と視索上核にある内分泌細胞がバソプレシンとオキシトシンを産生する。

下垂体は視床下部からぶら下がる前後8mm、幅10mmの小さな器官で、前葉と後葉に分かれている。視床下部から分泌された放出・抑制ホルモンによって刺激を受けた下垂体の内分泌細胞は、副腎皮質刺激ホルモン、甲状腺刺激ホルモン、成長ホルモン、卵胞刺激ホルモン、黄体化ホルモン、プロラクチンを分泌し、ほかの内分泌器官に刺激を与える。一方、下垂体後葉からはバソプレシンとオキシトシンが分泌される。

脳や内臓からの影響を受ける視床下部・下垂体は、ストレスや疼痛、怒りや喜びといった感情、さらに空腹感や温度の変異などの影響を受けるのが特徴である。

● 視床下部と下垂体の構造

視床下部にある弓状核の神経分泌細胞から出た各種ホルモンは、下垂体前葉の内分泌細胞を刺激し、さまざまな刺激ホルモンを産生させおよび放出させる。一方、下垂体後葉では直接ホルモンの産生は行われず、視床下部で産生されたホルモンの貯蔵と血流への放出が行われる。

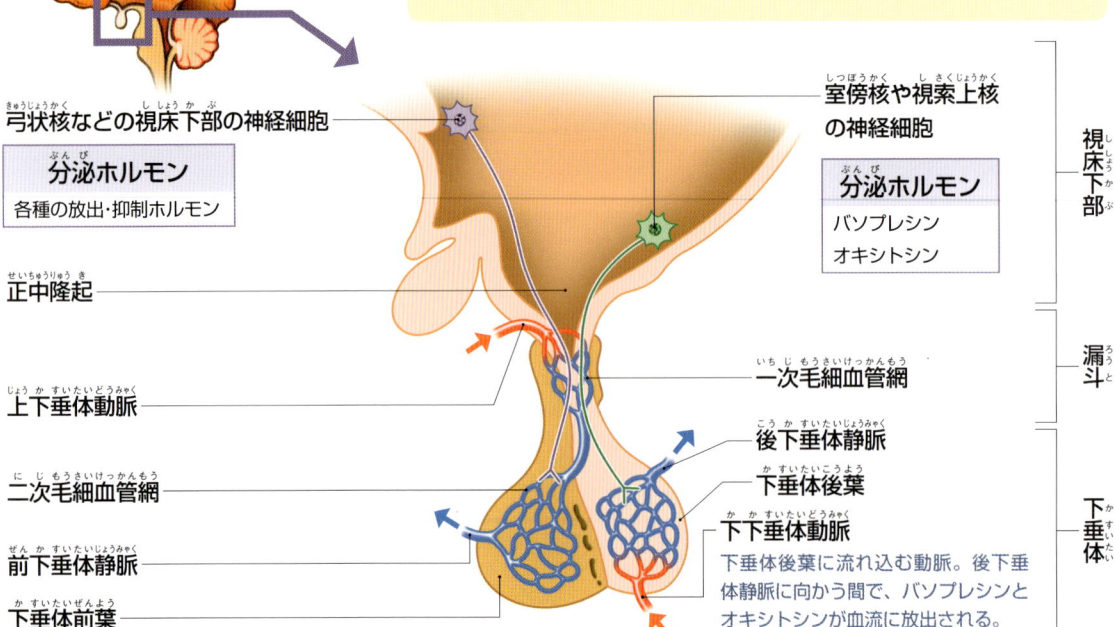

- 弓状核などの視床下部の神経細胞
  - **分泌ホルモン**：各種の放出・抑制ホルモン
- 室傍核や視索上核の神経細胞
  - **分泌ホルモン**：バソプレシン、オキシトシン

【視床下部】

- 正中隆起
- 上下垂体動脈
- 一次毛細血管網

【漏斗】

- 二次毛細血管網
- 前下垂体静脈
- 下垂体前葉
- 後下垂体静脈
- 下垂体後葉
- 下下垂体動脈：下垂体後葉に流れ込む動脈。後下垂体静脈に向かう間で、バソプレシンとオキシトシンが血流に放出される。

【下垂体】

用語解説 ニューロン ▶ 神経細胞の単位のこと。樹状突起がついた細胞体、長い軸索からなる。詳細は「神経系」を参照。

●視床下部および下垂体のホルモンの関係とは？

視床下部のホルモンの影響を受ける下垂体のホルモン

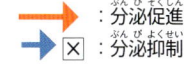

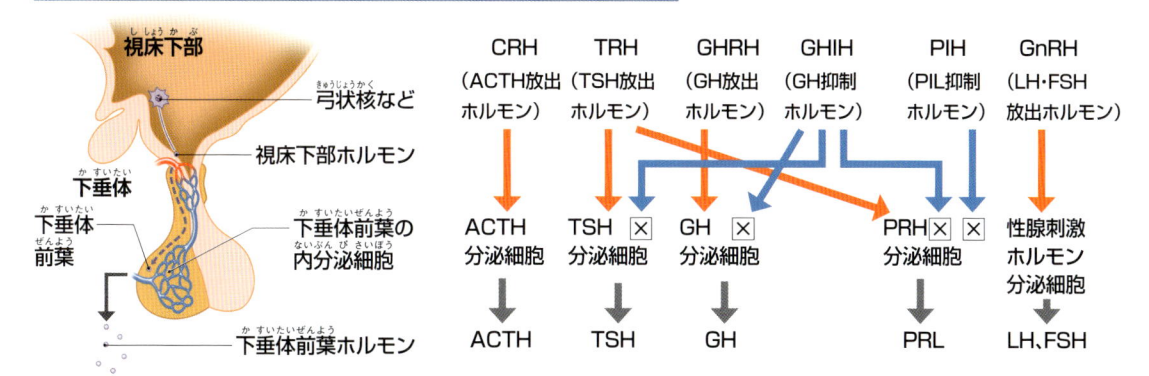

→ ：分泌促進
→ ⊠ ：分泌抑制

視床下部
弓状核など
視床下部ホルモン
下垂体
下垂体前葉
下垂体前葉の内分泌細胞
下垂体前葉ホルモン

視床下部ホルモン	CRH（ACTH放出ホルモン）	TRH（TSH放出ホルモン）	GHRH（GH放出ホルモン）	GHIH（GH抑制ホルモン）	PIH（PIL抑制ホルモン）	GnRH（LH・FSH放出ホルモン）
下垂体前葉細胞	ACTH分泌細胞	TSH分泌細胞	GH分泌細胞		PRH分泌細胞	性腺刺激ホルモン分泌細胞
分泌ホルモン	ACTH	TSH	GH		PRL	LH、FSH

さまざまな内分泌器官に作用する下垂体のホルモン

（上図）視床下部から分泌される放出ホルモンや抑制ホルモンと、下垂体前葉から分泌される各ホルモンの関係がポイントとなる。（左図）こうして放出された下垂体前葉・後葉からのホルモンは、血流にのってホルモンを分泌する各器官に送られる。

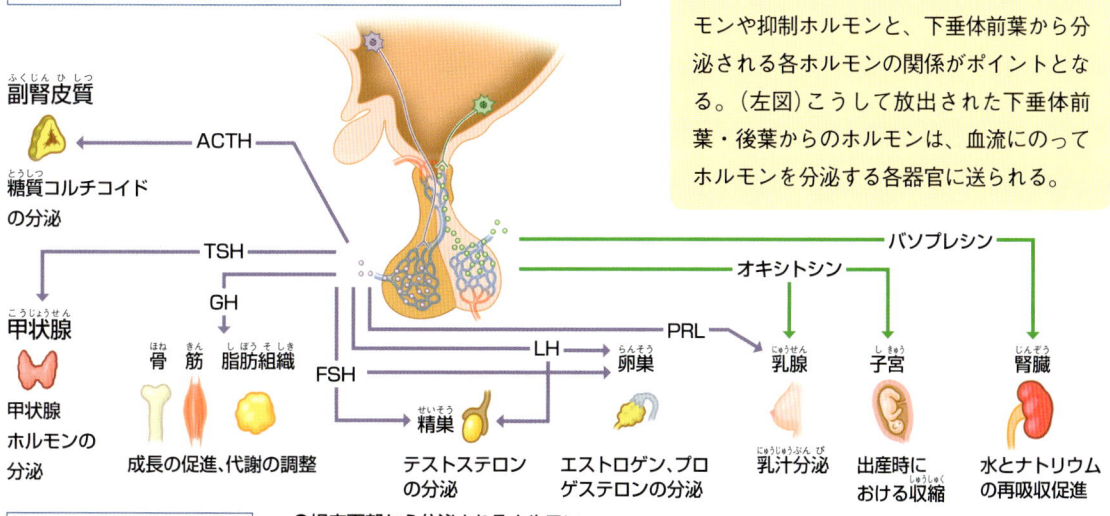

- 副腎皮質 ← ACTH：糖質コルチコイドの分泌
- 甲状腺 ← TSH：甲状腺ホルモンの分泌
- 骨・筋・脂肪組織 ← GH：成長の促進、代謝の調整
- 精巣 ← FSH、LH：テストステロンの分泌
- 卵巣 ← LH、FSH：エストロゲン、プロゲステロンの分泌
- 乳腺 ← PRL：乳汁分泌
- 子宮 ← オキシトシン：出産時における収縮
- 腎臓 ← バソプレシン：水とナトリウムの再吸収促進

各ホルモンのまとめ

視床下部から分泌されるホルモンと下垂体前葉・後葉から分泌されるホルモンとの関係に注意してください。また、視床下部からのホルモンは分泌促進だけでなく、抑制するものもあります。

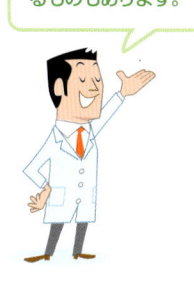

●視床下部から分泌されるホルモン

ホルモン名	略称	作用
副腎皮質刺激ホルモン放出ホルモン	CRH	副腎皮質刺激ホルモン（ACTH）の分泌を促進。
甲状腺刺激ホルモン放出ホルモン	TRH	甲状腺刺激ホルモン（TSH）の分泌を促進。
成長ホルモン放出ホルモン	GHRH	成長ホルモン（GH）の分泌を促進。
成長ホルモン抑制ホルモン	GHIH	成長ホルモン（GH）の分泌を抑制。甲状腺刺激ホルモン（TSH）やプロラクチン（PRL）の分泌も抑制。
ゴナドトロピン放出ホルモン	GnRH	黄体形成ホルモン（LH）と卵胞刺激ホルモン（FSH）の分泌を促進。
プロラクチン抑制ホルモン	PIH	甲状腺刺激ホルモン放出ホルモン（TRH）の刺激によって分泌されたプロラクチン（PRL）の分泌を抑制。

※成長ホルモン抑制ホルモンは、別名ソマトスタチンともいう。
※LHとFSHをゴナドトロピンと呼ぶ。

●下垂体から分泌されるホルモン

ホルモン名	略称	分泌部位	作用
副腎皮質刺激ホルモン	ACTH	前葉	副腎皮質細胞の増殖と、それによる副腎皮質ホルモンの分泌の促進。
甲状腺刺激ホルモン	TSH	前葉	甲状腺濾胞細胞の増殖による甲状腺ホルモン分泌の促進。
成長ホルモン	GH	前葉	蛋白質同化作用によって、筋肉や骨をはじめとするほとんどの細胞の肥大・増殖。
卵胞刺激ホルモン	FSH	前葉	女性では卵胞の発育、エストロゲンの分泌。男性では精子の形成の促進。
黄体形成ホルモン	LH	前葉	女性では排卵の誘発、黄体の形成。男性ではアンドロゲンの分泌。
プロラクチン	PRL	前葉	乳汁分泌の促進。
オキシトシン	OXT	後葉	子宮の収縮。
バソプレシン	ADH	後葉	尿濃縮のため、腎臓における水の再吸収の促進。

用語解説　性腺▶男性の精巣、女性の卵巣のこと。精巣も卵巣も性ホルモンを分泌する。性腺刺激ホルモン（LH・FSH）のことをゴナドトロピンと呼ぶ。

≫内分泌系──構造・機能

甲状腺と分泌されるホルモン

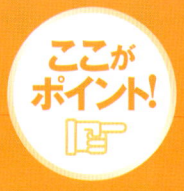

ここがポイント！ 甲状腺ホルモンには、サイロキシン、トリヨードサイロニン、カルシトニンがあり、上皮小体のホルモンにはパラソルモンがある。これらのホルモンは、代謝機能の亢進や血中カルシウムイオン濃度の調節を行う。

●甲状腺の構造

甲状腺への血液供給は外頸動脈から分枝する上甲状腺動脈と、鎖骨下動脈から分かれる下甲状腺動脈によって行われる。分泌されたホルモンは、上・中・下甲状腺静脈の静脈血に乗って運ばれる。

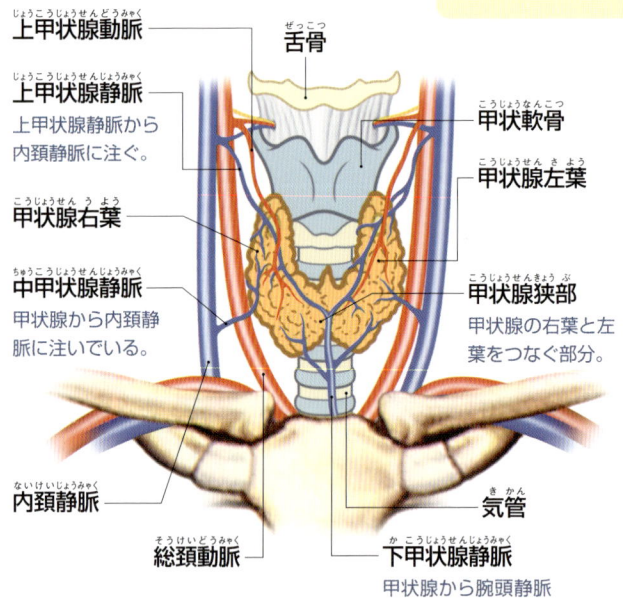

前面から見た甲状腺

- 上甲状腺動脈
- 上甲状腺静脈：上甲状腺静脈から内頸静脈に注ぐ。
- 甲状腺右葉
- 中甲状腺静脈：甲状腺から内頸静脈に注いでいる。
- 舌骨
- 甲状軟骨
- 甲状腺左葉
- 甲状腺峡部：甲状腺の右葉と左葉をつなぐ部分。
- 内頸静脈
- 総頸動脈
- 気管
- 下甲状腺静脈：甲状腺から腕頭静脈と内頸静脈に注ぐ。

甲状腺の組織と濾胞

- 濾胞上皮細胞：下垂体からのTSH（甲状腺刺激ホルモン）によって活性化し、ホルモンの産生を行う。
- コロイド：袋状の構造。甲状腺ホルモンのもととなるサイログロブリンが全成分である。
- 皮膜
- 毛細血管

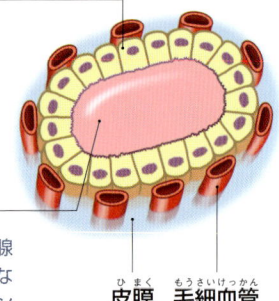

上皮小体（副甲状腺）は米粒大の組織で、甲状腺の後ろに左右2対存在する。1つの上皮小体の重量は40mgで、主細胞と好酸性細胞によって成り立つ。

後面から見た甲状腺

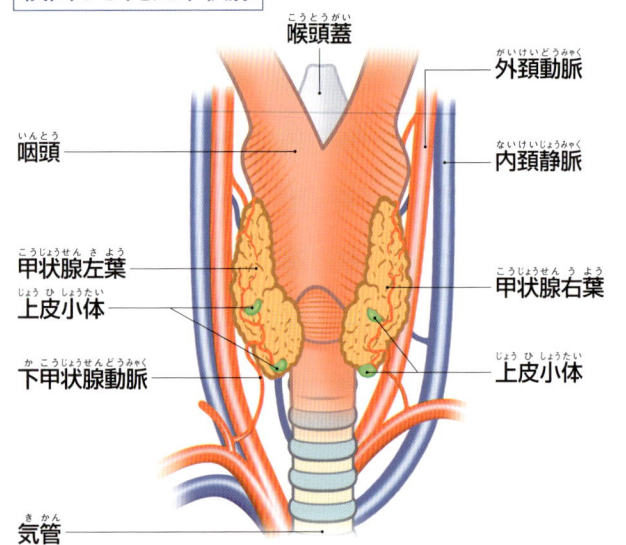

- 喉頭蓋
- 外頸動脈
- 咽頭
- 内頸静脈
- 甲状腺左葉
- 上皮小体
- 下甲状腺動脈
- 甲状腺右葉
- 上皮小体
- 気管

上皮小体の組織構造

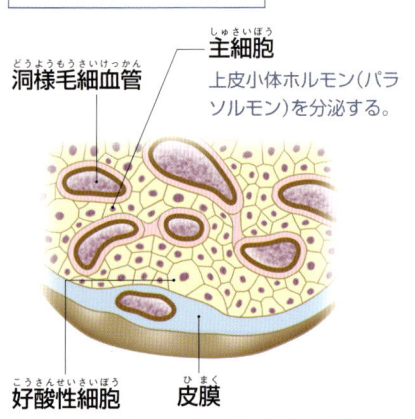

- 洞様毛細血管
- 主細胞：上皮小体ホルモン（パラソルモン）を分泌する。
- 好酸性細胞：上皮小体を形成する細胞だが、機能は不明。
- 皮膜

用語解説　破骨細胞▶骨を吸収し、得られたカルシウムを血中に放出する細胞。血中のカルシウム濃度が低下すると、甲状腺のカルシトニンの分泌が抑制され、破骨細胞の活動が活発になる。

甲状腺は気管の前面上方にあり、重さ20gほどの器官である。左葉と右葉からなり、前から見るとちょうど蝶が羽を広げたような形をしている。

甲状腺の組織は濾胞と呼ばれる小さな袋が多数集まってできている。濾胞の中にはサイログロブリンと呼ばれる蛋白質があり、これをもとにして甲状腺ホルモンが産生される。

甲状腺の後面には上皮小体(副甲状腺)と呼ばれる小さな器官があり、これは通常2対存在する。上皮小体ホルモンのパラソルモン(PTH)は、骨や腎臓に作用して血液中のカルシウム量を増加させる。

甲状腺から分泌されるホルモンには、サイロキシン(T4)とトリヨードサイロニン(T3)がある。作用は同じだが、活性はT3のほうが強く、産生量はT4のほうが高い。その作用は、脳や性腺などを除くほとんどの組織の代謝を亢進させて人体の熱産生量を増加させるほか、成長・発育の促進、腸管での糖吸収の促進、神経の反射や精神の刺激反応の向上がある。甲状腺はこのほかに、破骨細胞の活動を抑制させるカルシトニンも分泌する。

バセドー病のような甲状腺機能の異常では、異常体温、のどの渇きなどが生じる。

●甲状腺のホルモンによる分泌の調節

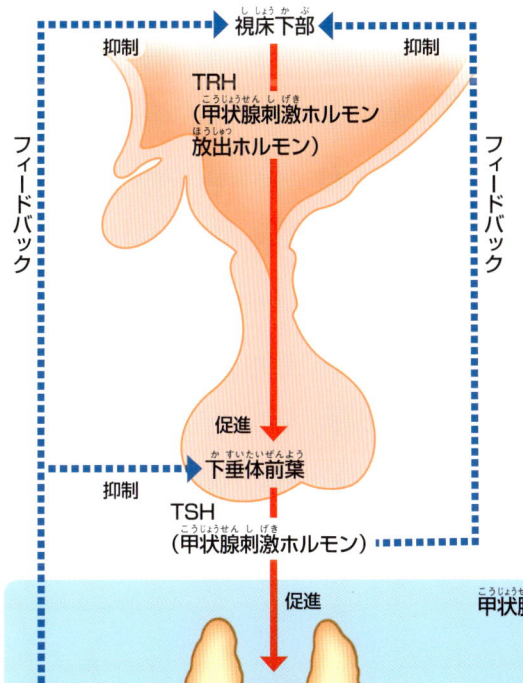

甲状腺が分泌するホルモンのT3とT4や、TRH(甲状腺刺激ホルモン放出ホルモン)およびTSH(甲状腺刺激ホルモン)はフィードバック制御の関係にある。一方、甲状腺は血中Ca^{2+}(カルシウムイオン)濃度の調節も行うが、その濃度の変化によってホルモンの調節が行われる。

甲状腺・上皮小体から分泌されるホルモン

ホルモン名	略称	作用
トリヨードサイロニン	T3	ほとんどの全身組織における代謝の亢進。
		腸管における糖吸収の促進。それにともなう血中コレステロール濃度の低下。
		神経の刺激性の上昇。
		筋蛋白質の分解。
サイロキシン	T4	T3と同じ。
カルシトニン		破骨細胞の活性を抑制し、血中カルシウム量低下。
上皮小体ホルモン(パラソルモン)	PTH	破骨細胞の活性を促進し、血中カルシウム量増加。

標的組織
・全身の組織の代謝亢進。
・腸管における糖吸収の促進。
・神経系:刺激性の向上。
・筋　　:蛋白質の分解促進。
・心臓　:心拍数の上昇、心拍出量の増加。

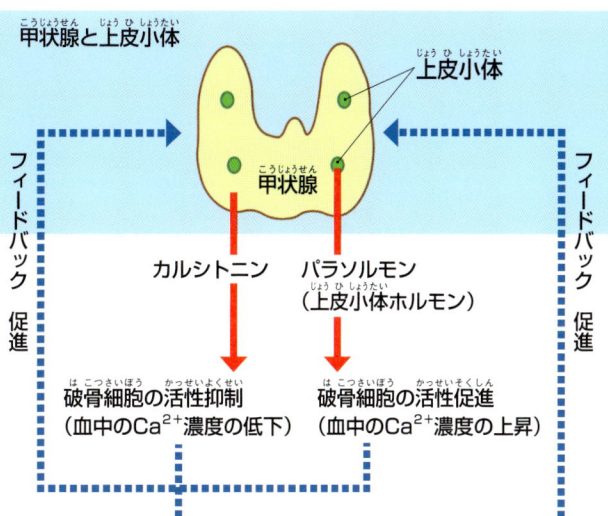

用語解説　フィードバック　結果を原因側に反映させて、原因側を改めること。生体においては、内分泌におけるホルモン分泌の促進・抑制のように、恒常性を維持するためフィードバック制御が絶えず行われる。

≫内分泌系——構造

皮質と髄質からなる副腎

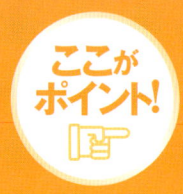

ここがポイント！ 副腎は左右の腎臓それぞれの上部に存在する。副腎皮質からは電解質コルチコイド、糖質コルチコイドおよび男性ホルモンが、副腎髄質からはカテコールアミンが分泌される。

●副腎の位置

副腎へ入る動脈としては、左右の上・中・下副腎動脈がある。また、副腎からは左右副腎静脈が出る。

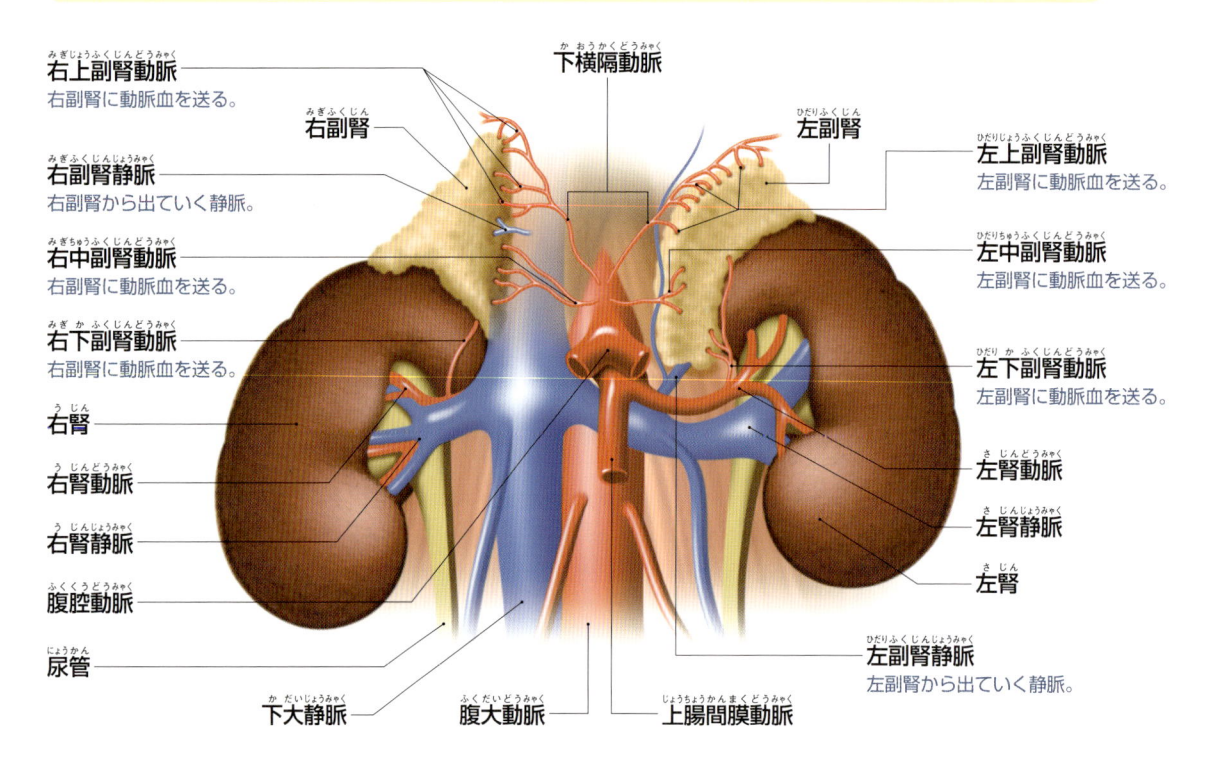

右上副腎動脈 右副腎に動脈血を送る。
右副腎
右副腎静脈 右副腎から出ていく静脈。
右中副腎動脈 右副腎に動脈血を送る。
右下副腎動脈 右副腎に動脈血を送る。
右腎
右腎動脈
右腎静脈
腹腔動脈
尿管
下大静脈
腹大動脈
上腸間膜動脈
下横隔動脈
左副腎
左上副腎動脈 左副腎に動脈血を送る。
左中副腎動脈 左副腎に動脈血を送る。
左下副腎動脈 左副腎に動脈血を送る。
左腎動脈
左腎静脈
左腎
左副腎静脈 左副腎から出ていく静脈。

副腎は左右の腎層の上に1つずつ存在している。

右副腎は三角形、左副腎は半月のような形をしており、重さは左右あわせておよそ10～15gである。実際に腎臓とは直接につながっていないが、腎臓と一緒に脂肪被膜に包まれている。

副腎の構造は、外側の**副腎皮質**と中心部の**副腎髄質**の2つからなる。副腎皮質は黄色みを帯びており、外層から球状帯、束状帯、網状帯の3層によって構成される。副腎皮質の細胞はどの層もステロイド分泌細胞の特徴をもっており、電解質コルチコイドや、コルチゾルなどの糖質コルチコイド、男性ホルモン（アンドロゲン）を分泌する。

中心の副腎髄質は交感神経のニューロンが変化したもので、皮質細胞よりも大型のクロム親和性細胞によって形成されている。副腎髄質からは、交感神経の伝達物質と同じアドレナリンとノルアドレナリンが分泌される。

このように、副腎では皮質と髄質で分泌されるホルモンが異なることが特徴である。

用語解説　クロム親和性細胞 ▶ クロム塩との親和性が高く、クロム塩によって黄褐色に染色されるためにこう呼ばれる。

●副腎の構造

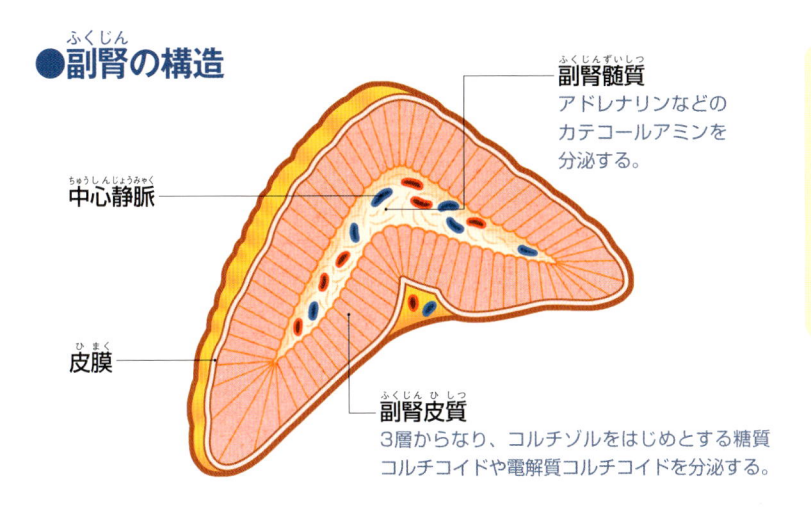

- 副腎髄質：アドレナリンなどのカテコールアミンを分泌する。
- 中心静脈
- 皮膜
- 副腎皮質：3層からなり、コルチゾルをはじめとする糖質コルチコイドや電解質コルチコイドを分泌する。

図は右副腎の断面を表す。糖の代謝に関与する糖質コルチコイド、なかでもコルチゾルは重要な働きをしている。これと、循環器系に関係するアルドステロン（電解質コルチコイド）は、ともに副腎皮質から分泌される。

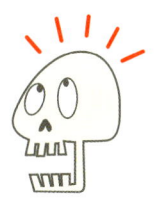

●副腎皮質の組織構造（概念イラスト）

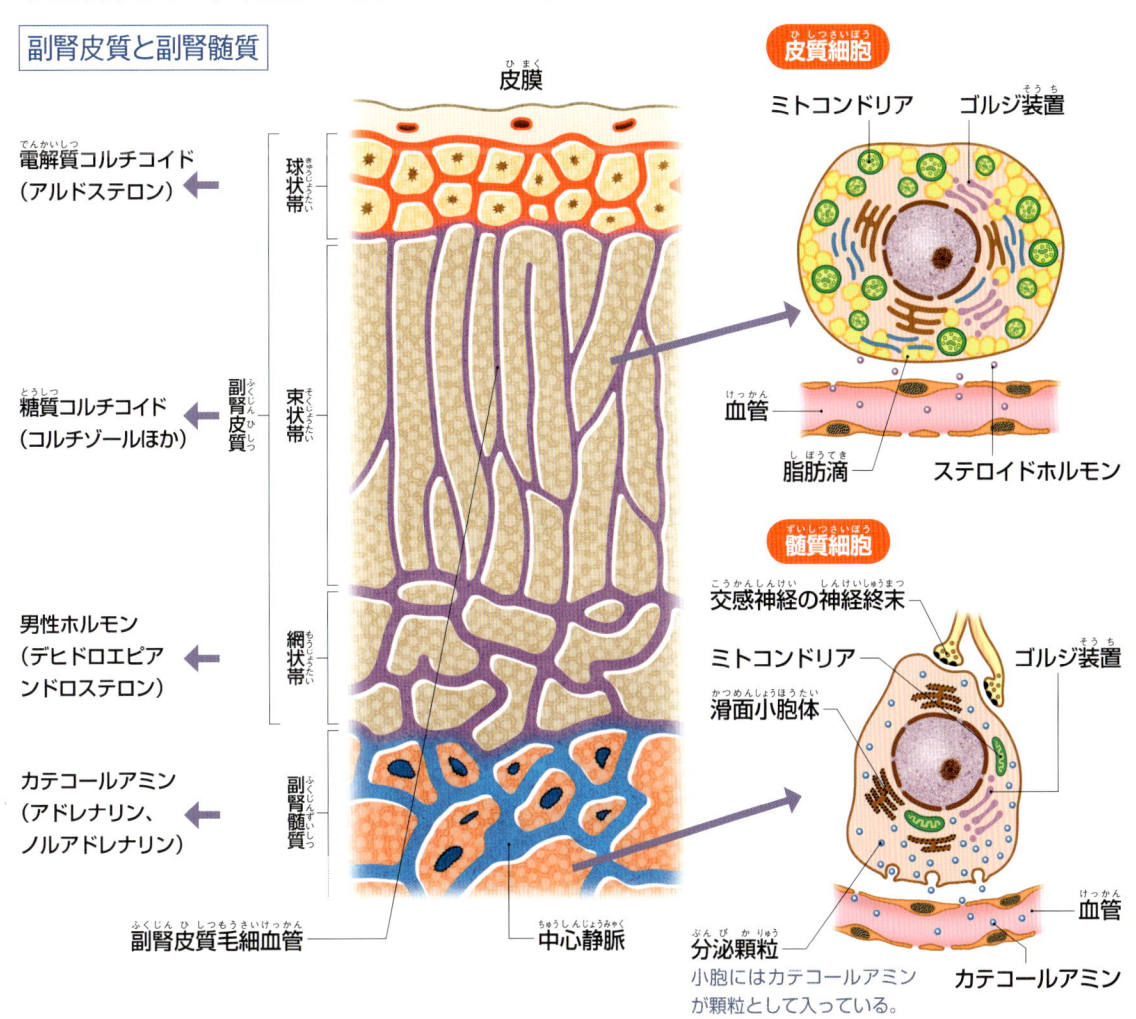

副腎皮質と副腎髄質

- 電解質コルチコイド（アルドステロン） ← 球状帯
- 糖質コルチコイド（コルチゾールほか） ← 束状帯（副腎皮質）
- 男性ホルモン（デヒドロエピアンドロステロン） ← 網状帯
- カテコールアミン（アドレナリン、ノルアドレナリン） ← 副腎髄質

皮膜／副腎皮質毛細血管／中心静脈

皮質細胞：ミトコンドリア、ゴルジ装置、血管、脂肪滴、ステロイドホルモン

髄質細胞：交感神経の神経終末、ミトコンドリア、ゴルジ装置、滑面小胞体、分泌顆粒（小胞にはカテコールアミンが顆粒として入っている。）、血管、カテコールアミン

球状帯からは副腎皮質毛細血管のほか、貫通動脈も下行する。副腎皮質は、外層から球状帯、束状帯、網状帯の3層からなり、それぞれの層から各種の主なホルモンが分泌される。

用語解説　アンドロゲン ▶ テストステロンやデヒドロエピアンドロステロンなど、精巣や副腎皮質でコレステロールから生成される男性ホルモンの総称。ステロイドホルモンであり、二次性徴の発現などの作用をもつ。

≫ 内分泌系──機能

身体の恒常性維持に不可欠な副腎ホルモン

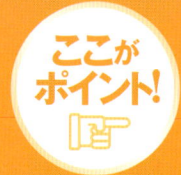

> **ここがポイント！**
> 副腎皮質からのホルモンは、血圧の正常化、抗炎症作用、免疫反応の抑制、蛋白質や乳酸などの分解によるATPの供給などの役割がある。
> 副腎髄質からのホルモンは、人体へのストレス耐性を高める。

副腎皮質の球状帯から分泌される電解質コルチコイドである**アルドステロン**は、腎臓の集合管に作用することでNa⁺（ナトリウムイオン）の再吸収とK⁺（カリウムイオン）の排泄を促進する。Na⁺が再吸収されることで、細胞の間質液の浸透圧が上昇し、水の血管への再吸収も促進される。これによって脱水、血中のNa⁺不足、血圧の減少が是正される。

一方、副腎皮質の束状帯から分泌される糖質コルチコイドには、**コルチゾール**、**コルチコステロ**

●副腎ホルモンの主な作用

副腎髄質や副腎皮質からどのようなホルモンが分泌されるか、それぞれのホルモンの標的器官・組織とその作用に注意。このほか図にはないが、人の二次性徴にも作用する。

●副腎ホルモンの一覧

ホルモン名	分泌部位	標的組織	主な作用
糖質コルチコイド	皮質の束状帯	ほとんどの全身の細胞	・蛋白質分解の促進。 ・脂肪分解の促進。 ・肝臓における糖産生の促進。 ・抗炎症作用と免疫反応の低下。
電解質コルチコイド	皮質の球状帯	腎臓	・水分とナトリウムイオンの再吸収。 ・カリウム排泄の促進。
アンドロゲン（男性ホルモン）	皮質の網状帯	―	作用の意義は不明。
アドレナリン ノルアドレナリン	髄質	ほとんどの全身の細胞	ストレスが加わると、自律神経系の交感神経を活発化させる。

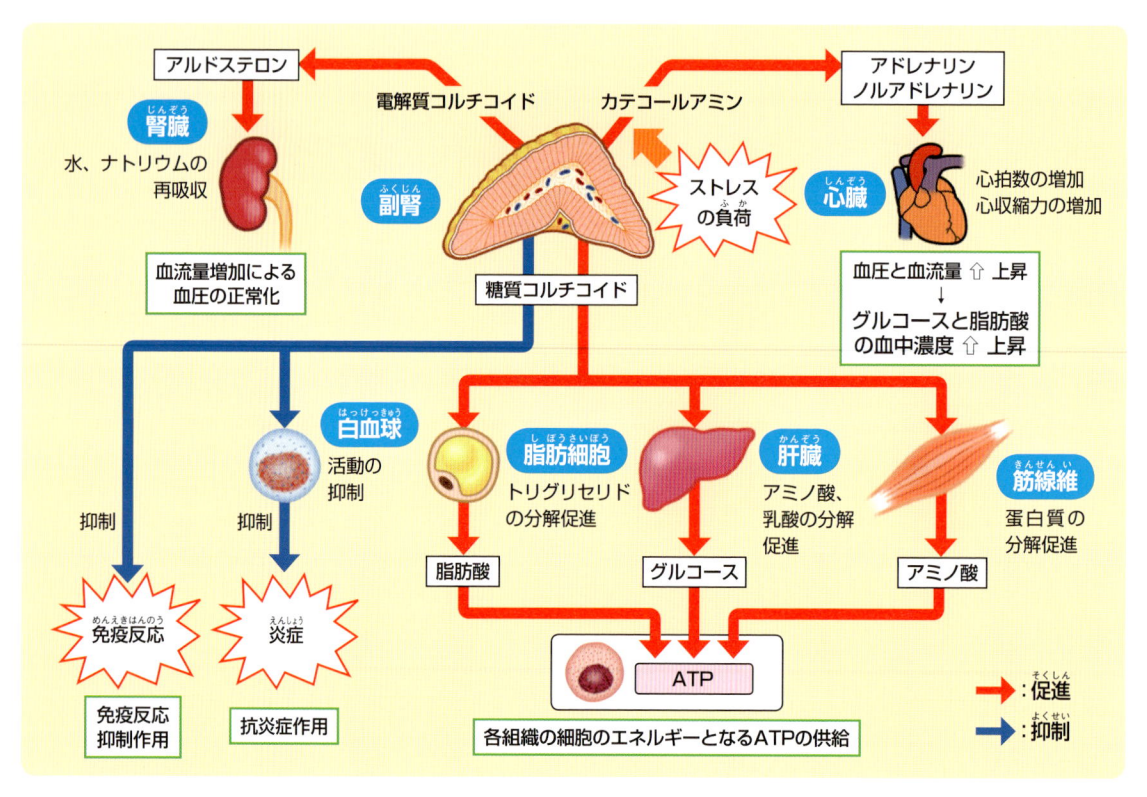

用語解説　ストレス：物理的、科学的、精神的など外界・内界のさまざまな要因によって引き起こされる生体機能の変化のこと。

ン、**コルチゾン**などが分泌されるが、これらの中ではコルチゾールの分量が最も多い。糖質コルチコイドは、糖の新生を促進させて血糖値を上昇させるほか、筋線維における蛋白質の分解とアミノ酸の産生、抗炎症作用、免疫反応の抑制など、生命維持のための幅広い作用をもつ。

副腎髄質で分泌されるカテコールアミンは、**アドレナリン**が約85％、**ノルアドレナリン**が約15％で、人体がストレス下に置かれたときに、交感神経の緊張のたかまりとともに分泌される。これによって心拍数や心収縮力が増加し、ストレスに対する身体防御を高めている。

●血圧の正常化と抗炎症の作用機序

血圧低下により分泌される酵素レニンを皮切りに各種化学物質が生まれ、最終的にアルドステロンが腎臓での水の再吸収を促進させる。一方、糖質コルチコイドはヒスタミン放出の抑制、白血球の遊走阻止、プロスタグランジン合成の抑制を行う。

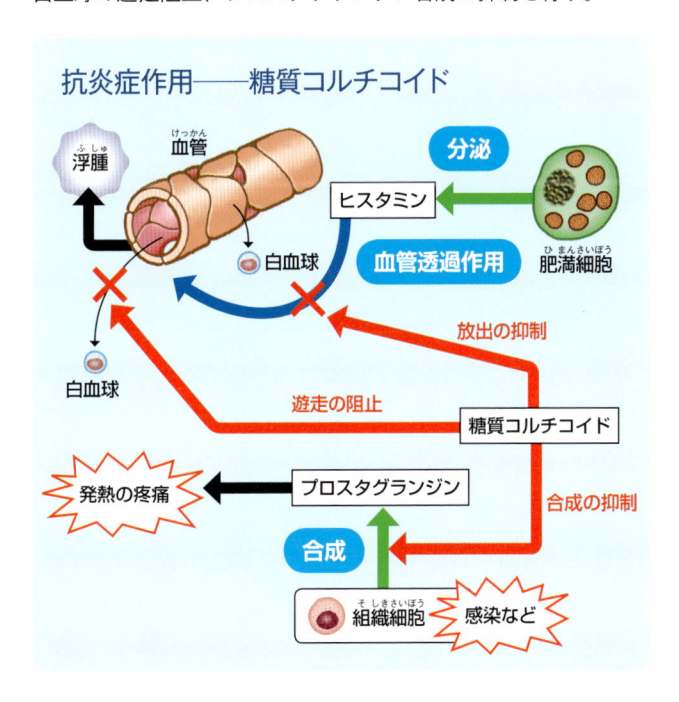

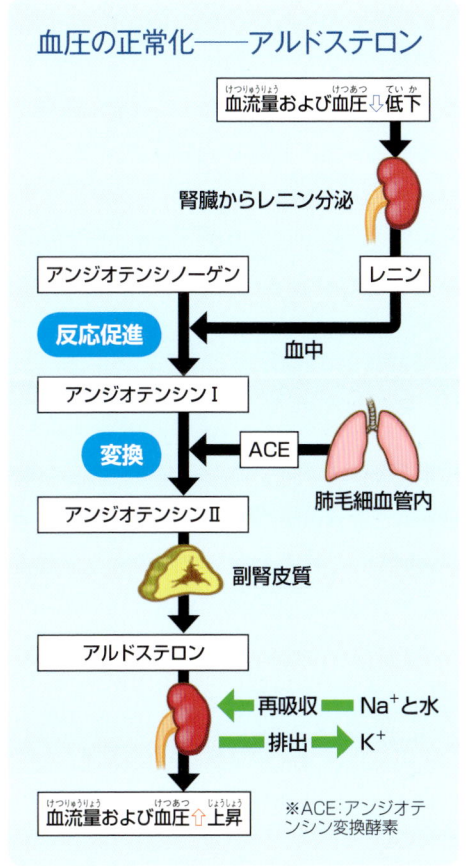

抗炎症作用——糖質コルチコイド

血圧の正常化——アルドステロン

※ACE：アンジオテンシン変換酵素

ひとくちメモ

副腎皮質ステロイド剤

　消炎鎮痛薬やリウマチのような自己免疫疾患の患者に投与する免疫抑制剤、そして抗アレルギー薬として、副腎皮質ステロイド剤がある。これらの薬は糖質コルチコイドと同様の構造をもち、同じ作用機序で効果を発現する。

　副腎皮質ステロイド剤は、強さによって表のような分類がされており、患者の症状や体質、年齢に応じて投与が行われる。効果がずば抜けて高い反面、副作用も強く、長期投与では本来の副腎の機能低下を招き、さらに勝手な中断ではリバウンドとしてホルモンの作用が強く出るので、投与時には医師の経過観察下で用いられるのが普通である。

●主な副腎皮質ステロイド剤

レベル	一般名	主な商品名
最強	ジフロラゾン酢酸エステル	ジフラール、ダイアコート
	クロベタゾールプロピオン酸エステル	デルモベート
かなり強い	ベタメタゾンジプロピオン酸エステル	リンデロンDP
	フルオシノニド	トプシム
	酪酸プロピオン酸ベタメタゾン	アンテベート
強い	ベタメタゾン吉草酸エステル	ベトネベート、リンデロンV
	フルオシノロンアセトニド	フルコート
	デプロドンプロピオン酸エステル	エクラー
中程度	吉草酸酢酸プレドニゾロン	リドメックス
	トリアムシノロンアセトニド	レダコート
	クロベタゾン酪酸エステル	キンダベート
弱い	プレドニゾロン	プレドニゾロン

用語解説 **酵素**▶生体内でさまざまな化学反応を促進させる触媒として働く蛋白質。

≫内分泌系──構造・機能

膵臓と性腺──その他のホルモン

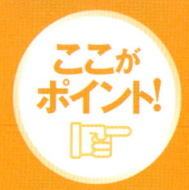

ここがポイント！ 膵臓のホルモンは、ランゲルハンス島のA（α）、B（β）、Dの3種類の細胞によって分泌される。性ホルモンは、男性の場合は精子の形成、女性の場合は性周期などに関与するほか、二次性徴に関係している。

膵臓は膵液を十二指腸内に分泌（＝外分泌）して食物を分解するだけでなく、内分泌器官としての働きも有する。膵臓の内分泌組織は**ランゲルハンス島**（または**膵島**）と呼ばれる。

膵臓からはインスリン、グルカゴン、ソマトスタチンと呼ばれる3種類のホルモンが分泌される。B（β）細胞から分泌されるインスリンは肝細胞や筋細胞などに作用して血中の糖を取り込ませ、血糖値を下げる。これに対し、A（α）細胞から分泌されるグルカゴンは肝細胞に作用してグルコースを血中に放出して血糖値を上げる。また、D細胞から分泌されるソマトスタチンはインスリンとグルカゴンの分泌を調節している。

性腺とは、精子と卵子という生殖細胞を作る器官で、男性の**精巣**と女性の**卵巣**がこれに当たる。この精巣の間質ではアンドロゲン（男性ホルモン）が分泌され、精子の産生に関与している。

一方、卵巣ではエストロゲン（卵胞ホルモン）とプロゲステロン（黄体形成ホルモン）という女性ホルモンが分泌される。エストロゲンは卵胞期の子宮内膜の増殖を促すほか、思春期での乳腺の成長を促進させる。プロゲステロンは黄体から分泌され、スムーズな受精卵の着床を促し、妊娠期では子宮筋の収縮抑制、乳腺の発達などの作用をもつ。

このほか、心臓、胃、小腸、腎臓、脳の松果体などからもホルモンは分泌される。

●膵臓のホルモン

ランゲルハンス島の数はおよそ100万個で、1個の大きさは直径50～200µmである。多数の腺房の中に浮かんでいるように見えるため「島」と呼ばれる。その細胞にはA（α）細胞（グルカゴンを分泌）、B（β）細胞（インスリンを分泌）、D細胞（ソマトスタチンを分泌）などがある。A細胞はランゲルハンス細胞のうち約15～20％、同じくB細胞は約60～70％、D細胞は数％をおのおの占めている。

膵臓の内分泌組織を作用

- 毛細血管
- A細胞
- B細胞
- D細胞
- 外分泌腺房
- ランゲルハンス島

血糖値の調節機構

低血糖の状態 → A細胞からのグルカゴン分泌 → 肝臓（グリコーゲン分解／アミノ酸や乳酸 生成 → グルコース）→ 血中グルコース濃度の上昇

高血糖の状態 → B細胞からのインスリン分泌 → さまざまな組織細胞
・グルコース→グリコーゲン合成。
・グルコースの細胞内取り込みの促進。
・アミノ酸取り込み促進による蛋白質合成。
→ 血中グルコース濃度の低下

用語解説 松果体▶視床下部の内分泌器官の1つ。直径7mmほどで、性腺の早期発育を抑制するほか、生物時計の維持に関与しているとみられているが、その機能には不明な点が多い。

●女性の性周期におけるホルモン濃度の推移

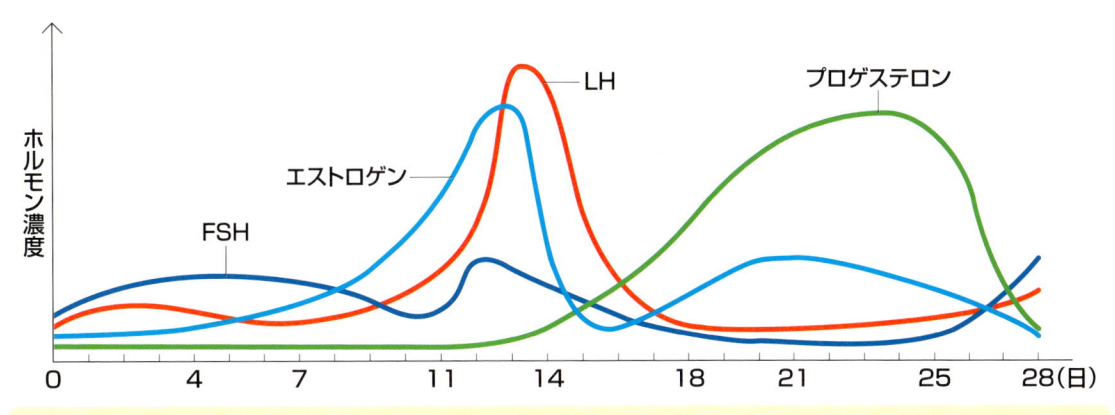

FSH（卵胞ホルモン）とLH（黄体形成ホルモン）は下垂体前葉から分泌されるホルモン、性周期を調節するエストロゲンとプロゲステロンは卵巣ホルモンである。FSHとエストロゲンの作用によって二次卵胞が形成され、12日ごろにFSHとLHの血中濃度が最大になると排卵が行われる。やがてエストロゲンとプロゲステロンの分泌が減少すると子宮内膜が脱落して月経期となる。

●精巣と卵巣から分泌されるホルモン

テストステロンは男性の精巣から分泌され、精子の形成と男性の二次性徴にとって重要となるホルモンである。男性の精巣と女性の卵巣から分泌されるインヒビンはFSH分泌抑制作用をもつことに注意。

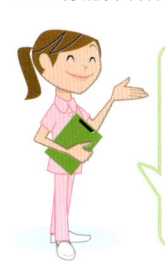

右の表は下垂体前葉から分泌されるホルモンではなく、卵巣や精巣から分泌されるホルモンです。リラキシンは卵巣や子宮、胎盤などから分泌されるホルモンで、妊娠の維持や分娩を助ける役割をもっています。

●精巣ならびに卵巣のホルモン

ホルモン名	分泌部位	作用
テストステロン	精巣	精子の形成と男性の二次性徴の発達・維持。
インヒビン	精巣	FSH（卵胞刺激ホルモン）の分泌を抑制。
エストロゲン プロゲステロン	卵巣	下垂体からの性腺刺激ホルモンの調節。
		女性の性周期の調節。
		卵の生成や妊娠の維持、乳汁分泌の準備など。
		女性の二次性徴の発達・維持。
インヒビン	卵巣	FSH（卵胞刺激ホルモン）の分泌を抑制。
リラキシン	卵巣	陣痛ならびに出産時における子宮頸部の弛緩の促進。

ひとくちメモ
その他のホルモン

内分泌系とホルモンは今まで述べてきたもののほかに、表のようにさまざまなものがある。消化器系である小腸や胃、心臓・血管系の心臓、泌尿器系の腎臓、松果体、さらには脂肪組織からもホルモンは分泌されている。

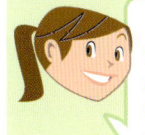

"生物時計"とは「体内時計」ともいわれます。1日における生物のさまざまな変動が周期的に起こることで、例えば夜行性や昼行性といった明らかな日周性をもって生物は活動します。松果体のメラトニンが、その時計の役割をもっていると考えられています。

●その他のホルモン

ホルモン名	分泌部位	作用
ガストリン	胃	胃酸分泌の促進
GIP※	小腸	膵臓からのインスリン分泌を促進
コレシストキシン	小腸	・膵液分泌の促進 ・胆汁放出の調節
セクレチン	小腸	膵液および胆汁の分泌を刺激
ANP※	心臓	血圧の低下
エリスロポエチン	腎臓	赤血球産生の速度を増加
レプチン	脂肪組織	・食欲の抑制 ・FSHやLHの活性を増加
hCG※	胎盤	妊娠中におけるエストロゲンとプロゲステロンの産生維持
サイモシン	胸腺	免疫細胞であるT細胞の成熟の促進
メラトニン	松果体	生体の生物時計の機能維持

※GIP：グルコース依存性インスリン分泌刺激ペプチド
※ANP：心房性ナトリウム利尿ペプチド
※hCG：ヒト絨毛性ゴナドトロピン

用語解説　二次性徴▶ 男女に特徴的な性的徴候のことを性徴と呼び、一次と二次に分けられる。二次性徴は、陰毛・脇毛の発生や、生殖器の発達など思春期以降におけるホルモンの作用によるものである。

もう一度、チェックしてみよう！(10)

解答は285ページ

☐部分の名称を入れてください。

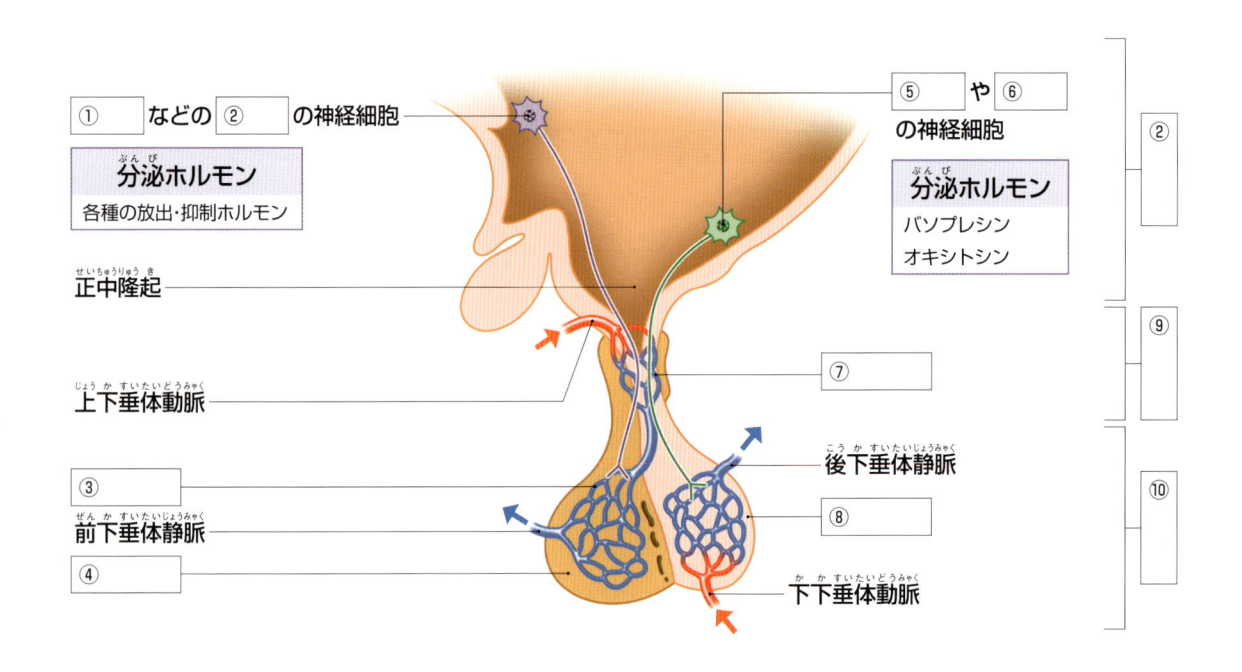

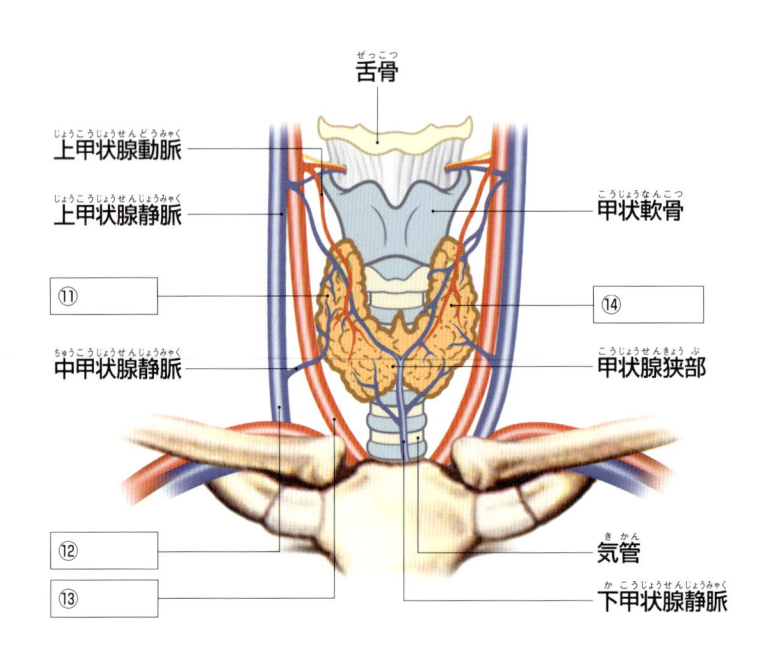

| ① | などの | ② | の神経細胞 |

分泌ホルモン
各種の放出・抑制ホルモン

| ⑤ | や | ⑥ |
の神経細胞

分泌ホルモン
バソプレシン
オキシトシン

正中隆起

上下垂体動脈

⑦

③
前下垂体静脈

後下垂体静脈

⑧

④

下下垂体動脈

②

⑨

⑩

舌骨

上甲状腺動脈

上甲状腺静脈

甲状軟骨

⑪　　　　　⑭

中甲状腺静脈　　　甲状腺狭部

気管

⑫

⑬　　　下甲状腺静脈

238

Chapter 11

第11章 神経系

神経系は人体を動かすための情報の伝達や処理を行っており、脳や脊髄からなる中枢神経系と、身体の機能を維持・調整する自律神経系や感覚・運動を司る体性神経系からなる末梢神経系とがある。

- ●情報の伝達と処理を行う神経系 ……………… 240
- ●神経系の細胞──ニューロン ………………… 242
- ●ニューロン同士のつながり …………………… 244
- ●情報伝達のしくみ ……………………………… 246
- ●脊髄と脊髄神経のしくみ ……………………… 248
- ●脊髄神経の機能 ………………………………… 250
- ●頚神経叢と腕神経叢 …………………………… 252
- ●下肢を支配する腰神経叢と仙骨神経叢 ……… 254
- ●脳の構造──表層部と断面 …………………… 256
- ●脳の構造──深層部 …………………………… 258
- ●脳の運動・感覚機能と高次機能 ……………… 260
- ●脳の運動機能調節と機能分布 ………………… 262
- ●自律神経系のしくみ …………………………… 264

≫ 神経系——構造

情報の伝達と処理を行う神経系

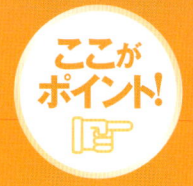

ここがポイント！ 神経系は、中枢神経系と末梢神経系に大別される。末梢神経系は、体性神経系と自律神経系に分けられ、体性神経系は感覚神経と運動神経に、自律神経系は交感神経系と副交感神経系に分けられる。

人体は多くの器官によって構成されている。これらの組織および器官は、関連もなしにただ組み合わされているわけではない。前章でも述べたように、各器官や組織が調整し合うことで、はじめて生物個体として恒常性（ホメオスタシス）を保って生存することができる。その調節を行うメカニズムの1つが内分泌系が分泌するホルモンだが、もう1つのメカニズムが神経系である。

われわれは、さまざまな情報を感知し、それに対応して日常生活を送っている。この感知される情報を感覚といい、感覚をとらえる受容器を感覚器という。感覚は視覚や嗅覚、聴覚のような特殊感覚のほか、皮膚の感覚や関節の動きなどを感知する体性感覚、内臓の状態を感知する内臓感覚などがある。感覚は、われわれが意識できるものだけでなく、例えば血液の酸性濃度の上昇といった、意識できないことも含まれる。そして体性感覚は体性神経系に、内臓感覚は自律神経系（=内臓神経）によってもたらされる。

自律神経系は平滑筋や心筋、腺などの活動を調節する神経で、体性神経系が随意的なものなのに対し、自律神経系は不随意的に働くのが特徴である。

こうした情報の処理と伝達を司る神経系は、大きく中枢神経系と末梢神経系に分けられる。まず感覚器でとらえられた情報は、ニューロン（神経細胞）により形成される神経線維で伝達される。このように、中枢神経系に伝える神経線維を求心性線維（または求心性神経線維）といい、中枢神経系から上肢や下肢の筋や、内臓に情報を伝えるものを遠心性線維（または遠心性神経線維）という。

これら求心・遠心性線維として人体各部を走っている神経が末梢神経系であり、頭蓋から12対の脳神経が、脊柱から31対の脊髄神経がそれぞれ出ており、枝分かれして各器官とつながっている。

一方中枢神経系は、頭蓋におさめられている脳と、脊柱を通っている脊髄からなる。脳は情報処理の中心であり、大脳・小脳・間脳・脳幹からなり、脳幹の後部は脊髄につながっている。脳はおよそ1000億個ものニューロンからなり、感覚・運動だけでなく、感情や記憶、思考といった、より高度な機能も有している。

●求心性線維と遠心性線維

目や耳などの感覚器（受容器）から得られた刺激は、求心性線維によって中枢神経系に伝えられる。そして中枢神経系で処理され出された指令は、遠心性線維によって効果器に伝えられる。

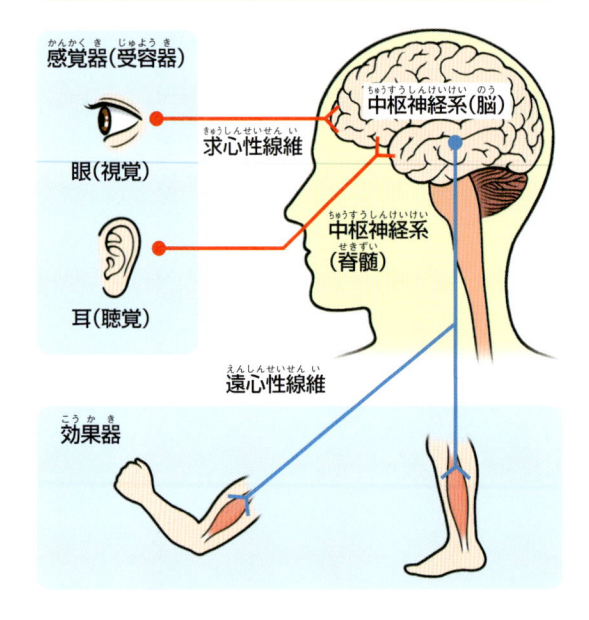

用語解説 効果器 ▶ 筋や腺など、神経からの刺激を受け取って何らかの効果をもたらすもの。

脳幹から続く脊髄は、およそ1億個のニューロンからなり、脳からの指令や、感覚神経からの情報を受け取って脊髄神経(＝末梢神経系)を介して出力する役割をもつ。自律神経系の出力は平滑筋、心筋、分泌腺に、体性神経系の出力(つまり遠心性線維)は骨格筋に向かう。

まとめると、中枢神経系は情報を処理するコンピュータであり、末梢神経系は中枢神経系に情報を伝えたり、中枢神経系からの情報(指令)を体の各部に伝える配線の役割を有しているといえる。

●脳および神経系の概要

神経系は、脳と脊髄によって構成される中枢神経系と、全身に走行している末梢神経系に大別される。末梢神経系である脊髄神経はいくつもの分枝をくり返しながら全身にいたる。その際、脊髄神経の前肢は吻合と分枝を複雑にくり返し、神経叢を作る。

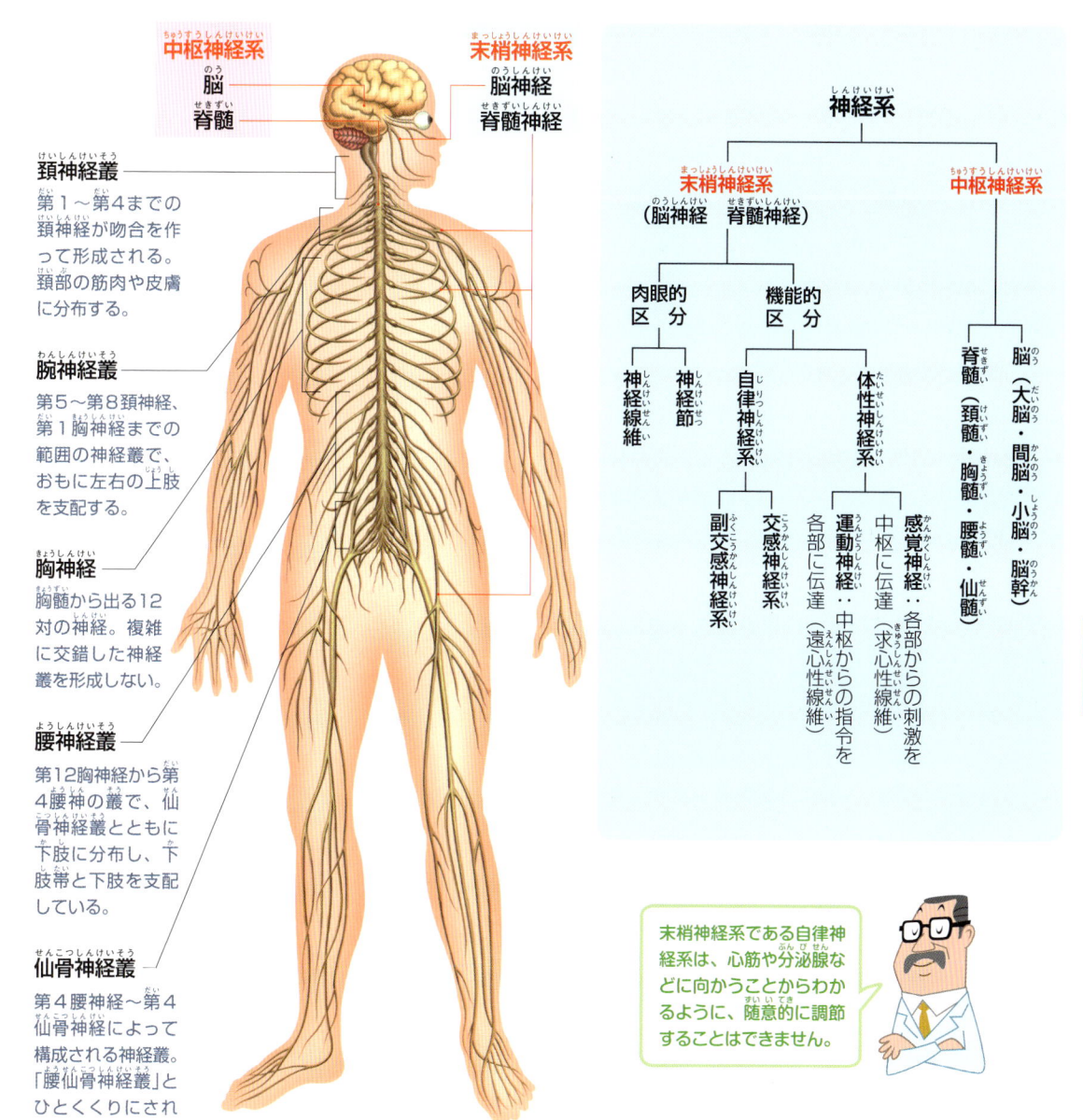

中枢神経系
- 脳
- 脊髄

末梢神経系
- 脳神経
- 脊髄神経

頚神経叢
第1～第4までの頚神経が吻合を作って形成される。頚部の筋肉や皮膚に分布する。

腕神経叢
第5～第8頚神経、第1胸神経までの範囲の神経叢で、おもに左右の上肢を支配する。

胸神経
胸髄から出る12対の神経。複雑に交錯した神経叢を形成しない。

腰神経叢
第12胸神経から第4腰神の叢で、仙骨神経叢とともに下肢に分布し、下肢帯と下肢を支配している。

仙骨神経叢
第4腰神経～第4仙骨神経によって構成される神経叢。「腰仙骨神経叢」とひとくくりにされることが多い。

神経系

- **末梢神経系**（脳神経・脊髄神経）
  - 肉眼的区分
    - 神経線維
    - 神経節
  - 機能的区分
    - 自律神経系
      - 副交感神経系
      - 交感神経系
    - 体性神経系
      - 感覚神経：各部からの刺激を中枢に伝達(求心性線維)
      - 運動神経：中枢からの指令を各部に伝達(遠心性線維)
- **中枢神経系**
  - 脳(大脳・間脳・小脳・脳幹)
  - 脊髄(頚髄・胸髄・腰髄・仙髄)

> 末梢神経系である自律神経系は、心筋や分泌腺などに向かうことからわかるように、随意的に調節することはできません。

用語解説 下肢帯▶下肢を支える骨格で、恥骨、坐骨および腸骨からなる寛骨と、仙骨および尾骨からなる。一般的には骨盤を指す。

≫ 神経系——構造

神経系の細胞——ニューロン

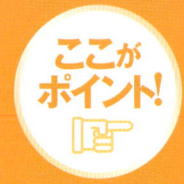

ここがポイント! 神経系はニューロン（神経細胞）と支持細胞で形成されている。末梢神経系ではシュワン細胞が支持細胞だが、中枢神経系のニューロンでは神経膠細胞が支持細胞となっている。

神経系は情報や刺激を運ぶ**ニューロン**（神経細胞）と、それをさまざまな形で支持する**支持細胞**からなっている。

ニューロンは通常の細胞とは違い、その構造は核やミトコンドリアなどの細胞小器官がある細胞体と、神経線維となる1本の軸索からなる。細胞体には木の枝のような樹状突起が多数出ており、ニューロンの受容部位ないしは入力部位の働きをもつ。これに対して軸索は長く、離れたところのほかのニューロンや、内臓および筋の感覚器・効果器とつながって、情報を伝達する役割をもっている。軸索の先端はシナプス終末と呼ばれ、ほかのニューロンなどとのつながり部分のことを**シナプス**という。シナプスは完全につながっているわけではなく、**シナプス間隙**というわずかな空間があいている。

通常、末梢神経系におけるニューロンの軸索は、**シュワン細胞**と呼ばれる支持細胞によって包まれている。このシュワン細胞が包み、何層ものシート状の部位となっているものを**髄鞘**（ミエリン鞘）という。1本の軸索をシュワン細胞が包んでいるものを有髄神経線維、複数の軸索をシュワン細胞が包み、髄鞘がないものを無髄神経線維という。

このように、末梢神経系ではシュワン細胞が支持細胞だが、中枢神経系のニューロンでは**神経膠細胞**（グリア細胞）が支持細胞となっている。神経膠細胞は、形態や機能によっていくつかの種類が存在している。

●ニューロンの構造

ニューロンの細胞体には樹状突起と、遠くの標的まで伸びる長い1本の軸索が存在する。隣り合うニューロンをつなぐ軸索は1mm以下と短いが、離れたニューロンや末梢の臓器などをつなぐ場合は、1m以上もの長さになる場合もある。

樹状突起：細胞体から分かれている短い枝で、情報の入力部位を構成する。

ミトコンドリア

軸索：刺激をほかのニューロンや筋細胞、腺細胞などに伝える。

シュワン細胞
細胞質
髄鞘（ミエリン鞘）

ランヴィエ絞輪：髄鞘と髄鞘の間にある、軸索がむき出しになっている部分。

軸索終末

シナプス終末（神経終末）

情報

細胞質
細胞体
核
情報

ニッスル小体：細胞体にある小器官。粗面小胞体のかたまりで、重要な働きをする蛋白質を合成する。

髄鞘を形成する支持細胞の主成分であるコレステロールやミエリンは、白い色をしているため有髄神経線維の多い大脳髄質は白質となり、末梢神経系も明るく光るような色をしています。

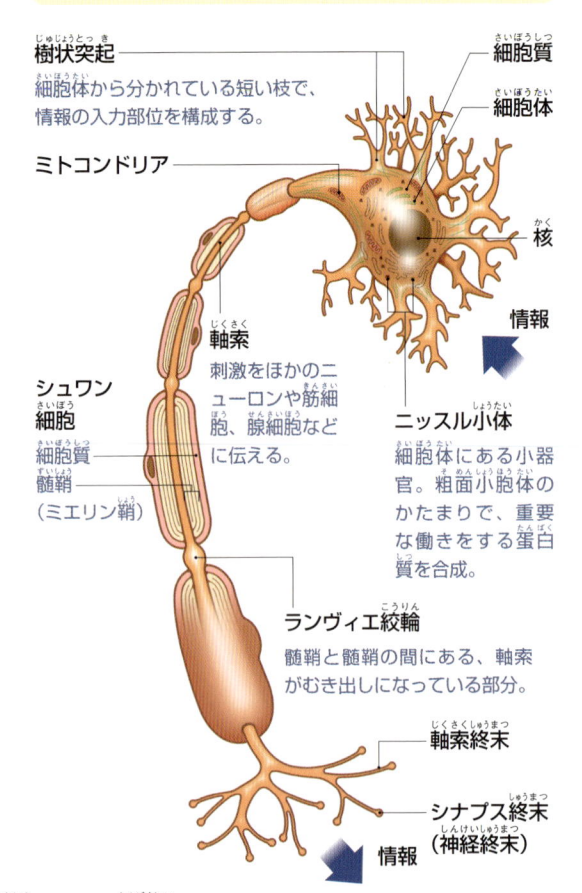

用語解説 **粗面小胞体** ▶ 細胞の小器官の1つ。顕微鏡で見ると、蛋白質合成を行うリボソーム（mRNAの情報を翻訳する機構）が多数、表面に付着しているのでザラザラして見えるため、「粗面」と呼ばれる。

●ニューロンの形態

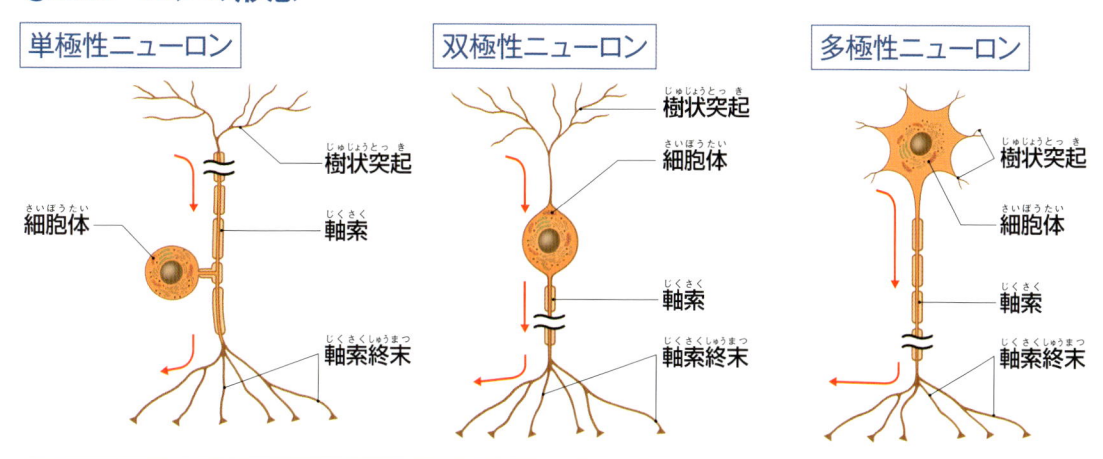

単極性ニューロン — 細胞体、樹状突起、軸索、軸索終末

双極性ニューロン — 樹状突起、細胞体、軸索、軸索終末

多極性ニューロン — 樹状突起、細胞体、軸索、軸索終末

末梢神経系の感覚神経のほとんどが単極性ニューロンである。双極性ニューロンはまれな形態で、視覚や嗅覚、聴覚などの中継に存在する。これに対し、多極性ニューロンは細胞体から多数の樹状突起が出ており、最も一般的な形態である。このほか、軸索がない無軸索ニューロンが中枢神経系にある。

●髄鞘の形成

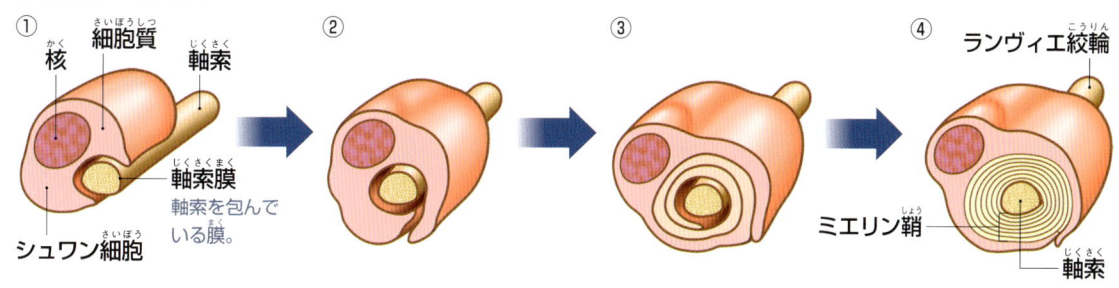

① 核、細胞質、軸索、軸索膜（軸索を包んでいる膜。）、シュワン細胞
②
③
④ ランヴィエ絞輪、ミエリン鞘、軸索

① 胎生期にシュワン細胞が軸索周囲にとりつく。
② 軸索を覆い始める。
③ ミエリン鞘の形成。
④ シュワン細胞の核と細胞質は最外層となり、軸索はミエリン鞘が取り囲む。ミエリン鞘はシュワン細胞の細胞膜で、最終的に100層ほどとなる。

ランヴィエ絞輪、シュワン細胞の核、軸索、ミエリン鞘、シュワン細胞・細胞質

ひとくちメモ

中枢神経系の支持細胞——神経膠細胞

中枢神経系の支持細胞である神経膠細胞には、以下のような種類がある。

- **星状膠細胞（アストロサイト）**：構造を支持し、また物質交換も行う。膠細胞の中で最も多い。
- **希突起膠細胞（オリゴデンドログリア）**：星状膠細胞よりも小さい。中枢神経系のニューロンの軸索で髄鞘を形成。
- **小膠細胞（マイクログリア）**：異物を貪食する作用をもつ。
- **上衣細胞**：脳室や脊髄の中心管で脳脊髄液を産生。

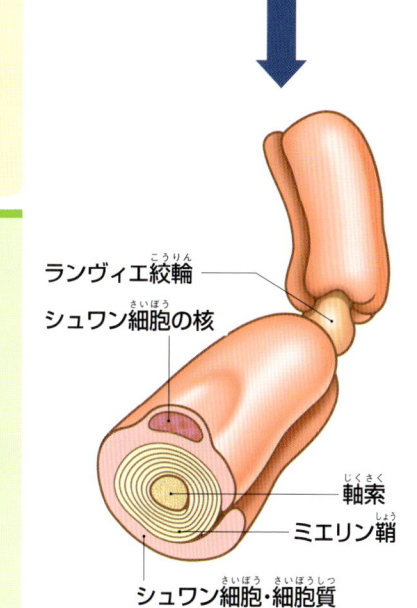

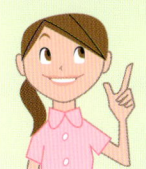

用語解説　神経膠細胞（グリア細胞）：膠＝「にかわ」。「グリア」とはギリシャ語の膠を表す言葉。昔から接着剤として使用されてきた。ニューロンを支持する膠のような役割を持っているため、このように命名された。

» 神経系──構造

ニューロン同士のつながり

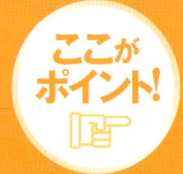

ここがポイント!
ニューロン同士がつながっている部位をシナプスといい、シナプスには、シナプス間隙という空間があいている。刺激は、Ca^{2+}やNa^+などのイオンや、神経伝達物質によって次のニューロンに伝達される。

ニューロン(神経細胞)は、つながりながら一種の回路を形成し、刺激(情報)を伝達している。

ニューロンは軸索の先端であるシナプス終末が、ほかのニューロンの細胞体などにつながって刺激を伝える。このつながり部分を**シナプス**というが、シナプスではお互いの細胞膜同士は接触しておらず、わずかに空間が空いている。この空間を**シナプス間隙**といい、間質液で満たされている。

細胞体で得られた刺激は神経インパルスとして軸索を伝わり、シナプス終末に達すると、シナプス小胞からアセチルコリンなどの**神経伝達物質**がシナプス間隙に分泌され、次のニューロンがこの神経伝達物質を受け取って刺激される。

神経伝達物質としては、自律神経系の節前線維や、運動神経などのアセチルコリン、交感神経系の節前線維からのノルアドレナリン、脳内におけるセロトニンやドーパミン、GABA(γ-アミノ酪酸)など、多くのものがある。

1つの細胞体には非常に多くのシナプス終末がつながってシナプスを形成している。例えば典型的な中枢神経系のニューロンでは、1000～1万ものシナプスがあり、ほかのニューロンからの入力を受け取っている。このため、細胞体の樹状突起は、細胞体の表面積を少しでも広く取る役割を担っている。

●中枢神経系のニューロンの構造

中枢神経系の状態を模式的に表したもの。描かれているニューロンのシナプス終末は、ほかのニューロンの細胞体や樹状突起とシナプスを形成する。また、星状膠細胞が、毛細血管やニューロン、同じ支持細胞である上衣細胞などとつながり、強固な構造を構築する。

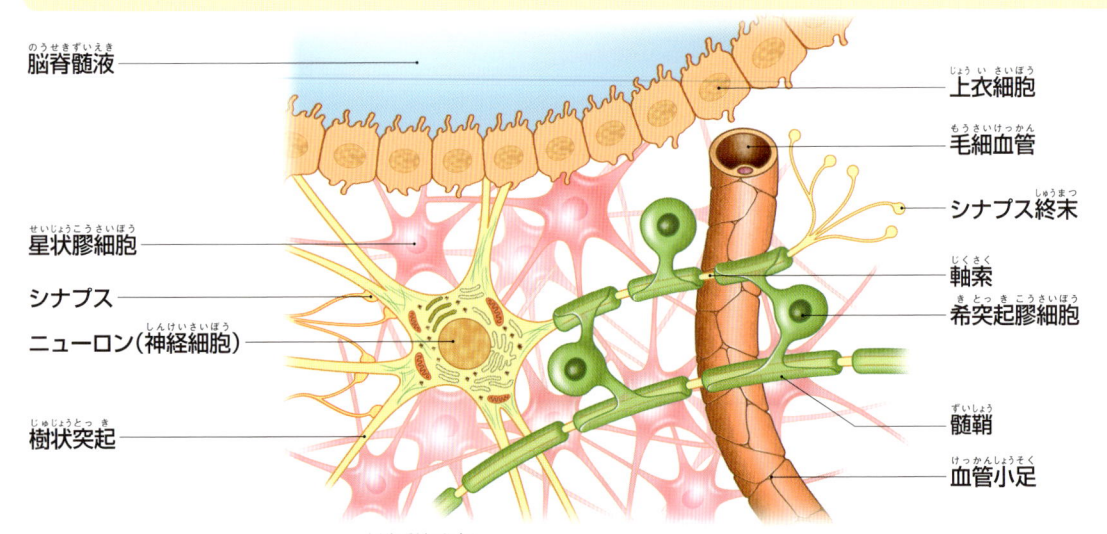

- 脳脊髄液
- 上衣細胞
- 毛細血管
- シナプス終末
- 軸索
- 希突起膠細胞
- 髄鞘
- 血管小足
- 星状膠細胞
- シナプス
- ニューロン(神経細胞)
- 樹状突起

用語解説　ドーパミン　神経伝達物質で、運動調節やホルモン調節、快感の感情、意欲などにかかわる。同じ神経伝達物質のアドレナリンとノルアドレナリンの前駆物質でもある。

Chapter 11

●シナプスと伝達のしくみ

①軸索を神経インパルスが伝わる。
②膜上にあるCa²⁺（カルシウムイオン）チャンネルが開口しCa²⁺が流入。
③その刺激でシナプス小胞がシナプス間隙の膜と接合し、神経伝達物質をシナプス間隙に放出。
④Na⁺チャンネルの受容体に結合。その刺激によりイオンチャンネルが開口。Na⁺がシナプス後ニューロンに流入する。こうして新たな神経インパルスの発生。

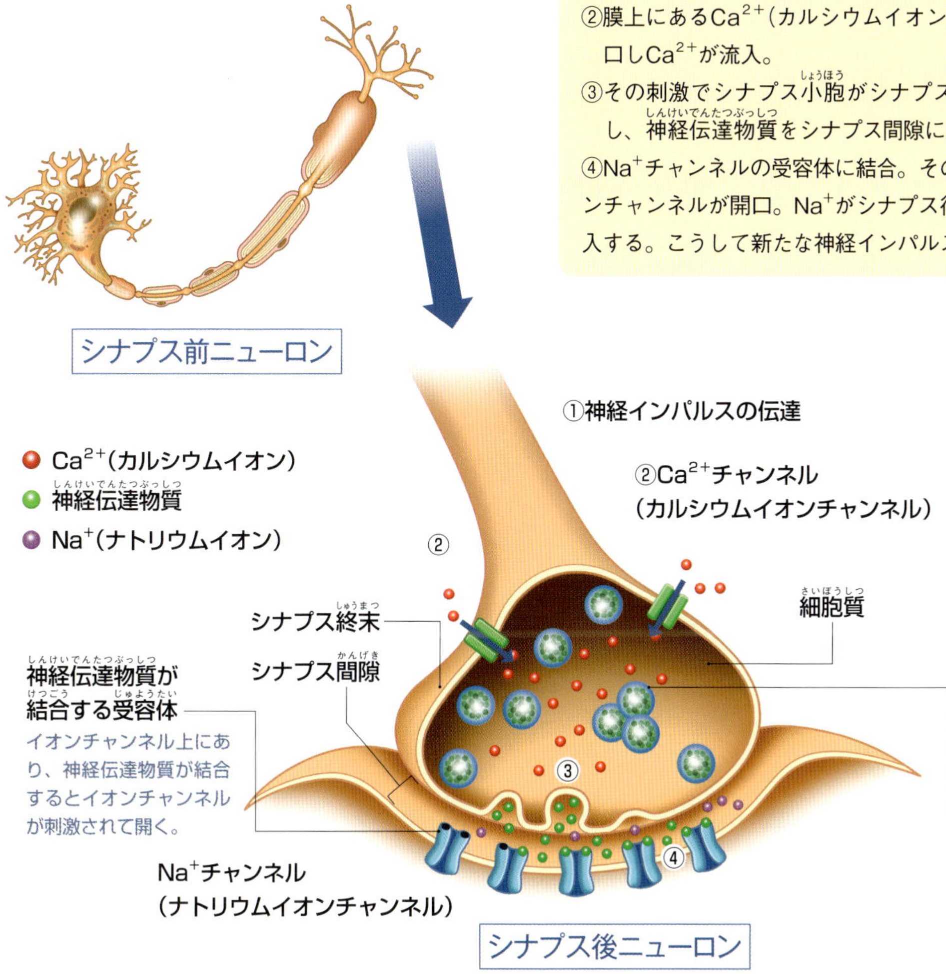

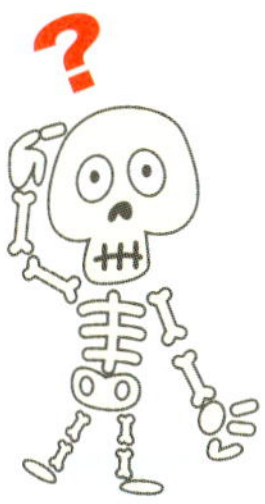

シナプス前ニューロン

- Ca²⁺（カルシウムイオン）
- 神経伝達物質
- Na⁺（ナトリウムイオン）

①神経インパルスの伝達
②Ca²⁺チャンネル（カルシウムイオンチャンネル）

シナプス終末
シナプス間隙
細胞質

神経伝達物質が**結合する受容体**
イオンチャンネル上にあり、神経伝達物質が結合するとイオンチャンネルが刺激されて開く。

シナプス小胞
神経伝達物質が多数、収められている。神経終末末端にたくさん存在している。

Na⁺チャンネル（ナトリウムイオンチャンネル）

シナプス後ニューロン

●ニューロンの結合の構造

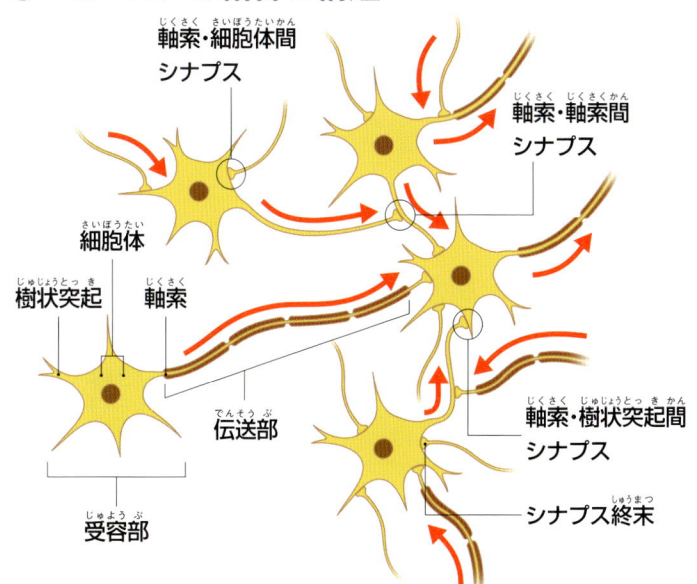

軸索・細胞体間シナプス
軸索・軸索間シナプス
細胞体
樹状突起
軸索
伝送部
軸索・樹状突起間シナプス
受容部
シナプス終末

ニューロンのつながりは非常に多く、1つのニューロンに多数のシナプスが集まったり、さらに1つの経路だけで神経伝達が行われるわけではない。図では情報の流れを矢印で表しているが、実際には異なる情報が違う方向に流れたり、さらに分散して流れたりしている。

イラストでは簡単にしていますが、1つの細胞体にはもっとたくさんのシナプス終末がつながっています。

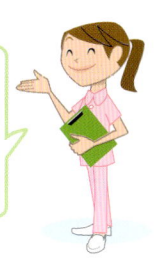

第11章 神経系

用語解説　神経インパルス ▶ 神経細胞において、電位の変化(＝活動電位)によって生じる電気的な衝撃。

≫ 神経系——機能

情報伝達のしくみ

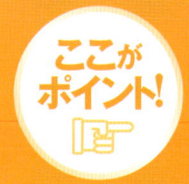

ここがポイント！ ニューロンのネットワークにはいくつかの回路パターンがあり、ニューロンは活動電位によって情報を伝達する。活動電位の持続時間は1〜5ミリ秒で、こうして発生した電気的衝撃を神経インパルスという。

　ニューロンが構成するネットワークには、いくつかのパターンがある。まず**直列回路**は1個のニューロンが1個のニューロンに伝わるもので、最も単純な回路である。**発散回路**では1個のニューロンから複数のニューロンに情報が伝わるもの、**収束回路**は複数のニューロンからの情報が1個のニューロンに集まるもの、**並列後発射回路**は1個のニューロンが後のニューロン集団を刺激して、最終的に共通のニューロンに達する。

　一方、**反響回路**は前のニューロンの刺激が随時、伝わっていくが、側枝からもとのニューロンにまわって循環をくり返す。このように、シナプスのつながりとニューロンの構築によってさまざまな回路がある。

　では、刺激自体はどのように伝わるのだろう。ニューロンでの興奮の伝導は、細胞膜内外におけるイオンの電位差によって伝わる。通常、神経細胞内は負に帯電しており、外と内が平衡状態にある。この状態は**静止電位**という。ここに神経伝達物質などの刺激によって細胞内にイオン、例えばK^+（カリウムイオン）が入ると、外のK^+よりも細胞内のK^+が増え、脱分極となり、**活動電位**が発生する。活動電位の持続時間はおよそ1〜5ミリ秒である。その電気的興奮が軸索を伝わり、シナプス終末に達するのである。こうして発生した電気的な衝撃を、**神経インパルス**という。

●さまざまな神経回路

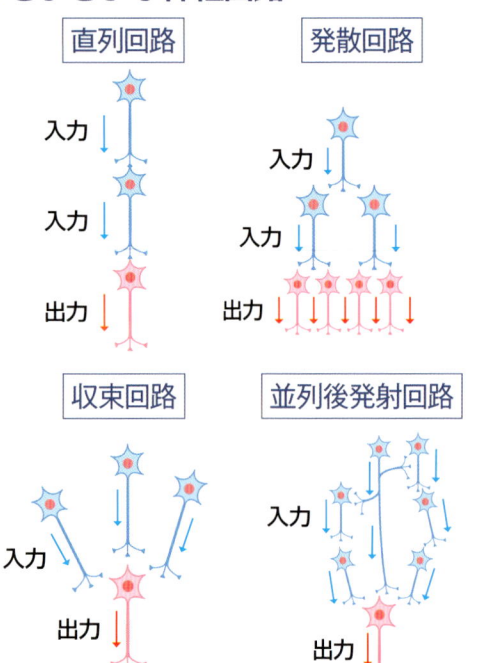

直列回路　　発散回路

入力↓
入力↓
出力↓

入力↓
入力↓
出力↓

収束回路　　並列後発射回路

入力↓
出力↓

入力↓
出力↓

反響回路

入力↓
出力↕

> 収束回路は、同一のニューロンに2通り以上のニューロンがシナプスを形成するので、例えば通常の呼吸（不随意）と呼吸の意図的な停止（随意）が制御できる。並列後発射回路は、計算などの精密な活動に関与し、反響回路は、出力信号が循環するので、筋の協調運動や意識の維持、短期間の記憶などに関係している。

> 精密な計算や運動の協調など、神経回路の違いはそれにふさわしい機能をもっています。そのことに注意しましょう。

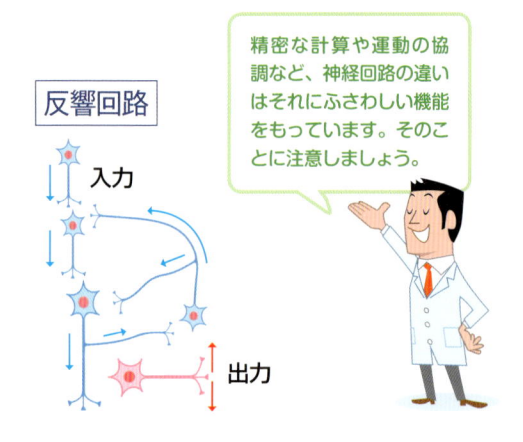

用語解説 帯電 ▶ 物体が電気を帯びる現象のこと。

Chapter 11

●活動電位による情報伝達

グラフから見たニューロンの活動電位

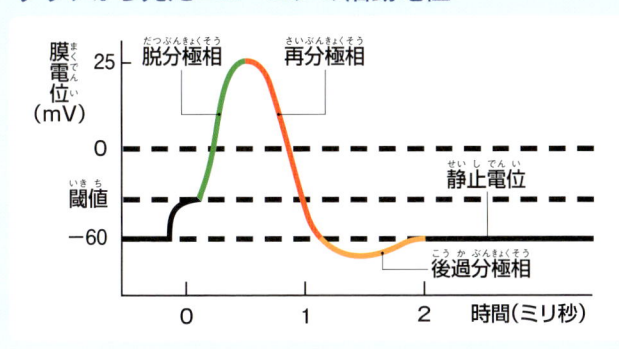

細胞膜内外の電位差に変化が生じると脱分極が始まる。閾値を突破すると、活動電位が発生し、再分極相に入ると静止電位の状態に戻る。このサイクルはおよそ2ミリ秒の間の出来事である。

ニューロンの軸索を伝わる情報

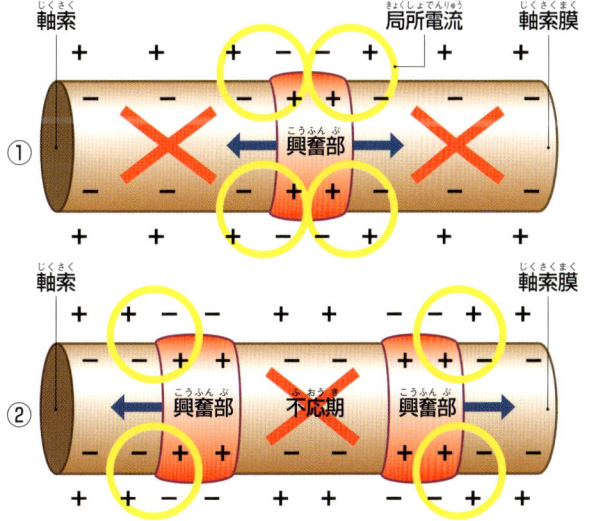

（右図）①興奮が起こると、その部分の細胞内部は正の帯電、細胞外は負の帯電に逆転。②興奮部とそれ以外の部分に電位差が生じ負の部分に向かって電流が次々と進んでいく。不応期の部分は、以後興奮しない。

（下図）線維が露出したランヴィエ絞輪によって興奮が跳躍していく（跳躍伝導という）ので、伝導速度が速くなる。

ランヴィエ絞輪の役割

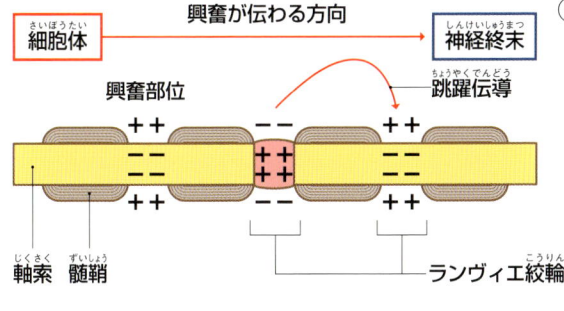

体性運動を司るAα神経線維や、触覚などを司るBβ神経線維は有髄神経線維でランヴィエ絞輪があるので、伝導速度が速い神経線維です。

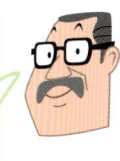

ひとくちメモ

神経の難病――脊髄小脳変性症

脊髄小脳変性症は、小脳や脳幹、脊髄の神経細胞が変性し、徐々に死滅していく病気である。原因は不明で、治療方法はなく、症状の進行を遅らせる対症療法が中心となる。症状の違いなどによっていくつかの分類がなされており、特定疾患として国に認定されている難病である。

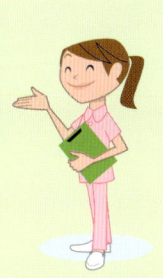

●脊髄小脳変性症のおもなタイプ

分類		病名
孤発性		皮質性脳萎縮症 多系統萎縮症
遺伝性	常染色体優性遺伝	脊髄小脳失調症1型 脊髄小脳失調症2型 脊髄小脳失調症3型 DRPLA
	常染色体劣性遺伝	フリードライヒ失調症 ビタミンE単独欠乏性失調症

＊脊髄小脳失調症は、31型まで確認されている。
＊DRPLA：歯状核赤核淡蒼球ルイ体萎縮症。

用語解説 **閾値**▶生物学的には、ある刺激に対して、生体が反応を示す最小の値のこと。

≫神経系──構造

脊髄と脊髄神経のしくみ

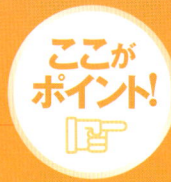

ここがポイント！ 脊髄は脊柱管の中を通り、人体の左右に末梢神経系である脊髄神経を出している。脊髄神経は左右31対あり、各脊髄神経は機能的には神経叢に分類される。

　脳とともに中枢神経系を構成する脊髄は、脊柱管の中を通っており、太さはおよそ1～1.3cm、長さは40cmぐらいあり、上部は脳幹の延髄とつながっている。そして脊髄の頚髄（C1～C8）、胸髄（T1～T12）、腰髄（L1～L5）、仙髄（S1～S5）そして尾髄（Co1）から、身体の左右に脊髄神経を出している。つまり脊髄神経は全部で31対あることになる。これら脊髄神経はおのおの頚神経・胸神経・腰神経・仙骨神経・尾骨神経と呼ばれるが、支配域による分類では若干異なる。例えば頚神経はC1～C8だが、主として頚部を支配する神経は頚神経叢として分類され、C1～C4までの脊髄神経となっている。そしておもに上肢を支配する腕神経叢はC5（第5頚髄）～T1（第1胸髄）から出ている脊髄神経と分類される。

　脊髄の断面を見ると、H字型の灰白質と、その他の白質が明瞭に確認できる。灰白質は神経細胞体が多数集まっており、白質は神経線維が集まっている。灰白質のH字型のうち、前方の突出は前角といい、後方側の突出は後角、そして側面側は側角と呼ばれる。

　白質は、H字型の灰白質によって前方の前索、後方の後索、両側の側索に分けられ、部位により神経線維の伝導路としての働きが異なっている。

●脊髄の構造

脊髄の全体像

- 灰白質：輪切りにしたときに確認できるH字型の構造。神経細胞体が多数集合している。
- 白質：神経線維が多数集まっている部分。前索・後索・側索に分けられる。
- 脊髄神経
- 歯状靭帯：肥厚した軟膜からなる膜状の張り出しで、脊髄を保持している。
- クモ膜下腔：血管が走行している。
- 前根：前方から出ている神経線維で、後根と合流する。
- 後根：後方から出ている神経線維。

ラベル：後索、後角、前角、後正中溝、側索、前正中裂、前索、軟膜、クモ膜、硬膜

脊髄は内側から軟膜、クモ膜、硬膜の3つの膜に包まれ、これらを脊髄膜という。灰白質は前角より運動神経が出て骨格筋に向かい、後角には感覚神経があり、そして側角から平滑筋や心筋、腺の調節を行う自律神経系が出る。

上方から見た脊髄（第4頚髄の部分）

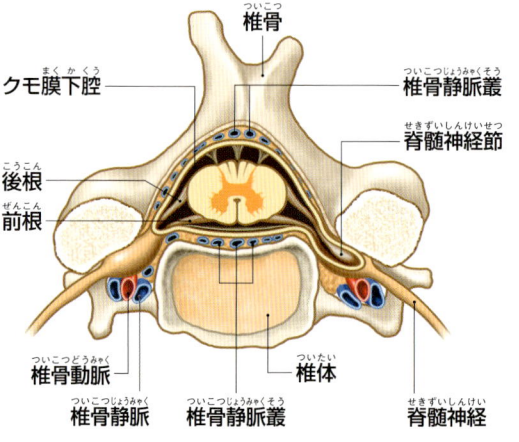

ラベル：椎骨、椎骨静脈叢、脊髄神経節、クモ膜下腔、後根、前根、椎骨動脈、椎骨静脈、椎骨静脈叢、椎体、脊髄神経

用語解説　脊柱・脊髄の略称▶ 頚椎（cervical）、胸椎（thoracic）、腰椎（lumbar）、仙椎（sacral）、尾椎（coccygeal）の頭文字を取り、上からナンバーをふっている。胸椎は「T」のほかに「Th」と略称されることもある。

Chapter 11

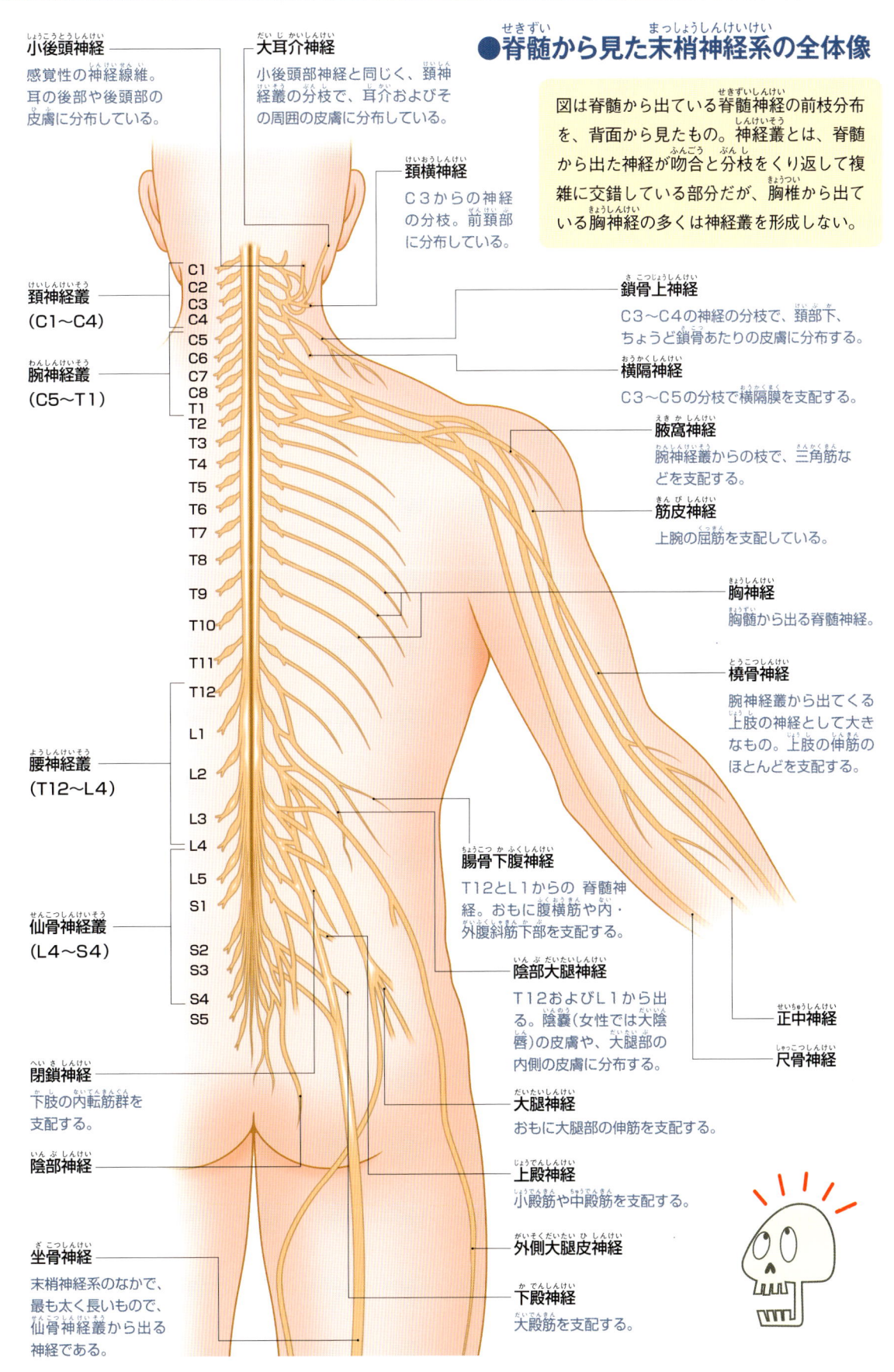

●脊髄から見た末梢神経系の全体像

図は脊髄から出ている脊髄神経の前枝分布を、背面から見たもの。神経叢とは、脊髄から出た神経が吻合と分枝をくり返して複雑に交錯している部分だが、胸椎から出ている胸神経の多くは神経叢を形成しない。

小後頭神経
感覚性の神経線維。耳の後部や後頭部の皮膚に分布している。

大耳介神経
小後頭部神経と同じく、頸神経叢の分枝で、耳介およびその周囲の皮膚に分布している。

頚横神経
C3からの神経の分枝。前頸部に分布している。

頚神経叢（C1～C4）

腕神経叢（C5～T1）

鎖骨上神経
C3～C4の神経の分枝で、頸部下、ちょうど鎖骨あたりの皮膚に分布する。

横隔神経
C3～C5の分枝で横隔膜を支配する。

腋窩神経
腕神経叢からの枝で、三角筋などを支配する。

筋皮神経
上腕の屈筋を支配している。

胸神経
胸髄から出る脊髄神経。

橈骨神経
腕神経叢から出てくる上肢の神経として大きなもの。上肢の伸筋のほとんどを支配する。

腰神経叢（T12～L4）

腸骨下腹神経
T12とL1からの脊髄神経。おもに腹横筋や内・外腹斜筋下部を支配する。

陰部大腿神経
T12およびL1から出る。陰嚢（女性では大陰唇）の皮膚や、大腿部の内側の皮膚に分布する。

正中神経

尺骨神経

仙骨神経叢（L4～S4）

閉鎖神経
下肢の内転筋群を支配する。

陰部神経

坐骨神経
末梢神経系のなかで、最も太く長いもので、仙骨神経叢から出る神経である。

大腿神経
おもに大腿部の伸筋を支配する。

上殿神経
小殿筋や中殿筋を支配する。

外側大腿皮神経

下殿神経
大殿筋を支配する。

第11章 神経系

用語解説 ▶ **叢**：言語的には草が群がって生えている状態。「くさむら」のこと。このことから、ものが群がって集まる状態を指す言葉として使われる。

249

≫ 神経系——機能

脊髄神経の機能

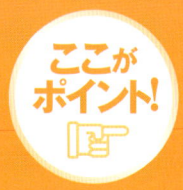

ここがポイント！ 脊髄の灰白質には運動ニューロンと自律神経系が、白質には上行性伝導路と下行性伝導路が走っている。脊髄反射は、脳からの指令がなくても反射的に運動を起こす機能である。

脊髄のおもな機能は、脳からの指令・情報を受け取って伝達し、人体の左右に出ている31対の**脊髄神経**を介して各部に出力することである。

脊髄の灰白質には**体性運動ニューロン**と**自律神経系**が走っており、体性運動ニューロンは骨格筋に、自律神経系は内臓や血管、腺に出力する。

さらに脊髄には、灰白質の反射弓によって脳からの指令がなくても反射的に運動を起こす機能もある。この場合、脊髄神経節の**感覚ニューロン**からの刺激（入力）を、反射弓を介して運動ニューロンに伝える（出力）経路となる。これを**脊髄反射**という。脊髄反射には伸展反射、屈曲反射、内臓反射がある。

脊髄の白質にある伝導路には、感覚ニューロンからの刺激を脳に伝える上行性伝導路と、脳からの指令・情報を運動ニューロンに伝える下行性伝導路が存在する（上行性・下行性伝導路と脳との関係は、260ページ参照）。

感覚ニューロンは、感覚器からの刺激を伝える。感覚ニューロンの軸索の終末部は中枢神経系の灰白質にあり、脳にもその刺激を伝え、反射が起こったことも脳が認識できる。

脊髄の**灰白質**は入力情報と出力情報を受け取って、これらを統合する機能、特にさまざまな反射の統合が行われる。これに対して**白質**は、神経線維のみによって作られ、脳と結ばれた一種のハイウエイで、感覚の神経インパルスを脳へ、運動の神経インパルスを脳から骨格筋などの各部へ伝える役割を持っているといえる。

●横から見た脊髄各部と脊髄神経

脳神経は、脳から出る神経で、末梢神経系に含まれる。頸髄〜尾髄は脊髄の各部の名称。腰髄以降の多くの神経は、馬尾という束となり、おもに下肢を支配する。

脳神経
脳から出ている末梢神経系。12対あり、嗅覚や視覚、動眼、味覚などを司る。「第Ⅰ脳神経」、「第Ⅳ脳神経」など、ローマ数字で表される。

脊髄神経（31対）

頸髄 — C1〜C8 — 頸神経
胸髄 — T1〜T12 — 胸神経
腰髄 — L1〜L5 — 腰神経
仙髄 — S1〜S5 — 仙骨神経
尾髄 — 尾骨神経

馬尾
脊髄下端より下の脊髄神経の束。馬の尾にたとえて、こう呼ばれる。

用語解説 脊髄反射▶ 伸展反射では膝を叩くと反射的に足が上がる膝蓋腱反射が、脚気の診断などで用いられる。屈曲反射は指を針で突くと反射的に手を引っ込めるなど。内臓反射は射精するときなど。

●脊髄の灰白質における反射のしくみ

脊髄の体性神経系における反射は、図のように、皮膚での刺激が後根や反射弓、運動神経と伝わり、そのまま前根→効果器へと戻る。ただし感覚は脳にも伝えられる。自律神経系でも、同様な反射が行われる。

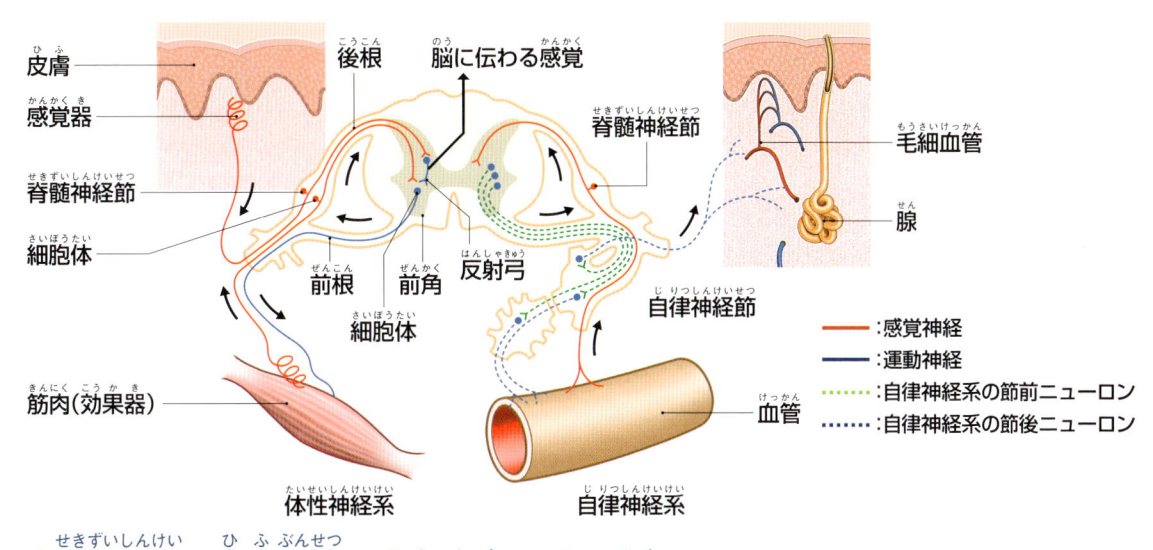

●脊髄神経の皮膚分節の分布（デルマトーム）

第Ⅴ脳神経（三叉神経）や一対の脊髄神経が、中枢神経系に感覚刺激を送る皮膚の領域が皮膚分節である。図はその範囲を示す。脊髄の損傷部位によっては、身体の該当部分の感覚刺激が失われる。

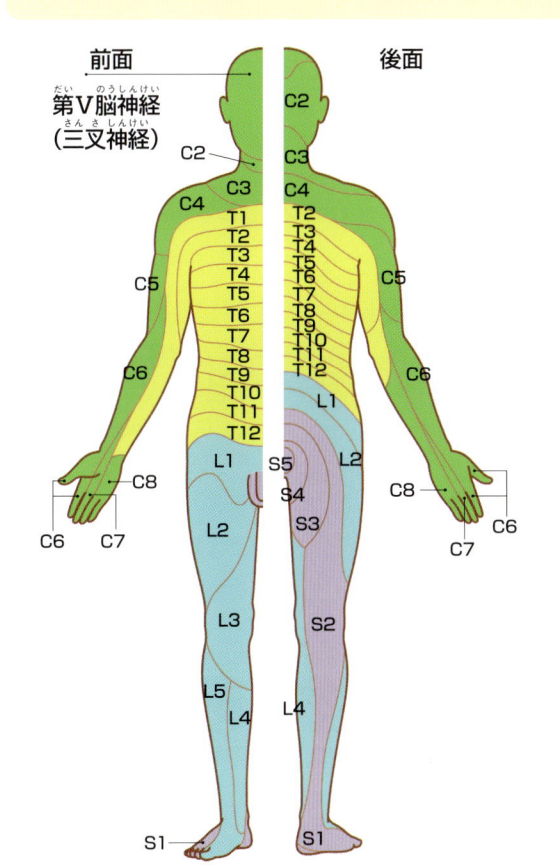

> **ひとくちメモ**
> ### 脊髄損傷と麻痺
> 脊髄損傷では、それが生じた部位によってさまざまな麻痺が起こる。上肢および下肢の1本だけが麻痺する単麻痺、両方が麻痺する両麻痺などがある。下の表は、部位による麻痺のおおよその機能障害を表す。
>
> 脊髄の物理的な障害としては、脊髄損傷のほかに、完全に脊髄が切断される脊髄離断や、脊髄の左右どちらかが切断される脊髄半断などがある。

●脊髄の損傷によるおもな運動機能障害

損傷部位	病名
C1〜C3	・頚から下の運動機能の喪失 ・呼吸が維持できず、人工呼吸器が必要
C4〜C5	・頚から下の運動機能が喪失 ・横隔膜の機能が維持されるので自発呼吸が可能
C6〜C7	・一部の上腕および胸部の筋の機能が残る ・車いすの使用可能
T1〜T3	・上肢の機能は維持
T4〜T9	・臍から上の体幹の運動は維持
T10〜L1	・大腿の筋の多くが稼働 ・装具をつけての歩行が可能
L1〜L2	・大腿および下腿の多くの筋の機能が維持

用語解説　節前・節後ニューロン ▶ 中枢神経系からの神経インパルスを自律神経節の神経細胞に伝えるのが節前ニューロン、受け取った神経インパルスを効果器に伝えるのが節後ニューロンである。

神経系——構造

頚神経叢と腕神経叢

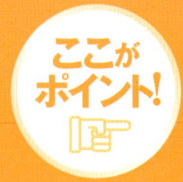

> **ここがポイント！**
> 頚神経叢はC1〜C4の前枝とC5の前枝の一部で形成される。続くC5〜C8とT1の前枝によって形成されているのが腕神経叢で、腕神経叢は3つの神経幹、3つの神経束を形成し上肢に分布する。

頚神経叢はC1〜C4の前枝、およびC5の前枝の一部によって構成されている。

その分布は頭部、頚部、肩および胸部の上部における皮膚や筋であるが、C3〜C5から出る横隔神経は前斜角筋の上を通って心膜と縦隔胸膜の間を走って下行し、横隔膜の運動を支配している。

頭部への神経としては、大後頭神経が後頭部に向かっている。これは僧帽筋を貫いて、後頭部の皮膚に分布するもので、感覚性の神経である。このほか、頭部では小後頭神経（C2〜C3の分枝）や第三後頭神経（C3の後枝）などが後頭部の皮膚に分布している。これらの神経は運動性ではなく感覚性の神経である。頭部を支配する神経は、おおまかに言って耳介から前の顔面方向は脳神経である三叉神経、後方は脊髄神経である頚神経叢が支配している。

一方、**腕神経叢**は、C5〜C8とT1（第1胸神経）の前枝によって形成されている。腕神経叢の神経は第1肋骨と鎖骨の間を通って腋窩に入る経路をとる。非常に複雑な神経叢で、上肢帯（肩甲骨と鎖骨からなる）とそれから先の自由上肢に分布する。おもな神経としては腋窩神経、橈骨神経、筋皮神経、正中神経、尺骨神経がある。

●頚神経叢の全体像

> 頚神経叢は、C1〜C4の上位の頚神経が吻合・分枝して形成される。胸鎖乳突筋の深部を走行し、頚部全般や耳介の後ろの後頭部の皮膚に分布している。

脳神経
脳から出ている末梢神経系で、頚神経叢ではない。
- 副神経（第XI脳神経）
- 舌下神経（第XII脳神経）

小後頭神経

頚神経が出ている髄節
- C1
- C2
- C3
- C4
- C5

横隔神経

鎖骨上神経
C3〜C4を起始。肩と胸部の上部の皮膚に分布。

鎖骨

大耳介神経
C2〜C3を起始とする。耳介と、その前方および下方の皮膚などに分布。

頚横神経
C2〜C3を起始とし、頚部前面の皮膚に分布する。

舌骨

甲状舌骨筋

頚神経ワナ
- 上根
- 下根

C1〜C3の頚神経の前枝が連結してループ状になっている部分。上根と下根に分類され、舌骨下筋群を支配する。

肩甲舌骨筋

胸骨甲状筋

胸骨舌骨筋

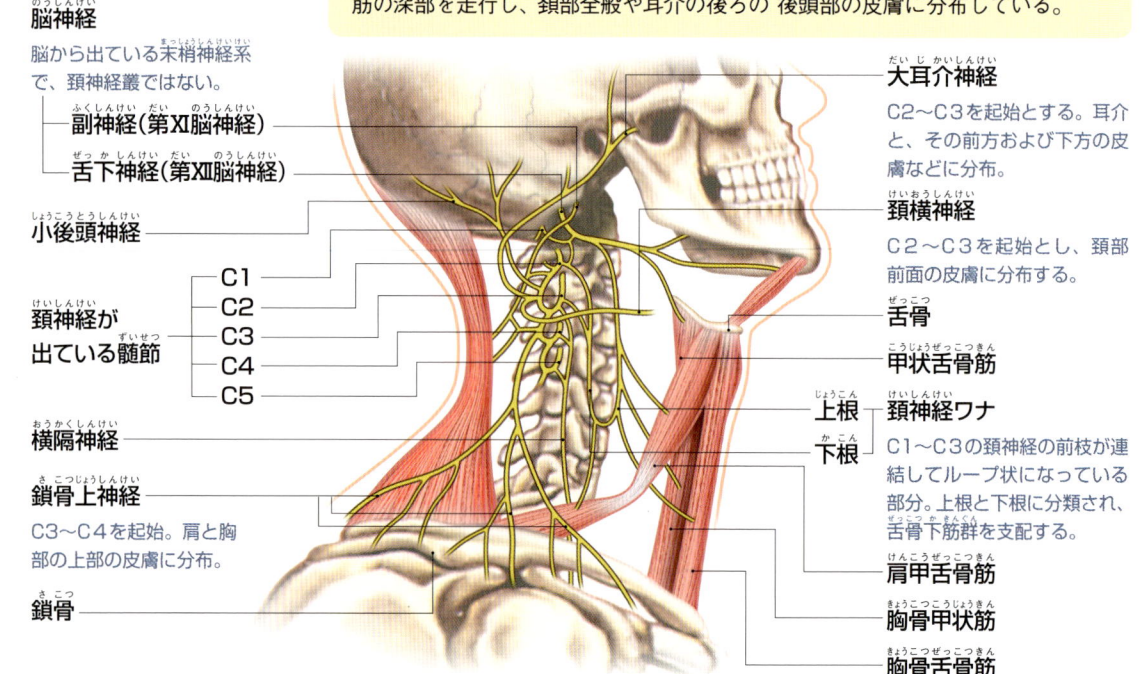

用語解説　前枝・後枝：前枝は腹側枝とも呼ばれ、脊髄の前根と後根の合流点から、身体の前のほうに分布する脊髄神経の枝。一方、後枝は背側枝とも呼ばれ、同じく合流点から身体の背後に分布する枝のこと。

Chapter 11

●腕神経叢の全体像

前面から見た上肢の神経

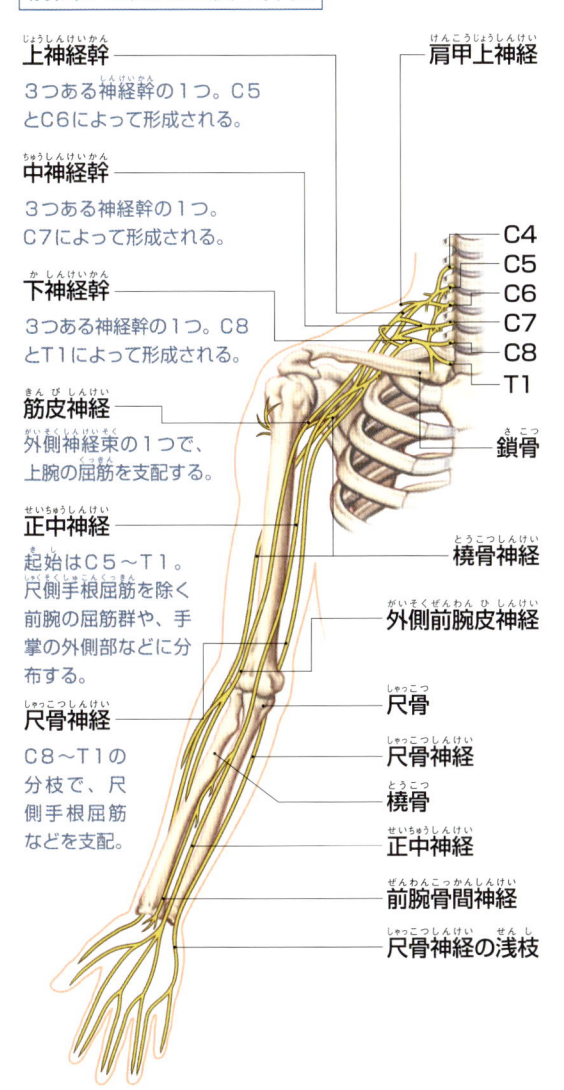

上神経幹
3つある神経幹の1つ。C5とC6によって形成される。

中神経幹
3つある神経幹の1つ。C7によって形成される。

下神経幹
3つある神経幹の1つ。C8とT1によって形成される。

筋皮神経
外側神経束の1つで、上腕の屈筋を支配する。

正中神経
起始はC5〜T1。尺側手根屈筋を除く前腕の屈筋群や、手掌の外側部などに分布する。

尺骨神経
C8〜T1の分枝で、尺側手根屈筋などを支配。

（図中ラベル）肩甲上神経／C4／C5／C6／C7／C8／T1／鎖骨／橈骨神経／外側前腕皮神経／尺骨／尺骨神経／橈骨／正中神経／前腕骨間神経／尺骨神経の浅枝

腕神経叢の構造

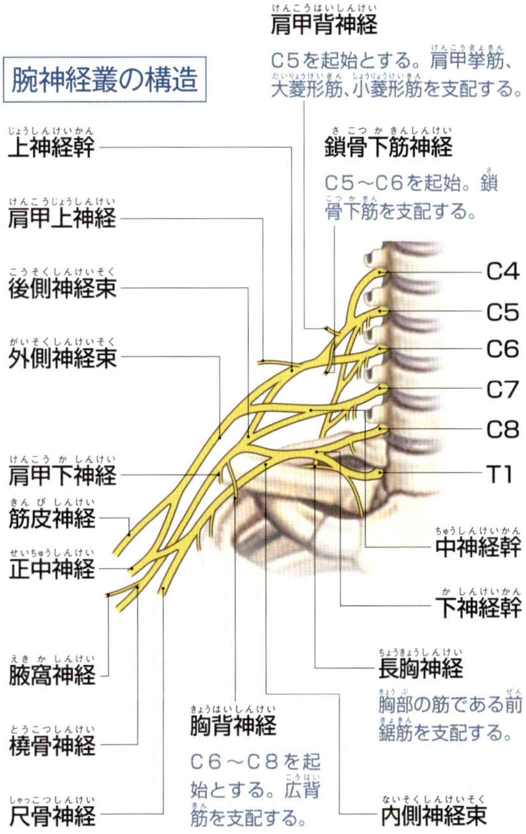

肩甲背神経
C5を起始とする。肩甲挙筋、大菱形筋、小菱形筋を支配する。

上神経幹

肩甲上神経

後側神経束

外側神経束

鎖骨下筋神経
C5〜C6を起始。鎖骨下筋を支配する。

（図中ラベル）C4／C5／C6／C7／C8／T1

肩甲下神経

筋皮神経

正中神経

腋窩神経

橈骨神経

尺骨神経

中神経幹

下神経幹

長胸神経
胸部の筋である前鋸筋を支配する。

胸背神経
C6〜C8を起始とする。広背筋を支配する。

内側神経束

後面から見た上肢の神経

筋皮神経
腋窩神経
橈骨神経
尺骨神経
橈骨神経の枝
正中神経
橈骨神経の深枝
橈骨神経の浅枝

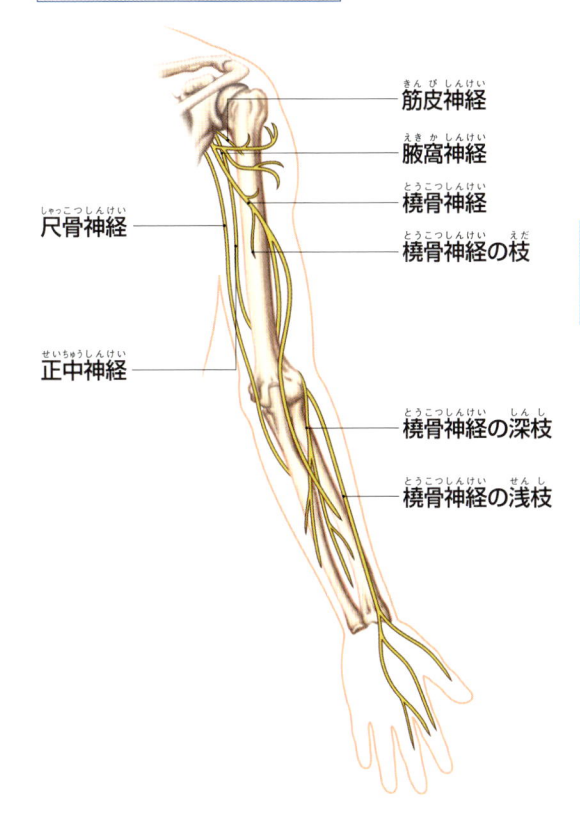

腕神経叢は、C5〜C8、そしてT1から出ている脊髄神経の前枝によって構成される。腕神経叢は上・中・下の神経幹を形成し、以降、鎖骨の後ろで吻合と分枝を行ったあと、さらに外側神経束、内側神経束、後神経束の3本の神経束となってそこからの枝が上肢を走行する。

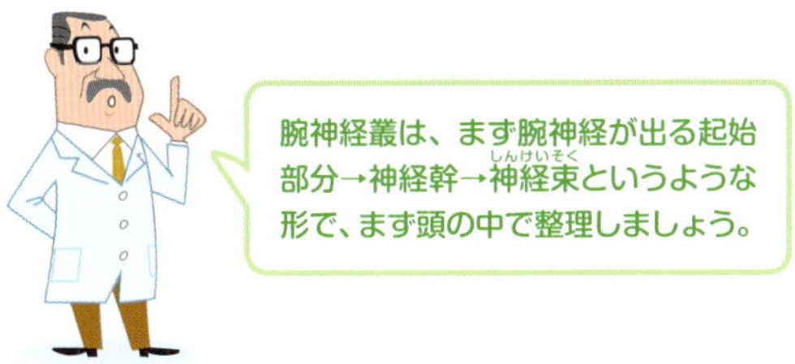

> 腕神経叢は、まず腕神経が出る起始部分→神経幹→神経束というような形で、まず頭の中で整理しましょう。

用語解説 深枝・浅枝 ▶ 筋の深層を通る場合を深枝、浅層を通る場合を浅枝という。

第11章 神経系

≫ 神経系──構造

下肢を支配する腰神経叢と仙骨神経叢

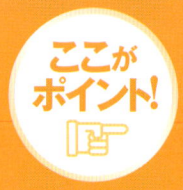

ここがポイント！ 腰神経叢と仙骨神経叢は、下肢を支配している。腰神経叢のL4の一部は、仙骨神経叢のL5に合流し腰仙骨神経幹を形成して仙骨神経叢に加わる。仙骨神経叢には人体最大の神経、坐骨神経がある。

下腹部や、下肢を支配する神経叢には、**腰神経叢**と**仙骨神経叢**がある。

腰神経叢は、T12（第12胸神経）とL1～L4（第1～第4腰神経）の前枝からなり、分枝した枝を腹壁の前外側部・鼠径部・大腿部の皮膚と筋に分布させてこれらを支配する。T12からの前枝は、途中からL1の前枝と繋がっている。前項で説明した腕神経叢は3つの神経幹や神経束が分枝・吻合して複雑な走行を見せるが、腰神経叢はそれほど複雑な形をとっていない。

腰神経叢の走行は、L1からL4の外側において、大腰筋後方と腰方形筋前方を斜め外側に下行しながら、各神経を分枝させる。L4の神経の一部は、腰神経叢の次の仙骨神経叢にも加わっている。

仙骨神経叢はL4～L5（第4～第5腰神経）とS

●腰神経叢と仙骨神経叢

腰神経叢のL4から出る神経は、仙骨神経叢のL5から出る神経とつながって腰仙骨神経幹を形成し、坐骨神経に合流する。坐骨神経は人体で最も太く、長い神経であり、下肢背側の筋を支配し、皮膚に分布している。

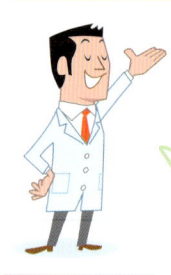

このように、腰神経叢と仙骨神経叢は下肢を支配する神経叢なので、「腰仙骨神経叢」とひとくくりで呼ばれることもあります。

腰神経叢

第12胸神経の前枝

腸骨下腹神経
腹壁の前外側の筋や、下腹部と殿部の皮膚に分布。

腸骨鼠径神経

外側大腿皮神経
L2～L3を起始とする。大腿の外側、前面、後面の皮膚に分布する。

陰部大腿神経

大腿神経

閉鎖神経

腰仙骨神経幹

T12 / L1 / L2 / L3 / L4 / L5 腰神経叢 / 仙骨神経叢

仙骨神経叢

上殿神経
腰神経叢のL4、仙骨神経叢のL5およびS1を起始とし、中・小殿筋を支配。

下殿神経
L5～S2を起始とし、大殿筋を支配。

坐骨神経

後大腿皮神経
肛門の皮膚、大腿の後面上部、殿部の下外側面、そして男性の陰嚢と女性の大陰唇に分布。

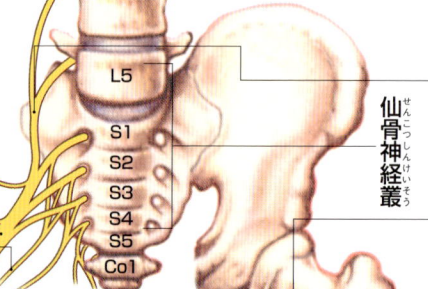

第4腰神経（L4）からの神経の一部

腰仙骨神経幹
第4腰神経（L4）からの神経と合して形成される。最終的に坐骨神経とつながる。

陰部神経
女性の会陰部の筋や陰核および腟、男性の陰茎および陰嚢の皮膚に分布。

L5 / S1 / S2 / S3 / S4 / S5 / Co1

用語解説　第12胸神経の前枝 ▶ 胸神経の前枝は肋間神経と呼ばれるが、第12胸神経の前枝のみは肋骨の間にはないので肋下神経と呼称される。

1～S5（第1～第5仙骨神経）の前枝からなる。L5から出る仙骨神経は腰神経叢からの神経（L4）ともつながり、腰仙骨神経幹を形成している。

仙骨神経叢は非常に大きな神経叢で、下肢の背側皮膚と筋を支配している。多くの神経は脊髄を出たあと、合流して太く分布域の広い坐骨神経を形成する。坐骨神経は骨盤後面から出たあと、大腿の後面を下行する。

仙骨神経叢からは、この坐骨神経のほかに陰部神経や後大腿皮神経などが出る。

●下肢の神経

腰神経叢から出る神経で最も太い大腿神経は、鼠径靱帯の下層を通ったあと大腿の前面の皮膚に分布し、大腿四頭筋・縫工筋を支配する。陰部大腿神経は、大腿部前面の皮膚と男性の陰嚢や女性の大陰唇の皮膚に分布する。

前面から見た下肢の神経

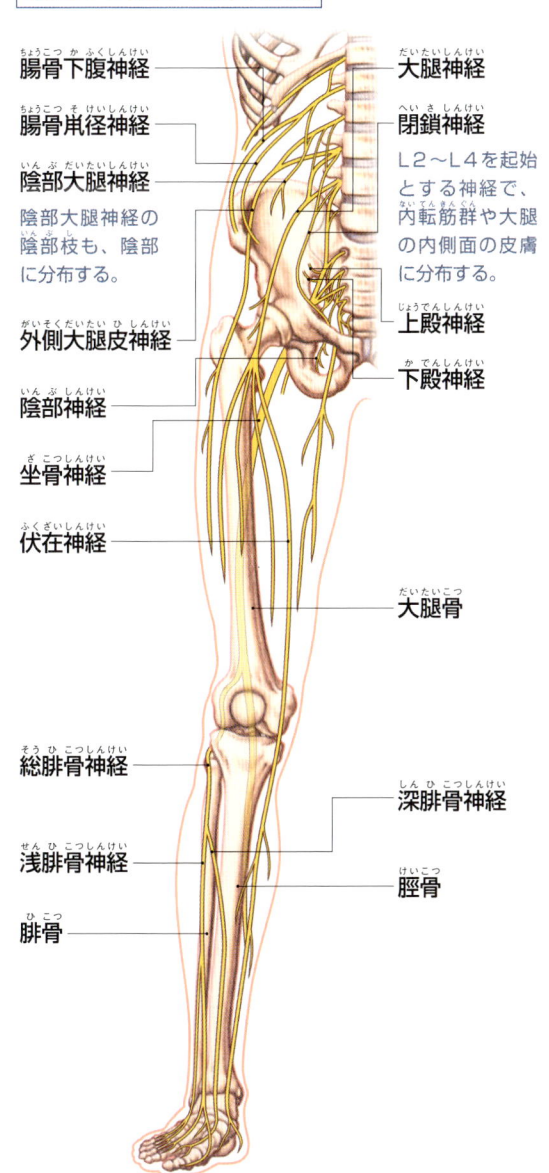

- 腸骨下腹神経
- 腸骨鼡径神経
- 陰部大腿神経
  - 陰部大腿神経の陰部枝も、陰部に分布する。
- 外側大腿皮神経
- 陰部神経
- 坐骨神経
- 伏在神経
- 総腓骨神経
- 浅腓骨神経
- 腓骨
- 大腿神経
- 閉鎖神経
  - L2～L4を起始とする神経で、内転筋群や大腿の内側面の皮膚に分布する。
- 上殿神経
- 下殿神経
- 大腿骨
- 深腓骨神経
- 脛骨

後面から見た下肢の神経

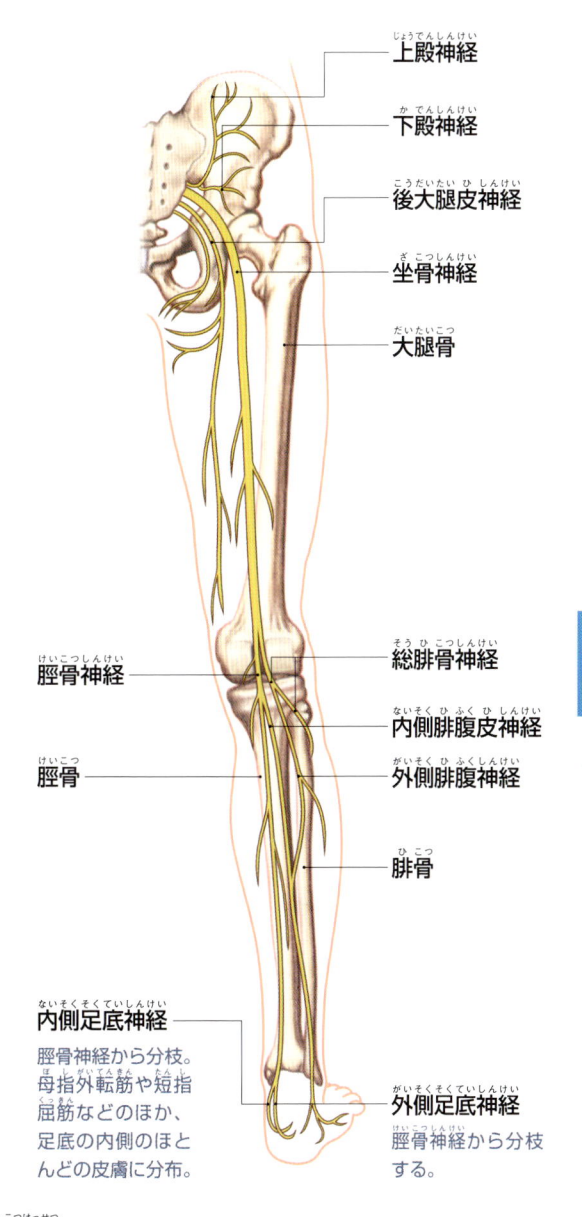

- 上殿神経
- 下殿神経
- 後大腿皮神経
- 坐骨神経
- 大腿骨
- 脛骨神経
- 総腓骨神経
- 内側腓腹皮神経
- 脛骨
- 外側腓腹神経
- 腓骨
- 内側足底神経
  - 脛骨神経から分枝。母指外転筋や短指屈筋などのほか、足底の内側のほとんどの皮膚に分布。
- 外側足底神経
  - 脛骨神経から分枝する。

用語解説　鼡径靱帯▶腸骨の隆起部である上前腸骨棘と、恥骨結節を結ぶ靱帯。

> 神経系——構造

脳の構造——表層部と断面

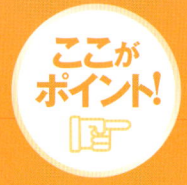

ここがポイント！
脳は脳幹、小脳、間脳、大脳によって構成され、大脳の表面は、いくつかの溝によって区分されている。また、大脳の表面には大脳皮質（灰白質）があり、その下には髄質（白質）、そしてその下部には大脳基底核がある。

脊髄とともに中枢神経系を構成する脳は、各組織を制御するだけでなく、計算や判断、記憶、さらには感情も司る重要な器官である。

脳は脳幹、小脳、間脳、大脳という4つの部位で構成されている。脳幹は脊髄に続く部位で、下から延髄、橋、中脳からなっている。その脳幹の後部には小脳が、そして脳幹の上には視床および視床下部からなる間脳があり、この脳幹と間脳に覆い被さるように大脳が存在する。

大脳は人の脳の大部分を占めており、表面は厚さ数ミリの灰白質で覆われている。これは大脳皮質と呼ばれ、多数のニューロン（神経細胞）が集まっている。大脳皮質の下には髄質があり、大部分は神経線維が集まって構成される白質であるが、その下部には大脳基底核と呼ばれる灰白質がある。

大脳を上から見ると、正中線に沿って大脳縦裂という大きな溝があり、これによって大脳は左右の大脳半球に分けられている。ただし、大脳縦裂の奥には、左右の大脳半球をつなぐ神経線維が集まっており、これを脳梁という。

重要な器官である脳は、丈夫な頭蓋によって守られているが、脳自体は脳髄膜という膜によって保護されている。脳髄膜は脊髄髄膜に続く膜であり、構造的にも同じように外側を硬膜、中間にクモ膜、一番内側が軟膜と3層になっている。

●左側面から見た脳

大脳表面には、だれでも共通して存在している大きな溝がある。それは前頭葉と頭頂葉を分ける中心溝、頭頂葉および前頭葉と、側頭葉を分ける外側溝、頭頂葉と後頭葉を分ける頭頂後頭溝である。それぞれの葉は、脳のさまざまな機能を分担している。

- 中心溝：大脳を前頭葉と頭頂葉に分ける溝。
- 中心前回：一次運動野が存在する部分。
- 中心前溝
- 前頭極
- 側頭極
- 外側溝：側頭葉を、頭頂葉および前頭葉と分ける溝。
- 上側頭回
- 中側頭回
- 下側頭回
- 上側頭溝
- 中側頭溝
- 橋
- 頭頂間溝
- 中心後回：一次体性感覚野が存在する部分。
- 下頭頂小葉
- 頭頂後頭溝
- 角回：上側頭溝の上行する溝の後縁を取り囲む脳回。
- 中心後溝
- 後頭極
- 小脳
- 延髄

■：前頭葉　■：頭頂葉　■：後頭葉　■：側頭葉

用語解説　正中線 ▶ 体を真ん中で分ける線のこと。この線で切った断面を正中面という。

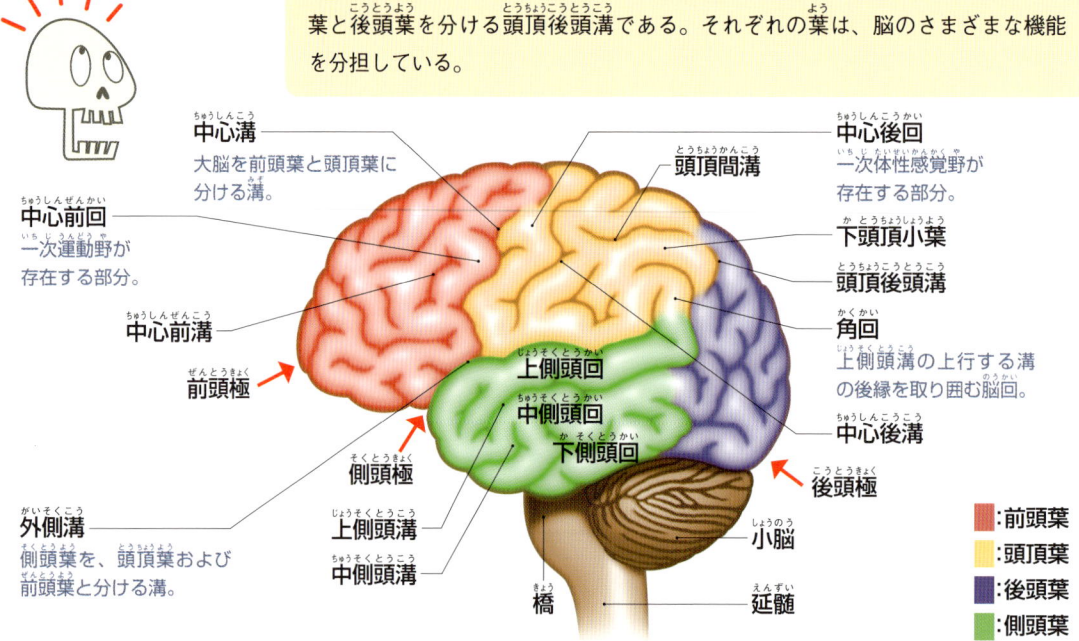

●下方から見た脳

脳を下から見ると、橋や延髄などの脳幹、その上の間脳(下垂体がついているところ)に大脳が覆い被さるように存在しているのがわかる。

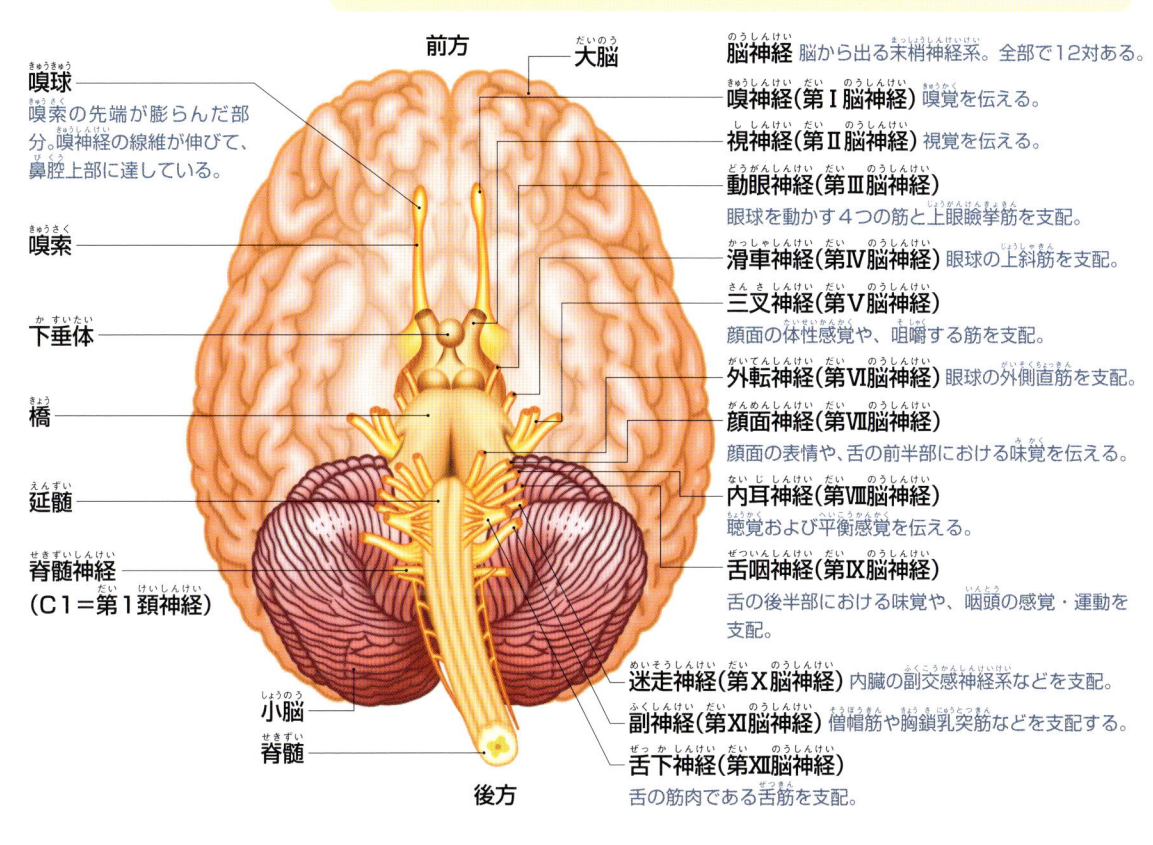

嗅球　嗅索の先端が膨らんだ部分。嗅神経の線維が伸びて、鼻腔上部に達している。

嗅索

下垂体

橋

延髄

脊髄神経（C1＝第1頸神経）

小脳

脊髄

前方／後方／大脳

脳神経　脳から出る末梢神経系。全部で12対ある。

- **嗅神経(第Ⅰ脳神経)**　嗅覚を伝える。
- **視神経(第Ⅱ脳神経)**　視覚を伝える。
- **動眼神経(第Ⅲ脳神経)**　眼球を動かす4つの筋と上眼瞼挙筋を支配。
- **滑車神経(第Ⅳ脳神経)**　眼球の上斜筋を支配。
- **三叉神経(第Ⅴ脳神経)**　顔面の体性感覚や、咀嚼する筋を支配。
- **外転神経(第Ⅵ脳神経)**　眼球の外側直筋を支配。
- **顔面神経(第Ⅶ脳神経)**　顔面の表情や、舌の前半部における味覚を伝える。
- **内耳神経(第Ⅷ脳神経)**　聴覚および平衡感覚を伝える。
- **舌咽神経(第Ⅸ脳神経)**　舌の後半部における味覚や、咽頭の感覚・運動を支配。
- **迷走神経(第Ⅹ脳神経)**　内臓の副交感神経系などを支配。
- **副神経(第Ⅺ脳神経)**　僧帽筋や胸鎖乳突筋などを支配する。
- **舌下神経(第Ⅻ脳神経)**　舌の筋肉である舌筋を支配。

●脳の断面

図は大脳を前頭葉のところで切断したもの。大きな溝である大脳縦裂や外側溝が確認できる。大脳基底核は白質の下部にあり、おもに尾状核、被殻、淡蒼球の3つの灰白質からなる。

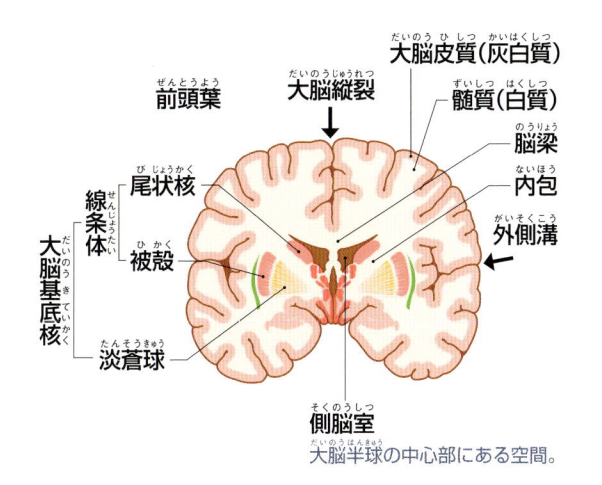

前頭葉／大脳縦裂／大脳皮質(灰白質)／髄質(白質)／脳梁／内包／外側溝／側脳室(大脳半球の中心部にある空間)

線条体：尾状核／被殻
大脳基底核：尾状核／被殻／淡蒼球

ひとくちメモ
延髄の中枢・中継器官

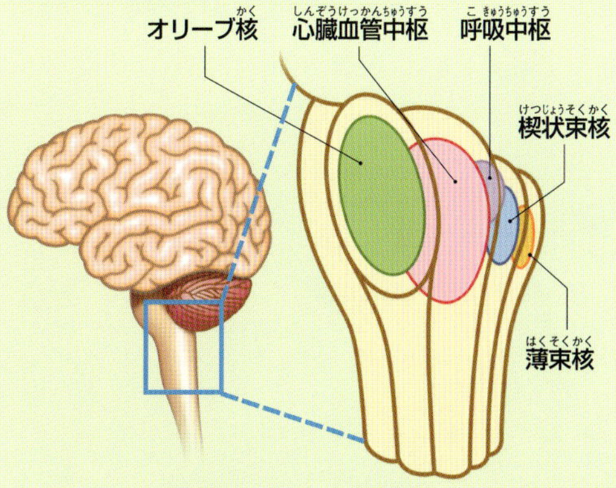

オリーブ核／心臓血管中枢／呼吸中枢／楔状束核／薄束核

- オリーブ核：脊髄や大脳皮質、間脳、脳幹からの情報を小脳皮質に中継。
- 心臓血管中枢：心拍数や血流の調節。
- 呼吸中枢：呼吸の調節。
- 楔状束核：腕や手の感覚神経の中継。
- 薄束核：体幹と下肢の感覚神経の中継。

用語解説　脳回▶大脳皮質には多数の溝があるが、脳回はそうした溝と溝の間の隆起した部分を指す。

» 神経系——構造

脳の構造——深層部

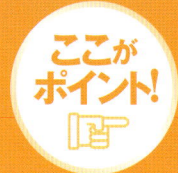

> **ここがポイント!**
> 脳の中心軸を形成する脳幹は、上から中脳、橋、延髄からなり、延髄には人体にとって重要な組織が存在している。間脳は、視床と視床下部、松果体、下垂体から構成され、本能・情動行動などを司る。

　脳幹は脳の中心軸を形成し、上から中脳、橋、延髄と続き、脊髄につながっている。延髄は長さおよそ3cmの円柱状の器官で、呼吸中枢や心臓血管中枢、脳神経核や、上行性伝導路、下行性伝導路にとって大切な錐体などがある。

　その上の橋は腹側に大きく張り出しており、小脳の前方にある。橋の長さは約2.5cmであり、脳神経核と上行性・下行性伝導路からなっている。

　脳幹の一番上にある中脳は、大脳が被さっているので、通常は見えない。約2.5cmの長さで、中脳の上は第三脳室という脳脊髄液が満たされた空間となっている。錐体外路という運動系神経の中継路や視聴覚の中継、眼球反射などの役割を持つ。

　間脳は左右の大脳半球、そして第三脳室にはさ

●大脳辺縁系のおもな器官

大脳辺縁系は大脳の深部にあり、性本能、摂食本能、情動など、本能的な行動を司っている。海馬は短期間の記憶などに、扁桃体は嗅覚や自律神経系の支配や情動などに関与する。帯状回は系統発生的に古い大脳皮質である。

●脳幹と小脳

図は脳幹と小脳を取り出した状態。視床はおよそ3cmの大きさで、灰白質のかたまりである。
小脳は重さ130gの小さな器官で、運動系の統合的な調節を行う。

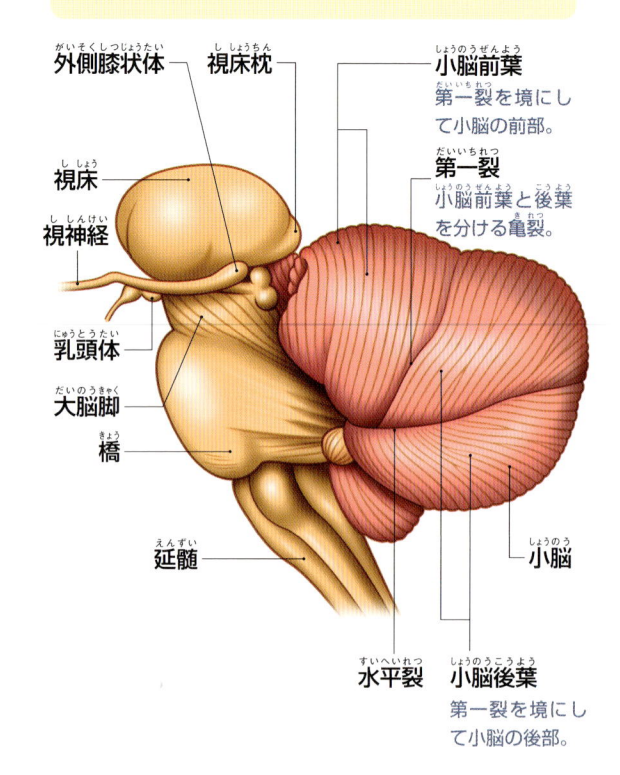

脳弓 海馬から出て乳頭体に達する神経線維の束。
帯状回 大脳半球の内側面、脳梁の上に存在する。
中隔核
嗅球
乳頭体
扁桃体
海馬 側頭葉の内側面にある。

外側膝状体
視床枕
視床
視神経
乳頭体
大脳脚
橋
延髄
小脳前葉 第一裂を境にして小脳の前部。
第一裂 小脳前葉と後葉を分ける亀裂。
小脳
水平裂
小脳後葉 第一裂を境にして小脳の後部。

用語解説 間脳 ▶ 自律神経系の中枢であり、大脳半球と中脳の間に存在する。

まれており、視床と視床下部、松果体から構成される。視床は大脳皮質への感覚神経の中継、視床下部は自律神経系の調節や情動行動を司り、さらに摂食・満腹中枢などが存在している。

視床下部と同じく、情動や性本能、摂食行動などを調節するものとして大脳辺縁系がある。大脳辺縁系は、海馬や帯状回、扁桃体、中隔核などによって構成される。

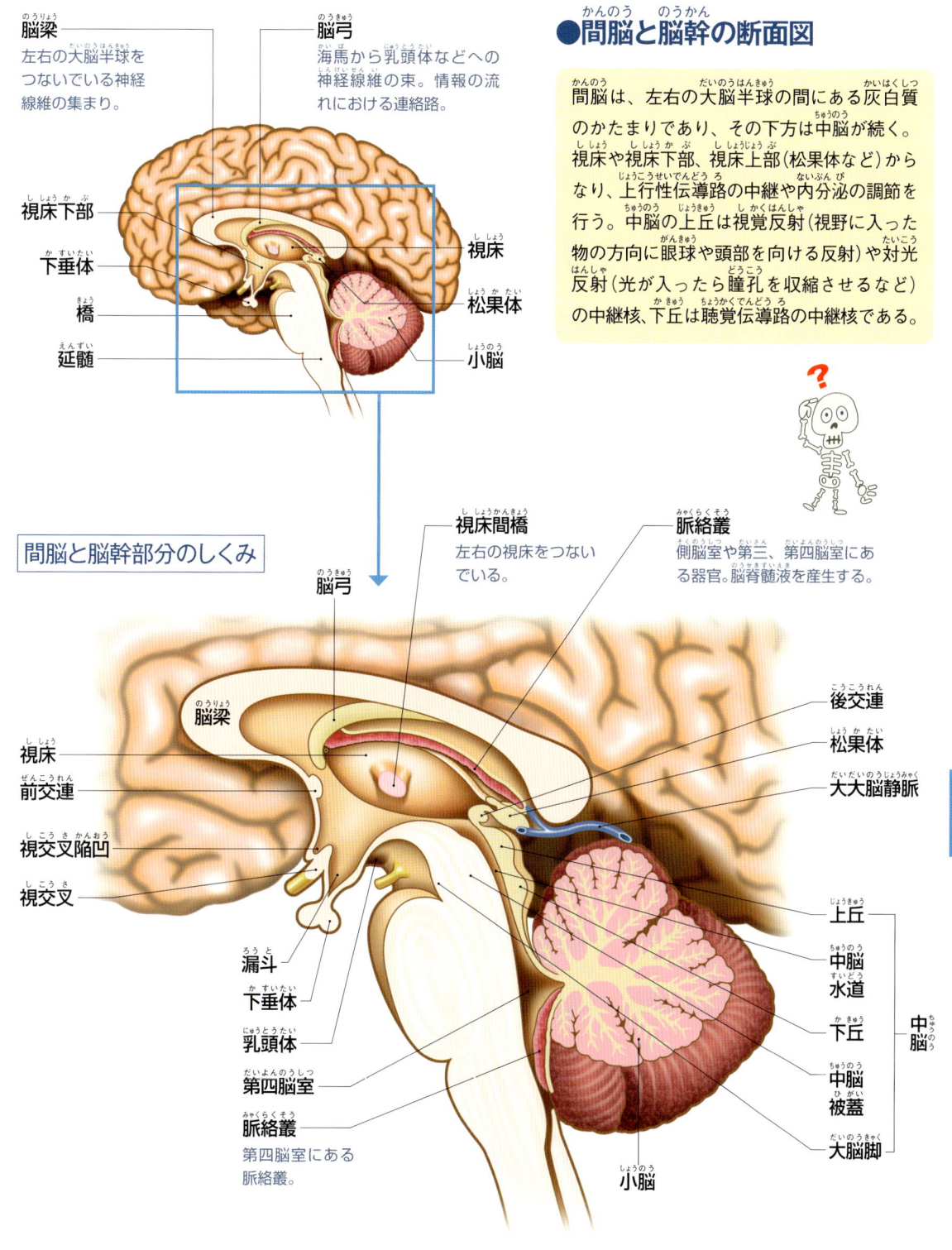

●間脳と脳幹の断面図

間脳は、左右の大脳半球の間にある灰白質のかたまりであり、その下方は中脳が続く。視床や視床下部、視床上部（松果体など）からなり、上行性伝導路の中継や内分泌の調節を行う。中脳の上丘は視覚反射（視野に入った物の方向に眼球や頭部を向ける反射）や対光反射（光が入ったら瞳孔を収縮させるなど）の中継核、下丘は聴覚伝導路の中継核である。

脳梁：左右の大脳半球をつないでいる神経線維の集まり。

脳弓：海馬から乳頭体などへの神経線維の束。情報の流れにおける連絡路。

視床下部／下垂体／橋／延髄／視床／松果体／小脳

間脳と脳幹部分のしくみ

視床間橋：左右の視床をつないでいる。

脈絡叢：側脳室や第三、第四脳室にある器官。脳脊髄液を産生する。

脳弓／脳梁／視床／前交連／視交叉陥凹／視交叉／漏斗／下垂体／乳頭体／第四脳室／脈絡叢（第四脳室にある脈絡叢。）／後交連／松果体／大大脳静脈／上丘／中脳水道／下丘／中脳被蓋／大脳脚／小脳／中脳

用語解説　脳脊髄液：脈絡叢で産生され、脳室やクモ膜下腔に存在する組織液で、脳や脊髄といった中枢神経系をクッションのように保護している。成人で約120〜150mlある。

≫神経系——機能

脳の運動・感覚機能と高次機能

ここがポイント！
感覚は上行性伝導路によって、運動は下行性伝導路によって伝えられる。
脳の高次機能は計算や判断、記憶、言語、本能行動や情動行動などがある。

　自律神経系や感覚神経によって、脳は身体の内部の出来事や外界の変化を感じ取り、それに対応するさまざまな指令を出している。自律神経系による制御に関しては後述とし、ここでは随意的な**感覚機能**と**運動機能**の関係をとり上げる。

　人体の内部や外的環境の変化は感覚器で受け取られ、感覚神経を介して脳に伝えられる。これらの感覚は特殊感覚、体性感覚、内臓感覚であることはすでに述べたが、内臓感覚はおもに自律神経系によって伝えられ、特殊感覚と体性感覚は**上行性伝導路**によって伝えられる。特殊感覚の伝導路は脳神経による視覚と聴覚などの伝導路であるが、体性感覚の伝導路は、痛覚、温・冷感、触覚といった皮膚の感覚や、深部感覚（関節・筋、腱の動きの感覚）の伝導路である。感覚器で感知された刺激は脊髄、そして延髄などの脳幹と上行して視床に情報を伝え、大脳皮質に投射される。

　これに対して、大脳皮質からの運動の司令は錐体路と錐体外路という**下行性伝導路**により伝えられる。錐体路は大脳皮質の運動野の神経細胞から始まり、大脳髄質の内包、中脳の大脳脚、橋、そして必ず延髄の錐体を通り脊髄へ向かう。その多くは錐体交叉で反対側の脊髄側索に入る外側皮質脊髄路となり、骨格筋の随意運動を支配する。また一部は脊髄に入ってから反対側に移る前皮質脊髄路となる。一方錐体外路は錐体路以外の運動の伝導路で、運動前野などから始まり錐体を通らず、姿勢制御や円滑な随意運動の遂行に重要である。

　脳は、こうした基本的な感覚入力と運動指令の出力のほかに、意識的かつ精神的な機能も有している。これらは脳の高次機能と呼ばれ、記憶の保持や言語の理解、本能・情動行動とその制御などがあげられる。記憶には人の顔を一時的に覚える短期記憶と、長期記憶があり、さらに後者には最大数年間保持される二次記憶と、生涯記憶される三次記憶がある。本能行動に関しては、摂食・飲水、生殖などが、情動に関しては攻撃性や逃避行動などがある。

　脳は、文字を読んで、それを言語に変換して発し、さらに内容を記憶するなど、随意的な運動・感覚機能と、高次機能を統合することも可能である。

●脳の高次機能——情動

大脳皮質からの感覚の入力は大脳辺縁系に送られ、また海馬からは記憶が扁桃体に送られる。そして扁桃体は情動反応を処理して網様体や、視床下部に情動を伝達することで身体の調節が行われる。情動の出力は大脳皮質にもフィードバックされ、判断や理性による調節も行われる。

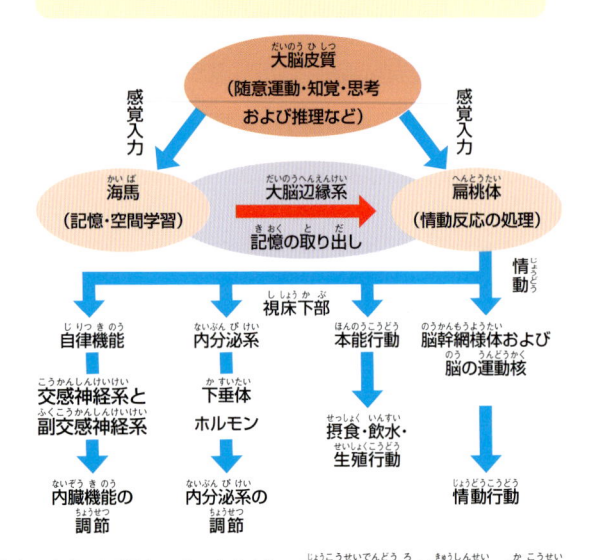

大脳皮質（随意運動・知覚・思考および推理など）
　↓感覚入力　　　　　　　　　↓感覚入力
海馬（記憶・空間学習）　←記憶の取り出し→　**扁桃体**（情動反応の処理）
　　　　　　　　大脳辺縁系
　　　　　　　　　　↓情動
視床下部
自律機能／内分泌系／本能行動／脳幹網様体および脳の運動核
↓　　　　↓　　　　↓　　　　↓
交感神経系と副交感神経系／下垂体ホルモン／摂食・飲水・生殖行動／
↓　　　　↓　　　　↓　　　　↓
内臓機能の調節／内分泌系の調節／　　　　／情動行動

用語解説　**上行性・下行性伝導路**▶脳に向かう方向で上行、下行という。したがって上行性伝導路は求心性、下行性伝導路は遠心性ということになる。

●感覚機能と運動機能

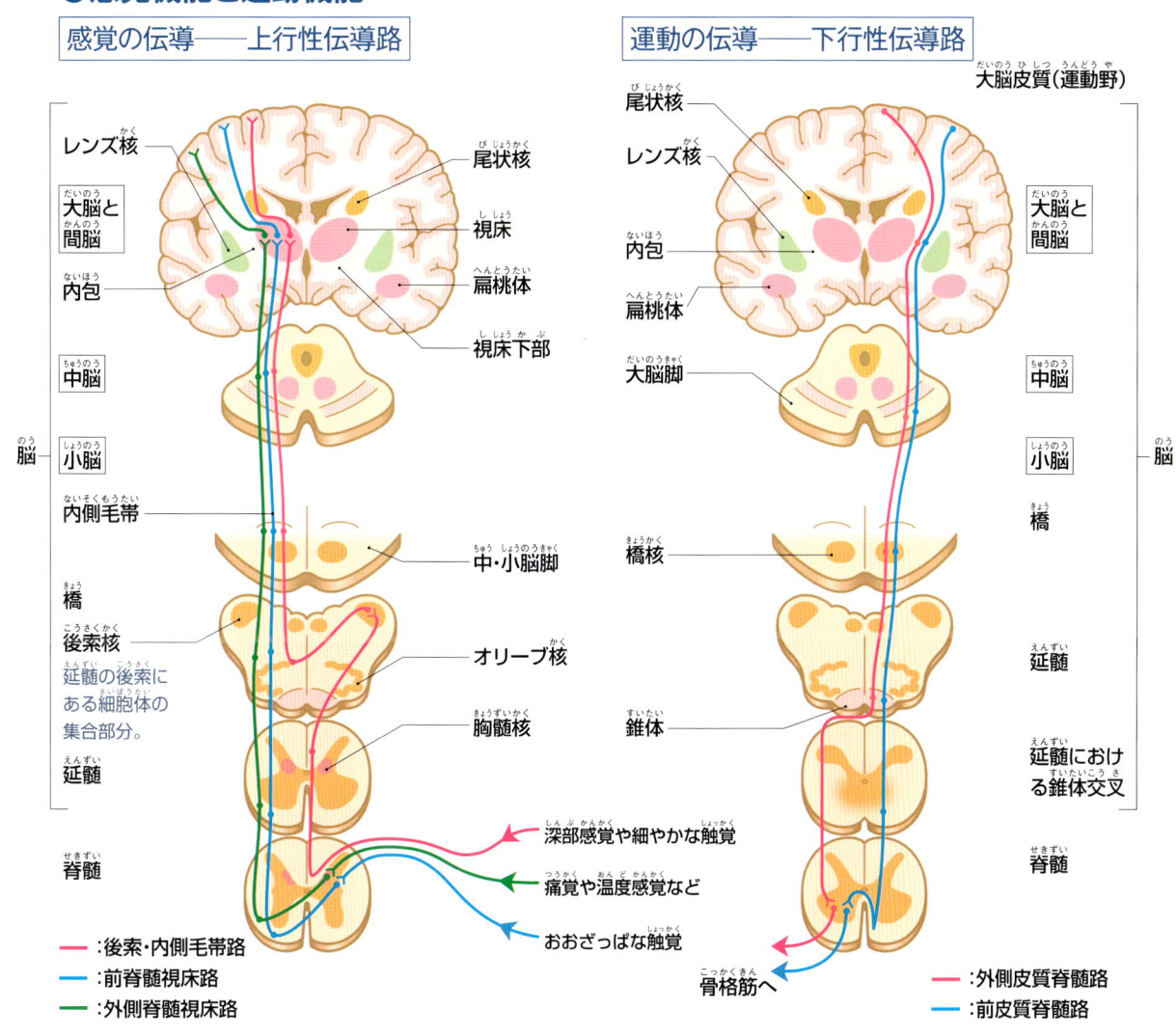

感覚の伝導——上行性伝導路

脳
- 大脳と間脳：レンズ核、尾状核、視床、内包、扁桃体、視床下部
- 中脳
- 小脳
- 内側毛帯
- 橋
- 後索核（延髄の後索にある細胞体の集合部分。）
- 延髄：中・小脳脚、オリーブ核、胸髄核
- 脊髄

矢印：
- 深部感覚や細やかな触覚
- 痛覚や温度感覚など
- おおざっぱな触覚

凡例：
- ─：後索・内側毛帯路
- ─：前脊髄視床路
- ─：外側脊髄視床路

運動の伝導——下行性伝導路

脳
- 大脳皮質（運動野）
- 大脳と間脳：尾状核、レンズ核、内包、扁桃体
- 中脳：大脳脚
- 小脳
- 橋：橋核
- 延髄：錐体、延髄における錐体交叉
- 脊髄

矢印：骨格筋へ

凡例：
- ─：外側皮質脊髄路
- ─：前皮質脊髄路

感覚を伝える上行性伝導路は「後索・内側毛帯路」「前脊髄視床路」「外側脊髄視床路」の3ルートがある。一方、運動を伝える下行性伝導路の錐体路では、延髄の錐体交叉を通るルートがほとんどだが、ごく一部の線維では前皮質脊髄路のルートをたどる。

ひとくちメモ
錐体外路症状

大脳皮質からの出力は、大脳基底核や小脳にも伝えられ、同時に大脳皮質にも戻される。この回路は、出力された運動の指令を同時に調節するためのもので、錐体路を通らないことから「錐体外路」と呼ばれる経路である。

この経路に何らかの障害が起こると、運動の指令は下行性伝導路で伝えられても、その運動の細かな調節ができなくなる。これによって手足の震えや、意味のない舌出しなど、右の表のような症状が出る。これらの症状を錐体外路症状といい、おもに大脳基底核の障害が原因となって起こる。

●おもな錐体外路症状

症状	状態
パーキンソン	・筋肉の硬直、震え、関節の抵抗 ・筋肉が滑らかに動かなくなり、表情も乏しくなる（仮面顔貌）
急性ジストニア	・異常な姿勢や動作 ・意味なく舌を出したり首を傾ける ・一群の筋肉の緊張および捻転による
急性アカシジア	・手足の不快感 ・じっとしていられなくなり、絶えず歩き回る
遅発性ジスキネジア	・顔面や体幹、四肢などに不随意運動などが起こる ・抗精神病薬などの長期投与などで起こる

用語解説　網様体▶ 延髄にある細胞体や神経線維の集まりで、睡眠や覚醒の調節、呼吸や心拍数、血圧の調節などを行う。

» 神経系——機能

脳の運動機能調節と機能分布

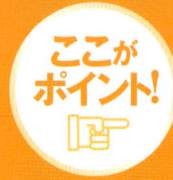

ここがポイント! 体性運動の調節は、脳の各部による随意運動の計画や、単純な反射運動によって行われている。脳の大脳皮質の表面は、機能によっていくつかの領域に分けられている。

大脳皮質は求心路（上行性伝導路）から得た情報を受け取り、指令を遠心路（下行性伝導路）によって各部に伝える。これらを調節するために、脳の各部位はその役割に応じて働いている。

大脳皮質（新皮質）は思考、言語など高次の機能を担当する領域に区分されている。体性運動と体性感覚を受け持つところは**体性運動野**および**体性感覚野**と呼ばれ、それぞれ随意運動や皮膚などの体性感覚の中枢となっている。体性運動野は前頭葉の中心前回、体性感覚野は頭頂葉の中心後回にある。また、網膜からの情報を受け取る視覚野は後頭葉に、聴覚野は側頭葉の上側頭回に存在する。

人間に特徴的な領域としては**言語野**がある。これは前頭葉の側面にある**運動性言語野**（ブローカ野）と、側頭葉から頭頂葉側面の一部にかかる**感覚性言語野**（ウェルニッケ野）の2か所ある。運動性言語野は運動野近くにあり、会話に必要な呼吸パ

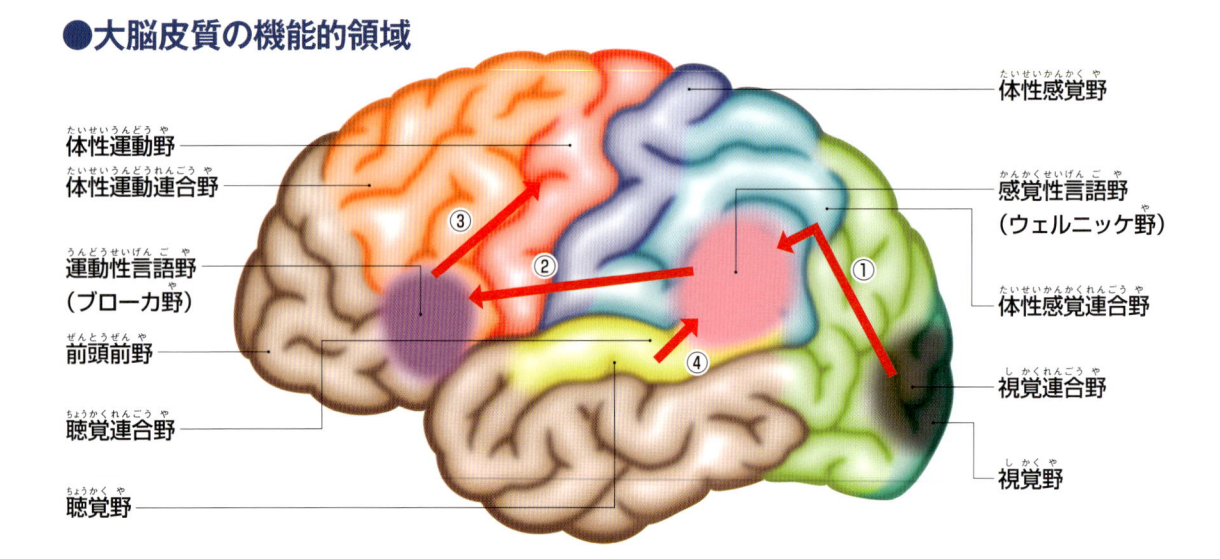

●大脳皮質の機能的領域

- 体性運動野
- 体性運動連合野
- 運動性言語野（ブローカ野）
- 前頭前野
- 聴覚連合野
- 聴覚野
- 体性感覚野
- 感覚性言語野（ウェルニッケ野）
- 体性感覚連合野
- 視覚連合野
- 視覚野

本文にもあるように、各機能は大脳皮質にそれぞれ局在しており、これらは通常、運動野、感覚野、連合野、言語野と呼ばれている。運動野は随意運動を起こす遠心性のインパルスを発射する領域で、感覚野は体性感覚野（皮膚や深部感覚）や、視覚野、聴覚野、などがある。連合野は諸中枢の働きを統合して認知、学習、思考、記憶といった高次の精神機能を司り、言語野は言語を発する際の筋などの運動を司る運動性言語野や、言葉を理解する感覚性言語野がある。

各領域の連携について、例えば①視覚野から受けた情報は視覚連合野をとおして感覚性言語野へ。②内容を理解した上で運動性言語野に刺激が伝わる。③発声のための呼吸パターンなどの運動が体性運動連合野を中継して体性運動野に送られ、文字を音読する。④音読した際の音が聴覚野から感覚性言語野に伝わり、内容を理解する。

用語解説 **新皮質** ▶ 生物の系統発生的な視点から見た大脳表面の皮質の呼称。哺乳類では大脳のほとんどを占めている。系統発生的に古い部類に属する皮質として 古皮質、あるいは旧質とは大脳辺縁系を主に指す。

ターンや、発声のための運動を調節する領域である。

これに対して感覚性言語野は視覚および聴覚などからの情報の内容を理解する領域であり、ここで読んだ文字や会話の内容を理解する。ここが障害を受けると、会話を聞いたり復唱することはできるが、その内容を理解することがまったくできなくなる。感覚性言語野と運動性言語野は、通常、大脳半球の左側にある。

これら大脳皮質の各部位の機能を連絡させるのが連合野で、運動や言語化、判断を統合して行うことが可能となる。

前頭前野はその他の皮質野と広範囲で密接な連携を持っている。このため、前頭前野は複雑な学習や思考を担当する領域であるとともに、大脳辺縁系ともつながっているため、行動や感情の動機付けにも関与している。このため、前頭前野が障害を受けると、時間認識ができなくなったり、ほかの領域との連絡が断たれると、緊張感や不安感が取り除かれたりする。

このように人間がほかの生物とは異なり、複雑な思考や感情をもち高度な判断が可能となっているのは、大脳皮質・前頭前野によるものといえる。

ひとくちメモ
脳の中枢における統合障害
- **失読症**：文字を読んだり書いたりすることが困難な疾患で、単語の意味が理解できずにそれを使用することができなくなる。覚えても意味を理解できないなどのことから、文字を逆に書いたりする。子どもの場合は発達性失読症が起こる。
- **失語症**：話すことや読むことができなくなり、人の話を理解することが困難となる。言語中枢あるいはそれと関係する連合野が障害を受けて起こることが多い。脳卒中などの疾患で脳の表面が広範囲に侵された場合などでも生じる。

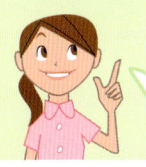

脳卒中や脳腫瘍による失語症では回復が難しいとされます。単なる脳の出血では、回復可能ですが、それまでに何年もかかることがあります。

●体性運動の調節のプロセス

運動前のプロセス

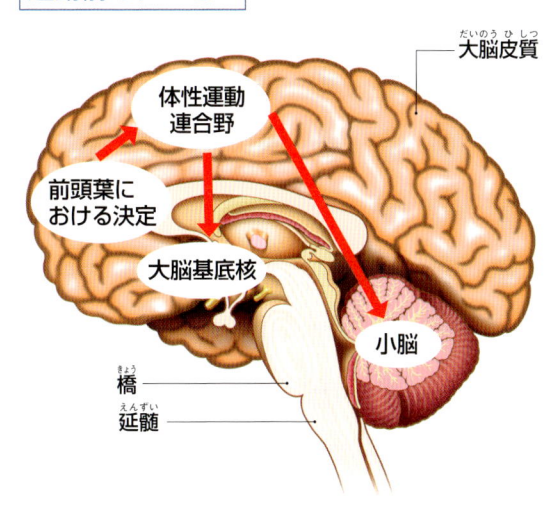

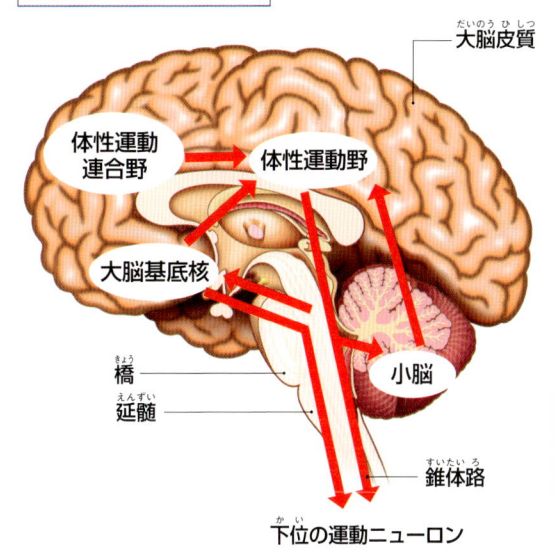

運動開始のプロセス

運動前では、運動の決定が前頭葉で行われると体性運動連合野に情報が送られ、続いて小脳と大脳基底核に送られる。実際の運動時では、情報が体性運動連合野から、調節が小脳と大脳基底核から体性運動野に送られ、そこから錐体路を経て運動ニューロンに送られる。同時に小脳と大脳基底核からのフィードバックも錐体外路から伝達されて、細やかでなめらかな筋肉の動きが可能となる。

用語解説　核　神経組織の記述で「核」という場合は、中枢神経におけるニューロン（神経細胞）の細胞体の集合を表す。末梢神経においてのそれは、「節」という。

≫ 神経系——構造・機能

自律神経系のしくみ

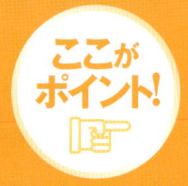

ここがポイント！ 内臓などの自律的調節を行う自律神経系は、活動的な時に働く交感神経系と抑制的な時に働く副交感神経系とに分けられる。ただし、消化器系（胃・小腸など）では、交感神経系が抑制的に、副交感神経系が促進的に働く。

人体のさまざまな臓器や組織は、一定の活動をしているが、変化しないわけではない。緊張すると心拍数は上がり、おいしそうな食べ物を見ると唾液が出てくる。また、血液中の水分が少なくなると、尿細管における水分の再吸収が行われ、血液の水分量が増える。

これらのことは、人間が随意的・意識的に行うものではなく、生体が自律的に行っていることである。こうした、内臓や各組織の状態を調節する神経のことを**自律神経系**という。

自律神経系には**交感神経系**と**副交感神経系**があり、交感神経系は身体の活動が活発になったとき、

●交感神経系の全体像

交感神経系は神経幹があることから、副交感神経系よりも節前ニューロンの線維が短い。
① 眼球の瞳孔散大。
② 唾液の分泌の軽度な促進。
③ 心拍数増加および心室の筋の収縮性上昇。
④ 気管支の拡張。
⑤ 肝臓のグリコーゲン分解の促進。
⑥ 胃と膵臓機能の抑制。
⑦ 小腸・大腸の運動抑制。
⑧ 排尿抑制。

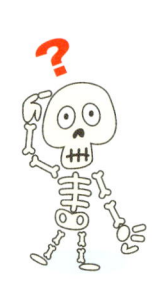

―◁：節前ニューロン
--◁：節後ニューロン

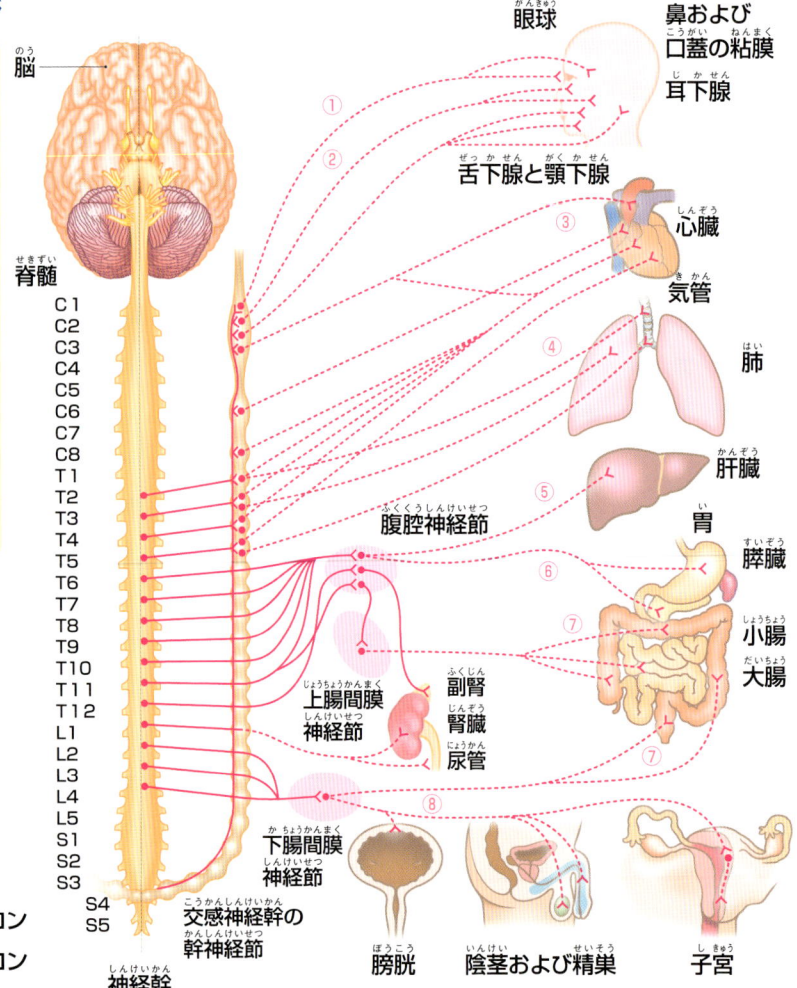

用語解説 標的臓器 ▶ 図では描いていないが、皮膚の汗腺や血管、立毛筋にも交感神経系は及んでいる。緊張して汗を流す、驚いたときに毛が立つ、血管の収縮・拡張を行うなどに見られる。

それに対応するように各臓器・組織を調節する。一方、副交感神経系は身体がリラックスしているときに関与する神経である。このように、各臓器は交感神経系と副交感神経系の両方によって調節されており、これを二重支配という。

交感神経系は、精神的な緊張や不安などによって特に活発化し、心拍数の増加、瞳孔の散大、血圧の上昇、気管支の拡張などが起こる。

これに対して副交感神経系は、心拍数の正常化、ゆっくりとした呼吸、血圧の低下などによって、身体を落ち着ける働きを持つ。

交感神経系の**節前線維**は第1胸髄～第2腰髄の脊髄側核から出て脊柱両側でそれぞれ**交感神経節**を作り、それらは上下に連絡して交感神経幹となる。胸髄上部の神経節から出た**節後線維**は頭部、心臓、気管、肺などの器官を支配し、胸髄下部の交感神経系は腹腔神経節や上・下腸間膜神経節を経て、消化器系や泌尿器系を支配する。

脳幹からの副交感神経系は動眼神経、顔面神経、舌咽神経、迷走神経の4つの脳神経に含まれる。迷走神経以外の節前線維は、毛様体・翼口蓋・顎下・耳神経節を作り、節後線維は瞳孔や唾液腺などに分布して支配し、迷走神経は胸腔・腹腔内の器官を支配する。一方仙髄からの副交感神経系は、直腸や膀胱、生殖器などの骨盤内器官を支配する。

副交感神経系の節前線維はそれぞれの効果器の近くで神経線維を作るため、交感神経系の線維よりも長いのが特徴である。

このように自律神経系は、内分泌系とともに、人体の恒常性維持のための調節に関与している。

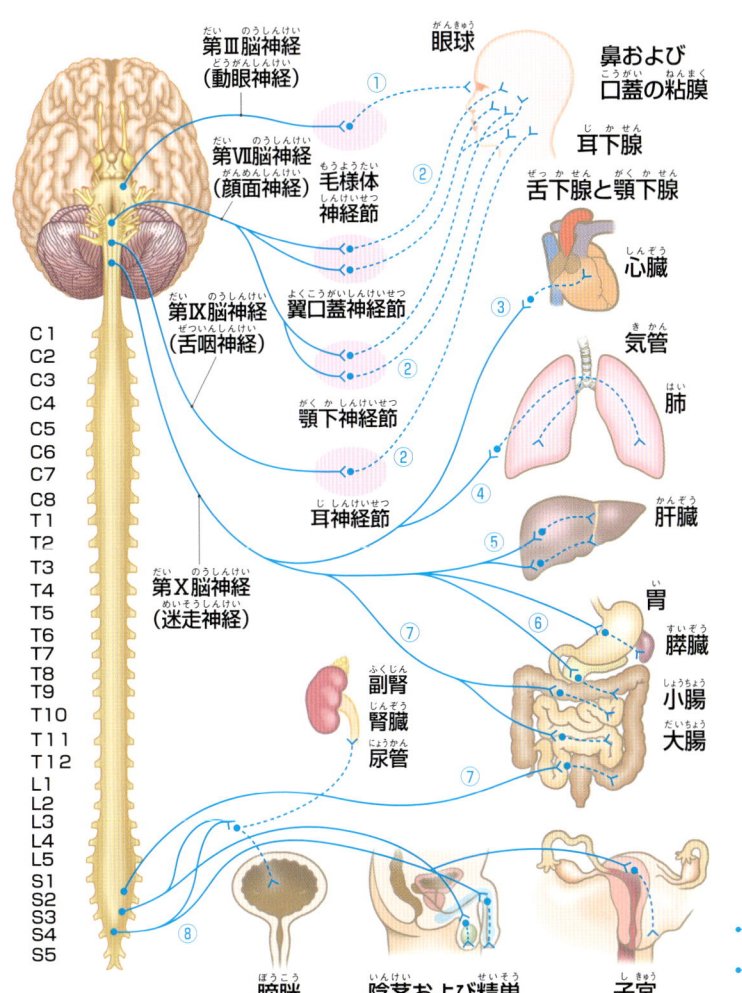

●副交感神経系の全体像

副交感神経系は交感神経系のような神経幹がなく、交感神経系よりも節前ニューロンの線維が長い。
① 眼球の瞳孔収縮。
② 耳下腺からの分泌や唾液の分泌の促進。
③ 心拍数の減少。
④ 気管支の収縮。
⑤ 胆汁の分泌促進。
⑥ 胃の運動の促進。
⑦ 小腸および大腸の運動促進。
⑧ 排尿促進。

副交感神経系は、消化器系、排尿に関しては促進的に働くことに注意。

用語解説 迷走神経 ▶ 第Ⅹ脳神経の別名。頭蓋の外に出て頚部、胸部の臓器、一部は腹部の臓器に達する。胸部や腹部にまで達しているようすが「迷走」しているように見えたことから名づけられた。

もう一度、チェックしてみよう！（11）

解答は285ページ

☐部分の名称を入れてください。

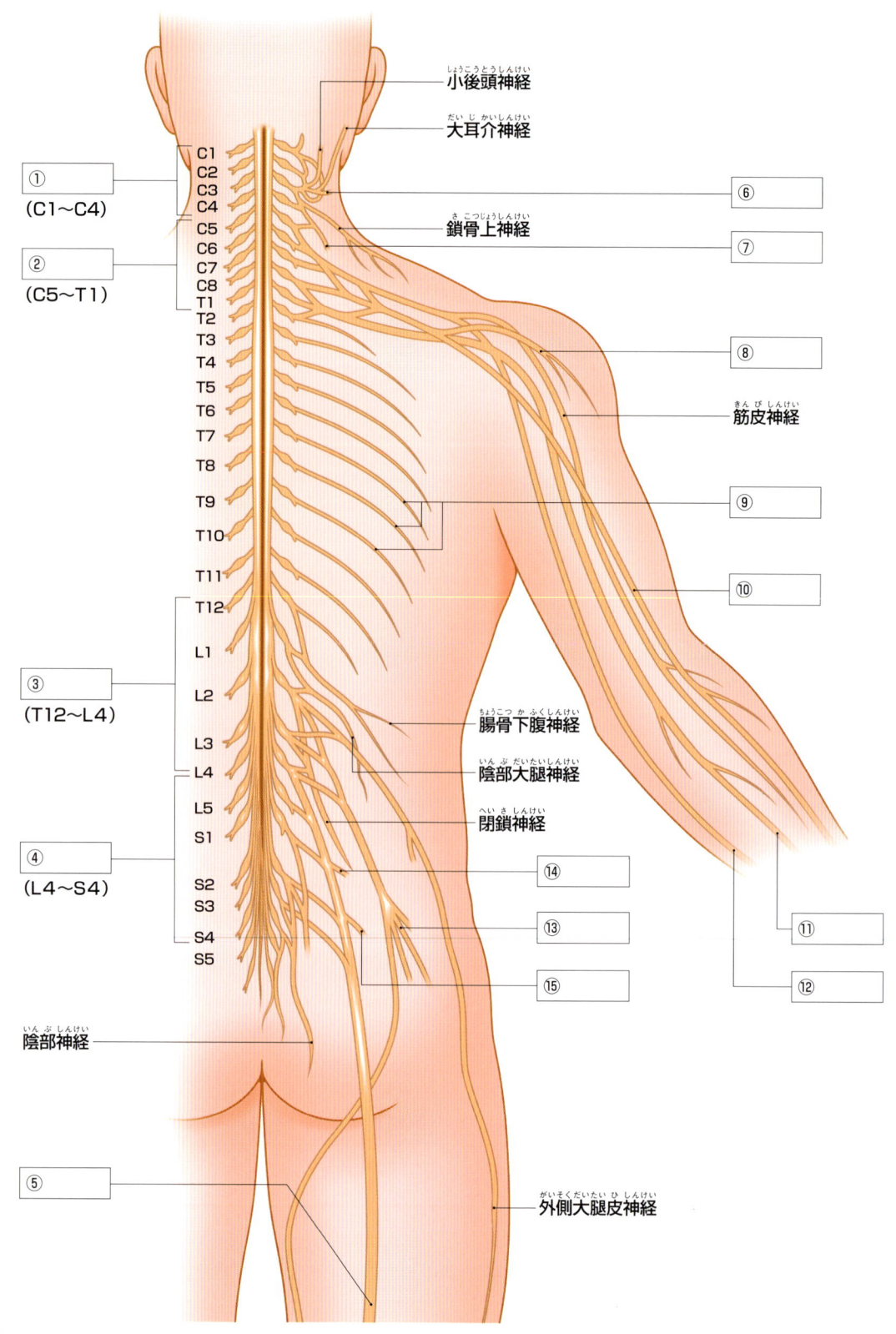

- 小後頭神経
- 大耳介神経
- 鎖骨上神経
- 筋皮神経
- 腸骨下腹神経
- 陰部大腿神経
- 閉鎖神経
- 陰部神経
- 外側大腿皮神経

① （C1〜C4）
② （C5〜T1）
③ （T12〜L4）
④ （L4〜S4）
⑤
⑥
⑦
⑧
⑨
⑩
⑪
⑫
⑬
⑭
⑮

Chapter 12

第12章 特殊感覚器系

特殊感覚器系は、視覚や聴覚、味覚、嗅覚など外部の情報を受け取る働きをしている。人体はこれらの感覚器によって様々な外部の情報を得て活動を行っている。

- ●視覚器の中心となる眼球 …………………………… 268
- ●眼球──眼房部と網膜 ……………………………… 270
- ●さまざまな眼球の付属器 …………………………… 272
- ●像の調節と視覚情報の伝達 ………………………… 274
- ●聴覚器官の構造 ……………………………………… 276
- ●耳の機能(1)音を聞く──聴覚 …………………… 278
- ●耳の機能(2)バランスを保つ──平衡感覚 ……… 280
- ●嗅覚と味覚 …………………………………………… 282

> **特殊感覚器系——構造**

視覚器の中心となる眼球

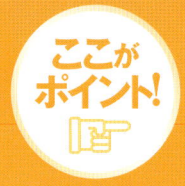

> **ここがポイント！**
> 視覚器は、中心的器官である眼球と眼球付属器からなる。眼球の表面は、眼球線維膜・眼球血管膜・網膜の3層からなり、網膜の視細胞が光や色彩を感知する。

人は各種の感覚器を駆使して外界の情報を把握している。この感覚器の中でも、視覚器は最も重要な器官であり、得られる情報のほとんどが視覚器からのものである。

人の視覚器の中心は、眼窩におさまっている眼球である。眼球は直径およそ2.5cmの球形の器官で、全体のうち1／6の前部が外界に露出している。

眼球の壁は一番外側から眼球線維膜、眼球血管膜（ブドウ膜）、網膜の3層からなっている。これらの内側には水晶体や硝子体、眼房が存在する。

外側の眼球線維膜は、透明な線維性膜である角膜と膠原線維からなる強靱な結合組織であり、眼球を保護する役割をもつ強膜からできている。中間層の眼球血管膜は毛様体および虹彩と、多数の血管が存在し網膜に栄養を送り込み、メラニン色素細胞が生成するメラニンで暗室を作る脈絡膜でできている。その内側で眼球後方3／4を覆っている網膜は、光を感知して視覚情報を伝える。

視覚器は眼球のほかに、眼瞼・睫毛（まつげ）・眉毛（まゆげ）・涙器・外眼筋などの眼球付属器から構成されている。

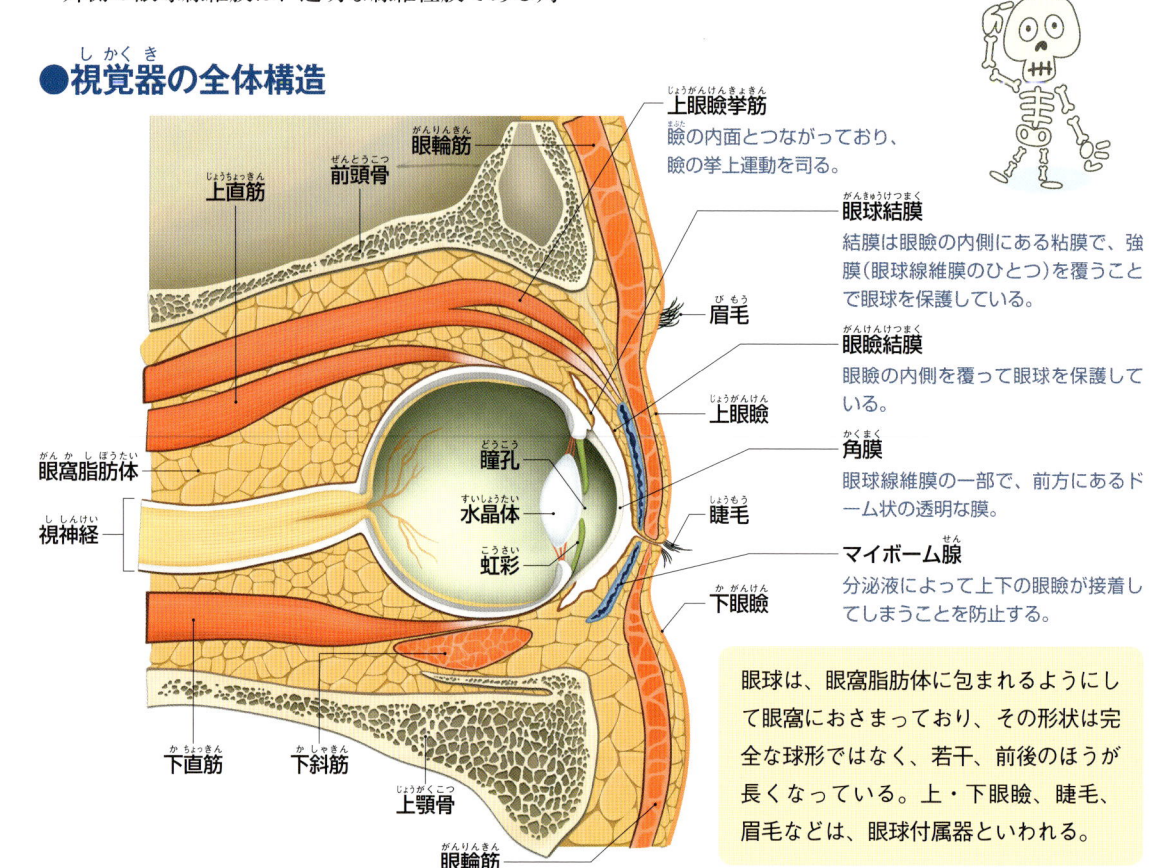

●視覚器の全体構造

上眼瞼挙筋
瞼の内面とつながっており、瞼の挙上運動を司る。

眼球結膜
結膜は眼瞼の内側にある粘膜で、強膜（眼球線維膜のひとつ）を覆うことで眼球を保護している。

眼瞼結膜
眼瞼の内側を覆って眼球を保護している。

角膜
眼球線維膜の一部で、前方にあるドーム状の透明な膜。

マイボーム腺
分泌液によって上下の眼瞼が接着してしまうことを防止する。

ラベル：上直筋、前頭骨、眼輪筋、眉毛、上眼瞼、瞳孔、水晶体、虹彩、睫毛、下眼瞼、眼窩脂肪体、視神経、下直筋、下斜筋、上顎骨、眼輪筋

眼球は、眼窩脂肪体に包まれるようにして眼窩におさまっており、その形状は完全な球形ではなく、若干、前後のほうが長くなっている。上・下眼瞼、睫毛、眉毛などは、眼球付属器といわれる。

268　**用語解説**　ブドウ膜 ▶ 正式には「眼球血管膜」といい、果物のブドウの皮に似ているためブドウ膜とも呼ばれる。

Chapter 12

●眼球の構造

内側直筋
外眼筋の1つで、眼球の内側側面、つまり鼻腔側にある筋。

網膜中心静脈

網膜中心動脈

視神経

視神経円板
視神経が集まって眼球から出ていく部分。視細胞が全く存在せず、「盲点」とも呼ばれる。

中心窩
黄斑の中央にある陥没で、視力・分解能が非常に高い部分。

黄斑
眼底中央やや外側に位置し、横の長さ約1mmの楕円形をした範囲。

硝子体
眼球の後方のほとんどを占めるゼリー状の物質。99%を水分が占める。

硝子体管
胎生期における動脈のなごり。

涙嚢

毛様体

後眼房

強膜静脈洞（シュレム管）

角膜

水晶体

前眼房

瞳孔
虹彩に囲まれた孔で、光を取り込む。

視軸
角膜・水晶体から眼底にある中心窩に入る直線をいう。

虹彩
黒目の部分にある、輪状および放射状に並んだ平滑筋線維と、メラノサイトからなり、光量を調節する。

外側直筋
外眼筋の1つで、眼球の外側側面、つまりこめかみ側にある筋。

網膜

脈絡膜

強膜

毛様体小帯（チン小帯）

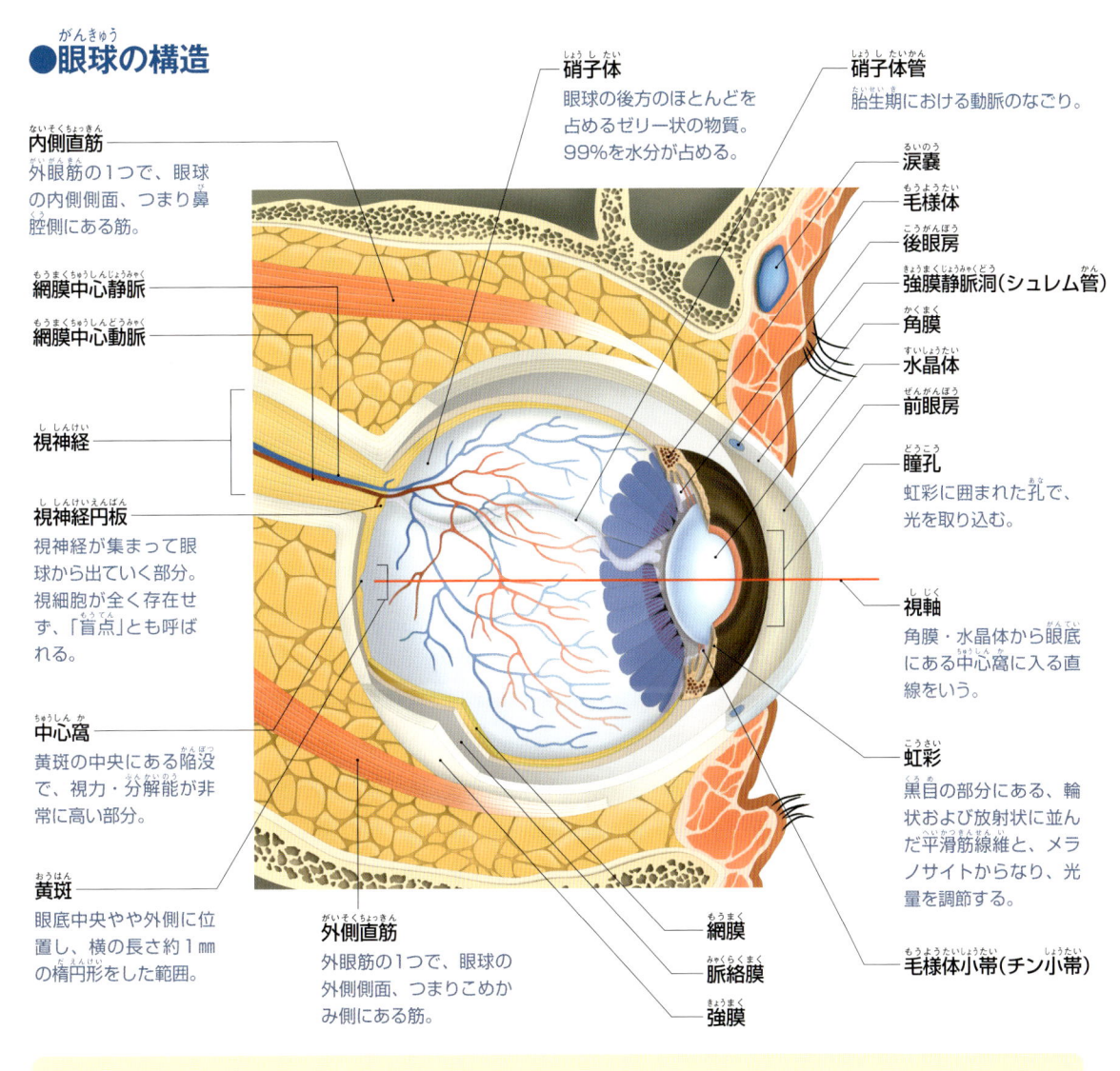

硝子体は眼球の形状を維持し、一定の圧力をもたらしている。図の血管は網膜の血管を表しており、硝子体や角膜、水晶体には血管は存在しない。

ひとくちメモ

白内障と緑内障

カメラのレンズの役割を持つ水晶体は通常透明だが、水晶体を構成している蛋白質が変性して濁ることがある。これを白内障といい、水晶体の透明度が低下することで視力が落ち、最悪の場合、失明する。一方、緑内障は、眼内液である眼房水（270ページ参照）が蓄積するなどの原因で眼圧が上昇し、後方の視神経や、網膜の視細胞が破壊されて失明する疾患である。

白内障は水晶体で起こり、水晶体への人工のレンズの移植で治療できるのに対し、網膜の視細胞自体が破壊される緑内障は、症状が進行すると治療方法がない。

白内障の原因としては加齢や、糖尿病の合併症、外傷や紫外線への過度な曝露などがあります。一方、緑内障のおもな原因もやはり加齢で、近年の高齢化にともなって増加傾向にあります。

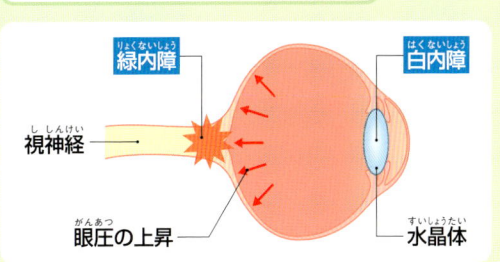

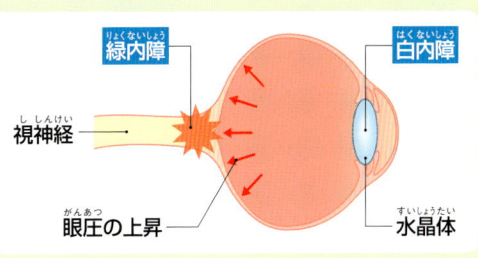

緑内障 / 白内障
視神経
眼圧の上昇 / 水晶体

用語解説　メラノサイト　メラニン細胞のこと。不溶性の黒色色素であるメラニンを作り出す細胞で、虹彩のほかにも頭髪や皮膚に存在する。

第12章　特殊感覚器系

≫ 特殊感覚器系――構造

眼球――眼房部と網膜

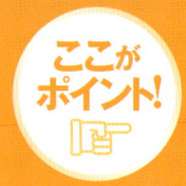

ここがポイント！ 眼房部は虹彩を境に前眼房と後眼房に分けられ、毛様体の毛様体突起からは毛様体小帯という靱帯が伸び、水晶体とつながっている。網膜の視細胞には光を感受する杆体細胞と、分解能や色覚に関与する錐体細胞がある。

眼球において視覚の中心となる部位は、眼球の前部である**眼房部**の各器官と**網膜の視細胞**である。

眼房部には前部に角膜があり、脈絡膜からつらなる**毛様体**は先端にノコギリの刃のような毛様体突起があり、ここから毛様体小帯（チン小帯）という靱帯が複数出て、水晶体とつながっている。また、水晶体の前方に張り出している**虹彩**も脈絡膜から出ている器官である。この虹彩を基準として、前方の空間を前眼房、そして後方の空間を後眼房と呼ぶ。

水晶体や角膜には血管が存在せず、代わりにこれらへ栄養を運んでいるのは、毛様体突起の毛細血管から分泌される**眼房水**である。眼房水は分泌されると後眼房から前眼房に流れたあと、強膜静脈洞（シュレム管）に流入し、最終的に血管に入る。

眼房部の水晶体を通って入ってきた像（＝光）は、眼球後方の網膜に達する。網膜は、余分な光を吸収する**色素上皮層**と視細胞や視神経線維がある神経層からなり、ここで光や色彩の感知と視覚情報の処理が行われる。

（図：眼球断面 — 角膜、虹彩、水晶体、網膜、硝子体、視神経）

● 眼房部の構造

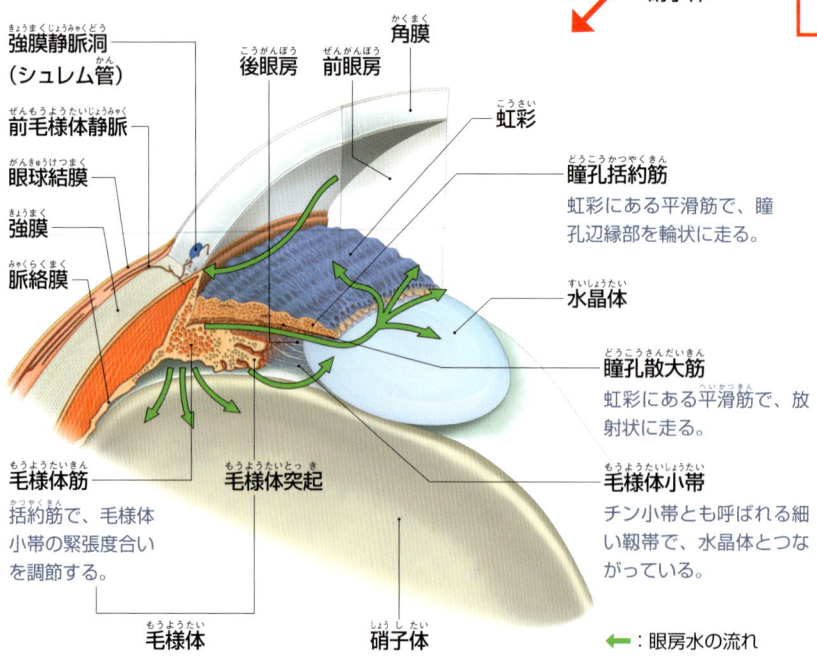

（図：眼房部の構造 — 強膜静脈洞（シュレム管）、前毛様体静脈、眼球結膜、強膜、脈絡膜、毛様体筋（括約筋で、毛様体小帯の緊張度合いを調節する。）、毛様体、毛様体突起、後眼房、前眼房、角膜、虹彩、瞳孔括約筋（虹彩にある平滑筋で、瞳孔辺縁部を輪状に走る。）、水晶体、瞳孔散大筋（虹彩にある平滑筋で、放射状に走る。）、毛様体小帯（チン小帯とも呼ばれる細い靱帯で、水晶体とつながっている。）、硝子体、←：眼房水の流れ）

水晶体の細胞内部にはクリスタリンと呼ばれる蛋白質があり、これによって透明度が維持され、水晶体のレンズ機能を保っている。毛様体小帯は水晶体とつながっており、水晶体を定位置に保持するほか、その厚みを変化させる。一方、虹彩は光量を調節するカメラの「絞り」の機能を持つ。

用語解説　眼房水▶ 成分は血漿に近いが、重炭酸イオンを多く含む。眼房水によって生じる眼球内の圧力を眼内圧といい、通常は14〜16mmHgだが、排出が滞ると眼内圧が上昇し、緑内障などが生じる。

Chapter 12

硝子体　視神経円板

網膜　神経層／色素上皮層

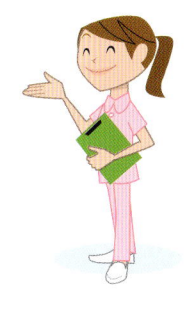

脈絡膜

視神経線維

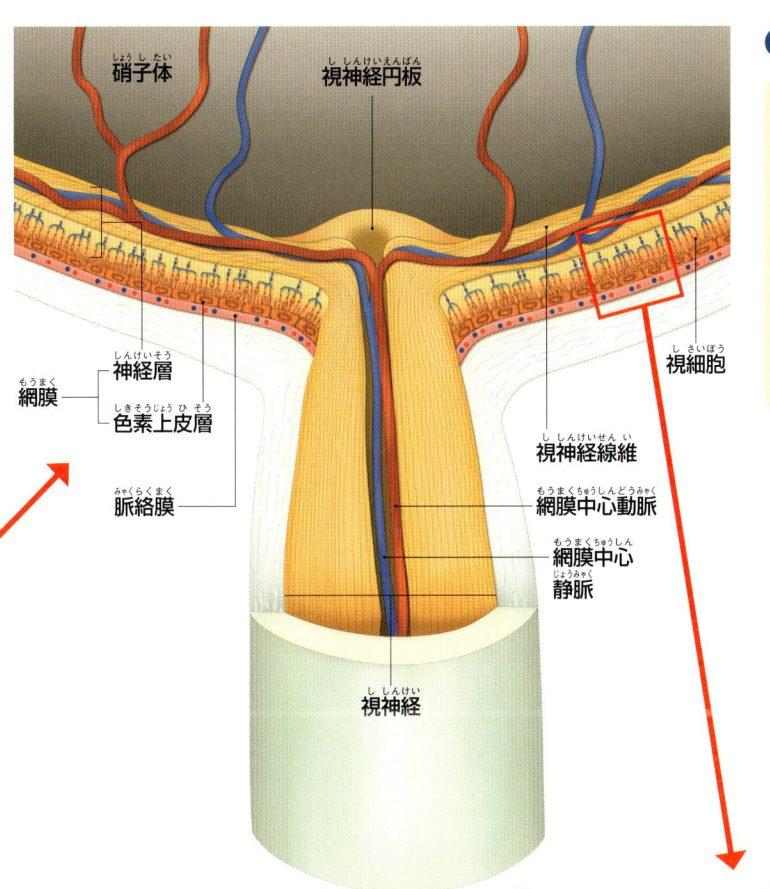

網膜中心動脈

網膜中心静脈

視神経

視細胞

●網膜と視細胞

網膜は、メラニン色素を含んだ色素上皮層と、視覚情報を処理して視神経へ神経インパルスを送る神経層からなる。色素上皮層のメラニン色素は余分な光を吸収する。また、視神経円板には、色素上皮層も視細胞も存在せず、光を感知できない。

●網膜の構成と視細胞

杆体細胞と錐体細胞の外節部分が実際の光受容器であり、ここで捉えられた情報は神経インパルスとなって双極細胞、そして神経節細胞に伝達される。1個の眼球には、杆体細胞は1億個以上、錐体細胞は約6000万個存在する。

猫は杆体細胞が発達しているので、光量が低い夜間でも活動できます。これに対して、鳥類の多くでは錐体細胞が発達しているため、像の分解能が高くなっています。

視神経線維
視神経円板に集まり、束ねられて視神経となる。

視神経細胞

無軸索細胞
アマクリン細胞ともいう。神経節細胞同士をつないでいるが、役割が不明な点が多い。

双極細胞
視細胞へ情報を伝える二次神経細胞。

水平細胞
隣同士の視細胞をつなぐ。

錐体細胞
円錐状の外節を持つ視細胞。像の分解能を向上させ、色の識別にも関与。

杆体細胞
円柱状の外節を持つ視細胞で、薄暗い光の中では白、黒、灰色のみを見分けられる。

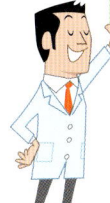

色素上皮層

第12章　特殊感覚器系

用語解説　mmHg　圧力の単位で、Hgは水銀の化学式を表す。水銀柱を押し上げる力を表しており、例えば「16mmHg」の場合、水銀柱を16mm押し上げる圧力であることを意味する。

≫ 特殊感覚器系——構造

さまざまな眼球の付属器

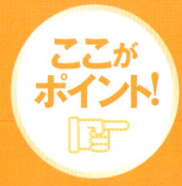

ここがポイント！

眼球付属器には眼瞼、睫毛、眉毛、涙器、外眼筋があり、涙液は涙腺→涙腺の導管→涙点→涙小管→涙嚢・鼻涙管→鼻腔（下鼻道）と流れていく。外眼筋は4種類の直筋系筋と2種類の斜筋系筋からなる。

　眼球付属器には**眼瞼**、**睫毛**、**眉毛**、**涙器**、**外眼筋**が含まれる。

　眼瞼は左右の目の上下にあり、眼球を保護するとともに状況に応じて光を遮断する役割をもっている。眼瞼の外側は皮膚で、内側は血管と神経が集まる**結膜**という粘膜に覆われている。

　涙器は涙の産生・分泌と排出を行う一連の器官を指し、眼球の上外側にある**涙腺**が涙液の産生と分泌を行う。涙液は眼球を乾燥から保護するとともに、殺菌酵素であるリゾチームが含まれているため、細菌感染から守る役割も有している。

　一方、睫毛は上下の眼瞼の先端から、眉毛は上眼瞼の上にアーチ状に生えている毛であり、ともに眼球へ異物や汗、過剰な光が入ることを防いでいる。

　眼球を動かす筋には上直筋・下直筋・外側直筋・内側直筋・上斜筋・下斜筋の6種類の筋があり、これらをまとめて外眼筋と呼ぶ。上下左右の眼球の動きは上・下・外側・内側直筋の緊張と弛緩によって行われ、上・下斜筋は回転運動を安定させる働きをする。

ひとくちメモ

眼球の付属器

　図では、6種類の外眼筋のうち①上直筋、②下直筋、③下斜筋が見える。結膜は、眼瞼の上側の眼瞼結膜と、折り返されて眼球に付着している眼球結膜に分けられる。マイボーム腺は皮脂腺で、上下の眼瞼が接着しないようにしているが、感染によって腫瘤や嚢胞が生じることがある。

涙液は、通常1つの涙腺あたり、1日におよそ1mL分泌されますが、結膜などに刺激があると、刺激物を洗い流そうとして分泌量が増えます。

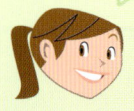

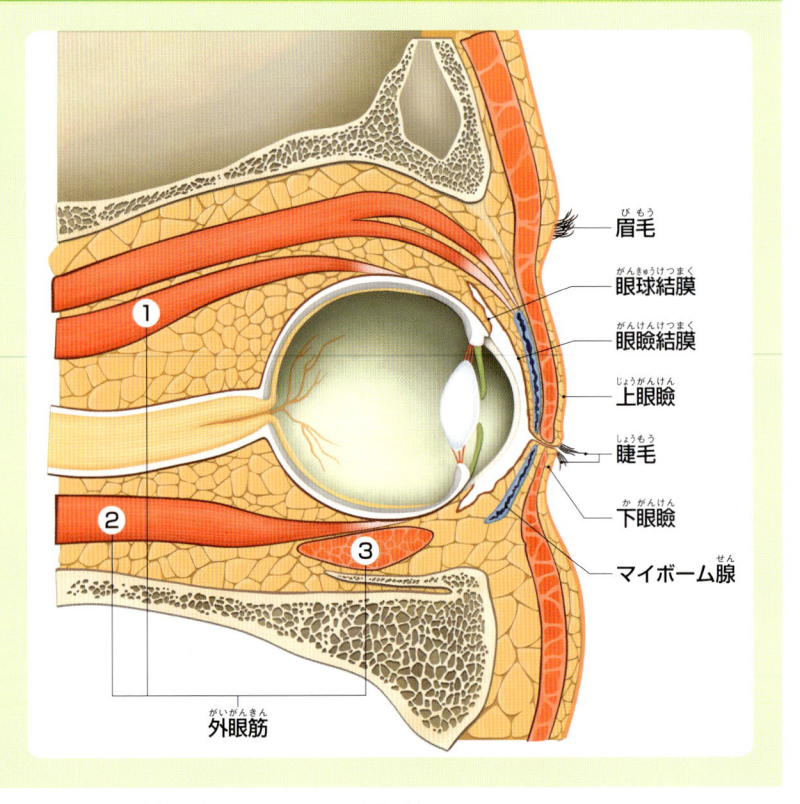

眉毛
眼球結膜
眼瞼結膜
上眼瞼
睫毛
下眼瞼
マイボーム腺
外眼筋

用語解説　腫瘤：組織や臓器に見られる腫物や瘤。ただし、原因や発生機序などがわからず、正確な診断が下されるまでの総称として使用される。

Chapter 12

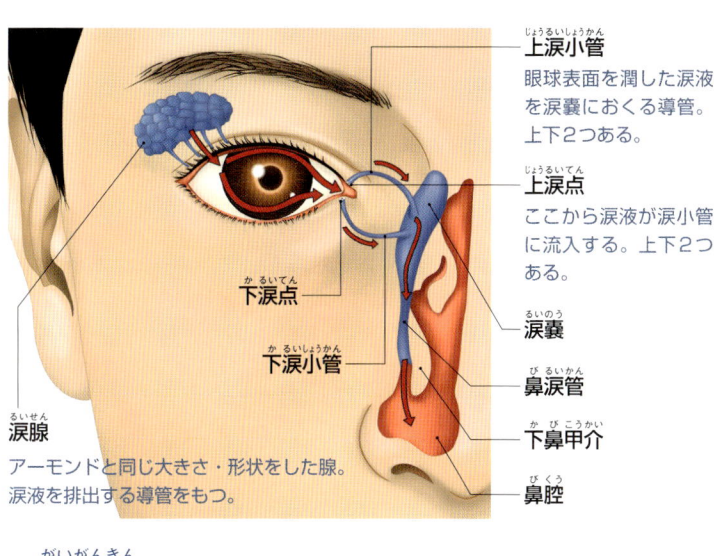

●涙器の位置としくみ

涙液（＝涙）は、角膜を潤したあと上下の涙点に流入し、涙嚢から鼻涙管を経て、鼻腔の下鼻道に排出される。泣くと鼻水も出るのは、こうした構造にもよる。まばたき（＝瞬目）は、涙液を眼球全面に広げ、さらに鼻涙管を収縮・拡張させることで涙液を上・下涙点から吸引する。

上涙小管　眼球表面を潤した涙液を涙嚢におくる導管。上下2つある。

上涙点　ここから涙液が涙小管に流入する。上下2つある。

下涙点
下涙小管
涙嚢
鼻涙管
下鼻甲介
鼻腔

涙腺　アーモンドと同じ大きさ・形状をした腺。涙液を排出する導管をもつ。

●外眼筋のしくみ

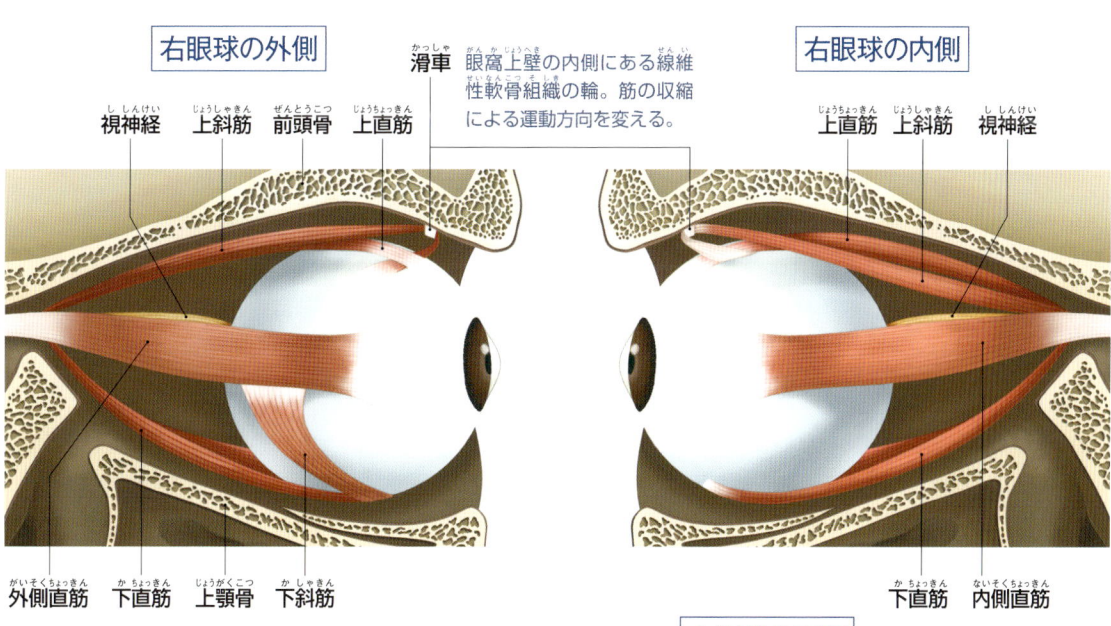

右眼球の外側

視神経／上斜筋／前頭骨／上直筋

滑車　眼窩上壁の内側にある線維性軟骨組織の輪。筋の収縮による運動方向を変える。

右眼球の内側

上直筋／上斜筋／視神経

外側直筋／下直筋／上顎骨／下斜筋

下直筋／内側直筋

外眼筋は4つの直筋系筋と2つの斜筋系筋の6種類の骨格筋からなっており、斜筋系の上・下斜筋は回転運動に関与する。外眼筋は骨格筋の中で最も収縮速度が速く、よく制御され精密度も高い。

右眼球の正面

上直筋　眼球を上方に引き、内側に回転させる。

滑車

上斜筋　眼球を下転および外転、内側方向に回転させる。

外側直筋　眼球を外側に引く。

内側直筋　眼球を内側に引く。

下斜筋　眼球を上転および外転させ、外側方向に回転させる。

下直筋　眼球を下方に引き、外側に回転させる。

← : 外・内側直筋、上・下直筋による眼球の運動方向。
← : 上斜筋による眼球の運動方向。
← : 下斜筋による眼球の運動方向。

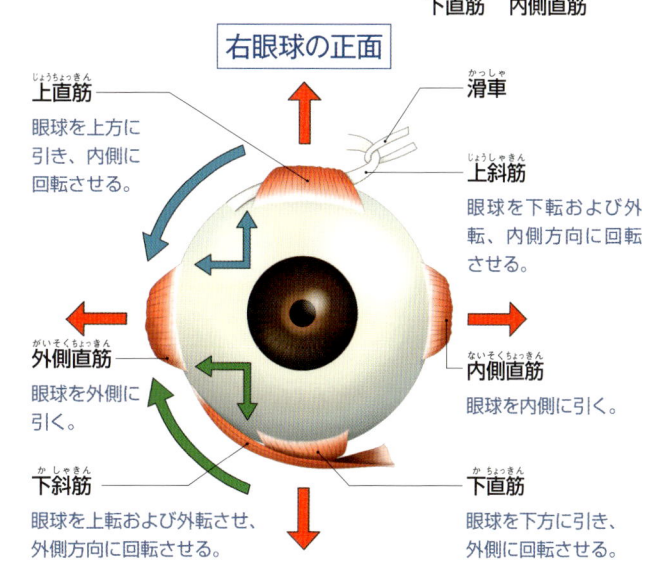

用語解説　**嚢胞** ▶ 被膜によって周囲の組織などと隔てられている、液体を含んだ腫瘤のこと。

≫ 特殊感覚器系――機能

像の調節と視覚情報の伝達

ここがポイント！
遠近調節機能は毛様体（毛様体筋）、毛様体小帯そして水晶体が、色と像の刺激は杆体細胞と錐体細胞が中心となって、網膜の神経層が関与する。
視神経線維は、視覚伝導路の視交叉で右脳と左脳に分けられる。

視覚器は、人間の情報把握における最重要器官で、人体にある感覚受容細胞のうちおよそ半分が眼球に存在している。この眼球を構成している各部位はおのおの役割を担っている。

物体や周辺の環境を捉える際に重要な遠近調節は、**毛様体筋**の収縮・弛緩による**水晶体**の変形によって行われる。また**虹彩**は、**瞳孔散大筋**と**瞳孔括約筋**によって瞳孔の大きさを調節することで眼球に入る光量を調節する。さらに**眼底**には、多数の**視細胞**が並んだ**網膜**がある。そこで、眼球を含めた視覚器を構成する各部位をカメラにたとえると、以下のようになる。

毛様体（筋）＝ピント／水晶体＝レンズ／虹彩＝絞り（アイリス）／角膜＝フィルター／眼瞼＝レンズキャップ／硝子体＝暗箱／網膜＝フィルム

こうして得られた情報は視覚伝導路によって後頭葉大脳皮質の**一次視覚野**に伝達され、像として認識される。

●遠近調節――水晶体と毛様体

遠くを見る場合には、毛様体筋が弛緩することで毛様体小帯（チン小帯）が引っ張られ、水晶体が薄くなる。このため光の屈折率が小さくなり、遠くのものに焦点が合う。近くのものを見るときには毛様体筋が収縮することで毛様体小帯がゆるみ、水晶体自体の弾力性により厚くなって光の屈折率が大きくなり、近くのものに焦点が合う。

遠くを見る場合
角膜／前眼房／毛様体／角膜／毛様体／水晶体／水晶体／緊張した毛様体小帯

水晶体は弾力性に富んでいるので、外力が加わることでその厚みを変化させることができます。

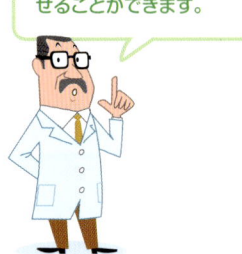

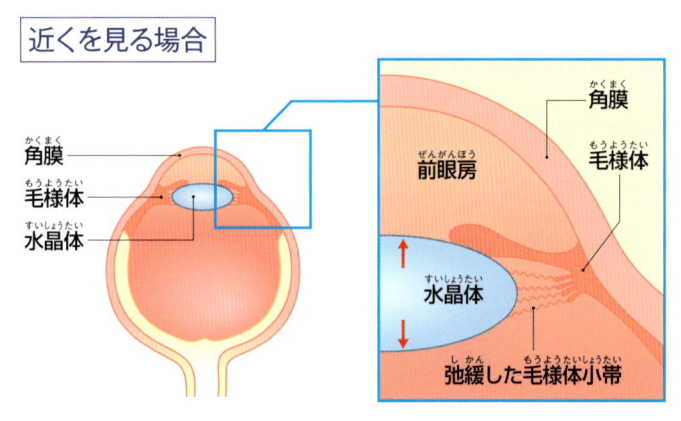

近くを見る場合
角膜／前眼房／毛様体／角膜／毛様体／水晶体／水晶体／弛緩した毛様体小帯

用語解説　一次視覚野　大脳皮質を機能から見たとき、区分として感覚野（感覚情報）があるが、このうち後頭葉後端にある一次視覚野は視覚情報の神経インパルスを受け取る。

●視覚情報の捕捉──網膜の視細胞

光を受けた色素上皮層の光受容細胞である杆体細胞と錐体細胞からの刺激は光の進入と逆方向に進み、1個の眼球に100万個以上ある視神経細胞に送られ、さらに視神経の軸索（視神経線維）は視神経円板にて束ねられて視神経となる。

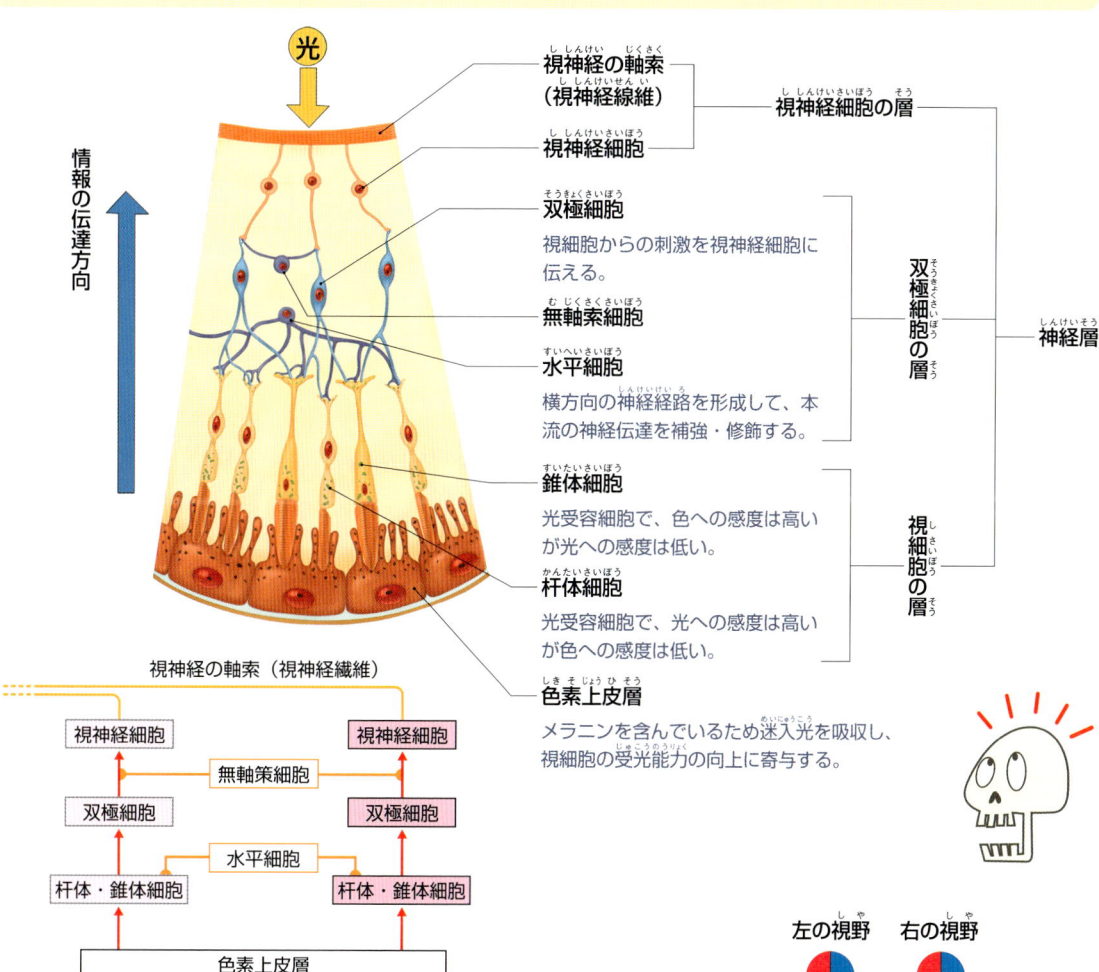

情報の伝達方向 →

- **視神経の軸索（視神経線維）**
- **視神経細胞** ／ 視神経細胞の層
- **双極細胞**：視細胞からの刺激を視神経細胞に伝える。
- **無軸索細胞**
- **水平細胞**：横方向の神経経路を形成して、本流の神経伝達を補強・修飾する。／ 双極細胞の層
- **錐体細胞**：光受容細胞で、色への感度は高いが光への感度は低い。
- **杆体細胞**：光受容細胞で、光への感度は高いが色への感度は低い。／ 視細胞の層
- **色素上皮層**：メラニンを含んでいるため迷入光を吸収し、視細胞の受光能力の向上に寄与する。

（神経層）

視神経の軸索（視神経繊維）
視神経細胞 ─ 視神経細胞
　　無軸索細胞
双極細胞 ─ 双極細胞
　　水平細胞
杆体・錐体細胞 ─ 杆体・錐体細胞
色素上皮層

●視覚伝導路

網膜からの刺激は脳において視覚化され、映像として認識される。そこに至るまでの神経経路を視覚伝導路と呼ぶ。左右の視神経は頭蓋内に入ると視交叉で交叉し、一部を除いて視野の右半分（＝網膜の左半分）は左脳に、視野の左半分（＝網膜の右半分）は右脳に向かう。図では、何らかの原因で伝導路が遮断されたときの視野の状態も表している。

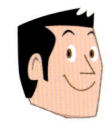

左の視野　右の視野
左眼　右眼
視交叉
視床の外側膝状体
視放線
左脳　右脳
後頭葉大脳皮質の一次視覚野

大脳皮質のなかで、視覚情報を処理する領域は全体の約1/3を占めています。それほど視覚情報の処理は重要であり、大変な作業なんですね。

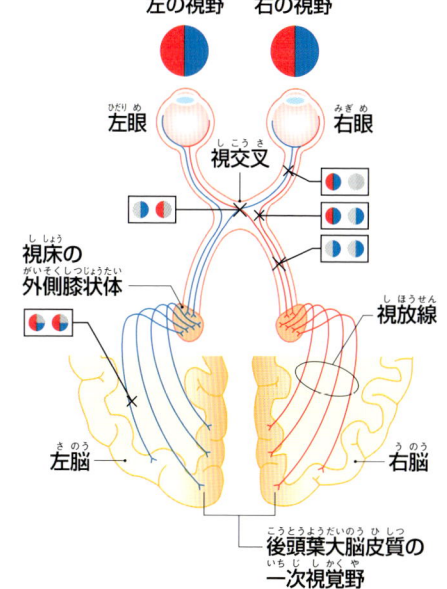

用語解説　錐体　空間の一点から放射状にのびる直線によって作られる、錐状の立体図形のこと。幾何学用語。生物学的には、この形状の組織、器官、細胞などを示すことが多い。

> 特殊感覚器──構造

聴覚器官の構造

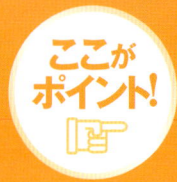

> **ここがポイント！**
> 聴覚器は外耳・中耳・内耳に大きく分けられ、中耳（鼓室）にある3つの耳小骨は、ツチ骨・キヌタ骨・アブミ骨と呼ばれる。内耳は半規管・前庭・蝸牛からなる骨迷路と、その内部にある膜迷路からなる。

●外耳・中耳・内耳の構造

外耳・中耳・内耳の位置関係と、おのおのにどのような器官があるかに注意。骨迷路とは、中が空洞で複雑な形状をした骨組織であり、蝸牛や前庭、半規管の外観を構成している。

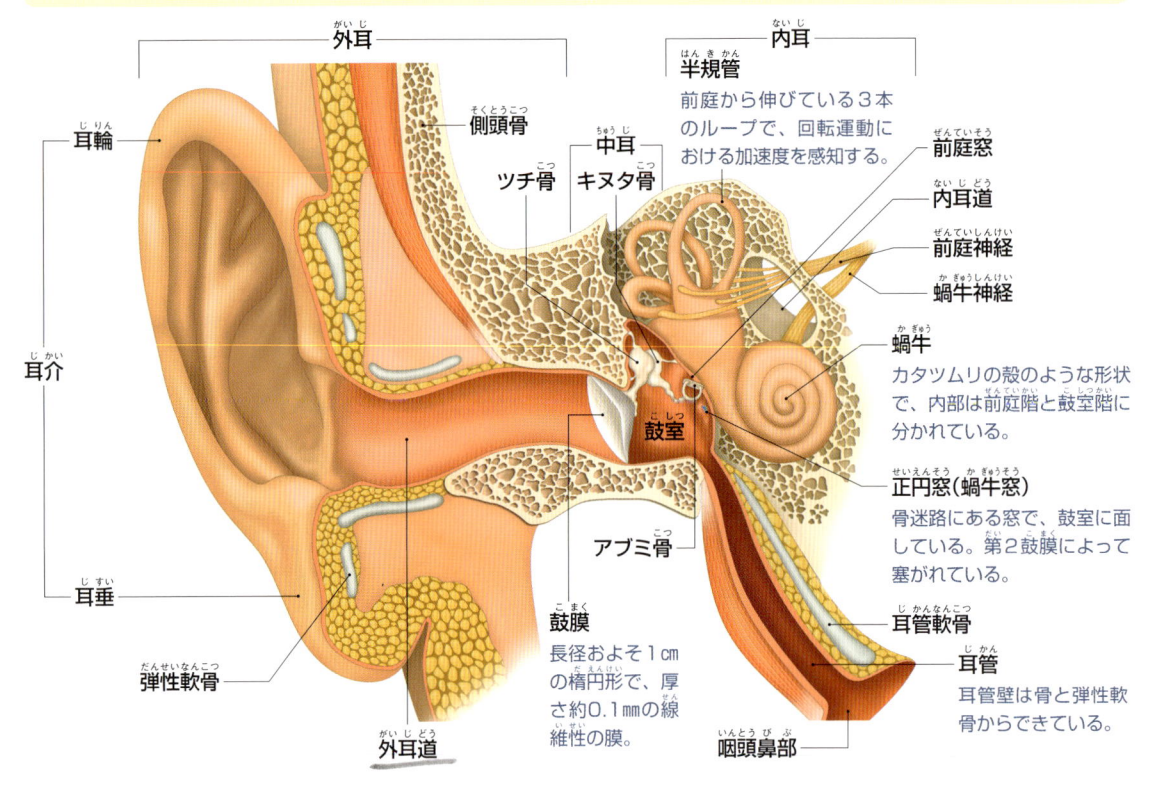

外耳
- 耳輪
- 耳介
- 耳垂
- 弾性軟骨
- 外耳道

中耳
- 側頭骨
- ツチ骨
- キヌタ骨
- 鼓室
- アブミ骨
- 鼓膜：長径およそ1cmの楕円形で、厚さ約0.1mmの線維性の膜。

内耳
- 半規管：前庭から伸びている3本のループで、回転運動における加速度を感知する。
- 前庭窓
- 内耳道
- 前庭神経
- 蝸牛神経
- 蝸牛：カタツムリの殻のような形状で、内部は前庭階と鼓室階に分かれている。
- 正円窓（蝸牛窓）：骨迷路にある窓で、鼓室に面している。第2鼓膜によって塞がれている。
- 耳管軟骨
- 耳管：耳管壁は骨と弾性軟骨からできている。
- 咽頭鼻部

　音の振動を感じ取る聴覚器は、**外耳・中耳・内耳**の3つの部分に大別される。まず外耳は耳介と外耳道からなり、外界の音を集めて鼓膜に送り込む通路、または集音器の役割を持っている。耳介は一般に「耳」と呼ばれ、弾性軟骨でできており、表面は皮膚に覆われている。外耳道は長さ約3.5cmで、入り口方向にはアポクリン汗腺があって皮脂を分泌している。
　中耳は鼓膜と鼓室からなる。鼓膜は中央部分がくぼんだ半透明の膜で、音を振動に変える。この振動は、鼓室にある**ツチ骨・キヌタ骨・アブミ骨**という3つの耳小骨によって、さらに奥内に伝えられる。
　内耳は音の振動や平衡を感知する器官で、**半規管・前庭・蝸牛**からなる骨迷路と、その中に収まっている膜迷路からなる。このため膜迷路は骨迷路とほぼ同じ形をした袋で、内部に内リンパ液が満たされている。

用語解説　耳管▶中耳と咽頭上部をつないでおり、中耳の内圧と大気圧を平衡に保つ。

●中耳の構造

ツチ骨、キヌタ骨、アブミ骨の3つは組み合わさって耳小骨を形成する。これらの骨は細い靭帯によって鼓室内で支持され、鼓膜の振動を骨迷路に伝えている。

上ツチ骨靭帯
ツチ骨
外側ツチ骨靭帯
前ツチ骨靭帯
外耳道
鼓膜
キヌタ骨
後キヌタ骨靭帯
前庭窓
アブミ骨が収まっている孔。
アブミ骨
正円窓
鼓膜張筋
耳管軟骨から出て耳小骨のツチ骨につながる。耳小骨とともに音を調節する。
鼓室
耳管

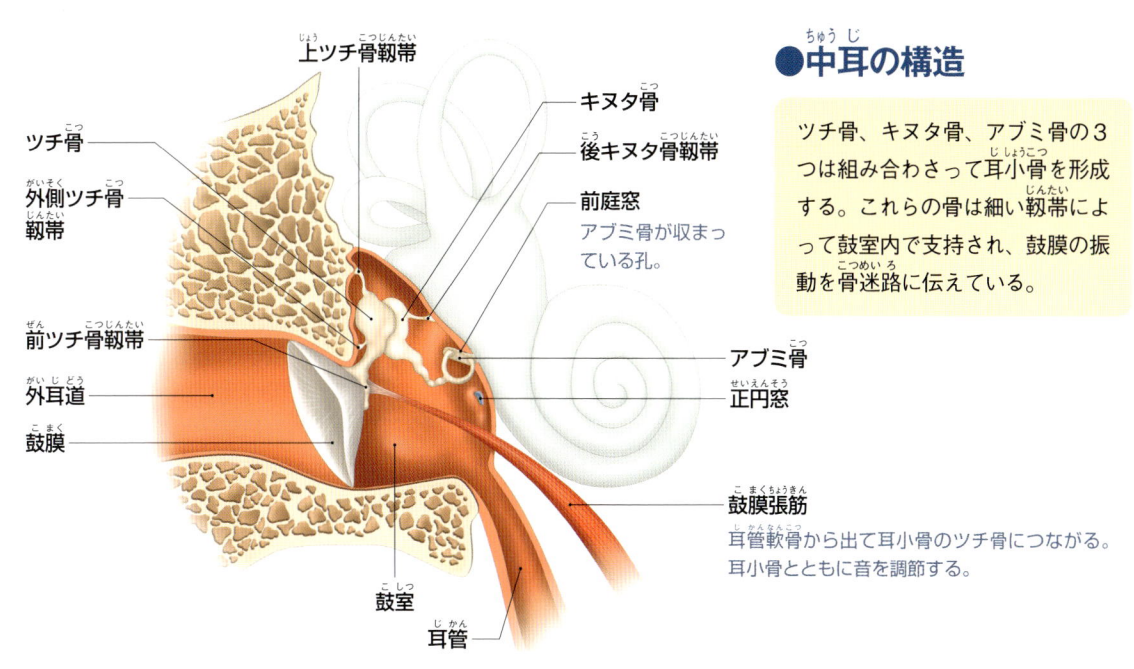

●右内耳の構造

下図は骨迷路内の膜迷路を表した透視図。アブミ骨から伝わった振動は前庭窓から蝸牛管に伝わり、その内部を進行していく過程で音として把握される。半規管は回転運動の加速を把握し、前庭にある球形嚢と卵形嚢は垂直と水平方向の加速度を感知する。

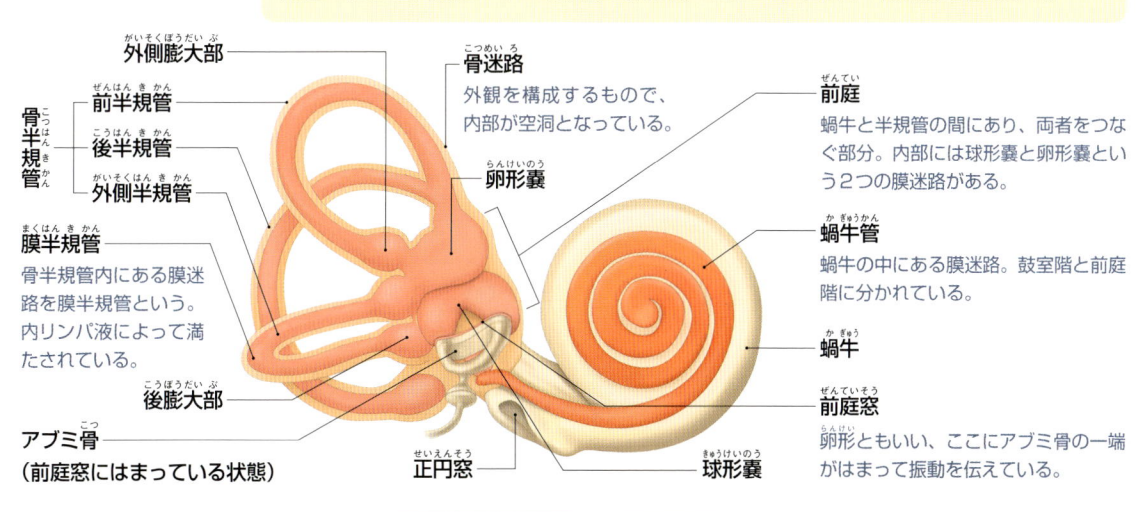

外側膨大部
骨半規管
 - 前半規管
 - 後半規管
 - 外側半規管

骨迷路
外観を構成するもので、内部が空洞となっている。

卵形嚢

前庭
蝸牛と半規管の間にあり、両者をつなぐ部分。内部には球形嚢と卵形嚢という2つの膜迷路がある。

膜半規管
骨半規管内にある膜迷路を膜半規管という。内リンパ液によって満たされている。

後膨大部

アブミ骨
（前庭窓にはまっている状態）

正円窓

蝸牛管
蝸牛の中にある膜迷路。鼓室階と前庭階に分かれている。

蝸牛

前庭窓
卵形ともいい、ここにアブミ骨の一端がはまって振動を伝えている。

球形嚢

難聴という症状には、中耳に病変があり、内耳に音が伝わりにくくなる伝音難聴と、内耳や聴覚中枢に異常がある感音難聴があります。

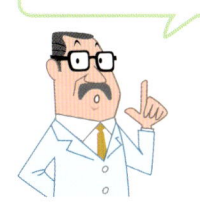

ひとくちメモ
聴覚器官の区分けのまとめ

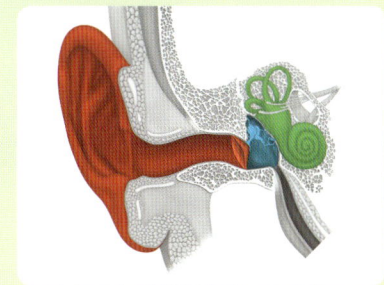

外耳は「耳介から外耳道」、中耳は「鼓膜・耳小骨・鼓室」、内耳は「半規管・前庭・蝸牛」に分けられる「骨迷路・膜迷路」というように覚えましょう。

■ :外耳
■ :中耳
■ :内耳

用語解説　加速度▶ 一定の時間内における速度の変化率のこと。

» 特殊感覚器系——機能

耳の機能（1）音を聞く——聴覚

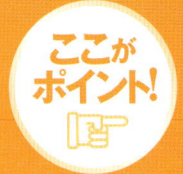

> **ここがポイント！**
> 音を探知するのは蝸牛部分である。蝸牛にある蝸牛管には、音波を探知するラセン器が多数存在する。基底板の厚さの違いによって、異なった周波数を識別できる。

聴覚器の機能で最も重要なのが、音をキャッチする**聴覚機能**である。聴覚機能の中心は**蝸牛**にある**ラセン器**と呼ばれる器官で、集められた音波はこのラセン器でさまざまな周波数として把握される。

まず、音波は外耳道を通って**鼓膜**に達する。この際、外の耳介は音を集める集音器の役割を果たす。鼓膜の振動は**耳小骨**（ツチ骨・キヌタ骨・アブミ骨）を介して内耳の**前庭窓**に伝わり、蝸牛の外リンパ液を振動させ、これが**蝸牛管**（＝膜迷路）のなかにある内リンパ液を振動させ、振動波が生じる。この振動波はらせん状の蝸牛管を順次、伝わっていき、内部のラセン器がそれをキャッチする。そして、この刺激は**蝸牛神経**へと伝達されるというしくみである。

重要なことは、異なった周波数を聞き分けられる点であり、これによって人間は音の高低を理解することができるのである。

●中耳および内耳における伝達のしくみ

耳小骨によって伝えられた振動は蝸牛の外リンパ液を振動させる。この振動は前庭階を通って鼓室階に入り、正円窓に達するが、その過程で蝸牛管内の内リンパ液も振動する。基底板領域は、探知できる周波数が固有に異なっているので、振動が進むにつれて人は音の高低を判別できる。

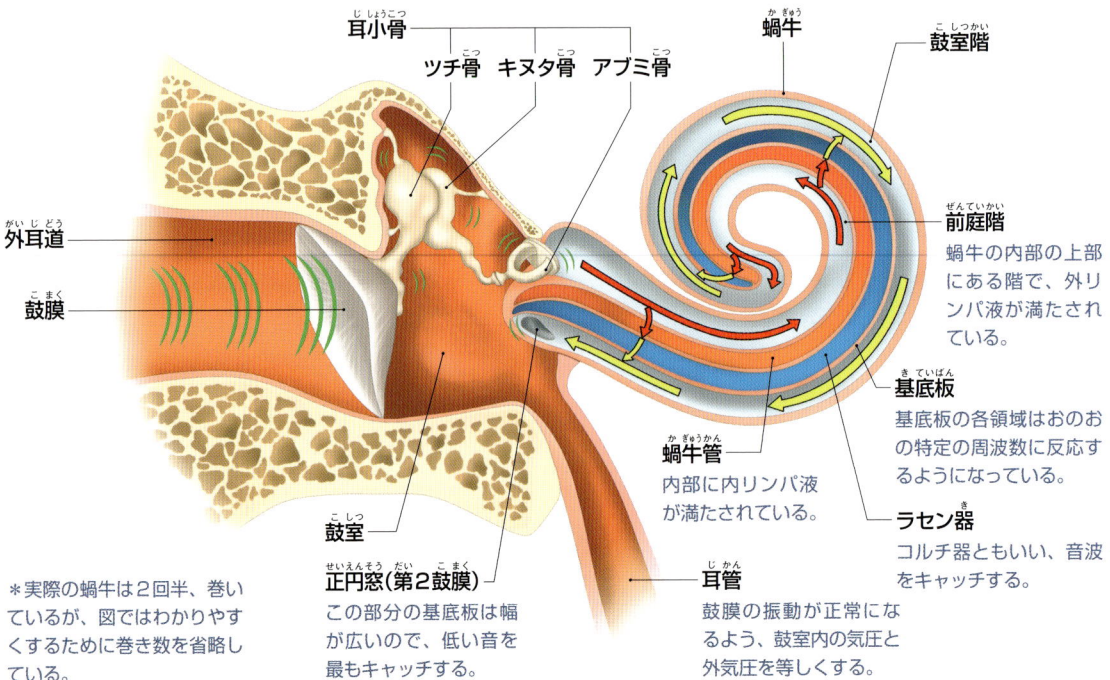

耳小骨：ツチ骨　キヌタ骨　アブミ骨
蝸牛
鼓室階
外耳道
鼓膜
前庭階：蝸牛の内部の上部にある階で、外リンパ液が満たされている。
基底板：基底板の各領域はおのおの特定の周波数に反応するようになっている。
蝸牛管：内部に内リンパ液が満たされている。
ラセン器：コルチ器ともいい、音波をキャッチする。
鼓室
正円窓（第2鼓膜）：この部分の基底板は幅が広いので、低い音を最もキャッチする。
耳管：鼓膜の振動が正常になるよう、鼓室内の気圧と外気圧を等しくする。

＊実際の蝸牛は2回半、巻いているが、図ではわかりやすくするために巻き数を省略している。

用語解説　周波数　1秒間に繰り返される音の波の数で、単位はHz（ヘルツ）で表される。1秒間における波の数が多ければその分、高周波となり高い音、逆に少なければ低周波となって低い音と認識される。

●蝸牛とラセン器のしくみ

鼓室階や前庭階にある外リンパ液が振動することで蝸牛管内の内リンパ液も振動する。これが基底板を震わせ、ラセン器の有毛細胞が蓋膜に押し付けられると刺激が蝸牛神経によって伝達される。

ひとくちメモ
耳小骨のしくみ

耳小骨は鼓室内部において、靭帯によって吊り下げられるように支持されている。

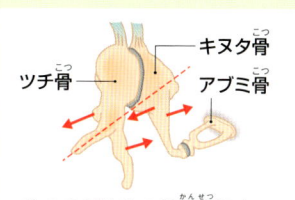

- ツチ骨
- キヌタ骨
- アブミ骨

3つの骨は2つの関節によってつながり、振動を増幅させて前庭窓に伝える。

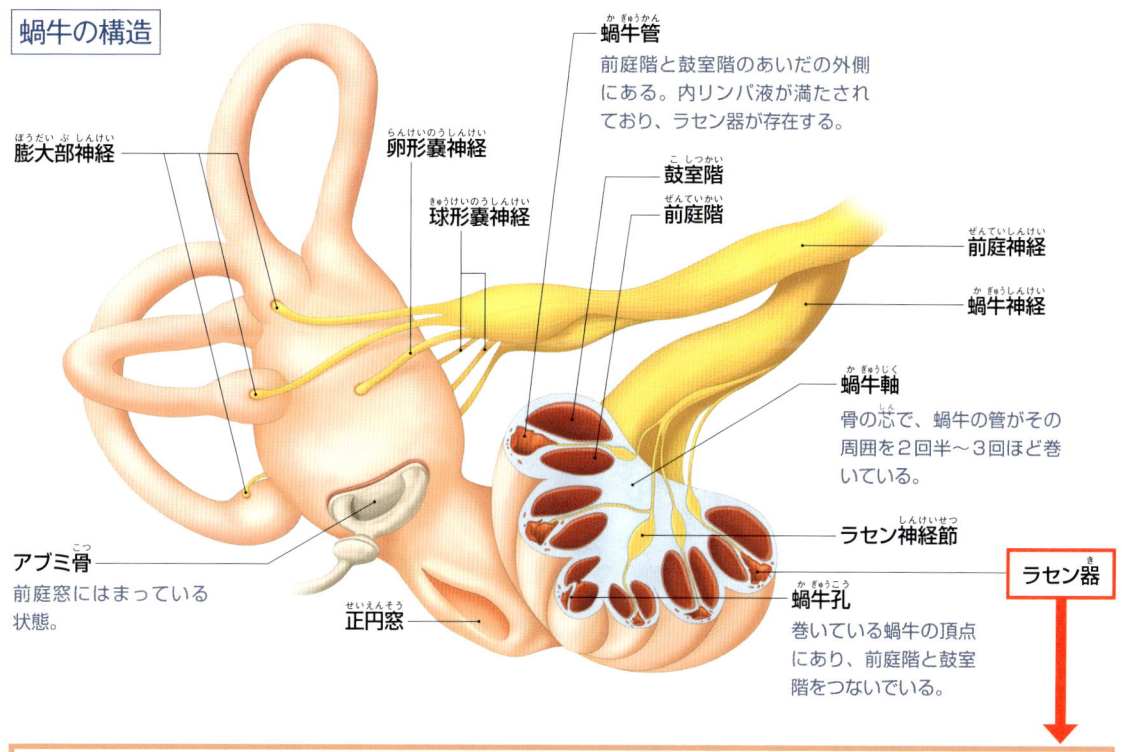

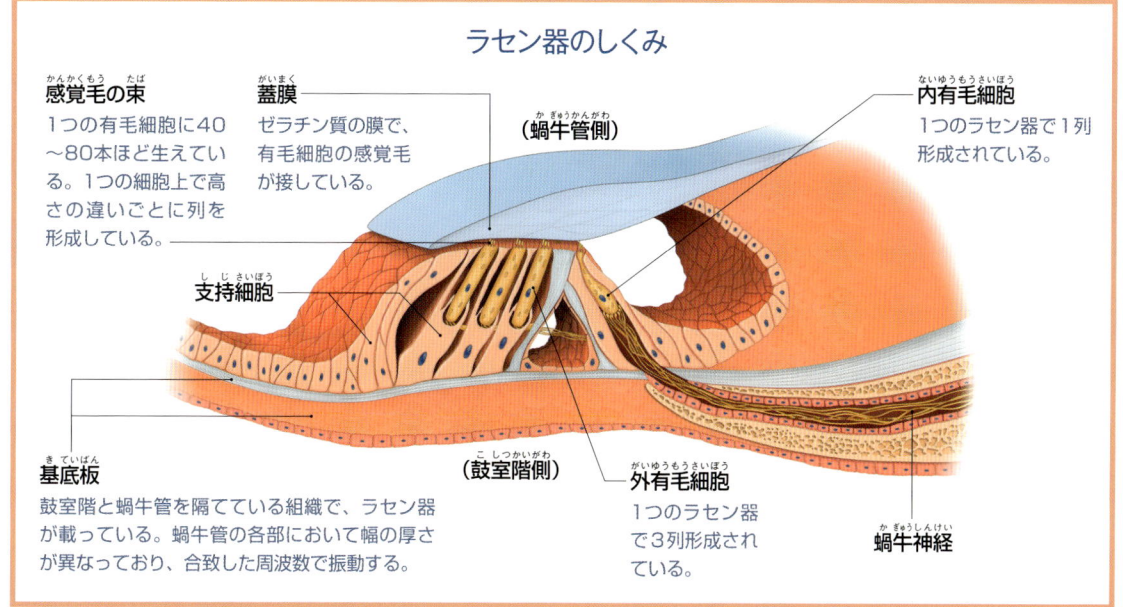

蝸牛の構造

- **膨大部神経**
- **卵形嚢神経**
- **球形嚢神経**
- **蝸牛管**：前庭階と鼓室階のあいだの外側にある。内リンパ液が満たされており、ラセン器が存在する。
- **鼓室階**
- **前庭階**
- **前庭神経**
- **蝸牛神経**
- **蝸牛軸**：骨の芯で、蝸牛の管がその周囲を2回半〜3回ほど巻いている。
- **ラセン神経節**
- **アブミ骨**：前庭窓にはまっている状態。
- **正円窓**
- **蝸牛孔**：巻いている蝸牛の頂点にあり、前庭階と鼓室階をつないでいる。
- **ラセン器**

ラセン器のしくみ

- **感覚毛の束**：1つの有毛細胞に40〜80本ほど生えている。1つの細胞上で高さの違いごとに列を形成している。
- **蓋膜**：ゼラチン質の膜で、有毛細胞の感覚毛が接している。
- **(蝸牛管側)**
- **内有毛細胞**：1つのラセン器で1列形成されている。
- **支持細胞**
- **基底板**：鼓室階と蝸牛管を隔てている組織で、ラセン器が載っている。蝸牛管の各部において幅の厚さが異なっており、合致した周波数で振動する。
- **(鼓室階側)**
- **外有毛細胞**：1つのラセン器で3列形成されている。
- **蝸牛神経**

用語解説 外リンパ液　内耳の骨迷路に収まっている膜迷路の中には内リンパ液が満たされているが、外側を満たしているものは外リンパ液と呼ばれる。

≫特殊感覚器系——機能

耳の機能（2）バランスを保つ——平衡感覚

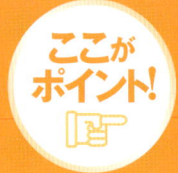

ここがポイント！
平衡感覚に関与するのは半規管の膨大部と、前庭の卵形嚢および球形嚢である。膨大部は動的平衡に関与して回転方向に反応し、卵形嚢と球形嚢は静的・動的平衡に関与して直線方向の動きに反応する。

●半規管の膨大部

膨大部の位置
半規管／膨大部

小帽（ゼラチン頂、膜大部頂）
膨大部稜の上に被さっているゼラチン状の物質。

膨大部
感覚毛の束
有毛細胞
膨大部稜
支持細胞
膜迷路の上皮細胞
運動神経線維
感覚神経線維
膨大部神経
感覚毛で捉えた刺激を感知して伝える。

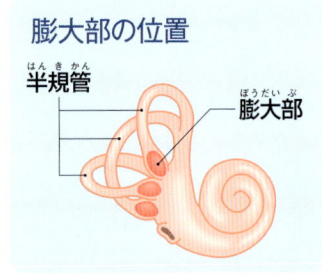

小帽は、有毛細胞と支持細胞がある盛り上がった部分の膨大部稜に被さっている。半規管の膨大部は動的平衡に関与し、回転運動に反応する器官である。

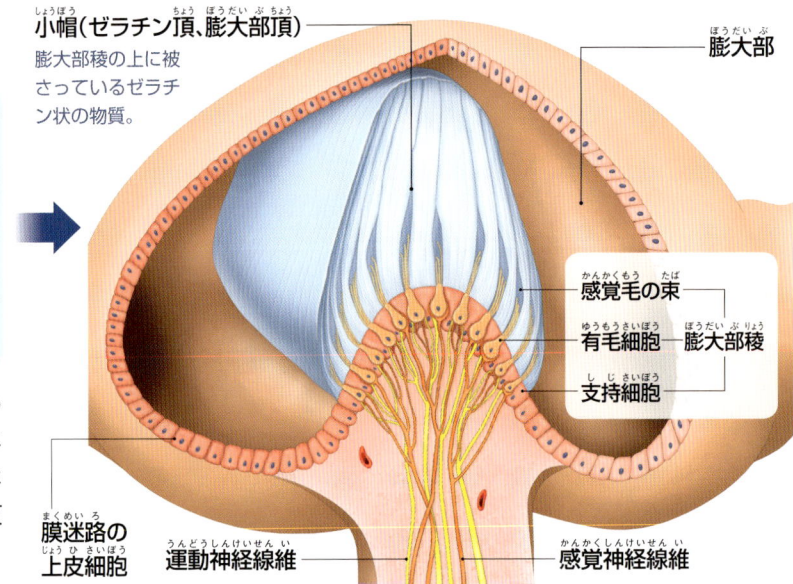

●回転運動を探知する膨大部

静止状態の場合
小帽
膨大部神経　膨大部

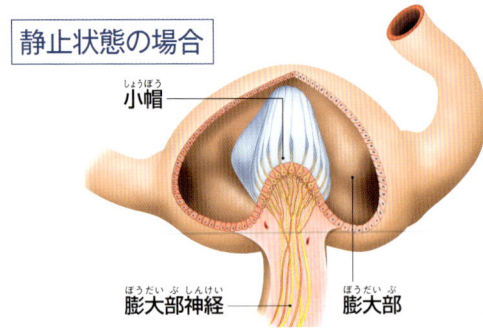

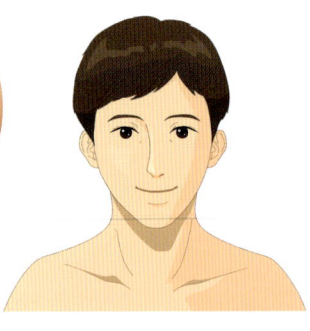

人が頭を回転させずにいる場合は、膨大部稜の小帽も静止しており、有毛細胞の感覚毛にも刺激は伝わらない。小帽は液体内に浮遊しているようにして立っている。

回転運動時の場合
頭を向けた方向と反対側に屈曲する小帽
曲した小帽の刺激が神経に伝わる

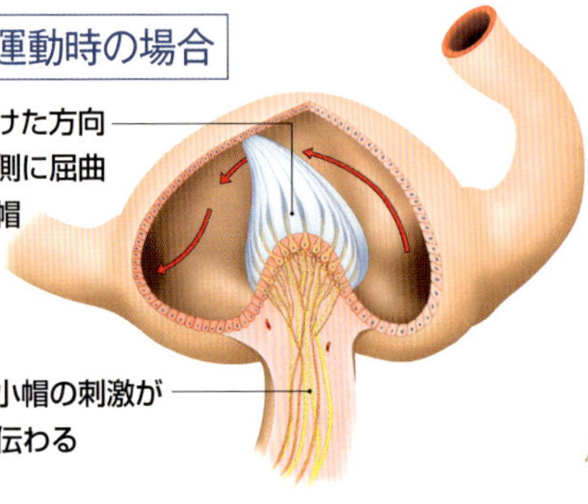

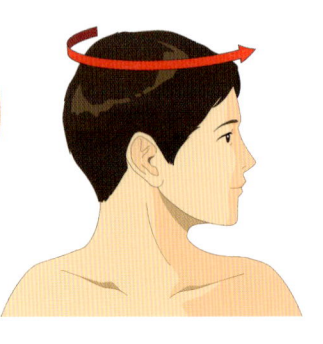

頭を回転すると内リンパ液は静止しようとするので、頭を向けた方向と反対側に流れるような形となる。これによって小帽が屈曲し、有毛細胞の感覚毛が折れて、刺激が伝わる。

用語解説　静的平衡▶静止状態における重力に対しての身体の位置を保つ場合をいう。

平衡感覚は内耳の前庭にある**球形嚢**、**卵形嚢**、**半規管**が司っており、これらをまとめて**前庭器**と呼ぶ。

卵形嚢と球形嚢は**耳石器官**ともいい、静的平衡や動的平衡を保持する器官である。それぞれ内部には平衡斑と呼ばれる部位があり、ここには**有毛細胞**と**支持細胞**という2つの細胞が存在する。構造的には、有毛細胞の上に**耳石膜**と呼ばれるゼラチン状の膜が被さっており、さらにこの耳石膜の上には**耳石**と呼ばれる結晶の層がある。体が運動することで重力が加わり、耳石膜と耳石がその方向に動くことで有毛細胞が傾きを察知するしくみとなっている。

一方、半規管はお互いに直交する3つのループ状の器官で、おのおのの半規管には**膨大部**というふくらみがある。膨大部内には膨大部稜と呼ばれる隆起があり、ここに有毛細胞が存在する。半規管は、耳石器官とは違い、動的平衡のみに反応する器官である。

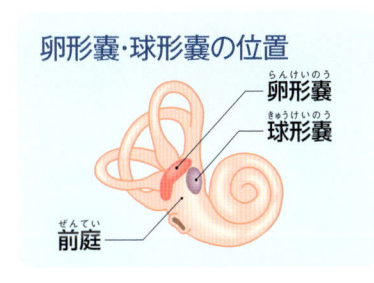

卵形嚢・球形嚢の位置

平坦な耳石膜の上に炭酸カルシウムの結晶である耳石が載っている。Ⅰ型・Ⅱ型有毛細胞は反応する刺激の強弱が異なっているとされている。卵形嚢は水平、球形嚢は垂直方向の加速・減速や重力に反応する。

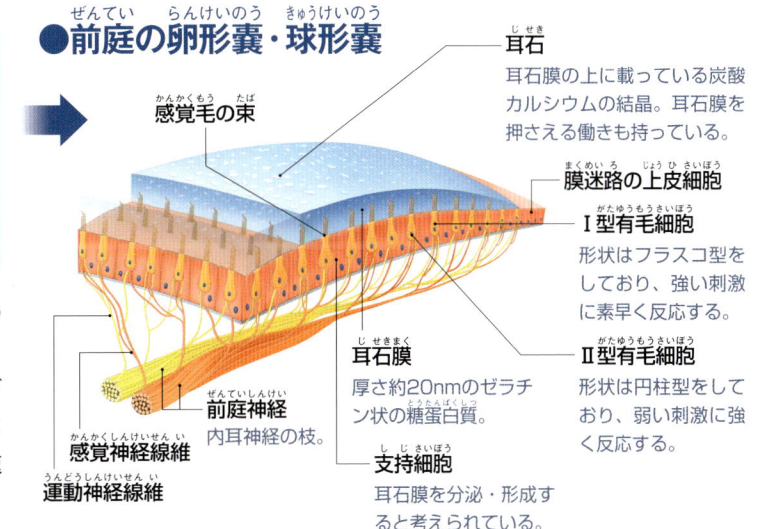

●前庭の卵形嚢・球形嚢

耳石: 耳石膜の上に載っている炭酸カルシウムの結晶。耳石膜を押さえる働きも持っている。

Ⅰ型有毛細胞: 形状はフラスコ型をしており、強い刺激に素早く反応する。

Ⅱ型有毛細胞: 形状は円柱型をしており、弱い刺激に強く反応する。

耳石膜: 厚さ約20nmのゼラチン状の糖蛋白質。

支持細胞: 耳石膜を分泌・形成すると考えられている。

●直線運動や重力に反応する卵形嚢・球形嚢

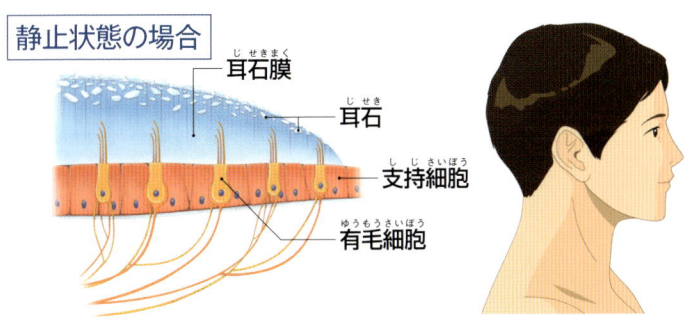

静止状態の場合

静止状態の耳石膜と有毛細胞、支持細胞。重力は下向きであり、耳石が耳石膜を押さえている。厳密には、耳石膜と支持細胞層の間にはわずかに空間が空いている。

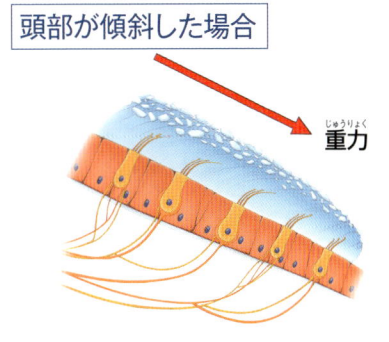

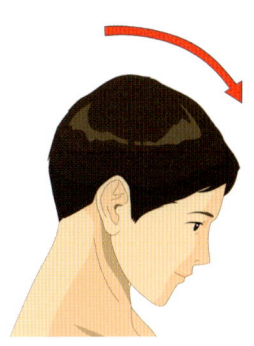

頭部が傾斜した場合

頭部が傾斜すると、重力によって耳石と耳石膜がその方向に引っ張られて有毛細胞の感覚毛が屈曲する。このときの刺激が脳に伝達される。

用語解説　動的平衡: 激しいダンスを踊っているときや、エレベーターに乗っているときなどの回転や加速・減速といった動きに対する身体の位置関係を保つことをいう。

≫ 特殊感覚器系──機能

嗅覚と味覚

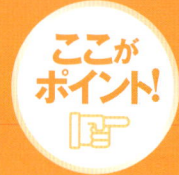

ここがポイント！ においを感知する嗅覚は、嗅上皮にある嗅細胞によってもたらされる。また、舌の表面には舌乳頭という隆起部分があり、そのうちの一部には味を感じる味蕾がある。

においを感知する嗅覚の受容細胞は、鼻腔上部に集中して存在している。この領域は**嗅上皮**と呼ばれ、**篩板**の下面を覆い**上鼻甲介**に沿って広がっている。
嗅細胞は粘膜表面に露出しており、鼻腔に入ってきたにおい分子を捕捉してその刺激を軸索に伝えて、**嗅球**部分にある神経細胞に伝達する。
味覚は舌の上にある**味蕾**と呼ばれる器官によって感じ取られる。味蕾は味毛のある味細胞と支持細胞によって形成されており、**舌乳頭**という表面の隆起部分に存在する。

●嗅覚のしくみ

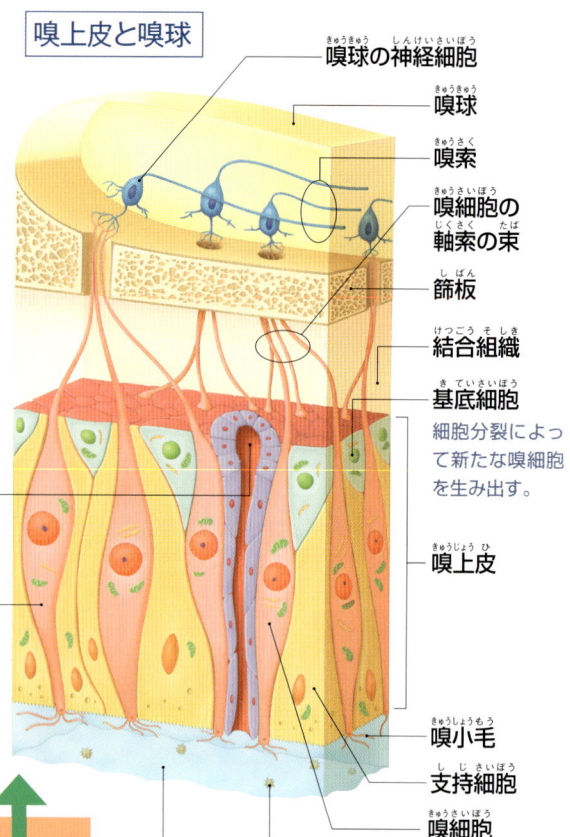

嗅上皮と嗅球

- 嗅球の神経細胞
- 嗅球
- 嗅索
- 嗅細胞の軸索の束
- 篩板
- 結合組織
- 基底細胞（細胞分裂によって新たな嗅細胞を生み出す。）
- 嗅上皮
- 嗅小毛
- 支持細胞
- 嗅細胞（嗅上皮から出ている。）
- におい分子
- 粘液（嗅腺から分泌されたもので、におい分子を溶け込ませて刺激伝達を容易にする。）

- 嗅腺（ボーマン腺ともいい、粘液を産生して嗅上皮表面に分泌する。）
- 嗅細胞（成長中）

鼻腔の嗅覚器官の位置

- 篩板
- 嗅球
- 嗅神経
- 上鼻甲介
- 中鼻甲介
- 下鼻甲介

篩板を隔てて、嗅球と嗅上皮に分かれる。嗅上皮を構成している細胞は嗅細胞、支持細胞、基底細胞で、嗅細胞がにおい分子を感知する細胞である。

用語解説 嗅小毛▶においを分子を感知するもので、嗅細胞の受容器。

●味覚のしくみ

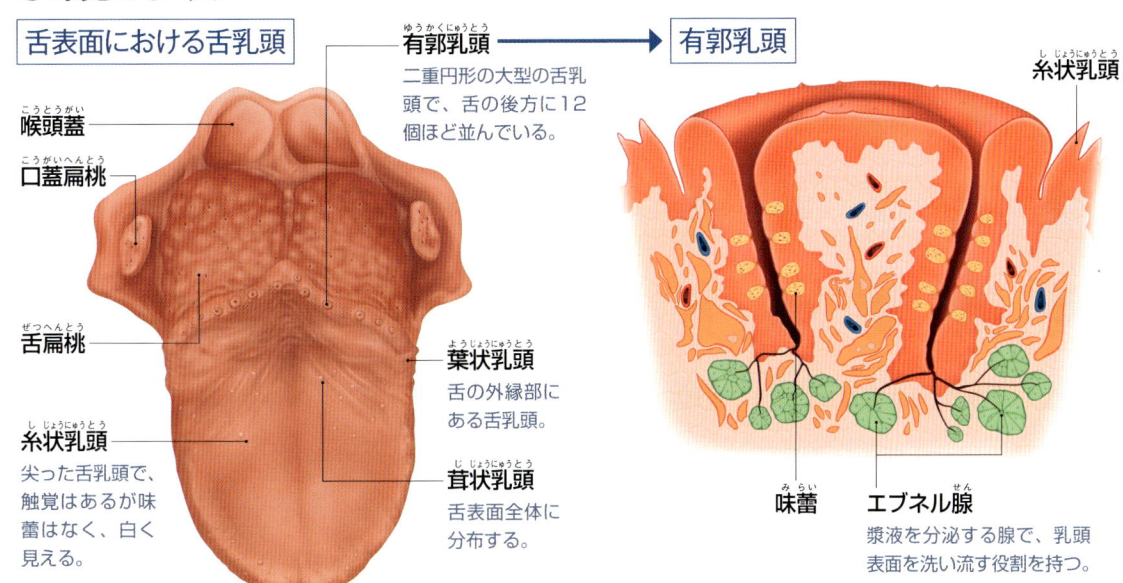

舌表面における舌乳頭

- 喉頭蓋
- 口蓋扁桃
- 舌扁桃
- 糸状乳頭：尖った舌乳頭で、触覚はあるが味蕾はなく、白く見える。
- 有郭乳頭：二重円形の大型の舌乳頭で、舌の後方に12個ほど並んでいる。
- 葉状乳頭：舌の外縁部にある舌乳頭。
- 茸状乳頭：舌表面全体に分布する。

有郭乳頭

- 糸状乳頭
- 味蕾
- エブネル腺：漿液を分泌する腺で、乳頭表面を洗い流す役割を持つ。

舌表面の突起を舌乳頭という。味を感知する味蕾は、有郭乳頭、葉状乳頭、茸状乳頭などがあり、最も味蕾を持っているのは有郭乳頭で、その次が葉状乳頭となっている。

> 味覚を感じる味蕾は、舌の上におよそ2000〜3000個存在します。味覚にはしょっぱい（塩味）、甘い（甘味）、苦い（苦味）、酸っぱい（酸味）があります。よく、舌の各部で味を感じるところが違う、と言われますが、基本的に味への感受性で各部分に差異はありません。

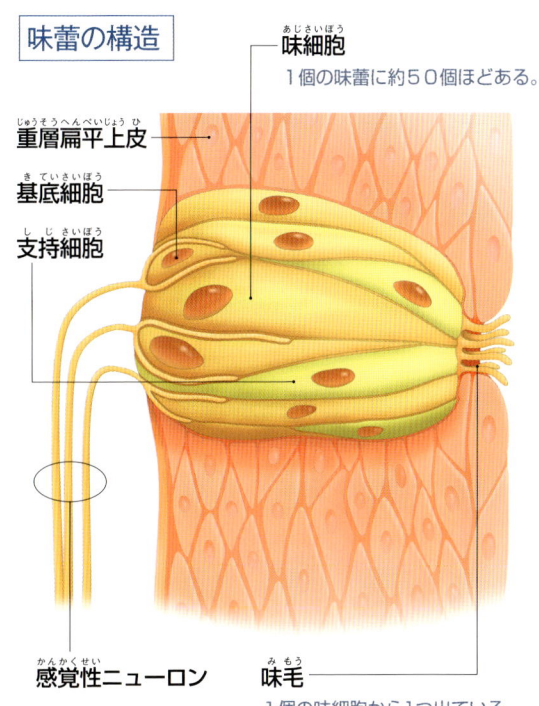

ひとくちメモ　嗅覚の伝導路

嗅球の神経細胞 → 嗅索 → 大脳皮質の一次嗅覚野
嗅球の神経細胞 → 嗅索 → 辺縁系・視床下部

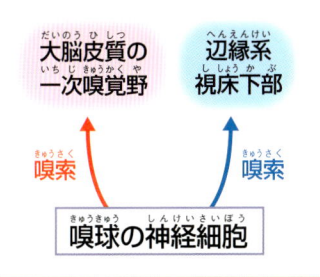

嗅球の神経細胞で探知された刺激は嗅索を伝達して大脳皮質の一次嗅覚野に達してにおいとして認識されるが、もう1つの経路として辺縁系、視床下部に向かう伝導路がある。辺縁系、視床下部は脳において情緒や記憶などを司る部分であり、この伝導路のためににおいによって記憶を呼び覚ますことが可能となる。

> 久しぶりに田舎に帰ったときの懐かしいにおいで感傷的になったり、好きな女性の香水のにおいをかいで性的興奮を覚えたりするのは、この理由からです。

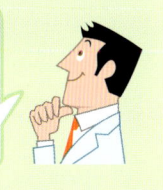

味蕾の構造

- 味細胞：1個の味蕾に約50個ほどある。
- 重層扁平上皮
- 基底細胞
- 支持細胞
- 感覚性ニューロン
- 味毛：1個の味細胞から1つ出ている微絨毛。味を感知する。

用語解説　舌乳頭▶ 有郭乳頭は1つあたり100〜300個もの味蕾がある。また、茸状乳頭は幼児期初期には味蕾があるが、成長にしたがって変性し失われる。

第12章　特殊感覚器系

もう一度、チェックしてみよう！（12）

解答は285ページ

□部分の名称を入れてください。

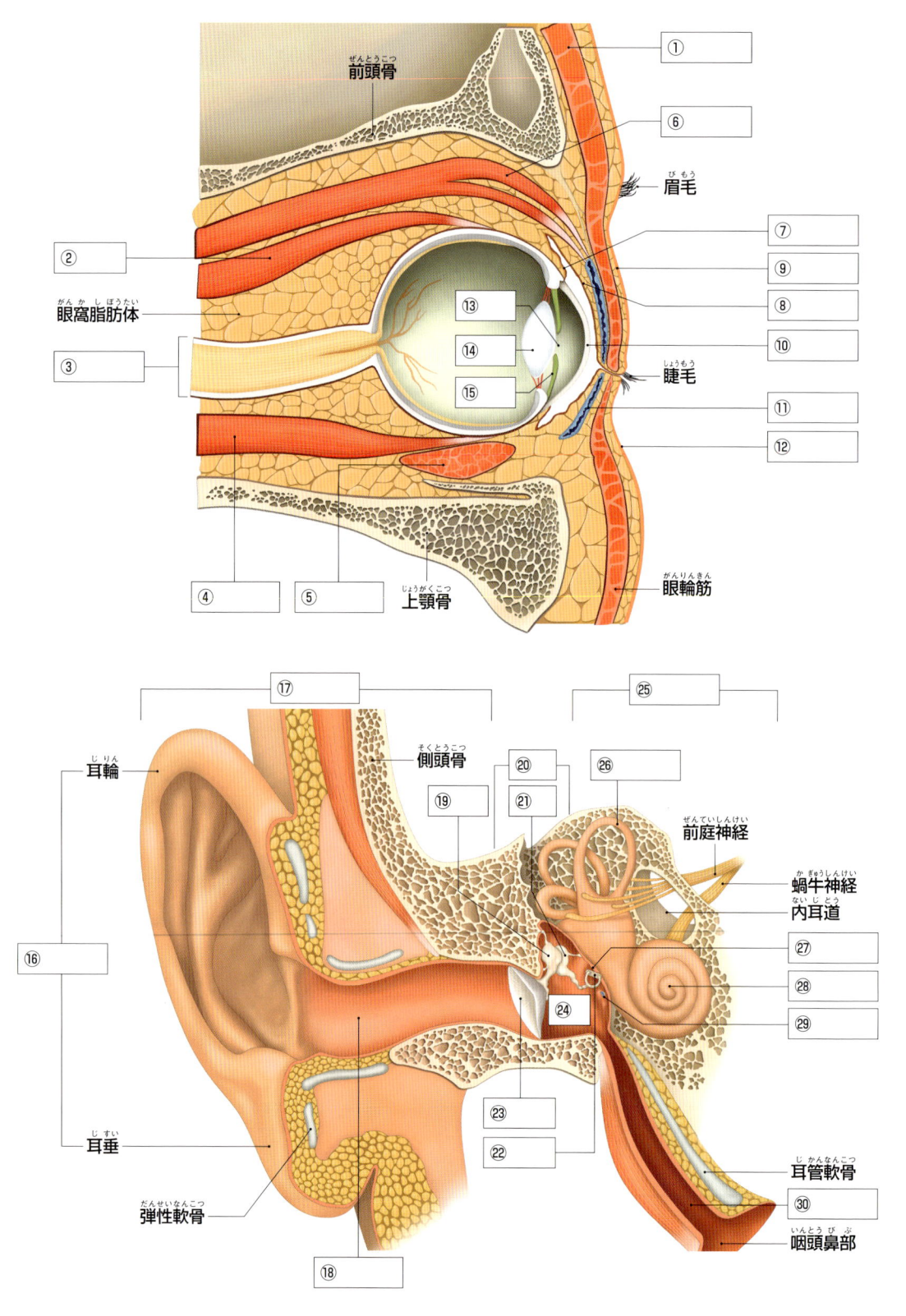

章末問題解答

もう一度、チェックしてみよう！(1)　P52
①腋窩　②上腕　③前腕　④肘窩　⑤体幹　⑥鼠径部　⑦膝蓋　⑧上肢　⑨下肢　⑩背部　⑪肘頭　⑫殿部　⑬膝窩　⑭腓腹　⑮右上腹部　⑯右下腹部　⑰左上腹部　⑱左下腹部　⑲右下肋部　⑳右側腹部　㉑右鼠径部　㉒上腹部　㉓臍部　㉔下腹部　㉕左下肋部　㉖左側腹部　㉗左鼠径部

もう一度、チェックしてみよう！(2)　P78
①頭蓋　②脳頭蓋　③顔面頭蓋　④上肢帯　⑤鎖骨　⑥肩甲骨　⑦胸郭　⑧胸椎　⑨胸骨　⑩肋骨　⑪上腕骨　⑫脊柱　⑬橈骨　⑭尺骨　⑮下肢帯　⑯大腿骨　⑰膝蓋骨　⑱脛骨　⑲腓骨　⑳寛骨

もう一度、チェックしてみよう！(3)　P102
①前頭筋　②帽状腱膜　③大胸筋　④僧帽筋　⑤三角筋　⑥上腕三頭筋　⑦上腕二頭筋　⑧大腿直筋　⑨外側広筋　⑩内側広筋　⑪大腿四頭筋　⑫腓腹筋　⑬ヒラメ筋　⑭後頭筋　⑮広背筋　⑯大腿二頭筋　⑰大殿筋

もう一度、チェックしてみよう！(4)　P110
①表皮　②真皮　③皮下組織　④毛根　⑤立毛筋　⑥パチニ小体　⑦エクリン汗腺　⑧マイスネル小体　⑨乳頭層　⑩網状層　⑪アポクリン汗腺　⑫爪根　⑬爪上皮　⑭爪半月　⑮爪体　⑯遊離縁　⑰爪床　⑱爪母基

もう一度、チェックしてみよう！(5)　P136
①総頚動脈　②腕頭動脈　③上行大動脈　④腋窩動脈　⑤胸大動脈　⑥腹大動脈　⑦内腸骨動脈　⑧大腿深動脈　⑨大腿動脈　⑩大動脈弓　⑪総腸骨動脈　⑫外腸骨動脈　⑬外頚静脈　⑭奇静脈　⑮下大静脈　⑯大腿深静脈　⑰大腿静脈　⑱内頚静脈　⑲左腕頭静脈　⑳腋窩静脈　㉑上大静脈　㉒半奇静脈　㉓総腸骨静脈　㉔外腸骨静脈　㉕内腸骨静脈

もう一度、チェックしてみよう！(6)　P156
①扁桃　②顎下リンパ節　③頚部リンパ節　④右リンパ本幹　⑤胸管　⑥肘窩リンパ節　⑦膝窩リンパ節　⑧胸腺　⑨腋窩リンパ節　⑩乳び槽　⑪パイエル板・集合リンパ小節　⑫腰リンパ節　⑬腸骨リンパ節　⑭鼠径リンパ節

もう一度、チェックしてみよう！(7)　P180
①口腔　②肝臓　③胆嚢　④回腸　⑤上行結腸　⑥盲腸　⑦唾液腺　⑧食道　⑨十二指腸　⑩膵臓　⑪胃　⑫横行結腸　⑬下行結腸　⑭空腸　⑮S状結腸　⑯直腸　⑰虫垂　⑱肛門

もう一度、チェックしてみよう！(8)　P202
①鼻腔　②咽頭　③喉頭　④上気道　⑤気管　⑥肺　⑦口腔　⑧声門　⑨食道　⑩気管支　⑪横隔膜　⑫主気管支　⑬葉気管支　⑭区域気管支

もう一度、チェックしてみよう！(9)　P224
①腹腔動脈　②肝静脈　③下大静脈　④副腎　⑤腎動脈・腎静脈　⑥腎臓　⑦腹大動脈　⑧膀胱　⑨尿管　⑩総腸骨動脈　⑪精巣動脈・精巣静脈　⑫内腸骨動脈　⑬外腸骨動脈　⑭腎盤　⑮腎被膜　⑯腎乳頭　⑰腎皮質　⑱腎髄質　⑲腎杯　⑳腎動脈　㉑腎静脈

もう一度、チェックしてみよう！(10)　P238
①弓状核　②視床下部　③二次毛細血管網　④下垂体前葉　⑤室傍核　⑥視索上核　⑦一次毛細血管網　⑧下垂体後葉　⑨漏斗　⑩下垂体　⑪甲状腺右葉　⑫内頚静脈　⑬総頚動脈　⑭甲状腺左葉

もう一度、チェックしてみよう！(11)　P266
①頚神経叢　②腕神経叢　③腰神経叢　④仙骨神経叢　⑤坐骨神経　⑥頚横神経　⑦横隔神経　⑧腋窩神経　⑨胸神経　⑩橈骨神経　⑪正中神経　⑫尺骨神経　⑬大腿神経　⑭上殿神経　⑮下殿神経

もう一度、チェックしてみよう！(12)　P284
①眼輪筋　②上直筋　③視神経　④下直筋　⑤下斜筋　⑥上眼瞼挙筋　⑦眼球結膜　⑧眼瞼結膜　⑨上眼瞼　⑩角膜　⑪マイボーム腺　⑫下眼瞼　⑬瞳孔　⑭水晶体　⑮虹彩　⑯耳介　⑰外耳　⑱外耳道　⑲ツチ骨　⑳中耳　㉑キヌタ骨　㉒アブミ骨　㉓鼓膜　㉔鼓室　㉕内耳　㉖半規管　㉗前庭窓　㉘蝸牛　㉙正円窓・蝸牛窓　㉚耳管

解剖用語集

骨格 skeleton

前頭骨	ぜんとうこつ	frontal bone
後頭骨	こうとうこつ	occipital bone
頭頂骨	とうちょうこつ	pariteal bone
脊柱	せきちゅう	vertebral column/spinal column
頚椎	けいつい	cervical vertebra(e)
胸椎	きょうつい	thoracic vertebra(e)
腰椎	ようつい	lumbar vertebra(e)
尾骨	びこつ	coccyx
仙骨	せんこつ	sacrum
鎖骨	さこつ	clavicle
肩甲骨	けんこうこつ	scapula
上腕骨	じょうわんこつ	humerus
橈骨	とうこつ	radius
尺骨	しゃっこつ	ulna
胸骨	きょうこつ	sternum
肋骨	ろっこつ	rib
腸骨	ちょうこつ	ilium
坐骨	ざこつ	ischium
恥骨	ちこつ	pubis
大腿骨	だいたいこつ	femur/thigh bone
膝蓋骨	しつがいこつ	patella
脛骨	けいこつ	tibia/shinbone
腓骨	ひこつ	fibula/calf bone/peroneal

筋 muscle

前頭筋	ぜんとうきん	frontalis muscle
後頭筋	こうとうきん	occipitalis muscle
大胸筋	だいきょうきん	pectoralis major muscle/greater pectoralis muscle
僧帽筋	そうぼうきん	trapezius muscle
三角筋	さんかくきん	deltoid muscle
上腕二頭筋	じょうわんにとうきん	biceps brachii muscle
上腕三頭筋	じょうわんさんとうきん	triceps brachii muscle
腕橈骨筋	わんとうこつきん	brachioradial muscle
橈側手根屈筋	とうそくしゅこんくっきん	radial flexor muscle of list
腹直筋	ふくちょくきん	rectus abdominis muscle
腹側筋	ふくそくきん	rectus abdominis muscle
広背筋	こうはいきん	latissimus dorsi muscle/broadest muscle of back
大殿筋	だいでんきん	gluteus maximus muscle
大腿直筋	だいたいちょっきん	rectus femoris muscle
外側広筋	がいそくこうきん	vastus lateralis muscle

内側広筋	ないそくこうきん	vastus medialis muscle
薄筋	はっきん	gracilis muscle
縫工筋	ほうこうきん	sartorius muscle
大内転筋	だいないてんきん	adductor magnus muscle
半膜様筋	はんまくようきん	semimembranosus muscle
半腱様筋	はんけんようきん	semitendinosus muscle
大腿二頭筋	だいたいにとうきん	biceps femoris muscle
長腓骨筋	ちょうひこつきん	long peroneal muscle/peroneus longus muscle
前脛骨筋	ぜんけいこつきん	anterior tibial muscle
ヒラメ筋	ひらめきん	soleus muscle
腓腹筋	ひふくきん	gastrocnemius muscle

皮膚 skin

表皮	ひょうひ	epidermis
真皮	しんぴ	dermis/cuticle
皮下組織	ひかそしき	subcutaneous tissue/hypodermis
毛根	もうこん	hair root
立毛筋	りつもうきん	arrector pili muscle/arrector muscle of hair
皮脂腺	ひしせん	sebaceous gland
汗腺	かんせん	sweat gland/sudoriferous gland
エクリン汗腺	えくりんかんせん	eccrine sweat gland
アポクリン汗腺	あぽくりんかんせん	apocrine sweat gland

心臓・血管 heart・blood vessel

左心房	さしんぼう	left atrium
左心室	さしんしつ	left ventricle
右心房	うしんぼう	right atrium
右心室	うしんしつ	right ventricle
僧房弁	そうぼうべん	mitral valve
大動脈弁	だいどうみゃくべん	aortic valve
三尖弁	さんせんべん	tricuspid valve
肺動脈弁	はいどうみゃくべん	pulmonary valve
肺動脈	はいどうみゃく	pulmonary artery/pulmonary trunk
肺静脈	はいじょうみゃく	pulmonary vein
総頚動脈	そうけいどうみゃく	common carotid artery
鎖骨下動脈	さこつかどうみゃく	subclavian artery
腕頭動脈	わんとうどうみゃく	brachiocephalic trunk/brachiocephalic artery
大動脈弓	だいどうみゃくきゅう	aortic arch
上行大動脈	じょうこうだいどうみゃく	ascending aorta
下行大動脈	かこうだいどうみゃく	descending aorta
胸大動脈	きょうだいどうみゃく	thoracic aorta
腹大動脈	ふくだいどうみゃく	abdominal aorta
腋窩動脈	えきかどうみゃく	axillary artery
上腕動脈	じょうわんどうみゃく	brachial artery
総腸骨動脈	そうちょうこつどうみゃく	common iliac artery
大腿動脈	だいたいどうみゃく	femoral artery
後脛骨動脈	こうけいこつどうみゃく	posterior tibial artery

内頸静脈	ないけいじょうみゃく	internal jugular vein
鎖骨下静脈	さこつかじょうみゃく	subclavian vein
腕頭静脈	わんとうじょうみゃく	brachiocephalic vein
上大静脈	じょうだいじょうみゃく	superior vena cava
下大静脈	かだいじょうみゃく	inferior vena cava/postcaval vein
奇静脈	きじょうみゃく	azygos vein
半奇静脈	はんきじょうみゃく	hemiazygos vein
副半奇静脈	ふくはんきじょうみゃく	accessory hemiazygos vein/superior hemiazygos vein
上腕静脈	じょうわんじょうみゃく	brachial vein
橈側皮静脈	とうそくひじょうみゃく	cephalic vein
尺側皮静脈	しゃくそくひじょうみゃく	basilic vein
総腸骨静脈	そうちょうこつじょうみゃく	common iliac vein
大腿静脈	だいたいじょうみゃく	femoral vein
大伏在静脈	だいふくざいじょうみゃく	great saphenous vein
大動脈	だいどうみゃく	aorta

リンパ・免疫 lymph・immunity

咽頭扁桃	いんとうへんとう	pharyngeal tonsil
浅頸リンパ節	せんけいりんぱせつ	superficial cervical lymph node
胸管	きょうかん	thoracic duct
胸腺	きょうせん	thymus/thymus gland
腋窩リンパ節	えきかりんぱせつ	axillary lymph node
脾臓	ひぞう	spleen
乳び槽	にゅうびそう	cisterna chyli
パイエル板	ぱいえるばん	Peyer's patch/aggregated lymphoid nodules
虫垂	ちゅうすい	appendix/vermiform appendix
鼠径リンパ節	そけいりんぱせつ	inguinal lymph node
リンパ管	りんぱかん	lymphatic vessel
骨髄	こつずい	bone marrow/myeloid/medulla

消化器 digestive organ

唾液腺	だえきせん	salivary gland
口腔	こうくう	oral cavity/mouth capsule
食道	しょくどう	esophagus
胃	い	stomach
小腸	しょうちょう	small intestine
十二指腸	じゅうにしちょう	duodenum
空腸	くうちょう	jejunum
回腸	かいちょう	ileum
大腸	だいちょう	large intestine
虫垂	ちゅうすい	appendix/vermiform appendix
直腸	ちょくちょう	rectum
肛門	こうもん	anus
肝臓	かんぞう	liver
胆嚢	たんのう	gallbladder
膵臓	すいぞう	pancreas

呼吸器 respiratory tract/respiratory system/respiratory organs

上気道	じょうきどう	upper airway/upper respiratory tract
鼻腔	びくう	nasal cavity
咽頭	いんとう	pharynx/throat
喉頭	こうとう	larynx/voice box
気管	きかん	trachea
気管支	きかんし	bronchus/bronchi
肺	はい	lung
肺尖	はいせん	apex pulmonis/apex of a lung
上葉	じょうよう	upper lobe/superior lobe
中葉	ちゅうよう	middle lobe
下葉	かよう	lower lobe/inferior lobe
横隔膜	おうかくまく	diaphragm/phrenic

泌尿器・生殖器 urinary organ・genital organ/genital tract/sexual organ

腎臓	じんぞう	kidney
腎動脈	じんどうみゃく	renal artery
腎静脈	じんじょうみゃく	renal vein
尿管	にょうかん	ureter/urinary duct
尿管口	にょうかんこう	ureteric orifice
膀胱	ぼうこう	urinary bladder
前立腺	ぜんりつせん	prostate gland/prostate
尿道	にょうどう	urethra
陰茎	いんけい	penis
精巣	せいそう	testis/testicle/orchis
精巣上体	せいそうじょうたい	epididymis
精巣動脈	せいそうどうみゃく	testicular artery
陰嚢	いんのう	scrotum
精管	せいかん	spermatic duct/deferent duct
精管膨大部	せいかんぼうだいぶ	ampulla of spermatic duct/ampulla of ductus deferens
精嚢	せいのう	seminal vesicle/seminal gland
尿道球腺	にょうどうきゅうせん	bulbourethral gland
卵管	らんかん	uterine tube/fallopian tube
卵巣	らんそう	ovary
子宮	しきゅう	uterus/womb
膣	ちつ	vagina
膀胱子宮窩	ぼうこうしきゅうか	vesicouterine pouch
直腸子宮窩	ちょくちょうしきゅうか	rectouterine pouch/Douglas pouch
ダグラス窩	だぐらすか	Douglas pouch

内分泌 endocrine

視床下部	ししょうかぶ	hypothalamus
下垂体	かすいたい	hypophysis/pituitary gland
松果体	しょうかたい	pineal body/pineal body/pineal organ
甲状腺	こうじょうせん	thyroid gland
上皮小体	じょうひしょうたい	parathyroid Gland

膵島	すいとう	islets of Langerhans
ランゲルハンス島	らんげるはんすとう	islets of Langerhans
副腎	ふくじん	suprarenal gland/adrenal gland
精巣	せいそう	testis/testicle/orchis
卵巣	らんそう	ovary
胎盤	たいばん	placenta

神経 nerve

中枢神経系	ちゅうすうしんけいけい	central nervous system
脳	のう	brain
脊髄	せきずい	spinal cord/spinal marrow
末梢神経系	まっしょうしんけいけい	peripheral nervous system
脳神経	のうしんけい	cranial nerve/cerebral nerve
頚神経	けいしんけい	cervical nerve
胸神経	きょうしんけい	thoracic nerve
腰神経	ようしんけい	lumbar nerve
仙骨神経	せんこつしんけい	sacral nerve
坐骨神経	ざこつしんけい	sciatic nerve/ischiatic nerve
正中神経	せいちゅうしんけい	median nerve
筋皮神経	きんひしんけい	musculocutaneous nerve
尺骨神経	しゃっこつしんけい	ulnar nerve
橈骨神経	とうこつしんけい	radial nerve
閉鎖神経	へいさしんけい	obturator nerve
大腿神経	だいたいしんけい	femoral nerve
総腓骨神経	そうひこつしんけい	common fibular nerve
脛骨神経	けいこつしんけい	tibial nerve
大脳	だいのう	cerebrum
脳梁	のうりょう	corpus callosum/callosal body
視床	ししょう	thalamus
視床下部	ししょうかぶ	hypothalamus
下垂体	かすいたい	hypophysis/pituitary gland
中脳	ちゅうのう	midbrain/mesencephalon
小脳	しょうのう	cerebellum
橋	きょう	pons
延髄	えんずい	medulla oblongata

感覚器 sense organ

目 eye

眼瞼	がんけん	eyelid/palpebra
角膜	かくまく	cornea
虹彩	こうさい	iris
瞳孔	どうこう	pupil
水晶体	すいしょうたい	lens/crystallina
硝子体	しょうしたい	hyaline body/vitreous body
網膜	もうまく	retina
視神経	ししんけい	optic nerve

鼻 nose

上鼻甲介	じょうびこうかい	superior nasal concha
中鼻甲介	ちゅうびこうかい	middle nasal concha
下鼻甲介	かびこうかい	inferior nasal concha
上鼻道	じょうびどう	superior nasal meatus
中鼻道	ちゅうびどう	middle nasal meatus
下鼻道	かびどう	inferior nasal meatus
嗅球	きゅうきゅう	olfactory bulb
嗅細胞	きゅうさいぼう	olfactory cell

耳 ear

外耳	がいじ	external ear/outer ear
外耳道	がいじどう	external auditory meatus/external auditory canal
中耳	ちゅうじ	middle ear
鼓膜	こまく	tympanic membrane/ear drum
鼓室	こしつ	tympanic cavity
耳小骨	じしょうこつ	auditory ossicle
ツチ骨	つちこつ	malleus
キヌタ骨	きぬたこつ	incus
アブミ骨	あぶみこつ	stapes
内耳	ないじ	internal ear/inner ear
前庭窓	ぜんていそう	oval window/vestibular window
半規管	はんきかん	semicircular canal/semicircular duct
蝸牛	かぎゅう	cochlea
耳管	じかん	auditory tube

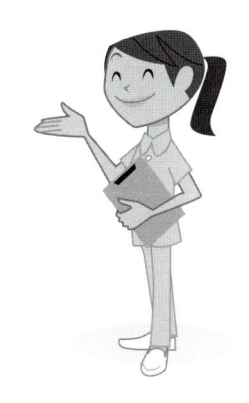

さくいん

A

ACE ·· 235
ACTH ·· 226,229
ACTH分泌細胞 ································ 229
ACTH放出ホルモン ·························· 229
ADH ·· 229
ANP ··· 226,237
ATP ··· 234
A細胞 ·· 236
A帯 ·· 84

B

BTB ··· 215
B細胞 ········· 113,142,150,151,154,
　　　　　　　155,236
Bリンパ芽球 ······························ 113,150

C

Ca²⁺チャンネル ································· 245
cAMP ·· 227
CO₂ ··· 193
CRH ·· 229

D

DNA ························· 34,35,38,39,227
D細胞 ·· 236

E

ECL細胞 ·· 165

F

Fab領域 ·· 155
Fc領域 ·· 155
FSH ··· 226,229,237
FSH放出ホルモン ···························· 229

G

G₀期 ·· 41
G₁期 ·· 40
G₂期 ·· 40
GH ·· 226,229
GHIH ·· 229
GHRH ··· 229

GH分泌細胞 ···································· 229
GH放出ホルモン ······························ 229
GH抑制ホルモン ······························ 229
GIP ·· 226,237
GnRH ··· 229
G細胞 ·· 165

H

hCG ·· 237
H鎖 ··· 155
H帯 ·· 84

I

IgA ··· 155
IgD ··· 155
IgE ··· 155
IgG ··· 155
IgM ··· 155
I帯 ··· 84

L

LH ··· 226,229,237
LH放出ホルモン ······························ 229
L鎖 ··· 155

M

MHC分子 ······································· 153
mmhg ··· 271
mRNA ····································· 38,227
M期 ·· 40
M線 ·· 84

N

Na⁺チャンネル ································· 245
NK細胞 ······························ 113,150,151,152
NKリンパ芽球 ··························· 113,150
nm ·· 84

O

O₂ ··· 193
OXT ·· 229

P

pH ·· 204

PIH ··· 229
PIL抑制ホルモン ······························ 229
PRH分泌細胞 ·································· 229
PRL ··· 226,229
PTH ·· 231

R

RNA ·· 39

S

S期 ·· 40
S状結腸 ····························· 133,147,158,168
S状結腸間膜 ···································· 168
S状静脈洞 ································ 130,131

T

T3 ··· 226,231
T4 ··· 226,231
TLR ·· 153
TRH ·· 229,231
TSH ······································ 226,229,231
TSH分泌細胞 ·································· 229
TSH放出ホルモン ··························· 229
T細管 ·· 83,85,87
T細胞 ···················· 113,142,150,151,154
Tリンパ芽球 ··························· 113,150

Z

Z線 ·· 84,87

ギリシャ文字

μm ·· 84

数字

2細胞期 ·· 222
4区分法 ·· 29
4細胞期 ·· 222
8細胞期 ·· 222
9区分法 ·· 29
Ⅰ型肺胞細胞 ···································· 193
Ⅰ型有毛細胞 ···································· 281
Ⅱ型肺胞細胞 ··································· 193
Ⅱ型有毛細胞 ··································· 281

あ

アキレス腱 ……………………… 101
悪性新生物 ……………………… 138
悪性リンパ腫 …………………… 138
アクチン ……………………… 86,87
アクロシン ……………………… 223
足細胞 …………………………… 207
味細胞 …………………………… 283
足突起 ……………………… 207,209
アストロサイト ………………… 243
アセチルコリン ……………… 84,85
アデニン …………………………… 39
アテローム性プラーク ………… 123
アドレナリン ……… 226,233,234,235
アブミ骨 ……………… 276,277,278,279
アポクリン汗腺 ……… 104,106,107
アミノ酸 …… 35,112,115,149,170,
171,176,179,234,236
アミラーゼ ……………………… 179
アミン型ホルモン ……………… 227
アルドステロン … 226,233,234,235
アルブミン ……………………… 112
アレルギー ……………………… 155
鞍関節 ……………………………… 61
アンジオテンシノーゲン ……… 235
アンジオテンシンⅠ …………… 235
アンジオテンシンⅡ …………… 235
暗調小体 …………………………… 86
アンドロゲン ……………… 226,233,234

い

胃 ……… 29,89,116,133,158,159,161,
162,163,167,170,172,264,265
胃圧痕 …………………………… 143
胃液 ……………………… 159,161,164
胃下垂 …………………………… 163
移行上皮 ………………… 42,43,44,45
移行上皮細胞 ……………………… 45
胃酸 ……………………………… 153
胃小窩 …………………………… 164
胃腺 ………………………… 164,165
胃体 ……………………………… 163
胃体管 …………………………… 163
胃体部 ……………………… 162,163
胃大網静脈 ………………… 133,163
胃大網動脈 ……………………… 163

板間静脈 ………………………… 130
一次嗅覚野 ……………………… 283
一次骨化中心 …………………… 63
一次視覚野 ………………… 274,275
一次精母細胞 ……………… 214,215
一次毛細血管網 ………………… 228
一次卵胞 ……………… 219,220,221
一次卵母細胞 ……………… 220,221
胃底 ……………………………… 163
胃底部 ……………………… 162,163,165
遺伝子 ……………………………… 38
胃内分泌細胞 …………………… 165
胃粘膜ヒダ ……………………… 163
胃壁 ……………………………… 164
胃リンパ節 ……………………… 147
陰核 ………………………… 216,218
陰核亀頭 …………………… 216,217
陰核小帯 ………………………… 216
陰核包皮 ………………………… 216
陰茎 ……… 27,211,212,213,215,264,
265
陰茎海綿体 ………………… 212,213
陰茎亀頭 ………………………… 212
陰茎脚 …………………………… 213
陰茎深動脈 ……………………… 213
陰茎堤靱帯 ……………………… 213
陰茎ワナ靱帯 …………………… 213
インスリン ………………… 226,236
インターロイキン ……………… 155
咽頭 …… 26,158,159,160,161,182,
185,188,230
咽頭鼻部 ………………………… 276
咽頭扁桃 …………………… 160,184
インドール ……………………… 171
陰嚢 ……………… 27,212,213,215
陰嚢中隔 ………………………… 213
インヒビン ………………… 226,237
陰部神経 …………………… 249,254,255
陰部大腿神経 …………… 249,254,255
陰毛 ……………………………… 216

う

ウイリス動脈輪 ………… 128,129
ウイルス ………………… 35,152,155
ウェルニッケ野 ………………… 262
烏口肩峰靱帯 …………………… 75
烏口鎖骨靱帯 …………………… 75

烏口突起 ……………………… 75,96
右心耳 …………………………… 119
右心室 ……………………… 119,120,121
右心房 ………………… 119,120,121,123
右脳 ……………………………… 275
運動核 …………………………… 260
運動機能 ……………………… 64,88,260
運動神経 …………………… 241,251
運動神経線維 ……………… 280,281
運動性言語野 …………………… 262
運動野 …………………………… 261

え

栄養動脈 …………………………… 63
栄養膜 ……………………… 222,223
会陰 ………………………… 216,217
腋窩静脈 …………………… 125,134
腋窩神経 …………………… 249,253
腋窩動脈 …………………… 124,127,134
腋窩リンパ節 ……………… 139,145
液性結合組織 …………………… 43
エクリン汗腺 ……… 104,106,107
エストロゲン ……… 221,226,229,237
エブネル腺 ……………………… 283
エリスロポエチン …………… 226,237
遠位曲尿細管 ……………… 206,207,209
遠位直尿細管 ……………… 206,207
円回内筋 ……………………… 98,99
遠心性線維 ……………………… 240
延髄 …… 27,129,256,257,258,259,
261,263
円錐靱帯 …………………………… 75
円柱上皮 …………………… 42,43,44,45
円柱上皮細胞 …………………… 45

お

横隔静脈 ………………………… 133
横隔神経 …………………… 197,249,252
横隔動脈 ………………………… 132
横隔膜 ……… 118,132,133,143,146,
182,194,195,196,197,201,204
横隔リンパ節 …………………… 146
横行結腸 ……… 133,149,158,166,168,
172
横行結腸間膜 ……………… 149,168,169
横行細管 ………………… 83,85,87
横静脈洞 ………………………… 131

黄色骨髄……66
黄体……219,220,221
黄体化ホルモン……226
黄体期……221
黄体形成ホルモン……229,237
横突起……71,73
横突孔……71,128
横突肋骨窩……73
黄斑……269
横紋筋……80
オキシトシン……226,228,229
オトガイ下リンパ節……144
オトガイ筋……80,90,91
オトガイ孔……68
オリーブ核……257,261
オリゴデンドログリア……243

か

外陰部……216
回外筋……98,99
外眼筋……272,273
外眼筋群……91
外頸静脈……125,130,131,133,134
外頸動脈……126,127,128,129,230
回結腸静脈……133
回結腸リンパ節……149
外喉頭筋……187
外後頭隆起……69
外肛門括約筋……169,217
外呼吸……200
外骨膜……57
介在層板……62
介在板……87
外耳……276
外子宮口……219
外耳孔……68,69
外耳道……276,277,278
外精筋膜……213
外生殖器……216
回旋筋群……96
外側弓状靱帯……201
外側楔状骨……61,77
外側溝……256,257
外側広筋……81,101
外側膝状体……258,275
外側神経束……253
外側脊髄視床路……261

外側前腕皮神経……253
外側足底神経……255
外側大腿皮神経……249,254,255
外側直筋……91,269,273
外側ツチ骨靱帯……277
外側頭……97
外側半規管……277
外側皮質脊髄路……261
外側腓腹神経……255
外側膨大部……277
外側輪状披裂筋……187,189
外弾性板……117
回腸……149,158,159,166,168,170
回腸口……168
外腸骨静脈……116,125,133,135
外腸骨動脈……116,124,132,135,204
外転神経……257
外尿道括約筋……210,211
外尿道口……210,211,212,213,217,218
海馬……258,260
灰白質……248,250,251,257
外皮……104,105,117
外鼻……184
外皮質……142
外腹斜筋……81,94,95
外腹斜筋腱膜……94
外分泌……44,48
外分泌腺……226
外分泌腺部……179
外分泌腺房……236
外閉鎖筋……100
外膜……36,117,210
蓋膜……279
海綿骨……43
海綿質……57,60,62,63
海綿静脈洞……130,131
外毛根鞘……107
回盲部括約筋……168
回盲弁……168,170
外有毛細胞……279
外リンパ液……279
外肋間筋……200
カイロミクロン……138,139,176,177,179
下横隔動脈……232
下横隔リンパ節……147

下顎骨……68,69,92
化学走性因子……223
下顎リンパ節……144,145
下下垂体動脈……228
下眼窩裂……68
下眼瞼……268,272
下眼静脈……130
下関節突起……70
下関節面……59
下気道……182
下丘……259
蝸牛……276,277,278,279
架橋……155
核……35,37,38,49,51,85,86,87,215,227,242,243,263
角化……104,105,106
角回……256
顎下神経節……265
顎下腺……158,161,264,265
顎下腺管……161
顎下リンパ節……139,144
核質……35,227
角質層……104,105,109
核小体……35,37,41
顎静脈……130
顎舌骨筋……92,93
角切痕……163
拡張期……122
顎動脈……127
獲得免疫……150,152,154
核内受容体……227
顎二腹筋……92,93
角膜……268,269,270,274
核膜……35,37,41,227
核膜孔……35,37
核様体……39
下行結腸……133,149,158,166,168,172
下行性伝導路……260,261
下項線……69
下行大動脈……119,120,196
下肢……24,28,54,64,76,89,100,116,134,255
下肢骨……76
下矢状静脈洞……131
下肢帯……55,64,66,76,100,241
下斜筋……91,268,273

下唇下制筋 … 80,90,91	カドヘリン … 47	間質細胞 … 220
下伸筋支帯 … 101	下鼻甲介 … 184,185,273,282	肝十二指腸間膜 … 162,172
下神経幹 … 253	下鼻道 … 184,185	杆状核 … 150
下唇小帯 … 161	下部食道括約筋 … 161	冠状溝 … 119
下唇静脈 … 130	下吻合静脈 … 131	冠状動脈 … 119
下垂体 … 27,226,228,229,257,259	下葉気管支 … 199	冠状動脈疾患 … 123
下垂体後葉 … 228	ガラクトース … 170,179	環状縫合 … 59,68
下垂体前葉 … 226,228,229,231	顆粒球 … 150	肝静脈 … 116,133,174,175,176,
下垂体前葉ホルモン … 229	顆粒層 … 104,105	177,204
下垂体ホルモン … 260	顆粒膜細胞 … 220,223	肝小葉 … 177
ガス交換 … 148,182,192,200	下涙小管 … 273	幹神経節 … 264
ガストリン … 165,226,237	下涙点 … 273	関節 … 58
下側頭回 … 256	カルシトニン … 67,226,231	関節窩 … 75
下腿 … 28,76,101	カルボキシペプチダーゼ … 179	関節腔 … 60
下腿三頭筋 … 101	眼圧 … 269	関節軟骨 … 57,60,63,77
下大静脈 … 116,119,125,132,133,	肝胃間膜 … 162	関節部分 … 60
135,141,147,174,175,177,201,	肝円索 … 174	関節包 … 60,77
204,232	眼窩下孔 … 68	関節面 … 70,71,73
下大静脈口 … 119	眼窩下動脈 … 127	関節リウマチ … 73
下大脳静脈 … 131	眼窩下リンパ節 … 144,145	汗腺 … 25,104,106,109
肩関節 … 61,74,97	感覚器 … 240,251,268	肝臓 … 29,116,133,149,158,159,
下腸間膜静脈 … 133	感覚機能 … 108,260	162,170,171,172,173,174,175,
下腸間膜神経節 … 264	感覚神経 … 241,251	176,183,234,236,264,265
下腸間膜動脈 … 116,124,132,149	感覚神経線維 … 280,281	杆体細胞 … 271,275
下腸間膜リンパ節 … 149	感覚性言語野 … 262	環椎後頭関節 … 88
下直筋 … 91,268,273	感覚性ニューロン … 283	眼底 … 274
滑車 … 91,93,273	感覚ニューロン … 105,250	肝動脈 … 176,177
滑車上静脈 … 130	感覚毛 … 279,280,281	肝洞様毛細血管 … 116
滑車神経 … 257	眼窩脂肪体 … 268	間脳 … 241,256,258,259,261
活性化細胞傷害性T細胞 … 154	眼窩上縁 … 68	眼房 … 268
活性型T細胞 … 113,150	眼窩上孔 … 68	眼房水 … 270
活性型ビタミンD … 67,109	肝鎌状間膜 … 172,173,174,175	眼房部 … 270
活性化ヘルパーT細胞 … 154	肝管 … 173,175	顔面静脈 … 125,130
滑動 … 32	肝冠状間膜 … 174,175	顔面神経 … 257,265
活動電位 … 26,122,246,247	含気骨 … 56,57	顔面頭蓋 … 54,55,68,69
滑膜 … 49,60,77	眼球 … 264,265,268,269,270,272	顔面動脈 … 124,127
滑膜腔 … 60	眼球血管膜 … 268	肝門 … 173
滑膜細胞 … 49	眼球結膜 … 268,270,272	肝門脈 … 116,132,133,183
滑膜性関節 … 32	眼球線維膜 … 268	間葉細胞 … 50
滑膜性連結 … 58,60,61	肝区域 … 175	眼輪筋 … 80,90,91,268
滑面小胞体 … 35,36,233	眼瞼 … 272	肝類洞 … 177
括約筋 … 88	眼瞼結膜 … 268,272	
カテーテル … 123	肝硬変 … 175	## き
カテコールアミン … 233,234	寛骨 … 54,55,76,210	キーセルバッハ部位 … 182
下殿神経 … 249,254,255	寛骨臼 … 76,77	気管 … 26,89,93,118,143,161,
可動性関節 … 58	幹細胞 … 104,177	182,183,187,189,190,191,194,
下頭頂小葉 … 256	間質液 … 114,138,140,148,149	196,197,230,264,265

気管気管支リンパ節	146	
気管支	26,182,190,197,198	
気管支縦隔リンパ本幹	141	
気管軟骨	186,187,189,191	
気管粘膜	191	
奇静脈	125,133,141,197	
奇静脈系	132	
基節骨	74,75	
規則緻密結合組織	42,51	
拮抗筋	89,97	
基底細胞	192,193,282,283	
基底層	104,105,221	
基底動脈	221	
基底板	44,278,279	
基底膜	44,45,46,47,117,192,207,209,215,220	
亀頭	213	
気道	160,182,188	
亀頭冠	212	
希突起膠細胞	243,244	
キヌタ骨	276,277,278,279	
機能層	221	
キモトリプシン	179	
逆流性食道炎	161	
ギャップ結合	46,47,123	
ギャップ結合部	87	
球海綿体筋	217	
嗅覚	165,282	
球関節	61	
嗅球	257,258,282,283	
球形嚢	277,281	
球形嚢神経	279	
嗅細胞	282	
嗅索	257,282,283	
吸収	138,159,171,179	
吸収細胞	168	
弓状核	228,229	
弓状静脈	205	
球状帯	233	
弓状動脈	205,206	
嗅上皮	282	
嗅小毛	282	
嗅神経	257,282	
求心性神経線維	215	
求心性線維	240	
急性アカシジア	261	
急性ジストニア	261	

嗅腺	282	
橋	128,129,257,258,259,261,263	
胸郭	55,64,72,73,194	
橋核	261	
胸郭上口	196	
胸管	25,138,139,141,197	
胸棘筋	95	
頬筋	80,90,91	
胸筋間リンパ節	145	
胸筋筋膜	217	
胸筋リンパ節	145	
胸腔	194	
胸骨	31,54,55,66,72,195,200,201	
頬骨	68	
胸骨下角	72	
胸骨角	72,196	
頬骨弓	68,69,90	
胸骨甲状筋	92,93,252	
胸骨舌骨筋	81,92,93,252	
胸骨線	31	
胸骨体	72,196	
胸骨柄	72,196	
胸骨傍リンパ節	145,146	
胸最長筋	95	
胸鎖関節	75	
胸鎖靱帯	75	
胸鎖乳突筋	80,81,90,92,93,144	
胸静脈	131	
胸神経	241,249,250,254	
胸髄	241,250	
橋髄核	261	
胸腺	25,27,139,142,143,151,226	
胸大動脈	124,132,195,197	
胸腸肋筋	95	
胸椎	55,70,71,72,73,195,196,201	
胸椎後弯	71	
橋動脈	129	
胸背神経	253	
胸半棘筋	95	
胸腹壁静脈	125	
莢膜	39	
胸膜	118,143	
強膜	269,270	
胸膜腔	195	
強膜静脈洞	269,270	
胸膜洞	194	
胸腰筋膜	95	

頬リンパ節	144,145	
巨核芽球	113	
巨核球	66,113	
棘下筋	97	
棘間平面	31	
棘上筋	97	
曲精細管	214	
棘突起	70,71,73	
距骨	77	
近位曲尿細管	206,207,209	
近位直尿細管	206,207	
筋群	90,91,92,93,94,95,96,97,98,100,101	
筋形質膜	87	
筋原線維	82,83,84,87	
筋周膜	82	
筋小胞体	82,83,85,87	
筋上膜	82	
筋節	83,84	
筋線維	82,83,234	
筋層	159,167,169	
筋束	82,83	
筋組織	43,80,82,176	
筋内膜	82,83,85,86,87	
筋皮神経	249,253	
筋フィラメント	84	
筋腹	82	

く

グアニン	39	
区域気管支	190,198,199	
区域動脈	205	
空気	193	
屈曲	32,89,94	
屈筋	98	
屈筋群	99	
クッパー細胞	177	
クモ膜	131,248	
グラーフ卵胞	219,220,221	
グランザイム	155	
グリア細胞	243	
グリコーゲン	176,219,236	
クリスタ	36	
グルカゴン	226,236	
グルコース	170,176,179,234,236	
グルコース依存性インスリン分泌刺激ペプチド	226,237	

グロビン 115
グロブリン 112
クロム親和性細胞 232

け

毛 106
頸横神経 249,252
頸棘筋 95
脛骨 54,55,59,76,77,135,255
脛骨神経 255
頸最長筋 93,95
形質細胞 50,51,113,150,155
茎状突起 68,69
頸静脈孔 69
頸神経 250,252,257
頸神経叢 241,249,252
頸神経ワナ 252
頸髄 241,250
頸腸肋筋 95
頸椎 70,71,128,195
頸椎前弯 71
頸動脈孔 69
頸動脈小体 129
頸動脈洞 127,128
茎突舌骨筋 92,93
頸半棘筋 95
頸板状筋 93,95
脛腓靱帯結合 59
頸部 28,89,116,215
頸部リンパ節 139
頸リンパ本幹 141
血圧 235
血液 43,112,113,114,123,179,207,208
血液細胞 66
血液精巣関門 215
血管 49,50,51,115,116,233,235,251
血管拡張作用 152
血管腔 117
血管小足 244
血管透過作用 152
血管内皮細胞 115
血球 113
血球成分 112
月経 221
結合装置 46

結合組織 42,43,44,45,50,177,179,282
結合組織性毛包 107
血漿 112,209
月状骨 61,75
楔状束核 257
血漿蛋白質 113,138,148,176
血小板 66,112,113,114,115
結腸 159,168
結腸曲 168
結腸静脈 133
結腸ヒモ 168,169
結腸膨起 168,169
血沈 112
血糖値 236
血餅 112
結膜 272
ケラチノサイト 104,105
ゲル 51
腱 24,82,98,99
肩甲下神経 253
肩甲下リンパ節 145
肩甲挙筋 92
肩甲棘 74,97
肩甲骨 54,55,56,61,66,74,75,94,96
肩甲上神経 253
肩甲上動脈 126,127
肩甲舌骨筋 92,93,252
肩甲線 31
肩甲背神経 253
言語野 262
肩鎖関節 74,75
腱索 119
肩鎖靱帯 75
犬歯 161
腱鞘 99
剣状突起 72,196
原子卵胞 219,220,221
減数分裂 40,41
腱中心 201
原尿 207
肩峰 75,96
肩峰部 97
腱膜 95

こ

後陰唇交連 216
好塩基球 112,113,150,151
構音 188
口蓋 264,265
口蓋咽頭弓 161
口蓋骨 69
口蓋垂 160,161,184
口蓋舌弓 161
口蓋突起 69
口蓋扁桃 160,283
効果器 240,251
後角 248
口角下制筋 90,91
口角挙筋 80
後下垂体静脈 228
後過分極相 247
睾丸 214
交感神経幹 197,264
交感神経系 215,233,241,260,264
交感神経節 265
後眼房 269,270
後キヌタ骨靱帯 277
口峡 160,161
咬筋 80,90,91,92
口腔 158,159,160,182,184,188
口腔前庭 161
広頸筋 90,91,92
後脛骨静脈 125,135
後脛骨動脈 135
膠原 60
抗原 155
膠原線維 43,49,50,51
抗原提示細胞 153
硬口蓋 160,161
後交通動脈 128,129
後交連 259
後根 248,251
虹彩 268,269,270,274
後索 248
後索核 261
好酸球 50,112,113,150,151
好酸性細胞 230
後枝 252
鉱質コルチコイド 226
膠質浸透圧 209

後斜角筋……………………………92
交縦隔リンパ節…………………146
甲状頚動脈………………… 126,127
甲状喉頭蓋筋……………… 187,188
甲状喉頭蓋靱帯……………………187
恒常性………………………………114
甲状舌骨筋………… 92,188,189,252
甲状舌骨膜………………… 186,187,189
甲状腺………… 27,66,93,118,126,143,
　226,229,230,231
甲状腺刺激ホルモン… 226,229,231
甲状腺刺激ホルモン放出ホルモン
　…………………………… 229,231
甲状腺静脈…………………………230
甲状腺動脈………………… 127,230
甲状腺ホルモン…………… 229,231
鉤状突起……………………………178
甲状軟骨………… 93,160,161,184,186,
　187,188,189,190,194,230
甲状披裂筋…………………………187
後正中溝……………………………248
後側神経束…………………………253
後側頭泉門…………………………69
抗体…………………………………155
後大腿皮神経……………… 254,255
後大脳動脈………………… 128,129
好中球……………… 50,112,113,151,152
喉頭…… 26,160,182,186,187,188,190
喉頭蓋………… 160,161,184,186,187,
　188,189,230,283
喉頭蓋軟骨……… 160,184,186,187,
　188,189
後頭極………………………………256
後頭筋………………………80,81,90
後頭骨…………………………68,69
後頭静脈……………………………130
後頭静脈洞…………………………131
後頭動脈……………………………127
喉頭内腔……………………………189
後頭葉………………………………256
後頭葉大脳皮質……………………275
後頭リンパ節……………………144
広背筋………………… 81,94,95,97
後半規管……………………………277
後膨大部……………………………277
硬膜………………………… 131,248
硬膜静脈洞…………………………130

肛門………… 158,168,169,212,216,
　217,218
口輪筋………………………80,90,91
後輪状披裂筋……………… 187,189
誤嚥…………………………………161
コールラウシュヒダ……………169
股関節…………………………76,77
呼吸…………………………………200
呼吸運動……………………………200
呼吸器系…………………… 26,182,183
呼吸筋………………………………200
呼吸細気管支……………… 190,191
呼吸中枢………………… 200,257
呼吸膜………………………………193
鼓室………………………… 276,277,278
鼓室階……………………… 278,279
骨化…………………………………57
骨格…………………………………54
骨格筋……………… 24,80,81,82,261
骨格筋細胞…………………………82
骨格筋組織…………………………43
骨芽細胞………………………50,67
骨幹………………………… 57,59,63
骨幹端………………………………57
骨間膜…………………………59,74
骨基質………………………………67
骨形成層……………………………62
骨細胞…………………………62,67
骨小腔………………………………67
骨髄……………………………66,151
骨髄芽球…………………… 113,150
骨髄球……………………… 113,150
骨髄腔…………………………57,63
骨髄系幹細胞……………… 113,150
骨層板………………………………67
骨組織…………………………43,62
骨粗鬆症……………………………65
骨端………………………… 57,59,63
骨単位………………………………62
骨端静脈……………………………63
骨端線………………………………57
骨端動脈……………………………63
骨端板…………………………59,63
骨盤………………………… 76,77,116,135
骨盤縁………………………………76
骨半規管……………………………277
骨膜…………………………… 60,62

骨膜静脈……………………………62
骨膜動脈……………………………62
骨迷路………………………………277
骨梁……………………………62,67
ゴナドトロピン放出ホルモン… 229
コネクソン…………………………47
鼓膜………………………… 276,277,278
鼓膜張筋……………………………277
固有肝動脈…………………………174
固有掌側指静脈……………………134
固有背筋……………………………95
固有卵巣索…………………………219
ゴルジ装置………………… 35,37,49,233
コルチコステロン…………………234
コルチゾール……………… 226,233,234
コルチゾン…………………………235
コレシストキシン…………………237
コロイド……………………………230

さ

サーファクタント………… 192,193
細気管支……………………………190
細菌………………… 35,39,152,153,171
細菌叢………………………………169
再循環………………………………113
細静脈………… 140,167,169,170,191
臍静脈………………………………174
細動脈………… 117,125,140,167,169,
　170,191
サイトカイン……………… 150,152
再分極相……………………………247
細胞……… 34,35,36,37,38,42,46,47,
　49,50,138,149
細胞外基質……………………43,50
細胞間隙……………………………117
細胞間接着装置……………………46
細胞基質……………………………35
細胞結合………………………43,46
細胞結合装置………………………46
細胞骨格………………………35,37
細胞死………………………………151
細胞質…… 35,39,51,227,242,243,245
細胞質基質…………………………36
細胞周期……………………………40
細胞傷害性T細胞………… 154,155
細胞傷害物質………………………155
細胞小器官………………… 35,36,42

細胞接着分子	46
細胞層	223
細胞体	242,243,245,251
細胞内受容体	227
細胞表面	155
細胞分裂	40,49
細胞壁	39
細胞膜	34,35,36,37,39,41,46,47,51,227
細胞膜受容体	227
細網細胞	51
細網線維	43,50,51,66,193
細網組織	42,51
サイモシン	226,237
サイロキシン	226,231
鎖骨	54,55,74,75,92,93,94,96,97,194,197,252,253
坐骨	76
坐骨海綿体筋	217
鎖骨下筋	96
鎖骨下筋神経	253
鎖骨下静脈	125,133,134,141,145,197
鎖骨下動脈	119,124,126,128,129,132,134,197
鎖骨下リンパ節	145
鎖骨下リンパ本幹	141
坐骨結節	217
鎖骨上神経	249,252
坐骨神経	249,254,255
鎖骨切痕	72
鎖骨中線	194
鎖骨部	97
左心耳	119
左心室	119,120,121
左心房	119,120,121,123
刷子細胞	192
左脳	275
莢動脈	143
三角間膜	175
三角筋	81,92,94,95,96,97
三角筋胸筋リンパ節	145
三角骨	75
三叉神経	251,257
三尖弁	119,121
三頭筋	81
サントリーニ管	173,178

し

耳介	276
耳介後リンパ節	144
耳介前リンパ節	144
視覚	240
視覚器	268
視覚伝導路	275
視覚野	262
視覚連合野	262
耳下腺	144,158,161,264,265
耳管	276,277,278
耳管咽頭口	185
耳管隆起	184
色素上皮層	270,271,275
子宮	27,211,216,218,219,220,264,265
子宮腔	219,222
子宮頚管	222
子宮腺	221
糸球体	207,208,209
糸球体内	209
子宮内膜	219,221,222
子宮内膜腺	223
軸索	242,243,244,245,247,275,282
軸索終末	242,243
軸索膜	243,247
軸糸	215
視交叉	259,275
指骨	54,55,56,74,106
趾骨	54,55,76,77
篩骨	68
篩骨板	185
歯根靱帯	59
視細胞	270,271,274,275
視索上核	228
視軸	269
支持細胞	43,242,279,280,281,282,283
示指伸筋	99
脂質	112,149,170,171
脂質二重層	37
視床	258,259,261,275
視床下部	226,228,229,231,259,260,261
視床下部ホルモン	229

耳小骨	54,276,278,279
歯状靱帯	248
視床枕	258
糸状乳頭	283
茸状乳頭	283
矢状縫合	69
矢状面	31
視神経	257,258,268,269,270,271,273,275
視神経管	68
耳神経節	265
耳垂	276
耳石	281
脂腺	25,104,106,107
自然免疫	150,152
歯槽骨	59
膝窩	28
膝蓋	28
膝蓋腱	81
膝蓋骨	54,55,56,76,77
膝蓋上包	77
膝蓋靱帯	77、101
膝窩静脈	125
膝窩動脈	124,135
膝窩リンパ節	139,147
膝関節	77
失語症	263
室靱帯	187
失読症	263
室傍核	228
耳道腺	106
シトシン	39
シナプス	242,244,245
篩板	282
脂肪細胞	49,50,51,234
脂肪酸	149,170,171,179,234
視放線	275
脂肪組織	42,51,104,176,217,229
脂肪滴	233
斜角筋	92
斜角筋群	93
尺側手根屈筋	98
尺側手根伸筋	99
尺側皮静脈	125,134,145
車軸関節	61
射精	215
射精管	211,212

斜走筋層 …… 162,163,164	小陰唇 …… 218	上神経幹 …… 253
尺骨	漿液 …… 49	上唇小帯 …… 161
54,55,60,61,74,75,96,97,99,253	小円筋 …… 97	上唇静脈 …… 130
尺骨神経 …… 249,253	消化 …… 159,164	上唇動脈 …… 127
尺骨動脈 …… 124,134	消化管 …… 159,166,168,226	上錐体静脈洞 …… 131
斜披裂筋 …… 187	消化器系 …… 26,158,159	脂溶性ホルモン …… 227
斜裂 …… 194,195,197,198,199	上顎筋 …… 268	上前腸骨棘 …… 31
縦隔 …… 118,194,196	小角結節 …… 189	小泉門 …… 69
自由下肢骨 …… 76	上顎骨 …… 68,69	消息子 …… 184,185
集合管 …… 206,207,208,209	上学骨 …… 273	掌側指静脈 …… 134
集合リンパ小節 …… 139	消化酵素 …… 171,172,179	掌側静脈叢 …… 134
収縮期 …… 122	上下垂体動脈 …… 228	上側頭回 …… 256
舟状骨 …… 61,77	松果体 …… 27,226,236,259	上側頭溝 …… 256
自由上肢骨 …… 74	上眼窩裂 …… 68	上側頭線 …… 91
自由神経終末 …… 104,109	上眼瞼 …… 268,272	上大静脈 …… 116,118,119,120,125,
重層円柱上皮 …… 45	上眼瞼挙筋 …… 91,268	132,133,134,135,143,194,197
縦走筋 …… 159,161	上眼静脈 …… 130	上大静脈口 …… 119
縦走筋層 …… 162,163,164,167,169	上関節突起 …… 70,71	上大脳静脈 …… 131
重層上皮 …… 42,43,44	上気道 …… 182	小柱洞 …… 142
重層扁平上皮 …… 45,283	上丘 …… 259	小腸 …… 29,139,158,159,166,170,
重層立方上皮 …… 44	小臼歯 …… 161	171,172,264,265
十二指腸 …… 133,149,158,159,161,	小胸筋 …… 96	上腸間膜静脈 …… 133,167
162,163,165,166,167,170,172,	小頬骨筋 …… 90,91	上腸間膜神経節 …… 264
173,175,178	笑筋 …… 80,90,91	上腸間膜動脈
十二指腸空腸曲 …… 167,172	上行結腸 …… 133,149,158,162,166,	116,132,147,149,167,232
終末細気管支 …… 182,190,191	168,172	小腸上皮 …… 138
絨毛 …… 149,166,167,170,171	小膠細胞 …… 243	小腸内腔 …… 170
手関節 …… 74	上行性伝導路 …… 260,261	小腸膜上皮 …… 179
主気管支 …… 183,190,191,195,199	上項線 …… 69	上直筋 …… 91,268,273
手根骨 …… 33,54,55,56,74	上行大動脈 …… 120,124,132	上直腸静脈 …… 133
主細胞 …… 164,165,230	小後頭神経 …… 249,252	上ツチ骨靭帯 …… 277
種子骨 …… 56,57	踵骨 …… 77,101	小転子 …… 76,77,100
手掌腱膜 …… 98	踵骨腱 …… 81	上殿神経 …… 249,254,255
樹状細胞 …… 142,150,151,152	上肢 …… 24,28,54,64,74,89,96,134	情動 …… 260
樹状突起 …… 242,243,244,245	小指球 …… 81	小脳
主膵管 …… 166,173,178	上肢骨 …… 74	241,256,257,258,259,261,263
受精 …… 221,222,223	上矢状静脈洞 …… 130,131	上皮 …… 49
受精卵 …… 40,221	小指伸筋 …… 99	上鼻甲介 …… 184,282
主動筋 …… 89,97	硝子体 …… 268,269,270,271	上皮細胞 …… 45,280,281
腫瘍 …… 199	上肢帯 …… 55,74,75	上皮小体 …… 27,66,67,226,230,231
受容器 …… 240	硝子体管 …… 269	上皮小体ホルモン …… 226,231
受容部 …… 245	硝子軟骨 …… 42,63,72	上皮性毛根鞘 …… 107
腫瘤 …… 272	上斜筋 …… 91,273	上皮組織 …… 42,44,46
シュレム管 …… 269,270	小十二指腸乳頭 …… 167,173,175,178	上鼻道 …… 185
シュワン細胞 …… 242,243	小静脈 …… 179	小伏在静脈 …… 135
循環路 …… 116	上唇挙筋 …… 80,90,91	小帽 …… 280
上衣細胞 …… 243	上伸筋支帯 …… 101	小胞体 …… 36

300

漿膜	49,159,162,164,167,169
静脈	25,57,62,104,109,125,130,138,159,164,221
静脈角	139,141,148
静脈系	124,125
静脈血	140
静脈洞交会	131
静脈弁	117,134
小網	162,172
睫毛	268,272
小葉間静脈	177,205
小葉間胆管	177
小葉間導管	179
小葉間動脈	177,179,205,206
上葉気管支	199
小葉内導管	179
小菱形骨	75
上涙小管	273
上涙点	273
上肋骨窩	71
小弯	163
上腕筋	81,96,97
上腕骨	54,55,56,60,61,65,66,74,75,96,97,99
上腕骨外側上顆	98,99
上腕骨内側上顆	98,99
上腕三頭筋	81,89,96,97,99
上腕静脈	134
上腕動脈	124,134,135
上腕二頭筋	65,81,89,96,97,98
食道	146,147,158,159,160,161,162,163,172,182,184,188,189,191,195,201,204
食道裂孔	200,201
食胞	153
鋤骨	68,69
女性生殖器	218
触覚	261
触覚板	105
自律神経系	240,241,250,264
耳輪	276
心圧痕	196,197
腎盂	205
深会陰横筋	211,212,217
心筋	80,84,86,87,118,120
伸筋	98
伸筋群	99

心筋細胞	34
伸筋支帯	99
心筋線維	87
心筋組織	34,43
神経	82
神経インパルス	26,245,246
神経回路	246
神経幹	264
神経系	27,226,240,241,242
神経膠細胞	242,243
神経細胞	228,244,282,283
神経終末	85,233,242,247
神経節	241
神経線維	241
神経層	271,275
神経組織	43
神経伝達物質	149,244
深頸リンパ節	144
人工透析	209
新細胞	49
深指屈筋	98
深指屈筋腱	98
心室	122
心室中隔	119
心周期	122
深掌静脈弓	134
腎小体	204,206,207,208,209
深掌動脈	134
深静脈	135
腎静脈	133,204,205,232
腎髄質	205,206
腎錐体	205
心尖	118,183
心臓	25,30,34,35,65,118,119,120,121,122,123,134,146,148,177,183,195,196,226,234,264,265
腎臓	26,31,147,176,183,204,205,215,226,229,232,234,235,264,265
心臓血管系	25,34,183
心臓血管中枢	257
心臓壁	118
深鼠径リンパ節	147
靱帯	58,60,75,186
靱帯結合	58
腎柱	205
心底	118

伸展	32,89
腎動脈	132,183,204,205,232
腎乳頭	205,206
腎杯	205
腎盤	205
真皮	104,105,106
深腓骨神経	255
新皮質	262
腎皮質	205,206
腎被膜	205,206
深部感覚	261
心房	122
心房性ナトリウム利尿ペプチド	226,237
心膜	118,196
腎門	205

す

膵アミラーゼ	179
随意筋	80,200
膵液	172,173,178,179
髄核	70
膵管	167,173,175,178
髄腔	57
髄索	142
髄質	142,232,257
髄質細胞	233
膵十二指腸静脈	133
髄鞘	242,243,244,247
水晶体	268,269,270,274
髄節	252
膵切痕	178
膵臓	26,27,133,158,159,167,172,173,178,226,236,264,265
膵体	178
錐体	261,275
錐体外路症状	261
錐体交叉	261
錐体細胞	271,275
錘体路	263
膵頭	178
膵島	178,179,236
髄洞	142
膵尾	178
水平細胞	271,275
水平面	31
水平裂	194,195,197,198,199,258

髄膜 131
水溶性ホルモン 227
皺眉筋 80,91
スカトール 171
スクラーゼ 179
スクロース 179
ステロイドホルモン 227,233
ステント 123

せ

正円窓 276,277,278,279
精管 27,211,212,213,214,215
精子 35,212,214,215,222,223
精子細胞 215
静止電位 246,247
性周期 221
成熟B細胞 154
成熟T細胞 154
成熟卵胞 219,220,221
星状膠細胞 243,244
正常弯曲 70
生殖器 212
生殖行動 260
生殖腺静脈 125,133
生殖腺動脈 124,132
性腺 27,226,229,236
性腺刺激ホルモン分泌細胞 229
精巣 26,27,211,212,213,214,215,226,229,236,237
精巣上体 212,213,214,215
精巣静脈 204
精巣動脈 204,213,214
精祖細胞 214,215
声帯 160,184,189
声帯靱帯 187,189
声帯ヒダ 186,189
生体防御機能 138,148
正中弓状靱帯 201
正中甲状舌骨靱帯 186,187,189
正中矢状面 31
正中神経 249,253
正中線 30,31,118,256
正中隆起 228
成長ホルモン 226,229
成長ホルモン放出ホルモン 229
成長ホルモン抑制ホルモン 229
静的平衡 280

精囊 27,212,213,215
声門 182,189
声門裂 189
生理活性物質 112,149
セカンドメッセンジャー 227
赤芽球 113
赤色骨髄 66,139
脊髄 27,65,70,195,240,241,248,249,250,251,257,261,264
脊髄小脳変性症 247
脊髄神経 70,240,241,248,250,257
脊髄神経節 248,251
脊髄反射 250
脊柱 30,54,55,64,70,71,248
脊柱起立筋群 95
赤脾髄 143
セクレチン 167,237
舌 160,161,184,189
舌咽神経 257,265
舌下小丘 161
舌下神経 252,257
舌下腺 158,161,264,265
赤血球 35,112,113,114,115,117,193
節後線維 265
舌骨 54,92,93,160,184,186,187,188,189,230,252
舌骨下筋群 92
舌骨喉頭蓋靱帯 187,189
舌骨上筋群 92
舌骨舌筋 92
節後ニューロン 251,264,265
切歯 161
節前線維 265
節前ニューロン 251,264,265
接着結合 46,47
接着帯 46
舌動脈 127
舌乳頭 282,283
舌扁桃 160,283
ゼラチン頂 280
セルトリ細胞 214,215
腺 48,49,226,251
繊維芽細胞 50,51
線維鞘 215
線維性心膜 118

線維性連結 58,59
線維軟骨 43
線維軟骨結合 58,59
線維膜 60
線維輪 70
前陰唇交連 216
浅会陰横筋 217
前角 248,251
前下垂体静脈 228
前眼房 269,270,274
前鋸筋 81,94,95
浅筋膜 217
前脛骨筋 81,101
前脛骨静脈 125,135
前脛骨動脈 124,135
前脛腓靱帯 59
浅頸リンパ節 144
前交通動脈 128,129
前交連 259
仙骨 70,71,76,77,212,218
仙骨神経 250
仙骨神経叢 241,249,254
前骨髄球 113,150
仙骨リンパ節 147
前根 248,251
前索 248
前枝 252,254
浅指屈筋 81,98
前斜角筋 92
前縦隔リンパ節 146
浅掌静脈弓 134
線条体 257
浅掌動脈弓 134
腺上皮 42,43,44,48
染色質 37,38
染色体 38
仙髄 215,241,250
前正中裂 248
前赤芽球 113
前脊髄視床路 261
浅側頭静脈 125,130
前側頭泉門 69
浅側頭動脈 124,127
浅鼠径リンパ節 147
前大脳動脈 129
前ツチ骨靱帯 277
前庭 276,277,281

前庭階	278,279	
前庭球	217	
前庭神経	276,279,281	
前庭窓	276,277,278	
前庭ヒダ	186,189	
蠕動運動	162,165,171	
前頭極	256	
前頭筋	80,81,90,91	
前頭骨	68,69,268,273	
前頭前野	262,263	
前頭洞	184,185	
前頭葉	256,257,263	
セントロメア	38	
前半規管	277	
浅腓骨神経	255	
前皮質脊髄路	261	
浅腹壁静脈	125	
腺房	178,179	
線毛	35,39,153	
線毛細胞	192	
前毛様体静脈	270	
前立腺	27,211,212,213,215	
前腕骨間神経	253	
前腕正中皮静脈	134	

そ

総肝管	173,175
総肝動脈	116
双極細胞	271,275
双極性ニューロン	243
総頸動脈	93,119,124,126,127,129,132,134,230
造血	64
造血機能	66
爪根	106
総指伸筋	81,99
桑実胚	222
爪床	106
総掌側指動脈	134
爪上皮	106
臓側胸膜	195
臓側リンパ節	146
爪体	106
総胆管	166,167,173,174,175,178
総腸骨静脈	116,125,133,135
総腸骨動脈	116,124,132,135,147,204
総腸骨リンパ節	147
相同染色体	40,41
層板	62
爪半月	106
層板小体	104
総腓骨神経	255
僧帽筋	81,90,92,93,97
僧帽弁	119,121
爪母基	106
足根骨	54,55,56,76,77
側索	248
束状帯	233
側頭極	256
側頭筋	80,81,90,91
側頭骨	68,69,92,276
側頭葉	256
側脳室	257
足背静脈弓	135
足背動脈	124
鼠径管	213
鼠径靱帯	100,255
鼠径リンパ節	139,146
組織	42,176,183
組織細胞	140,155,235
咀嚼	160
咀嚼筋群	90,91
疎性結合組織	42,43,49,51
粗面小胞体	35,36,49,242
ゾンデ	185

た

第2鼓膜	278
第Ⅰ脳神経	257
第Ⅱ脳神経	257
第Ⅲ脳神経	257,265
第Ⅳ脳神経	257
第Ⅴ脳神経	251,257
第Ⅵ脳神経	257
第Ⅶ脳神経	257,265
第Ⅷ脳神経	257
第Ⅸ脳神経	257,265
第Ⅹ脳神経	257,265
第Ⅺ脳神経	252,257
第Ⅻ脳神経	252,257
第一裂	258
第四脳室	259
大陰唇	216,218
体液循環	138
大円筋	81,97
体温調節機能	114
体幹	28,29,54
大臼歯	161
大胸筋	81,94,95,96,217
大頬骨筋	90,91
大後頭孔	69,128
体肢	54
大耳介神経	249,252
代謝	183
代謝物	138,176
大十二指腸乳頭	167,172,173,175,178
体循環	112,116,117,120,148
帯状回	258
大静脈	117,183
大静脈溝	174
大静脈孔	201
対症療法	73
体性運動	263
体性運動ニューロン	250
体性運動野	262,263
体性運動連合野	262,263
体性感覚野	262
体性感覚連合野	262
体性神経系	240,241,251
大前庭腺	217
大泉門	69
大腿	28,76,101
大腿筋膜張筋	81
大腿骨	54,55,56,64,66,76,77,135,255
大腿骨骨頭	77
大腿骨頭靱帯	77
大腿四頭筋	77,81,100,101
大腿四頭筋腱	77
大腿静脈	125,135
大腿神経	249,254,255
大腿深静脈	125,135
大腿深動脈	124,135
大腿直筋	81,101
大腿動脈	124,135
大腿二頭筋	81,101
大大脳静脈	131,259
大腸	29,133,139,158,159,168,170,171,264,265

大腸内腔	169	
大腸壁	169	
大殿筋	81,101,217	
大転子	76,77,100	
大動脈	116,117,121,125,132,147,183,201	
大動脈弓	118,119,120,124,126,129,132,134,146,194,197	
大動脈弁	119,121	
大動脈裂孔	201	
タイト結合	46,47	
大内転筋	81,100,101	
大脳	215,241,256,257,261	
大脳鎌	130,131	
大脳基底核	257,263	
大脳脚	258,259,261	
大脳縦裂	257	
大脳動脈輪	128,129	
大脳半球	131	
大脳皮質	256,257,260,261,262,263,283	
大脳辺縁系	258,260	
大伏在静脈	135,147	
大網	162,168,172	
大腰筋	81,95,100,201,204	
大菱形骨	61	
大弯	163	
唾液	153,158,160	
唾液アミラーゼ	179	
唾液腺	158,159	
楕円関節	61	
多核巨細胞	67	
多機能性幹細胞	113,150,151	
多極性ニューロン	243	
ダグラス窩	211,218	
多細胞腺	48	
脱核	113	
脱臼	75	
脱分極相	247	
多列上皮	42,43,44	
単芽球	113,150	
胆管	177	
単球	112,113,150,152,193	
単球系細胞	67	
単極性ニューロン	243	
短骨	56,57	
単細胞腺	48	
短趾屈筋	101	
胆汁	172,173,176	
胆汁酸塩	179	
単純管状腺	48	
単純胞状腺	48	
炭水化物	170,171	
男性生殖器	212,213	
弾性線維	43,50,51,193	
弾性組織	42,51	
弾性軟骨	43,276	
弾性板	51	
男性ホルモン	226,233,234	
胆石	175	
単層円柱上皮	45,164,167,169	
淡蒼球	257	
単層上皮	42,44	
単層扁平上皮	45	
単層立方上皮	44	
短頭	96,97	
短橈側手根伸筋	99	
短内転筋	100	
胆囊	29,133,158,159,162,172,173,174,175	
胆囊管	173,174,175	
蛋白質	37,112,149,170,171,176,179,227	
短母趾屈筋	101	
短母指伸筋	99	
淡明層	104,105	

ち

恥丘	216,218	
恥骨	55,76	
恥骨筋	81,100,101	
恥骨結合	59,76,211,212,218	
膣	27,211,216,218,219	
膣口	216,217	
膣上皮細胞	219	
膣前庭	216	
膣前庭窩	216	
遅発性ジスキネジア	261	
緻密結合組織	42,43,51	
緻密骨	43	
緻密質	57,62,63	
チミン	39	
着床	222,223	
中・小脳脚	261	
中隔核	258
肘窩リンパ節	139,145
中間肝静脈	174,175,177
中間径フィラメント	35,47
中間楔状骨	61,77
中間広筋	81,101
中間小囊	37
肘関節	74
肘筋	97,99
中結腸リンパ節	149
中耳	276,277,278
中斜角筋	92,93
中手骨	54,55,61,74,75,98
中心窩	269
中心管	36
中神経幹	253
中心溝	256
中心後回	256
中心後溝	256
中心子	35,36
中心静脈	66,177,233
中心前回	256
中心前溝	256
中心体	36,41
中心動脈	143
中心リンパ管	149,167
虫垂	25,29,149,158,166,168
虫垂炎	29,159
虫垂リンパ節	149
中枢神経系	43,240,241,244
肘正中皮静脈	125,134
中節骨	74,75
中足骨	54,55,61,76,77
中側頭回	256
中側頭溝	256
中大脳静脈	131
中大脳動脈	128,129
中殿筋	81,101
肘頭	28,74
中脳	258,259,261
中脳水道	259
中脳被蓋	259
中胚葉	50
中鼻甲介	184,185,282
中鼻道	185
中葉気管支	199
虫様筋	101

チュブリン	41
聴覚	240,278
聴覚器官	276
聴覚機能	278
聴覚野	262
聴覚連合野	262
腸管	116,183
腸間膜	166,168,172
腸間膜リンパ節	149
長胸神経	253
蝶形骨	68,69,128
蝶形骨洞	184,185
腸憩室	168
腸骨	31,55,76
長骨	56,57,62
腸骨下腹神経	249,254,255
腸骨筋	81,100
腸骨鼡径神経	254,255
腸骨稜	31
腸骨リンパ節	139
長軸	54
長趾伸筋	81,101
長掌筋	98
腸腺	167,169
長頭	96,97
長橈側手根伸筋	99
腸内細菌	171
腸内細菌叢	153
長内転筋	81,100,101
蝶番関節	61
長腓骨筋	81,101
長母趾外転筋	99
長母指屈筋	98
長母指屈筋腱	98
長母趾屈筋腱	101
長母指伸筋	99
跳躍伝導	247
腸腰筋	100,101
腸リンパ本幹	141
直静脈洞	131
直腸	133,158,159,166,168,169,204,211,212,218
直腸子宮窩	211,218
直腸膀胱窩	211
直腸膨大部	169
チン小帯	269

つ

椎間円板	59,64,70
椎間板ヘルニア	70
椎弓	71
椎孔	71
椎骨	24,56,70,201,248
椎骨上脈	248
椎骨静脈叢	248
椎骨動脈	126,127,128,129,132,134,248
椎骨傍線	31
椎体	59,70,71,73,248
ツチ骨	276,277,278,279
爪	106,153
蔓状静脈叢	213,214

て

釘植	58
デーデルライン膣桿菌	219
デオキシリボース	39
テストステロン	213,226,229,237
デスモソーム	46,47,87
デヒドロエピアンドロステロン	233
デルマトーム	251
電解質コルチコイド	233,234
殿筋	100
転写	227
伝導路	283
デンプン	179

と

頭蓋	28,54,55,64,66,68,69
頭蓋骨	24,56,65,131
導管	45
動眼神経	257,265
頭棘筋	95
瞳孔	268,269
瞳孔括約筋	270,274
瞳孔散大筋	270,274
橈骨	54,55,60,61,74,75,96,97,98,253
橈骨静脈	134
橈骨神経	249,253
橈骨頭	74
橈骨動脈	124,134
橈骨輪状靭帯	60
頭最長筋	93,95
糖質コルチコイド	226,229,233,234,235
導出静脈	130,131
豆状骨	75
橈側手根屈筋	81,98
橈側皮静脈	125,134,145
頭頂間溝	256
頭頂後頭溝	256
頭頂骨	68,69
頭頂葉	256
動的平衡	281
頭半棘筋	92,93
頭板状筋	92,93,95
洞房結節	122,123
動脈	25,57,62,104,109,117,121,125,159,164,221
動脈弓	135
動脈系	124
動脈血	140
動脈周囲鞘	143
動脈弁	118
透明帯	220,223
洞様毛細血管	66,117,223,230
ドーパミン	244
トール・ライク・レセプター	153
特殊心筋線維	122
トリグリセリド	176,179
トリプシン	179
トリヨードサイロニン	226,231
トロンビン	115
貪食	152
貪食細胞	113,150,152

な

内胸動脈	124,126,127
内腔	159
内頸静脈	93,125,130,131,133,134,139,141,143,230
内頸動脈	126,127,128,129
内肛門括約筋	169
内呼吸	200
内骨膜	57
内在性膜蛋白質	36,37
内細胞塊	222
内耳	276,277,278,279
内子宮口	219

内耳神経 257
内耳道 276
内精筋膜 213
内生殖器 213,216
内側弓状靱帯 201
内側楔状骨 77
内側広筋 81,101
内側神経束 253
内側足底神経 255
内側側副靱帯 60
内側直筋 273
内側頭 97
内側腓腹皮神経 255
内側毛帯 261
内大脳静脈 131
内弾性板 117
内腸骨静脈 116,125,133,135
内腸骨動脈 116,124,132,147,204
内腸骨リンパ節 147
内転筋群 100
内尿道括約筋 210
内尿道口 210,211,213
内皮 117,207
内鼻 184
内皮細胞孔 66
内皮質 142,143
内腹斜筋 94,95
内腹斜筋腱膜 94
内分泌 48
内分泌系 27,226,260
内分泌細胞 229
内分泌腺 226
内分泌腺部 179
内閉鎖筋 100
内膜 36
内毛根鞘 107
内有毛細胞 279
内肋間筋 200
長母趾伸筋 101
ナチュラルキラー細胞 152
ナトリウムイオンチャンネル 245
軟口蓋 160,161,184
軟骨 54,186
軟骨芽細胞 50
軟骨結合 58,59
軟骨性連結 58,59
軟骨組織 43

軟骨膜 63
軟膜 131,248
軟膜層 112

に

肉様膜 213
二次極体 221
二次骨化中心 63
二次性徴 237
二次精母細胞 214,215
二次毛細血管網 228
二次卵黄嚢 223
二次卵胞 219,220,221
二次卵母細胞 219,221,223
二尖弁 119,121
ニッスル小体 242
二頭筋 81
乳管 217
乳酸 219,236
乳汁 217
乳汁分泌 229
乳腺 27,106,145,216,217,229
乳頭 217
乳糖 179
乳頭筋 119
乳頭線 31
乳頭層 104
乳頭体 258,259
乳び管 149,167,170
乳び槽 139,140,141
乳房 28,216,217
乳様突起 68,69,92
乳輪 217
ニューロン 228,240,242,243,244,245,247
尿 153,208
尿管 26,147,204,205,210,211,219,232,264,265
尿管口 210,211,215
尿細管 207,208
尿細管周囲毛細血管 206,208
尿素 107,176
尿中 171
尿道 26,204,210,211,212,213,218
尿道海綿体 213
尿道括約筋 215
尿道球 213

尿道球腺 212,213,215

ぬ

ヌクレオソーム 38

ね

熱傷 109
ネフロン 206,208,209
粘液 49,165,192,282
粘液層 192
粘膜 49,153,159,162,164,167,169,210,264,265
粘膜下神経叢 159
粘膜下組織 159,164,167,169
粘膜筋板 159,164,167,169
粘膜固有層 49,159,164,167,169,191
粘膜上皮 159

の

脳 27,65,129,240,241,256,257,258,260,261,262,264
脳回 257
脳幹 241,256,258,259
脳幹網様体 260
脳弓 258,259
脳硬膜 69
脳神経 240,241,250,252,257
脳髄膜 256
脳脊髄液 69,244,259
脳底動脈 128,129
脳頭蓋 54,55,68,69
嚢胞 273
脳梁 256,257,259
ノルアドレナリン 226,233,234,235

は

歯 184
パーキンソン 261
肺 26,30,65,116,118,120,121,143,182,183,190,191,194,195,196,197,198,199,200,264,265
パイエル板 139,171
胚外体腔 223
胚外中胚葉 223
胚芽細胞 45

肺間膜	197	
肺区域	198,199	
肺根	196	
杯細胞	45,49,168,192	
肺循環	25,117,120,148	
胚上皮	219	
肺静脈	116,119,120,121,148, 183,197	
肺尖	194,197,198	
背側骨間筋	99	
背側趾静脈	135	
背側趾動脈	135	
背側中足静脈	135	
背側中足動脈	135	
胚中心	142	
肺底	194,197	
肺動脈	116,119,120,121,148, 183,197	
肺動脈幹	116,118,119,120,121,146	
肺動脈弁	119,121	
排尿路	210	
杯盤	223	
肺胞	190,191,193	
肺毛細血管	148	
肺毛細血管内	235	
肺門	196,197,199	
肺門リンパ節	197	
肺葉	198	
排卵	218,219,220,221,222	
バウヒン弁	168	
白質	248,250,257	
薄束核	257	
白体	219,220,221	
白内障	269	
白脾髄	143	
破骨細胞	67,230,231	
バソプレシン	226,228,229	
パチニ小体	104,109	
薄筋	81,101	
白血球	66,112,114,150,234,235	
発声	188	
発声器	26	
ハバース管	62	
馬尾	250	
バフィーコート	112	
パラソルモン	67,226,231	

バルトリン腺	216,217	
半規管	276,280,281	
半奇静脈	125,133,141,197	
半月ヒダ	168,169	
半月裂孔	185	
半腱様筋	81,101	
反射球	251	
板状筋	92	
半膜様筋	81,101	

ひ

ヒアルロン酸	61	
ヒアルロンダーゼ	223	
被蓋上皮	48	
被殻	257	
皮下組織	51,94,95,104,105	
鼻筋	80,91	
鼻腔	26,161,182,184,188,273	
鼻甲介	184	
腓骨	54,55,59,76,135,255	
鼻骨	68	
尾骨	71,76	
尾骨神経	250	
腓骨動脈	124,135	
脾索	143	
皮質細胞	233	
微絨毛	35,45	
尾状核	257,261	
微小管	37	
脾小節	143	
脾静脈	133,143	
皮静脈	135	
尾状葉	174,175	
尾髄	250	
脾髄静脈	143	
ヒス束	123	
ヒスタミン	165,235	
ヒストン	38	
鼻前庭	184	
脾臓	25,116,133,139,143,162,172	
左冠状動脈	119,121	
左三角間膜	174	
脾柱	143	
脾柱静脈	143	
脾柱動脈	143	
脾洞	143	
脾動脈	143	

ヒト絨毛性ゴナドトロピン	237	
泌尿器系	26,204	
皮膚	25,94,95,104,108,109, 153,251	
尾部	215	
腓腹筋	81,101	
皮膚腺	106,107	
皮膚分節	251	
被膜	142,143	
皮膜	230,233	
肥満細胞	50,51,150,151,152,235	
眉毛	268,272	
脾門	143	
病原微生物	109	
表在細菌	109	
表在性膜蛋白質	36,37	
表情筋	69,90	
表層顆粒	223	
標的細胞	227	
標的臓器	264	
表皮	104,105,106	
ヒラメ筋	81,101	
ビリルビン	115	
鼻涙管	185,273	
披裂喉頭蓋筋	188	
披裂軟骨	186,187,188,189	

ふ

ファーストメッセンジャー	227	
ファーター乳頭	173,178	
ファゴソーム	153	
フィブリノーゲン	112,115	
フィブリン	115	
フィラメント	83,84,85,86,87	
不応期	247	
フォルクマン管	62	
不規則骨	56,57	
不規則緻密結合組織	42,51	
腹横筋	94,95	
腹腔神経節	264	
腹腔動脈	116,124,132,147,204,232	
複合管状腺	48	
副交感神経系	215,241,260,264,265	
副甲状腺	66,67,231	
複合胞状腺	48	

307

伏在神経　255
副細胞　164,165
副腎　27,147,204,226,231,232,233,234,264,265
副神経　252,257
副腎静脈　232
副腎髄質　226,232,233
副腎動脈　232
副腎皮質　226,229,232,233,235
副腎皮質刺激ホルモン　226,229
副腎皮質刺激ホルモン放出ホルモン　229
副腎皮質ステロイド剤　235
副腎皮質毛細血管　233
副腎ホルモン　234
副膵管　166,167,173,175,178
腹側筋　81
腹大動脈　116,124,132,135,204,232
腹直筋　81,94,95
腹直筋鞘　94
副橈側皮静脈　134
副半奇静脈　133
副鼻腔　185
腹膜　204,210,211
浮腫　235
不随意筋　80,86
付着茎　223
不動性関節　58
太もも　28
プラーク　47
プルキンエ線維　123
フルクトース　170,179
プレB細胞　151
ブローカ野　262
プロゲステロン　221,226,229,237
プロスタグランジン　235
プロテインキナーゼ　227
プロビタミンD　109
プロラクチン　226,229
プロラクチン抑制ホルモン　229
吻合　124,221
分枝単純管状腺　48
分枝単純胞状腺　48
分節運動　170,171
分泌　209
分泌顆粒　49,192,233

分泌期　221
分泌小胞　35,37
分泌ホルモン　226
噴門　162,163
噴門口　172
噴門切痕　163
分葉核　150

へ

平滑筋　80,86,117,191,210
平滑筋組織　43
閉鎖孔　76
閉鎖神経　249,254,255
平面関節　61
ペースメーカー　123
壁細胞　164,165
壁側胸膜　195,197
壁側リンパ節　146
ペプシノーゲン　164,165
ペプシン　164,165,179
ペプチターゼ　179
ペプチド　170,179,227
ペプチドホルモン　227
ヘミデスモソーム　46,47
ヘム　115
ヘモグロビン　115
ペルオキシソーム　35
ヘルパーT細胞　154,155
辺縁系視床下部　283
辺縁帯　143
辺縁洞　142
扁桃　25,139
扁桃体　258,260,261
扁平骨　56,57
扁平上皮　42,43,44,45
扁平上皮細胞　45
鞭毛　39
鞭毛運動　222
ヘンレループ　207,209

ほ

方形回内筋　98,99
方形葉　174,175
縫合　58,59,69
膀胱　26,29,147,204,210,211,212,213,215,218,264,265
縫工筋　81,100

膀胱三角　210,211
膀胱子宮窩　218
膀胱尖　211
房室結節　123
房室弁　118
放射冠　220
放出ホルモン　226,228
帽状腱膜　80,81,90,91
紡錘体　41
膨大部　280,281
膨大部神経　279,280
胞胚　222,223
胞胚腔　222
ボーマン腔　207
ボーマン嚢　206,207,208,209
母趾外転筋　101
母指球　81
勃起　215
骨　56,229
ポリペプチド　115
ポルフィリン環　115
ホルモン　149,227,236,237
ホルモン受容体複合体　227
本能行動　260

ま

マイクログリア　243
マイクロフィラメント　35
マイスナー神経叢　159
マイスネル小体　104,109
マイボーム腺　268,272
膜　48,49
膜貫通糖蛋白質　46,47
膜性壁　191
膜電位　247
膜半規管　277
膜迷路　280,281
マクロファージ　50,113,138,142,150,151,152,153,155
マスト細胞　150
末梢神経系　27,43,240,241,249
末節骨　74,75
マトリックス　36
麻痺　251
マルターゼ　179
マルトース　179
慢性リンパ性白血病　138

み

ミエリン鞘 243
ミオシン 86,87
味覚 165,282,283
右冠状動脈 119,121
右結腸曲 162,168
右三角間膜 174
右腰リンパ本幹 141
右リンパ本幹 138,139
未熟T細胞 154
ミトコンドリア
　35,36,83,85,87,215,233,242
ミトコンドリア鞘 215
耳 25,28,240、278
味毛 283
脈絡叢 259
脈絡膜 269,270,271
味蕾 282,283

む

無軸索細胞 271,275
無漿膜野 175
ムチン 164

め

眼 25,28,240,270
迷走神経 165,188,257,265
メサンギウム細胞 207
メモリーB細胞 154
メモリー細胞 154
メモリー傷害性T細胞 154
メモリーヘルパーT細胞 154
メラトニン 226,237
メラニン細胞 105
メラノサイト 269
メルケル細胞 105
免疫 138,150
免疫機能 148
免疫細胞 109,150,151
免疫担当細胞 142
免疫反応 138

も

毛幹 104,106
毛球 107
毛根 104,106,107
毛細血管 25,82,117,121,125,
　140,142,149,167,170,193,214,
　215,220,223,230,236,244,251
毛細血管内皮 207
毛細血管網 179
毛細胆管 177
毛細リンパ管 138,140,148
網状赤血球 66,113
網状層 104
網状帯 233
網状板 44
盲腸 158,159,166,168
毛乳頭 107
毛包 104
毛母基 107
網膜 268,269,270,271,274,275
網膜中心静脈 269,271
網膜中心動脈 271
網様体 261
毛様体 269,270,274
毛様体筋 270,274
毛様体小帯 269,270,274
毛様体神経節 265
毛様体突起 270
モノグリセリド 170,179
もやもや病 129
門脈 133,149,174,175,176,177,178

ゆ

有郭乳頭 283
有棘層 104,105
有形成分 112
有鉤骨 75
有糸分裂 40,41
有窓型毛細血管 117
有頭骨 75
有毛細胞 280,281
幽門 162
幽門括約筋 163,167
幽門管 163
幽門口 163,167
幽門洞 163
幽門部 162,163,165,172
幽門平面 31
遊離縁 106
輸出細動脈 206,207,208
輸出リンパ管 142
輸送小胞 37
輸入細動脈 206,207,208
輸入リンパ管 142

よ

葉間静脈 205
葉間動脈 205
葉気管支 190,198
葉状乳頭 283
腰神経 250,254
腰神経叢 241,249,254
腰髄 215,241,250
腰仙骨神経幹 254
腰腸肋筋 95
腰椎 65,70,71,72,73,95,100,
　195,196
腰椎前弯 71
腰動脈 124,132
腰方形筋 95,201
羊膜 223
腰リンパ節 139,147
腰リンパ本幹 141
翼口蓋神経節 265
翼状突起 69
抑制ホルモン 226,228

ら

ライディッヒ細胞 214,215
ラクターゼ 179
ラクトース 179
ラセン器 278,279
ラセン神経節 279
らせん動脈 221
ラムダ縫合 59,68,69
ランヴィエ絞輪 242,243,247
卵黄嚢 223
卵割 221,222
卵管 27,216,218,219
卵管腹腔口 219,222
卵形嚢 277,281
卵形嚢神経 279
ランゲルハンス細胞 105
ランゲルハンス島 236
卵細胞膜 223
卵子 35,218,220,221,222
卵巣 26,27,216,218,219,220,
　221,222,226,229,236,237

卵胞··················219,220,221
卵胞刺激ホルモン··········226,229
卵胞ホルモン··················237
卵母細胞··························220

り

リソソーム··············35,66,153
リソソーム酵素··················67
リゾチーム·····················153
立方骨························61,77
立方上皮·················42,43,44
立方上皮細胞·····················44
立毛筋··························104
リパーゼ·······················179
リボソーム·················36,227
リボ蛋白·······················176
菱形靱帯························75
稜上平面························31
緑内障··························269
リラキシン·····················237
輪筋····························90
輪状気管靱帯···············186,187
輪状甲状筋··············93,187,189
輪状甲状靱帯···············186,187
輪状軟骨········93,186,187,189,190
輪状ヒダ···················166,167
輪状縫合························59
鱗状縫合·····················68,69
輪走筋·····················159,161
輪走筋層·······162,163,164,167,169
リンパ·····················138,140,179
リンパ液························43
リンパ管········25,62,138,139,140,
　　　148,149,164,167,169,170
リンパ管炎·····················138
リンパ管腫·····················138
リンパ球··············112,138,142,150
リンパ系···················25,138,139
リンパ系幹細胞············113,150,151
リンパ小節············142,167,169,171
リンパ水腫·····················138
リンパ節···················
　　　25,140,142,143,148,151
リンパ節炎·····················138
リンパ組織················113,142,160
リンパ本幹·············138,140,141,148

る

涙器······················272,273
涙骨····························68
涙腺······················272,273
涙囊······················269,273
涙囊窩··························68

れ

レニン··················208,226,235
レンズ核·······················261

ろ

漏斗······················228,259
濾過細隙··················207,209
肋軟骨························43,72
肋間筋···················95,200,217
肋間静脈·······················125
肋間リンパ節···················146
肋頸動脈·······················127
肋骨········24,54,55,65,66,72,73,94,
　　　118,195,197,200,201,217
肋骨横隔洞················194,195
肋骨窩··························73
肋骨角··························73
肋骨下平面······················31
肋骨弓························31,72
肋骨頸··························73
肋骨結節························73
肋骨縦隔洞·····················195
肋骨切痕························72
肋骨頭··························73
肋骨頭関節······················72
肋骨面·························198
濾胞······················230,231
濾胞上衣細胞···················230

わ

ワルダイエル咽頭輪···········160
腕神経叢··············241,249,252,253
腕橈骨筋·················81,98,99
腕頭静脈·············125,133,134,143
腕頭動脈······119,124,126,127,129,
　　　132,134,143

●参考文献

『ボディセラピーのためのトートラ標準解剖生理学』（伊藤正裕・坂本歩・早川大輔・山村聡監訳／丸善出版）
『トートラ解剖学』（Gerard J. Tortora, Mark T. Nielsen 著、小澤一史・千田隆夫・高田邦昭・佐藤宏監訳／丸善出版）
『トートラ人体解剖生理学』（Gerard J. Tortora, Bryan Derrickson 著、佐伯由香・細谷安彦・高橋研一・桑木共之編訳／丸善出版）
『カラー図解　人体の正常構造と機能―全10巻縮刷版』（坂井建雄・河原克雅総編集／日本医事新報社）
『カラー　人体解剖学　構造と機能：ミクロからマクロまで』（F.H.マティーニ，M.J.ティモンズ，M.P.マッキンリ著、井上貴央監訳、新井良八・大塚愛二・佐々木宏・千田隆夫ほか訳／西村書店）
『プロメテウス 解剖学コアアトラス』（Anne M. Gilroy, Brian R. MacPherson, Lawrence M. Ross 著、坂井建雄監訳、市村浩一郎・澤井直訳／医学書院）
『系統看護学講座　専門基礎分野　人体の構造と機能①　解剖生理学』（坂井建雄・岡田隆夫ほか著／医学書院）
『人体観の歴史』（坂井建雄著／岩波書店）
『ネッター 解剖学アトラス』（Frank H. Netter 著、相磯貞和訳／南江堂）
『ネッター 解剖生理学アトラス』（Frank H. Netter 著、相磯貞和・渡辺修一訳／南江堂）
『分冊　解剖学アトラスⅠ　運動器』（W. Platzer ほか著、長島聖司訳／文光堂）
『分冊　解剖学アトラスⅡ　内臓』（H. Fritsch, W. Kühnel 著、長島聖司訳／文光堂）
『機能解剖ポケットブック』（Nigel P. Palastanga, Roger Soames, Dot Palastanga 著、野村嶬訳／医学書院）
『看護学学習辞典　第3版』（大橋優美子・吉野肇一・相川直樹・菅原スミ監訳／学習研究社）
『日本医師会生涯教育シリーズ　わかりやすい免疫疾患』（日本医師会編、宮坂信之監修・編集／日本医師会発行、南山堂発売）
『解剖学』（清木勘治著／金芳堂）
『人体解剖学』（藤田恒太郎著／南江堂）
『解剖学講義』（伊藤隆著、高野廣子改訂／南山堂）
『からだのしくみが目で見てわかる　得意になる解剖生理』（美田誠二編著／照林社）
『解剖生理をおもしろく学ぶ』（増田敦子監修／医学芸術社）
『これならわかる　要点解剖学』（石橋治雄監修、田沼久美子・田沼裕・南和文・吉田匠著／南山堂）

● 監修者

伊藤正裕(いとう まさひろ)
1962年東京都生まれ。1987年香川大学医学部卒業。1991年 香川大学大学院医学研究科修了。医学博士。1991年香川大学医学部解剖学講座入局。2年間のオランダ国ユトレヒト大学医学部留学を経て、現在、東京医科大学人体構造学分野教授。日本解剖学会評議員、日本生殖免疫学会理事、日本アンドロロジー学会評議員。主な著書・監修書に『ボディセラピーのためのトートラ標準解剖生理学』(丸善出版)がある。

中村陽市(なかむら よういち)
1957年東京都生まれ。1981年東邦大学理学部卒業。医学博士。1981年東京医科大学解剖学第一講座入局。オーストラリア国アデレード大学留学を経て、現在、国際医療福祉大学教授。日本解剖学会学術評議員、日本リンパ学会評議員、人類形態科学研究会選挙管理委員。主な共著書に『スンクスの生物学』(学会出版センター)、『リンパ管 形態・機能・発生』(西村書店)、『臨床看護用語事典』(医学芸術社)がある。

● 本文イラスト／西間木恭一　岡田真一　坂上七瀬
● 執筆協力／小林直樹
● 編集協力／(株)文研ユニオン
● DTP&本文デザイン／有限会社エルグ
● 編集担当／田丸智子(ナツメ出版企画)

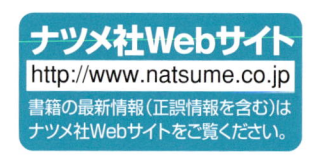

ナツメ社Webサイト
http://www.natsume.co.jp
書籍の最新情報(正誤情報を含む)はナツメ社Webサイトをご覧ください。

これでわかる！　人体解剖パーフェクト事典

2014年8月7日　初版発行

監修者	伊藤正裕	Itoh Masahiro, 2014
	中村陽市	Nakamura Yoichi, 2014
発行者	田村正隆	

発行所　株式会社ナツメ社
　　　　東京都千代田区神田神保町1-52　ナツメ社ビル1F　(〒101-0051)
　　　　電話　03 (3291) 1257 (代表)　　FAX　03 (3291) 5761
　　　　振替　00130-1-58661

制　作　ナツメ出版企画株式会社
　　　　東京都千代田区神田神保町1-52　ナツメ社ビル3F　(〒101-0051)
　　　　電話　03 (3295) 3921 (代表)

印刷所　株式会社リーブルテック

ISBN978-4-8163-5681-0　　　　　　　　　　　　　　　　　Printed in Japan
〈定価はカバーに表示してあります〉
〈落丁・乱丁本はお取り替えします〉